쉽게 배우는

병원미생물과 감염관리

Lippincott®
Illustrated Reviews:
Microbiology

Fourth Edition

쉽게 배우는

병원미생물과 감염관리

Lippincott® Illustrated Reviews: Microbiology

Fourth Edition

저 자

Cynthia Nau Cornelissen, PhD
Marcia Metzgar Hobbs, PhD

역 자

고한철
박정숙
국지연
박정은

Wolters Kluwer

Philadelphia • Baltimore • New York • London
Buenos Aires • Hong Kong • Sydney • Tokyo

BIOSCIENCE (주)바이오사이언스출판

Disclaimer

Wolters Kluwer Health did not participate in the translation of this title and therefore it does not take any responsibility for the inaccuracy or errors of this translation.

Accurate indications, adverse reactions, and dosage schedules for drugs are provided in this book, but it is possible that they may change. The reader is urged to review the package information data of the manufacturers of the medications mentioned. The authors, editors, publishers, or distributors are not responsible for errors or omissions or for any consequences from application of the information in this work, and make no warranty, expressed or implied, with respect to the contents of the publication. The authors, editors, publishers, and distributors do not assume any liability for any injury and/or damage to persons or property arising from this publication.

이 책에는 약물에 대한 상세 설명, 부작용, 복용법 등이 제시되어 있으나, 변경될 가능성도 있다. 따라서, 독자는 해당 의약품 제조사가 제공하는 정보도 반드시 함께 검토해야 한다. 저자나 역자, 편집자, 출판사는 이 책의 오류나 정보 누락, 또는 이로 인한 어떠한 결과에도 책임을 지지 않으며, 이 책의 내용에 대한 어떠한 명시적, 묵시적인 보증도 제공하지 않는다. 또한, 이 책으로 인해 발생하는 인명 피해나 재산 손해에 대해 어떠한 법적 책임도 지지 않는다.

쉽게 배우는

병원미생물과 감염관리

초판 인쇄: 2024년 2월 27일
초판 발행: 2024년 3월 5일
지은이: Cynthia Nau Cornelissen • Marcia Metzgar Hobbs
옮긴이: 고한철, 박정숙, 국지연, 박정은
발행인: 문정구
발행처: (주)바이오사이언스출판
본 사: 10860 경기도 파주시 탄현면 국화향길 10-56, 1동
서울사무소: 06569 서울특별시 서초구 도구로 115, 3층(방배동)
전 화: (02)581-4057~8
팩 스: (02)581-4059
이메일: inquiry@biosciencepub.com
홈페이지: http://www.biobooks.co.kr
ISBN: 978-89-6824-155-0 93510
등록번호: 제22-3079호

값 40,000원

(주)바이오사이언스출판

추모의 글

리처드 A. 하비(Richard A. Harvey) 박사 (1936~2017)

리핀코트 그림으로 보는 시리즈의 공동 개발자이자 시리즈 편집자로, 파멜라 C. 챔프 박사(1945~2008)와 협력하였습니다.

이 시리즈로 처음 출간된 생화학, 약리학, 미생물학, 면역학 등의 일러스트레이터이자 공동 저자이기도 합니다.

감사의 글

신시아 나우 코넬리센(Cynthia Nau Cornelissen)은 본 책의 저술 기간 내내 지원과 격려를 아낌없이 보내 준 남편 크리스토퍼와 자녀 제러미와 에밀리에 감사드립니다.

Wolters Kluwer의 편집 및 제작 임직원들은 지속적인 격려와 조언을 해 주셨습니다.

역자 소개

대표역자 **고한철** 동아보건대학교 간호학과

박정숙 남부대학교 간호학과

국지연 전남과학대학교 간호학과

박정은 광주여자대학교 간호학과

역자 서문

이 책은 Lippincott Illustrated Reviews: Microbiology, 4th edition을 번역, 축약한 책으로, 기초에서 임상에 이르기까지 흔한 질병과 세균 등의 임상특징을 요점정리 형식으로 간결하게 제시하였다. 미생물에 의한 감염병은 인류의 역사와 함께 많은 질병으로 생명을 앗아가고, 2019년 인류를 위협하는 코로나 미생물의 감염 등 신종 감염은 인류의 위협하고 있어 보건의료 현장에서 중요성이 부각되고 있다. 본 교재는 보건의료 및 간호학 종사자로 임상현장에서 활약하게 될 학생들에게 꼭 필요한 입문서이다. 교재의 미생물학 번역용어는 대한의사협회의 공식 용어집 및 대한 미생물학회 용어를 사용하여 통일 정리하였다.

이 책은 모두 4단원 32장으로 1단원은 총론인 미생물의 세계, 2단원~4단원 각론으로, 2단원 세균, 3단원 진균과 기생충, 4단원 바이러스로 구성하였다.

1단원은 미생물의 정의와 분류, 정상 균총, 감염발생기전, 진단, 백신과 항생제, 감염과 면역기전으로 대학에서 처음으로 미생물을 배우는 학생들에게 기초지식을 쉽게 학습할 수 있게 하였다.
2단원은 세균의 일반적인 구조와 생리, 역학, 발병기전, 임상의 중요성, 치료 및 예방 등을 수록하였다.
3단원은 진균류, 원생동물 등의 분류와 특징 및 인간에게 감염 유발되는 임상학적 증상과 치료 및 예방으로 구성되어 있다.
4단원은 바이러스 유전체와 외피 보유 여부에 따라 분류, 역학, 병인, 임상적 의의, 치료 및 예방을 수록하였다.

미생물학과 관련된 성인, 여성건강, 아동, 지역사회, 기본간호학 등의 최근 국가고시 기출문제를 수록하여 전공과의 연계성을 이해하도록 하여 특히 간호전공 학생들에게 좋은 교재가 될 것으로 확신한다.

끝으로 번역 기회를 주신 ㈜바이오사이언스출판의 문정구 대표님 그리고 교정과 편집에 애쓴 홍수희 팀장님께 감사드립니다. 또한 집필에 참여 교수님들에게 진심으로 감사의 인사를 드립니다.

2024년 2월

대표역자 **고한철**

목 차

제 1 단원 미생물의 세계

제 2 단원 세균

제 3 단원 진균과 기생충

제 4 단원 바이러스

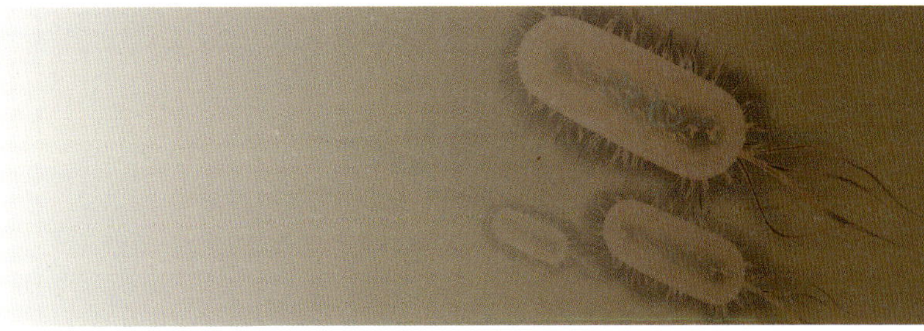

제 1 단원 미생물의 세계

미생물학 소개

Introduction to Microbiology

1

I. 개요 Overview

미생물은 모든 생태계에서 발견되며 모든 유형의 유기체와 매우 긴밀한 관계를 가지고 있다. 미생물은 건강한 인체에 아주 많은 양으로 일시적으로 거주하며 인체 기능에 다양하게 관여한다(예: 소장 내 물질 분해). 이 장에서 우리는 인간에게 발생하는 감염성 질병의 발병과 확산에 있어서 미생물들(세균, 곰팡이, 원생동물, 연충류 및 바이러스)의 역할을 눈여겨볼 것이다. 비교적 적은 수이지만 인간에게 유해하거나 독성 화합물을 생성하여 직접 감염을 일으키는 미생물들을 병원균(pathogen)이라 한다.

대부분의 감염성 질병은 피부나 점막에 번식하는 미생물들의 정착(colonization)에 의해 발생한다. 감염성 질병은 대부분의 경우 그림 1.1과 같이, 미생물들이 피부나 점막에 번식하면서 감염이 시작된다. 그러나 일부 감염성 질병은 생물체가 직접 혈류나 내부 기관으로 침투하여 발생하기도 한다. 이러한 미생물의 정착은 (1) 숙주에게 영향을 미치지 않고 미생물이 제거되거나, (2) 미생물들이 번식하여 숙주가 면역 반응 또는 다른 유형의 반응을 일으키는 감염, 또는 (3) 일시적 또는 지속적인 보균 상태로 나타날 수 있다. 흔히 감염성 질병은 생물체가 조직 손상과 체내 기능 장애를 유발할 때 발생한다.

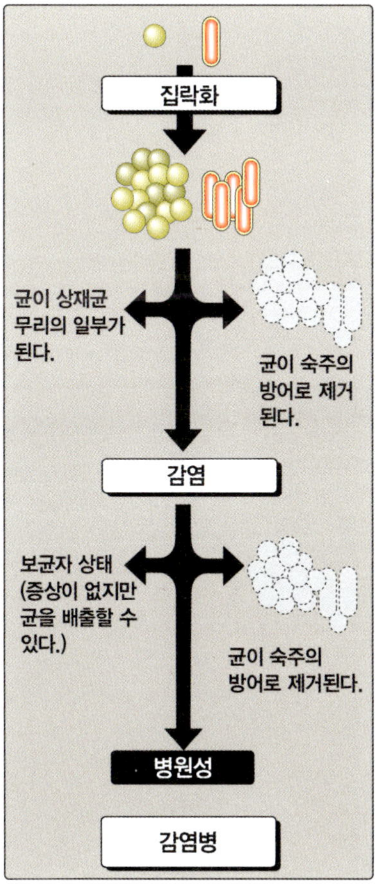

그림 1.1
미생물 노출 후 발생 가능한 결과들

II. 원핵 병원균 Prokaryotic Pathogens

모든 원핵/생물균체는 세균으로 분류된다. 반면, 진핵성 균체란 진균/곰팡이, 원생동물, 연충류, 윤충류와 인체세포를 말한다. 원핵균체는 두 집단으로 나뉜다. 의학적으로 중요한 진성세균(eubacteria)과 진화상 특정 그룹의 세균(archaebacteria) 등이다. 원핵균체와 진핵균체는 그림 1.2에서 보는 바와 같이 몇 가지 중요한 차이가 있다.

특징	원핵세포	진핵세포
염색체	대체로 한 개, 원형[a]	여러 개
핵	핵막 및 인이 없다	있다(막에 싸임/부착), 인도 있다
막부착 소체	없다	있다(예로 미토콘드리아, 소포체)
세포벽	보통은 펩티도글리칸 조성으로 존재	식물세포에서 존재, 펩티도글리칸 없음
세포막	당과 스테롤이 없다	당과 스테롤이 있다
리보솜	70S	80S(세포소기관에는 70S)
평균 직경	0.1~5 μm	10~100 μm

그림 1.2
원핵생물과 진핵생물 세포의 비교
[a]일부 세균은 그들의 유전체로 하나 이상의 원형 분자를 가진다. 예를 들면, 바이브리오(*Vibrios*)는 두 개의 원형 염색체를 가지고 있다. 보렐리아(*Borrelias*)는 선형 염색체와 다양한 크기의 플라스미드를 가지고 있다.

세포성 유기체들은 일반적으로 핵이 없는 원핵생물(prokaryotic)과 핵을 있는 진핵생물(eukaryotic)로 분류된다. 원핵생물은 주로 의학적으로 중요한 모든 세균을 포함하는 진핵생물인 유균체(eubacteria)와 진화적으로 독특한 생물집단인 고균체(archaea)로 나뉜다. 진핵생물은 인간을 비롯하여 곰팡이, 원생동물, 기생충, 그리고 벌레와 같은 생물도 포함한다. 원핵생물과 진핵생물의 세포는 그림 1.2와 같이 여러 구조적인 특징들에서 상당한 차이를 나타낸다.

A. 전형적 세균 Typical bacteria

대부분 세균은 막대(간균)나, 구(원형)나 꼬인 모양을 보인다. 원핵세포는 진핵세포보다 작다(**그림 1.3**). 마이코플라스마를 제외한 거의 모든 세균은 세포막 주변에 단단한 세포벽을 지니고 있어 균의 모양을 유지한다. 이런 세포벽의 조성 차이로 그람양성과 그람음성균으로 나뉜다. 세포벽 외부에는 편모(flagella), 섬모(pili), 협막(capsule) 등이 있을 수 있다. 세균은 이분법(binary fission)으로 분열한다. 그러나 대부분의 세균들은 유전정보 및 항생제 내성 발현에 필요한 정보를 플라스미드(자기복제가 가능한 작은, 특화된 유전물질)에 실어 나른다. 세균의 구조, 대사와 유전학, 세균에 의한 인체질환 등이 제2단원에 자세히 기술되어 있다.

B. 비전형적 세균 Atypical bacteria

비전형 세균은 원핵생물이지만, 일반적인 세균 집단과 구별되는 중요한 구조적 구성요소나 대사능력이 부족한 마이코플라스마, 클라미디아 및 리케차와 같은 생물체 집단을 포함한다.

III. 진균 Fungi

진균은 비광합성이며 일반적으로 이종적이고 진핵생물체이다. 일부 진균은 섬유모양이며 일반적으로 진균으로 불리지만 다른 일부(즉, 이스트)는 단세포성이다. 진균의 번식은 무성/유성생식 또는 둘 다일 수 있으며, 모든 진균은 포자를 생성한다. 병원성 진균은 피부 감염(표재성 진균증), 심각한 전신 감염(심부 진균증) 등 다양한 질병을 유발할 수 있다.

IV. 원생동물 Protozoa

원생동물은 다양한 모양과 크기의 단세포이며 비광합성이 특징인 진핵생물이다. 많은 원생동물은 자유생활을 하며, 일부는 인간의 가장 중요한 기생충 중 일부이다. 이 집단의 생물들은 몸의 모든 주요 조직과 기관을 감염시킬 수 있다. 그들은 세포 내 기생충이 될 수도 있고, 혈액, 비뇨생식기관 또는 장에서 세포 외 기생충이 될 수도 있다. 전염은 일반적으로 감염가능한 기생충이나 곤충의 섭취를 통해 전파된다. 원생동물은 22장에서 다루는 다양한 질병을 유발한다.

V. 연충류 Helminths

연충류는 기생충으로서 생활하는 벌레들의 집단이다. 연충류는 다세포 생물이며, 복잡한 체 구조를 가진 진핵생물이다. 연충류는 세 가지 주요 집단으로 나눌 수 있다: 족제비 벌레(촌충류), 유영충(흡충류), 그리고 사방충(선충류). 연충류는 소화내용물, 체액 및 조직을 먹거나 흡수함으로써 영양소를 얻으며, 신체의 거의 모든 장기에 기생할 수 있다.

VI. 바이러스 Viruses

바이러스는 세포의 구조를 갖지 않는 절대적 세포 내 기생체이다. 바이러스는 디옥시리보핵산(DNA) 또는 리보핵산(RNA) 분자로 이루어지며 단백질 외피로 둘러싸여 있고, 바이러스가 방출되는 숙주세포의 막에서 유래되는 외피(envelope)를 가질 수도 있다. 바이러스는 자체 복제를 지시하는 유전정보를 포함하지만, 완전한 복제를 위해서는 숙주의 세포구조와 효소계가 필요하다. 바이러스 감염 후 숙주의 운명은, 많은 자손 바이러스를 파괴하고 방출하는 빠른 용해부터 장기간 지속되는 바이러스 입자의 방출에 이르기까지 다양하다.

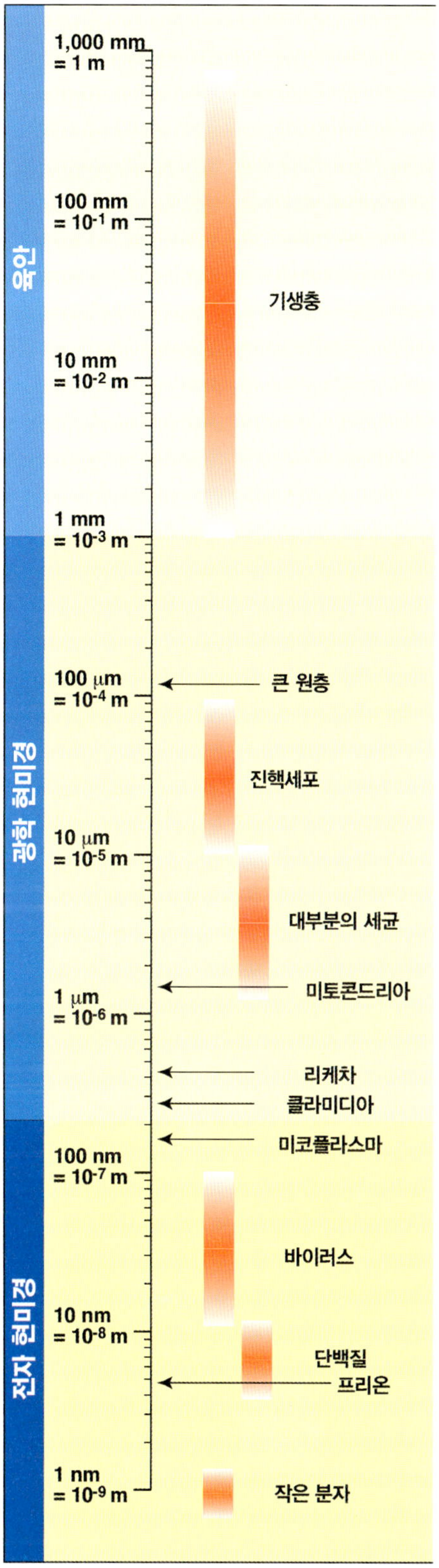

그림 1.3
생물체와 분자들의 상대적 크기

VII. 미생물의 조직체계 Organizing the Microorganisms

저자들은 두 가지 색상 코드로 된 그래픽 형식을 채택했다. (1) 확장된 계층적 구성, (2) 임상적으로 중요한 세균과 바이러스의 목록.

A. 계층적 구성 Hierarchical organization

계층적 구성은 가계도와 유사하다. 그림 1.4와 1.5의 그래프는 미생물의 특성에 기초하여 세균 바이러스를 집단으로 나눈다.

B. 주요 세균과 바이러스 목록 Lists of important bacteria and viruses

이전에 설명한 계층적 구조는 학습을 돕는 유용한 정보이다. 그러나 때로는 복잡한 구성으로 독자에게 너무 많은 정보를 제공할 수 있다. 따라서 저자들은 임상적으로 중요한 세균과 바이러스의 집단을 나타내기 위해 두 번째로 간단한 색상 코드 목록 형식을 채택했다. 예를 들어, 세균은 그람 염색, 형태, 생화학 또는 기타 특성에 따라 8개 그룹으로 구성된다. 목록의 9번째 항목인 "기타"는 다른 8가지 범주에 포함되지 않는 모든 생물을 나타낸다(그림 1.6). 마찬가지로, 바이러스 병원체는 유전체의 특성, 구조의 대칭성, 지질 외피의 유무에 따라 7개의 그룹으로 구성된다(그림 1.7).

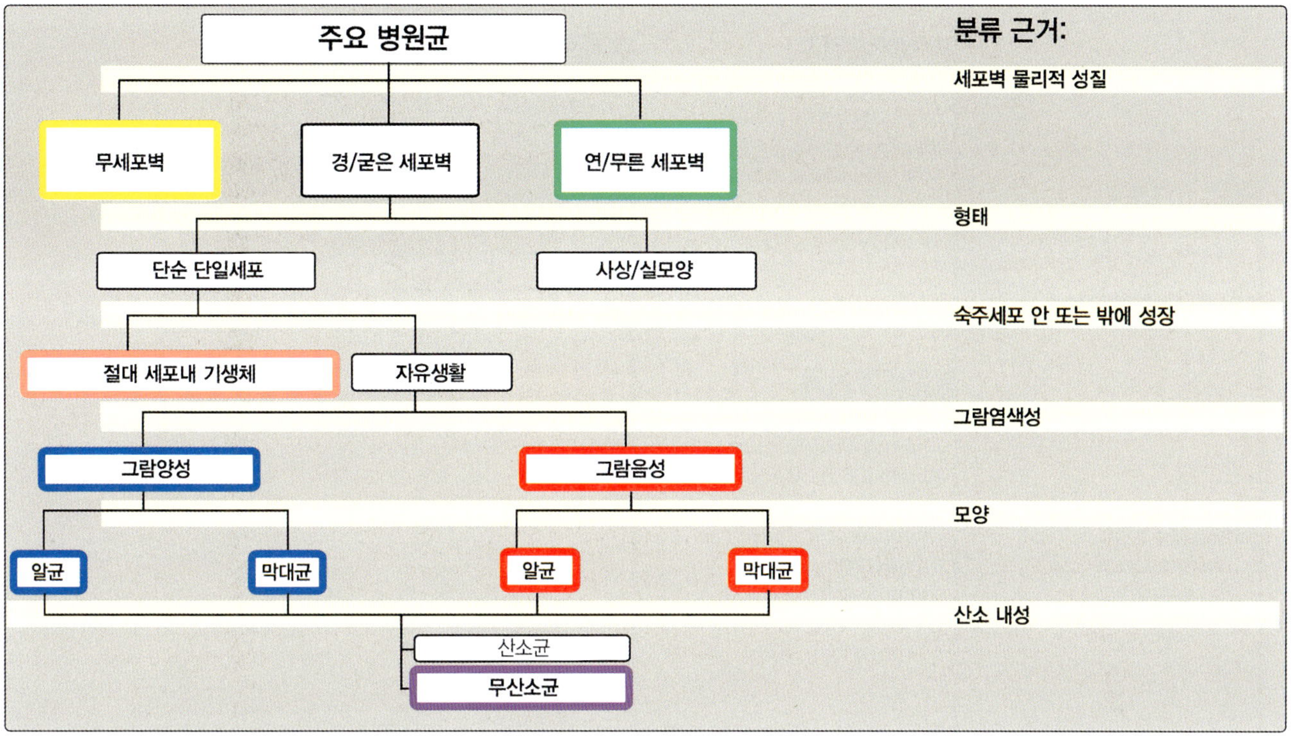

그림 1.4

6가지로 구분되는 특성에 따른 임상적으로 중요한 세균의 계층적 분류

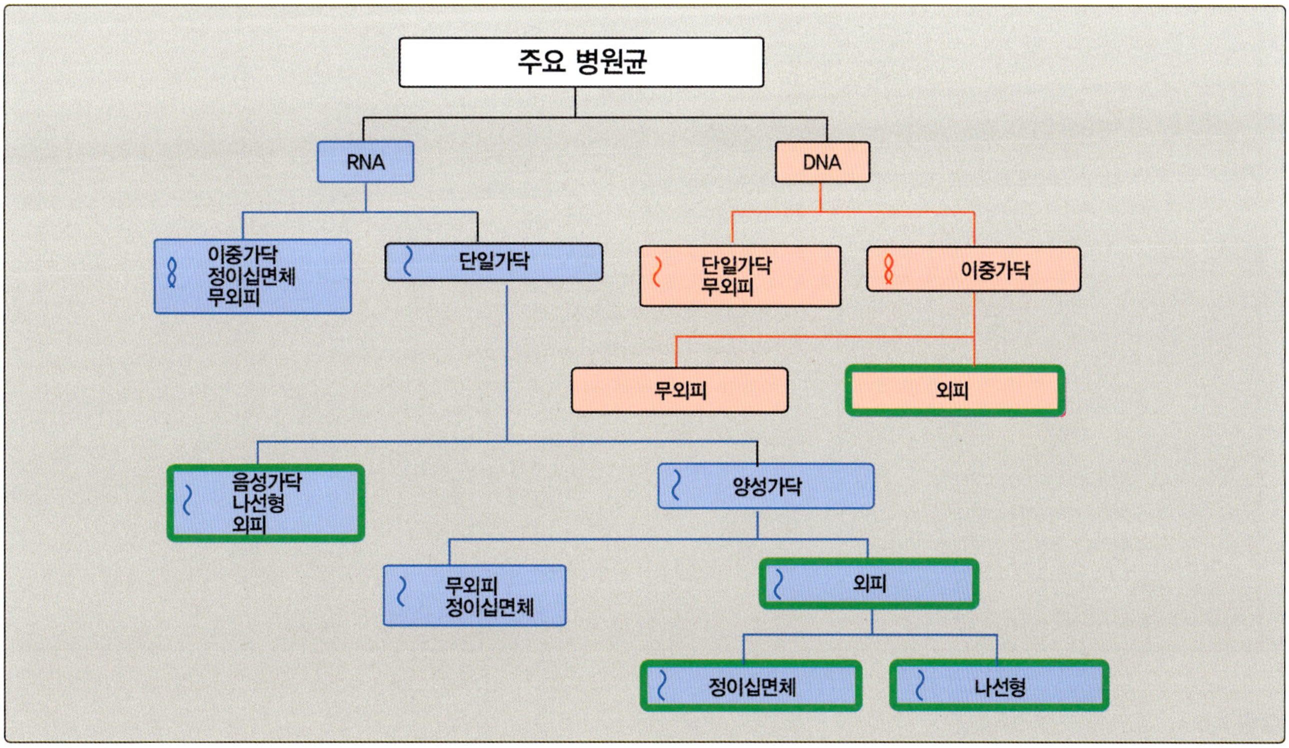

그림 1.5

의학적으로 중요한 바이러스의 분류

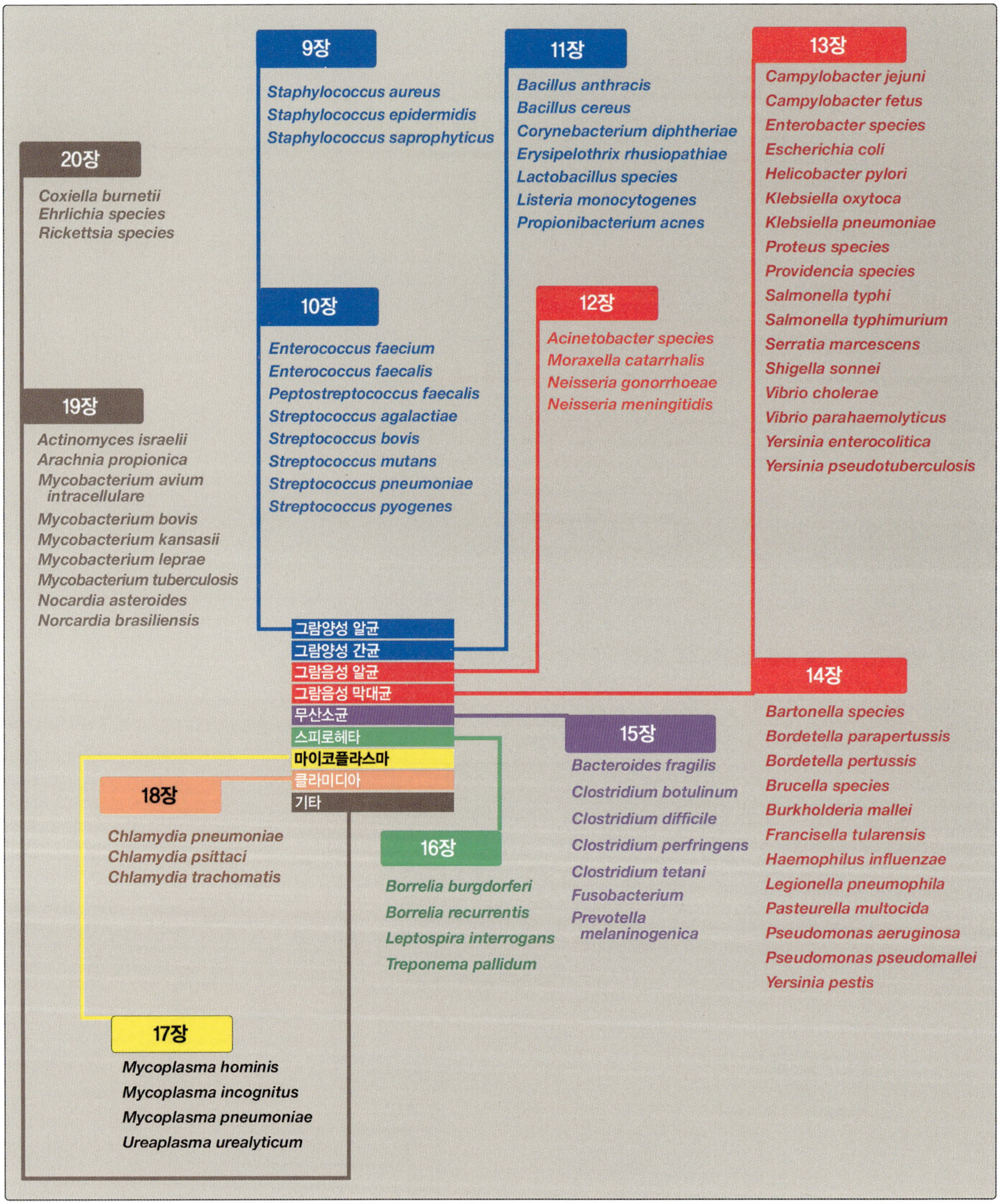

그림 1.6

의학적으로 중요한 세균: 형태, 생화학 및/또는 염색 특성에 따라 유사한 그룹으로 구성

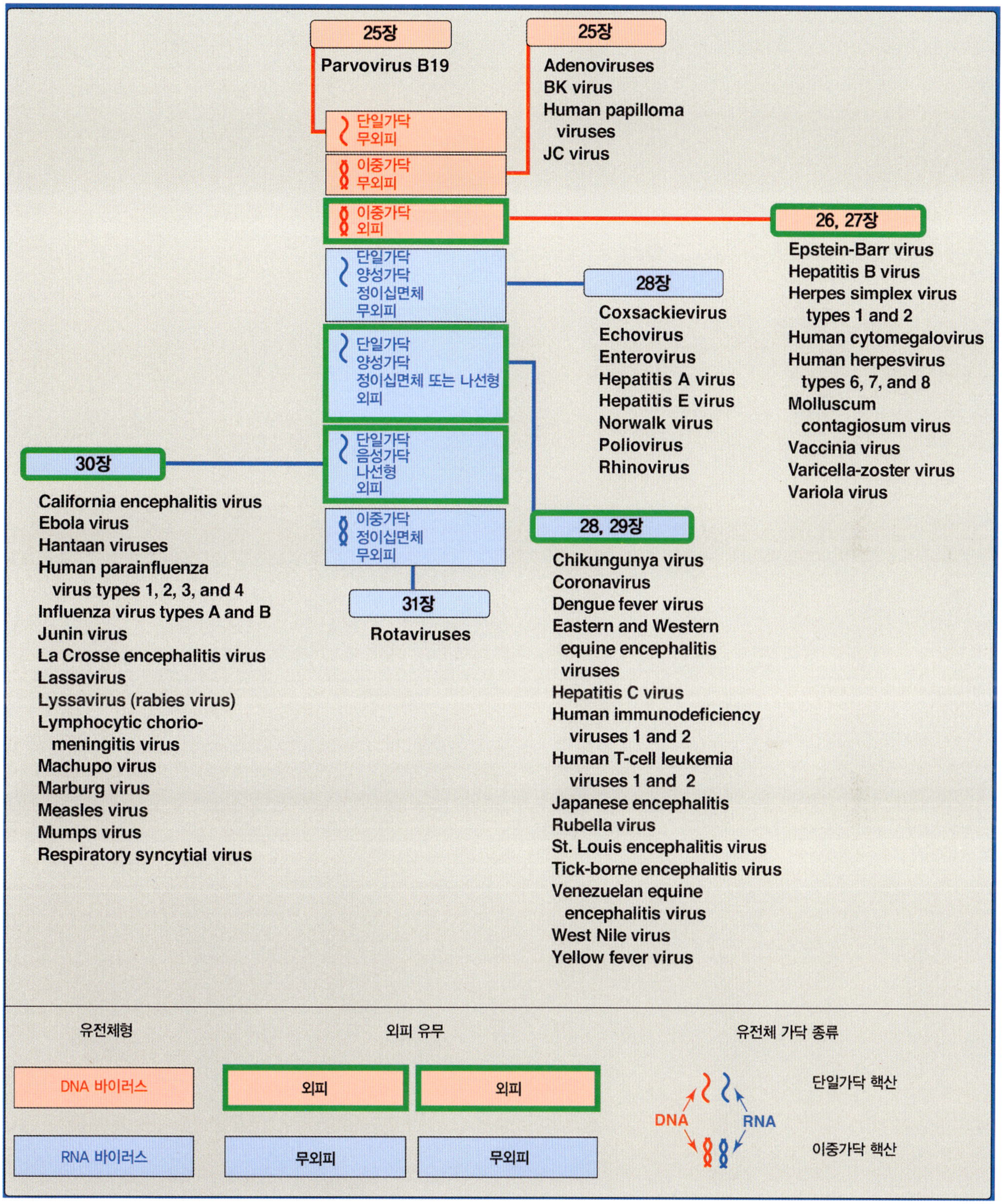

그림 1.7

이 책에 나오는 의학적으로 중요한 세균들: 유전체 성격, 모양의 대칭성 및 지질 껍질의 유무에 따라 비슷한 군으로 묶음

정상 균총

Normal Flora

2

I. 개요 Overview

인체에는 다양하고 많은 미생물들(대부분은 세균이지만 곰팡이와 기타 미생물도 포함된다)이 거주하며, 이러한 미생물들은 정상적인 환경에서 건강한 사람에게는 필수적이며 병원성도 없다. 이러한 미생물은 일반적으로 "정상 균총(normal flora)"이라고 불리며, 함께 먹고 사는 생물체를 의미하는 "공생체균(commensals)"이라고도 한다. 일시적인 침입자를 제외하고는 비장, 췌장, 간, 방광, 중추신경계 및 혈액과 같은 내장기관과 계통들은 일반적으로 무균상태이다.

II. 인체 미생물군유전체 The Human Microbiome

인체 미생물군유전체(human microbiome)는 인체 내외에서 발견되는 미생물의 총수와 다양성을 의미한다. 과거에는 조직과 임상 샘플에서 생물체를 배양하는 능력이 정상 균총과 세균성 병원체를 동정하는데 황금기준이 되었다. 그러나 최근 DNA 염기서열분석에 근거한 분자검출 방법의 적용으로, 인체에는 이전에 알던 것보다 다양한 세균 다양성과 수가 존재함이 밝혀졌다. 전통적인 미생물학적 방법과 달리 분자검출 방법은 생물체에 대한 사전 지식이나 배양 능력이 필요하지 않다. 따라서 분자검출 방법은 까다롭거나 배양 불가능한 종을 감지하는 데에도 유용하다. 그러나 발전된 분자 기술을 사용하더라도 생리적 차이, 식습관, 나이 및 지리적 서식지로 인해 개인 간에 존재하는 미생물 종은 다양하기 때문에 인체 미생물군유전체를 정의하는 것은 어려운 일이다. 이러한 한계에도 불구하고, 주요 종류와 상주하는 균총(resident flora)의 분포를 인식하는 것은 특정 인체 부위의 손상으로 인해 발생할 수 있는 감염을 이해하는 데 도움이 된다.

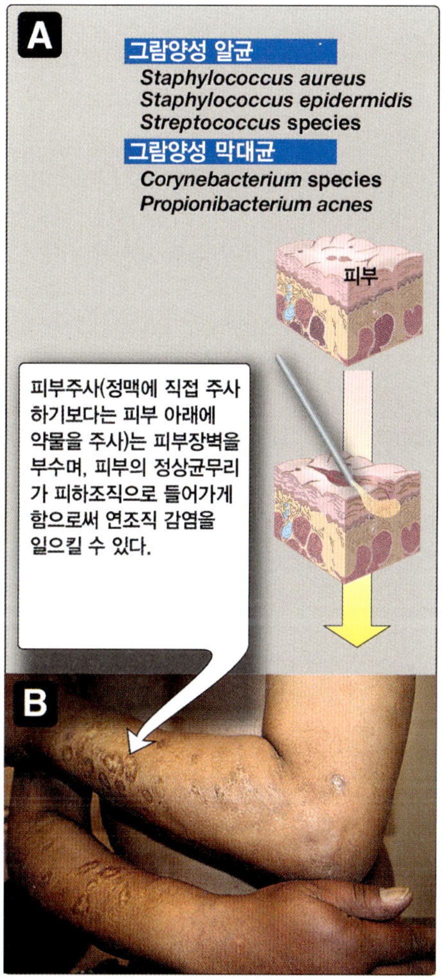

그림 2.1

A. 피부에 거주하는 세균들의 예. **B.** "피하주사(skin popping)"로 마약을 투여한 사람의 팔

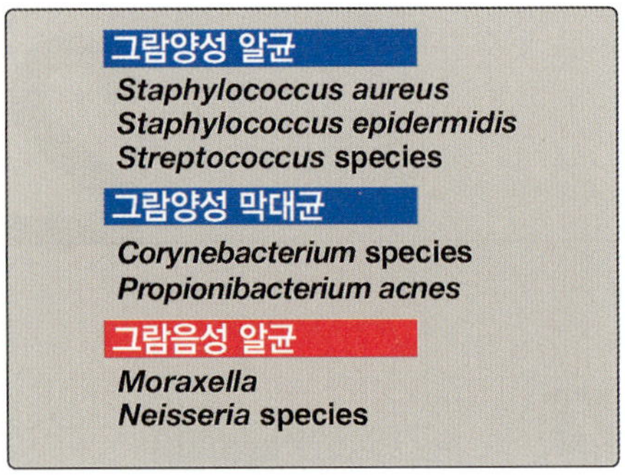

그림 2.2
결막낭에 거주하는 세균들의 예. [주: 항미생물 활성을 지닌 효소인, 리소자임을 함유하는 눈물은 결막의 세균 수를 제한하는 데 도움을 준다.]

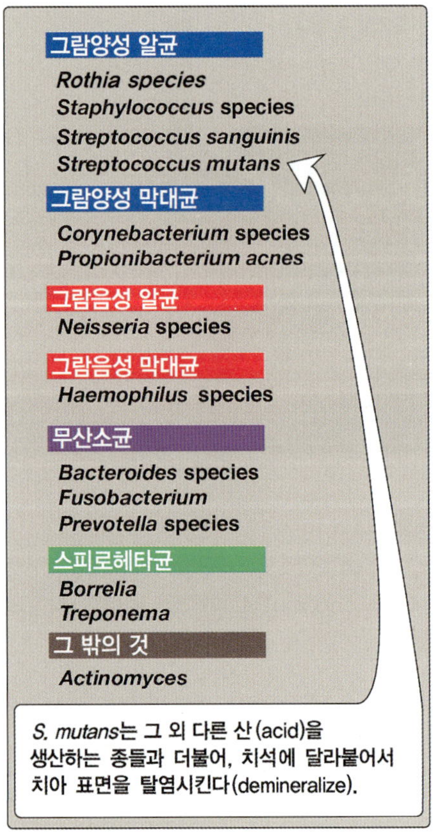

그림 2.3
입에 거주하는 세균들의 예

III. 인체 정상 균총의 분포
Distribution of Normal Flora in the Body

정상 균총이 서식하는 인체의 가장 일반적인 부위는 외부 환경과 접촉하거나 소통하는 부위이다. 즉 피부, 눈, 입뿐만 아니라 호흡기, 위장관 및 비뇨생식기계이다.

A. 피부 Skin

피부는 주변 환경에 존재하는 어떤 세균이든 우연히 획득할 수 있지만, 이러한 일시적인 균총은 세척을 통해 죽거나 제거된다. 그럼에도 불구하고, 피부는 다층에 걸쳐 서식하는 영구적인 세균 집단을 지원한다(**그림 2.1**). 피부를 심하게 문질러서 씻은 후에도 균총은 다시 형성된다. 미생물군유전체 연구에 따르면, 피부 위의 미생물 군집은 수분과 피지분비물을 포함한 미세 환경에 따라서 뚜렷한 변동을 보인다.

1. **전통적인 배양 기법을 사용한 피부 미생물 군집의 추정:** 피부의 외부층에 서식하는 피부 스태피로코커스 에피더미디스(*Staphylococcus epidermidis*) 및 다른 응고 음성 스태피로코커스(coagulase negative staphylococci)는 피부 공기중균의 약 90%를 차지한다. 프로피오니박테리움 아크네(*Propionibacterium acnes*)와 같은 질산성 미생물은 더 깊은 피부 층, 모낭, 땀 및 피지선에 서식한다. 피부 거주 세균들은 일반적으로 해롭지 않지만, 표피포도알균(*S. epidermidis*)은 피부를 관통하는 플라스틱 카테터 및 의료기기에 부착되어 심각한 혈액 감염을 일으킬 수 있다.

2. **분자 염기서열분석 기술을 이용한 피부 미생물군유전체 추정:** 피부 검체에 존재하는 세균 종을 동정하기 위하여, 세균의 유전물질로부터 직접 16S 리보솜 RNA 유전자의 염기서열 분석결과를 사용한 결과, 피부 세균 종류의 추정값은 근본적으로 변화해왔다. 배양에 기초한 연구에 따르면, 표피포도알균과 황색포도알균(*Staphylococcus auresus*)이 피부에 우세하게 존재하는 세균으로 생각되었다. 그러나 DNA 분석 연구에 따르면, 이러한 종들은 흔하지만 피부 세균의 약 5%만을 차지한다. 피부는 다양한 세균들에게 풍부하고 다양한 서식지를 제공한다.

B. 눈 Eye

눈의 결막은 주로 표피포도알균이, 그 다음으로는 황색포도알균, 산소성 코리네박테리아(corynebacteria[디프테로이드균, diphtheroids)] 및 폐렴사슬알균(*Streptococcus pneumoniae*)이 집락을 형성한다. 피부에서 정상적으로 서식하는 다른 미생물도 낮은 빈도로 존재한다(**그림 2.2**). 항균 효소인 리소자임(lysozyme)을 함유하는 눈물은 결막의 세균 군집을 제한하는 데 도움이 된다.

C. 입과 코 Mouth and nose

입과 코에는 산소성 및 무산소성의 많은 미생물들이 있다(그림 2.3). 그 중 가장 흔한 것은 디프테로이드균(산소성 코리네박테륨 종), 황색포도알균 및 표피포도알균이다. 게다가, 치아 및 잇몸조직에는 특별한 종의 세균, 즉 스트렙토코쿠스 뮤탄스(*Streptococcus mutans*)가 서식한다. [주: *S. mutans*는 치과수술 후 혈액 내로 흘러들어가서, 손상된 심장판막 또는 인공심장판막에 집락을 형성함으로써 치명적인 감염성 심내막염을 일으킬 수 있다.] 코인두에 사는 몇몇 정상 균총 역시 질환을 유발할 수 있다. 예를 들어, 많은 건강인의 코인두에서 발견되는 폐렴사슬알균은 특히 나이가 많고 저항력이 떨어진 사람들에서 급성 세균성 폐렴을 일으킬 수 있다. [주: 폐렴은 흔히, 바이러스에 의한 상기도 또는 중기도 감염이 일어난 후에 유발된다. 상기도 혹은 중기도가 바이러스에 감염되면 폐의 연조직이 폐렴사슬알균에 의해 쉽게 감염된다.]

D. 장관 Intestinal tract

성인의 위장에는 미생물의 밀도가 비교적 낮은데(10^3~10^5개/g), 이는 위장의 효소와 산성의 pH 때문이다. 미생물의 밀도는 소화관을 따라 증가하여 회장에서는 10^8~10^{10}개/g, 대장에서는 10^{11}개/g의 세균이 존재한다. 대변의 약 20%는 다양한 종류의 세균으로 이루어져 있으며, 그 중 99% 이상은 무산소성 세균이다(그림 2.4). 대장에서 박테로이데스(Bacteriodes) 종은 세균의 상당한 비율을 차지한다. 대장균(*Escherichia coli*)은 선택성 균으로서 장관내 전체 세균의 0.1% 미만을 차지한다.

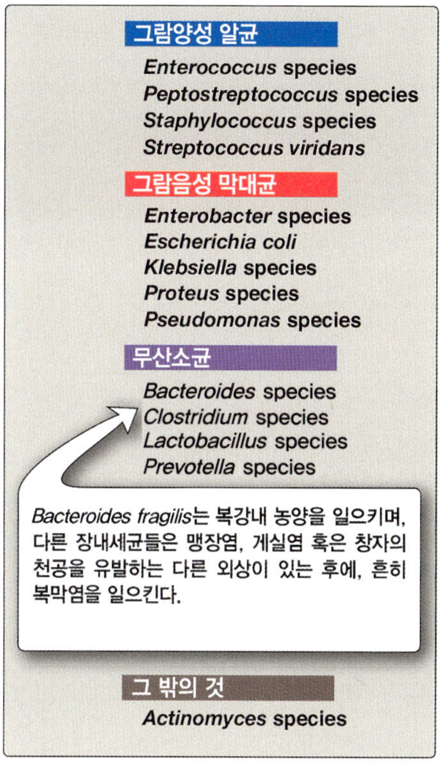

그림 2.4

위창자길(gastrointestinal tract)에 거주하는 세균들의 예

E. 비뇨생식기계 Urogenital tract

성인의 질은 정상 균총 중에서 많은 양으로 발견되는 젖산균(*Lactobacillus*) 종의 존재로 낮은 pH가 유지된다. 만약 질 내 락토바실루스(*Lactobacillus*) 군집이 감소한다면(예: 항생제 치료), pH가 상승하고 잠재적인 병원체가 과도하게 증식할 수 있다. 과다증식의 일반적인 예로는, 질, 입, 소장의 정상 균총의 소수를 차지하는 효모류 진균인 칸디다 알비칸스(*Candida albicans*)가 있다. 안정적이고 보호적인 락토바실루스 군집은 세균성 질염(bacterial vaginosis, BV)이라고 알려진 일반적인 상태의 예방에도 중요하다. 세균성 질염은 보호적인 *Lactobacilli*가 가드네렐라 질염(*Gardnerella vaginalis*)을 포함하는 유해하고 병원성인 세균으로 대체되는 미생물 불균형 증후군이다. 신장과 방광의 소변은 무균 상태이지만, 피부와 골반 아래쪽의 미생물과 같은 세균집단이 하부요도에서 오염될 수 있다(그림 2.5).

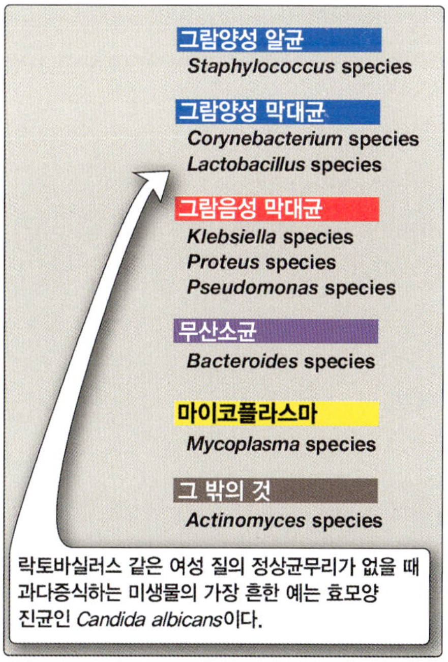

그림 2.5

여성의 질에 거주하는 세균들의 예

IV. 정상 균총의 이로운 기능
Beneficial Functions of Normal Flora

정상 균총은 숙주에 상당한 이점을 제공한다. 첫째로, 건강한 사람의 대장과 입에 일반적으로 존재하는 대다수의 세균은 영양소와 부착 부위를 놓고 경쟁하는 침입성 병원체를 줄여준다. 둘째로, 일부 대장 세균은 자신에게 내성이 있는 항균 물질을 생성하지만, 침입하는 세균에는 예민하다. 셋째로, 신생아의 세균 정착은 면역 체계 발달에 강력한 자극이 된다. 미생물 집단은 면역 체계 교육에 중요한 역할을 한다. 넷째로, 장내 세균은 비타민 K와 같은 중요한 영양소를 제공하며 소화 및 영양소 흡수에 도움을 준다. [주: 인간은 음식에서 비타민 K를 얻을 수 있지만, 영양 상태가 좋지 않을 경우 세균은 중요한 보충원이 될 수 있다.]

V. 정상 균총의 해로운 기능
Harmful Effects of Normal Flora

정상 균총으로 인해 발생하는 임상적 문제는 다음과 같은 방식으로 발생한다: (1) 미생물들이 인체의 정상 부위에서 비정상적인 부위로 이동한다. 앞선 예로, 정상 피부 세균인 표피포도알균이 혈류로 들어가 카테터와 인공 관절에 서식할 수 있는 경우를 들 수 있다. (2) 잠재적인 병원체는 무해한 세균의 수가 감소함으로써 우위를 차지하게 된다. 예를 들어, 항생제 치료로 인해 대장의 정상 균총이 감소되고 항생제 내성 클로스트리듐 디피실리(*Clostridium difficile*)에 의한 과도한 균 증식이 발생하면 중증의 대장염을 유발할 수 있다. (3) 인체에 무해하고 흔히 섭취하는 음식물은 대장 내 세균에 의해 발암성 변형체로 변환된다. 잘 알려진 예로, 달콤한 맛을 내는 시클라메이트(cyclamate)가 세균의 설페타아제(sulfatases)에 의해 방광의 발암물질인 사이클로헥사민(cyclohexamine)으로 변환된다. (4) 면역 기능이 약화된 개인의 경우, 정상 균총이 과도하게 증식하여 병원성이 될 수 있다. [주: 정상이지만 잠재적으로 유해한 균총의 집락은, 실제 병원체가 건강한 (증상이 없는) 개인에 의해 전달되어 다른 개인에게 질병을 일으키는 상태와 구별되어야 한다. 예로, 장티푸스는 보균자로부터 획득될 수 있는 질병이다.]

미생물의 병원성

Pathogenicity of Microorganisms

3

I. 개요 Overview

병원성 미생물은 질병을 일으킬 수 있는 미생물로 정의된다. 일부 미생물은 명백하게 병원성이며, 다른 미생물(대다수)은 일반적으로 비병원성이다. 미생물은 명백한 증상 없이도 개인에게 침입할 수 있다. 이러한 무증상 감염의 발생은 환자 체내 미생물의 존재 또는 미생물에 대항하는 항체의 존재로 인식될 수 있다. 일부 감염은 잠복 상태로 나타나며, 이는 미생물이 휴면 상태에 있지만 증상 재발과 함께 재활성화될 수 있다는 의미이다. 또한 일부 병원체는 특정 조건에서만 질병을 일으킨다(예: 일반적으로 멸균된 체내 부위에 도입되거나 면역 기능이 약화된 숙주에 감염). 그림 3.1에서는 감염의 다양성을 설명하는 용어들을 요약하고 있다.

무증상
- 외부 증상이 없는 감염
- 예: 무증상 임질

잠재/잠복
- 언제간 현성으로 갈 감염
- 예: 매독과 결핵

기회
- 정상 숙주방어 기능이 손상 시 나타나는 감염
- 예: HIV 감염환자의 폐포자충폐렴

일차
- 잠복했다 다른 질환의 징후를 보이는 감염
- 예: 매독

이차
- a) 잠복감염의 재발 또는 b) 감염의 제2기
- 예: a) 결핵 b) 매독

혼합
- 두 개 이상의 세균 감염이 같은 조직을 침입 시
- 예: 임질균 또는 트라코마균은 골반염증질환을 일으키나 무산소균들은 이 질환을 확산시킨다.

고름/화농성
- 고름형성
- 예: 포도알 및 사슬알 감염

전격
- 갑자기 강하게 발생한 감염
- 예: 고름사슬알균에 의한 살 파먹는 세균

그림 3.1
감염을 설명하기 위한 용어들

II. 세균의 발병기전 Bacterial Pathogenesis

감염 과정의 구체적인 메커니즘은 병원체마다 다르지만, 세균이 질병을 일으키는 방식은 몇 가지 일반적인 단계로 나눌 수 있다(그림 3.2). 병원성 미생물의 병원성은 다음 단계 중 일부 또는 전부를 완료하는 데 성공했는지에 따라 달라진다. “독성”과 “병원성”이라는 용어는 종종 같은 의미로 사용된다. 그러나 독성은 병원균에 노출된 동물에서 50%가 질병이 생기거나(ID_{50}, I는 감염성이 있는 D는 용량을 뜻한다) 또는 50%가 죽는 데(LD_{50}, 여기서 L은 치사) 필요한 균수를 정량화할 수 있다. 질병을 일으키기 위한 균수는 병원성 세균마다 큰 차이가 난다. 예로, 오염된 식품의 성분에 따라 다르지만, 100마리 이하의 시겔라균은 위장관을 감염시켜 설사를 유발하는 반면, 살모넬라균의 감염성 용량/감염량은 약 10만 마리이다. 세균의 감염량은 우선 자신의 독성인자에 달려 있다. 감염성 질환이 생기는 확률은 감염된 유기체의 용량과 독성, 그리고 감염에 대항하는 숙주 면역 반응의 강도에 영향을 받는다.

A. 독성인자 Virulence factors

독성인자는 병원성을 강화시키는 세균의 특징으로, 미생물이 특이 숙주 밖이나 안에서 정착하여 복제할 수 있는 특성이다. 감염 과정에서 좀 더 중요한 몇 단계를 아래에서 살펴본다.

1. **숙주에 침입**: 감염 과정의 첫번째 단계는 미생물이 숙주로 침입하는 과정이다. 이는 기도, 위장관이나 비뇨생식기관을 거치거나 손상된(베이고, 천공되며, 또는 탄) 피부 등의 여러 경로 중 하나로 침입할 수 있다. 일단 침투한 병원균은 다양한 숙주의 방어를 극복해야만 정착할 수 있다. 숙주의 방어에는 식균작용, 위와 비뇨생식기의 산성 환경, 타액, 위와 소장의 각종 가수분해효소 및 단백질 분해효소가 포함된다. 외부 다당류 캡슐을 가진 세균[폐렴사슬알균(*Streptococcus pneumoniae*)이나 수막염균(*Neisseria meningitidis*)]은 1차 숙주 방어에서 살아남을 확률이 더 높다.

2. **숙주세포에 부착**: 일부 세균은 섬모를 사용하여 숙주세포 표면에 부착한다. 나이세리아(*Neisseriae*)도 비슷한 구조를 가지고 있다. 다른 세균은 세포 표면 부착 분자 또는 특히 소수성 세포벽을 가지고 있어 숙주세포막에 부착될 수 있다. 부착은 세균이 점액에 의해 운반되거나 요로와 같이 체액 흐름이 많은 기관에서 씻겨 나가는 것을 방지하여 독성을 향상시키는 역할을 한다.

3. **침습성(Invasiveness)**: 침습성 세균은 숙주세포에 침입하거나 점막 표면을 뚫어서, 감염의 최초 부위에서 퍼질 수 있는 세균이다. 침습성은 세균의 효소에 의해 촉진되며, 가장 잘 알려진 것은 아교질분해효소(collagenase)와 히알루론산분해효소(hyaluronidase)다. 이러한 효소는 세포외 기질(extracellular matrix)을 분해하여 세균이 숙주세포 표면에 쉽게 접근하도록 한다. 많은 병원균은 "침습소(invasin)"로 알려진 막단백질을 발현하며, 이는 숙주 수용체와 작용, 신호전달 연쇄반응을 일으켜 포식작용을 유도해 세균이 섭취되도록 한다. 침습 후에는 종종 염증이 뒤따르는데, 이는 유기체에 따라서 화농성(고름을 만듦) 또는 육아종(결절 염증병변) 염증이 될 수 있다. 화농성 염증의 고름은 대부분 호중구로 이루어져 있고, 육아종 염증 병변엔 섬유아세포, 림프구 및 대식세포가 포함되어 있다.

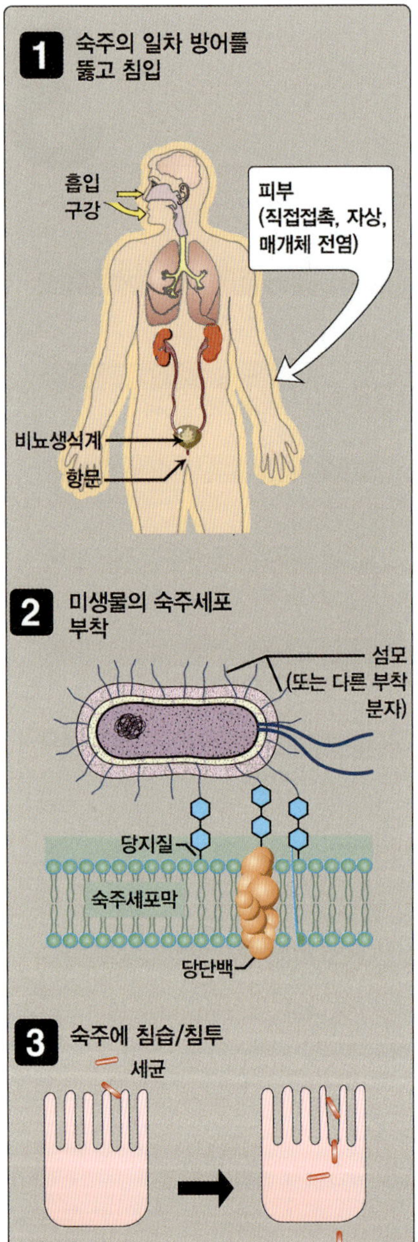

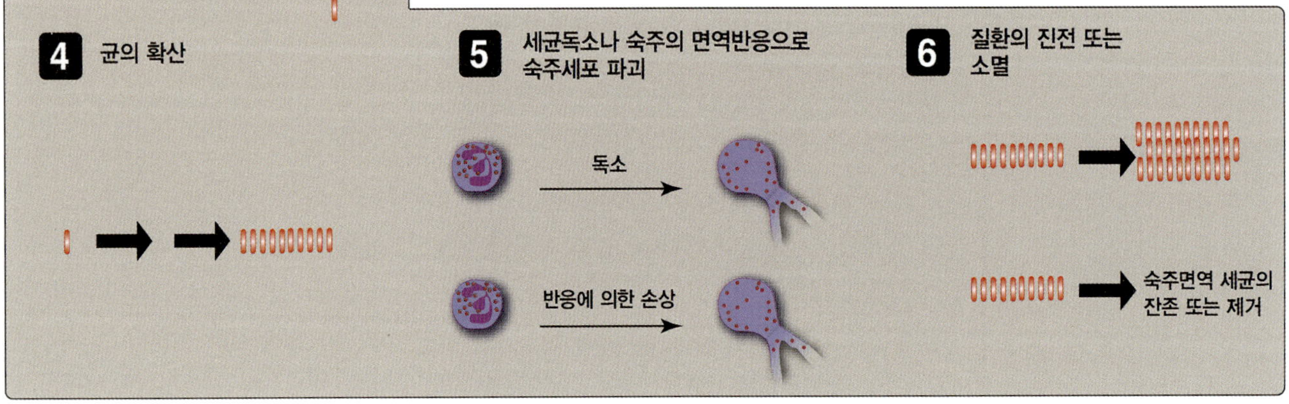

그림 3.2

감염 과정의 기전

4. **철의 포획:** 철은 대부분의 세균에 필수적인 영양소이다. 세균은 성장에 필요한 철을 얻기 위해 사이드로포어(siderophores)라고 하는 철 결합 화합물, 즉 철결합체/철포획체를 만든다. 이 화합물은 킬레이트화를 통해 숙주에서 철을 포획한 다음, 철결합체가 세균 표면의 특이 수용체에 붙도록 돕는다. 철은 세균으로 활발히 운송되어, 시토크롬 같은 필수 화합물에 포함된다. 병원성 나이세리아(*Neisseria*) 균종은 예외인데, 이는 이 균들이 철결합체를 만들지 못하나, 대신 숙주 철결합 단백질인 트랜스페린(transferrin)과 락토페린(lactoferrin)을 철의 공급원으로 이용하기 때문이다. 이 균들은 이런 숙주 단백질에 붙는 전용 수용체를 발현하여 이 단백질을 얻은 뒤, 철을 제거하고 내재화(internalization)한다.

5. **식균작용을 억제하는 독성인자:** 가장 중요한 항식균 구조는 세포벽 밖의 캡슐로, 가령 폐렴사슬알균(*S. pneumoniae*)과 수막염균(*N. meningitidis*)에 있다. 두 번째 항식균 인자는 그람양성 알균의 세포벽 단백질, 가령 포도알균(*Staphylococcus*)의 단백질 A와 A군의 사슬알균(streptococci)의 M 단백질이다.

6. **세균의 독소:** 특정 세균은 독소를 만들어 질병을 일으킨다. 이 중 일반적인 두 가지가 외독소와 내독소이다. 외독소는 세균이 분비하는 단백질이며 그람양성균과 그람음성균 모두 생산하나, 내독소는 그람음성균의 지질다당질(지질다당류; lipopolysaccharide, LPS)이며 이는 세포벽의 성분으로 분비되지 않는다.

   a. **외독소(Exotoxins):** 외독소 중 일부는 아주 강력한 독소로 작용한다. 테타누스 외독소(tetanus exotoxin)는 1㎍으로도 성인을 죽일 수 있다. 외독소 단백질은 두 개의 펩티드 성분으로 구성되어 있다(그림 3.3). 이 중 한 성분은 독소가 숙주세포에 붙게 하며, 다른 성분은 독작용을 나타낸다. 몇 가지 독소에서는 이들의 작용기전이 정확히 밝혀져 있다. 예로, 디프테리아 독소는 단백질 연장인자(elongation factor EF-2)에 ADP-리보스를 붙여 단백질 합성을 억제한다. 대개의- 외독소는 적절한 가열(60°C)로 빨리 불활성화되지만, 포도알균의 장독소와 대장균의 열저항성 독소(heat-table toxin, ST)는 예외적이다. 덧붙여, 희석한 포르말린으로 외독소를 처리하면 독성은 없어지나 항원성은 유지돼(toxoid), 이를 백신 제조에 사용하기도 한다. 외독소 단백질은 흔히 플라스미드나 온순/잠재 세균파지가 전달한 유전자 지령으로 만들어진다. 한 예로 디프테리아독소는 세균파지의 *tox* 유전자에 의해 만들어진다. 이런 세균파지를 가진 디프테리아균(*C. diphtheriae*)은 병원성이며, 파지가 없으면 비병원성이다.

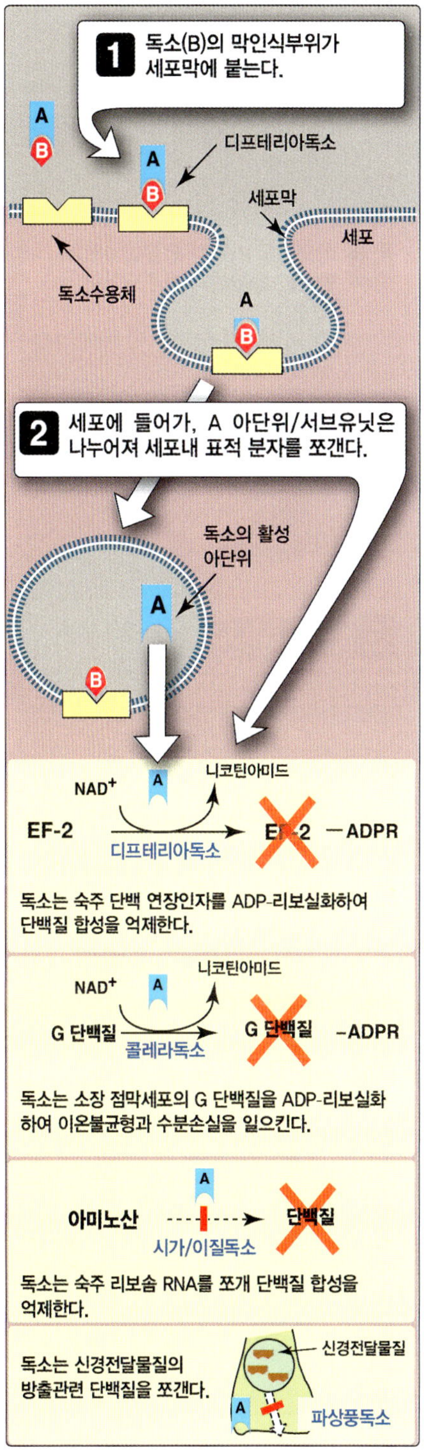

그림 3.3

외독소의 작용기전. ADP(아데노신 2인산) = 아데노신 이인산염; ADPR(아데노신 이인산 리보스) = 아데노신이인산염 리보스; NAD^+ (니코틴산 아데닌 디뉴클리오티드 인산) = 니코틴산아미드아데닌 디뉴클리오티드 인산

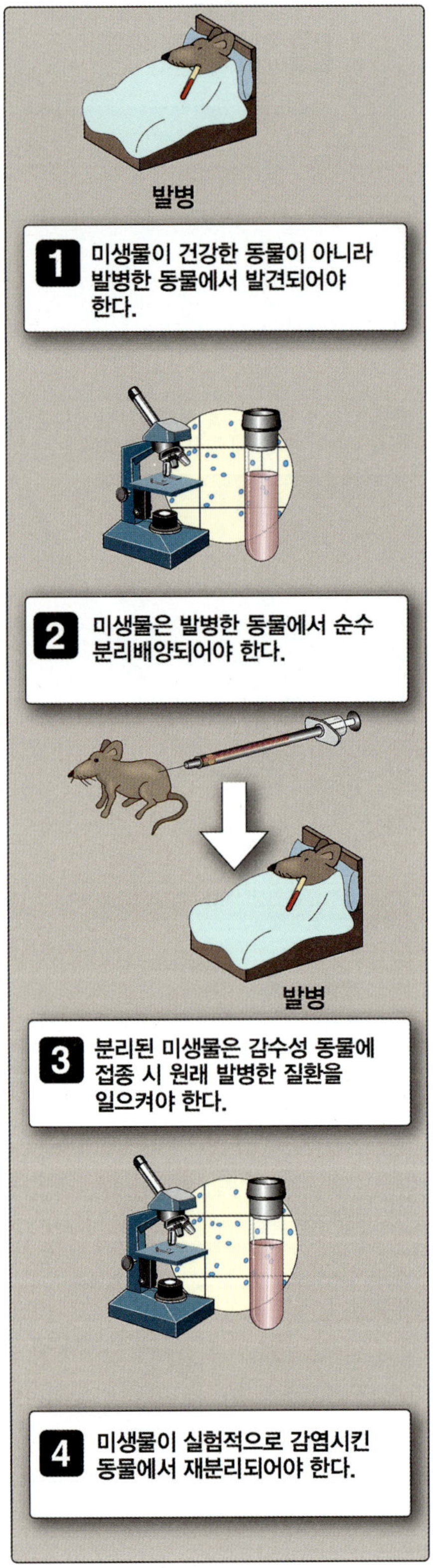

그림 3.4
코흐의 가설

b. **내독소(Endotoxins)**: 내독소는 그람음성균에만 있는 외막의 지질다당질(LPS)이 성분으로 열에 안정적이며, 세균 용해 시 숙주의 혈액으로 유리된다. 지질다당질은 제일 바깥쪽에 위치한 다당류(반복당 아단위로 구성됨. O 항원), 핵심 다당질, A 지질의 3부분으로 구성되어 있다. A 지질 부분이 독성을 나타내는 분자이며, LPS 내독소의 주요 생리학적 활성은 발열, 쇼크, 저혈압과 혈전이며 이를 패혈쇼크(septic shock)라 이른다. 이는 대식세포의 활성화가 간접적으로 일으키는 반응이며, 시토카인의 방출, 보체 활성화 및 혈액 응고계의 활성화가 동반되어 나타난다. 그 결과 여러 장기 부전으로 사망할 수도 있다. 항생제로 세균을 제거 시, 초기에 병의 증세가 심해질 때도 있는데 이는 갑자기 대량의 내독소가 혈액으로 방출되기 때문이다. 그람양성균은 지질다당질은 없지만, 세포벽의 펩티도글리칸과 벽산(teichoic acid)이 지질다당질에 의한 쇼크와 유사한 쇼크 증후군을 일으킬 수 있으며 그다지 심각하지는 않다.

B. 숙주 매개 발병기전 Host-mediated pathogenesis

많은 세균 감염의 발병기전은 세균의 요인보다는 숙주의 반응으로 생긴다. 숙주반응 매개 발병기전의 전형적인 예는 그람음성균 패혈증, 결핵 및 결핵성 나병을 들 수 있다. 이들 감염에서 조직 손상은 림프구, 대식세포 및 다형핵 백혈구에서 방출된 다양한 사이토카인들이며, 이 세포들은 감염부위나 혈류에 존재한다. 숙주반응이 너무 자주 일어나면 숙주조직이 파괴되어 잔존하는 세균들이 증식하게 된다.

C. 항원 변이 Phase and antigenic variation

성공적인 병원성 세균이라면 세균 표면의 항원을 인식하는 숙주 면역계를 피할 수 있어야 한다. 이 중 가장 중요한 면역회피 기전은 표면 항원을 변화시키는 것이다. 이는 여러 기전으로 이루어진다. 한 가지는 상변화(phase variation)라 불리는 기전으로, 세균이 표면 항원을 만드는 유전자의 발현을 끄고 켤 수 있는 유전적 가역성 방법을 사용하는 것이다. 두 번째는 항원 변이라 불리는 기전으로 표면 항원의 유전자를 변이 유전자(현재는 발현 안 되는 유전자)와 재조합하여 변형시키는 방법이다. 이런 식으로 발현된 표면 항원은 다양한 항원 구조를 갖게 된다(그림 12.3 참조).

D. 병원체 증명 Identification of the pathogen responsible for disease

감염된 조직(예: 괴사된 피부 병변)에서 미생물이 분리되었어도 그것이 병변의 원인균이라고는 단정할 수 없다. 예로, 이 미생물이 정상적인 피부세균총에 속한 무해균으로 우연히 병변 근처에 있을 수도 있기 때문이다. 또는 이 미생물이 피부에 정상적으로 살지 않더라도, 기회병원체로 기존 괴사병변에 이차적으로 감염될 수도 있다. [주:

기회병원체는 건강한, 면역력이 있는 사람에는 질병을 못 일으키나, 방어기능 손상된 사람을 감염시키는 미생물이다.] 19세기 독일의 미생물학자인 로버트 코흐는 이런 고충을 감안해 한 미생물이 병을 일으킨다는 것을 증명하는 기준(코흐의 가정)을 제시하였다(그림 3.4). [주: 이러한 기준은 대부분의 감염 원인을 규명했지만, 원인 미생물을 시험관에서 배양할 수 없는 경우는 제외한다.]

E. 인간 집단에서 감염 Infections in human populations

세균성 질병은 세균의 종류에 따라 사람간 전염되거나, 전염되지 않을 수 있다. 예로, 콜레라는 고전염성이나(원인균인 콜레라균은 잘 퍼진다), 보툴리눔독소증/보툴리즘은 비감염성이다. 이 질환은 보툴리눔 외독소를 섭취하는 사람만 감염된다. 콜레라 같은 고전염성 질환은 흔히 국지적인 유행(epidemic)을 일으키며, 이 유행이 전 세계적으로 일어나면 범유행(pandemic)이라 부른다. 1918년 인플루엔자의 대유행과 같은 팬데믹은 인류가 특정 인플루엔자 바이러스에 노출된 적이 없어서 면역력이 없는 상황에서 발생하였다.

III. 바이러스의 발병기전 Viral Pathogenesis

바이러스는 오직 살아 있는 세포 내에서만 복제된다. 그러므로 바이러스 감염의 첫 병원성 증상은 세포 수준에서 나타난다. 일부 바이러스는 감염 후 빠르게 증상을 보이는 급성 감염(acute infection)의 경과를 나타내고, 일부 바이러스는 경하거나 증상을 일으키지 않는다. 첫 감염 후에는 일반적으로 면역계가 바이러스를 제거하게 된다. 특정 바이러스에서 첫 감염이 후 지속 또는 잠복감염이 이어진다.

A. 세포수준에서의 바이러스 발병기전
Viral pathogenesis at the cellular level

세포는 바이러스에 감염되면 세포유형과 바이러스의 종류에 따라 다양하게 반응한다. 많은 바이러스 감염 시 세포의 형태나 기능에 가시적인 변화는 없으나, 변화가 생기게 되면 여러 반응이 올 수 있다(그림 3.5).

1. **세포 사멸:** 바이러스는 세포를 직접 죽일 수 있다. 이는 대개 세포의 DNA, RNA 및 단백질의 합성을 억제함으로 일어난다. 일부 바이러스는 이러한 억제를 담당하는 특정 유전자를 가지고 있다. 죽거나 죽어가는 세포에서는 자손 바이러스가 방출되어 다른 세포를 감염시키는 복제 과정을 반복한다. 예로 아데노바이러스(adenovirus)와 폴리오바이러스(poliovirus)가 있다.

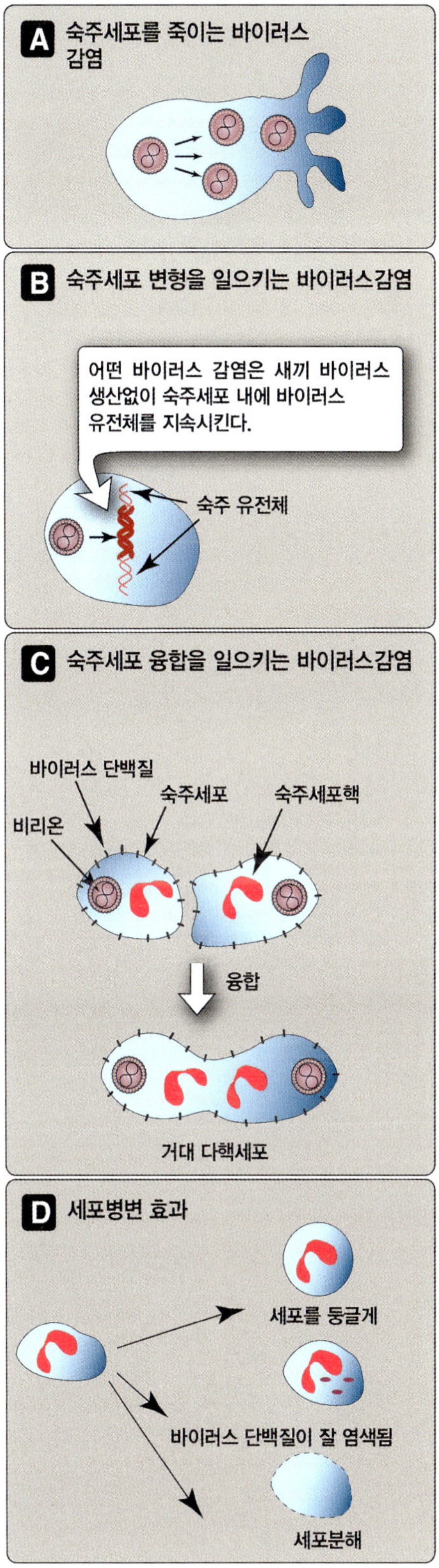

그림 3.5
세포 수준에서 바이러스 발병기전

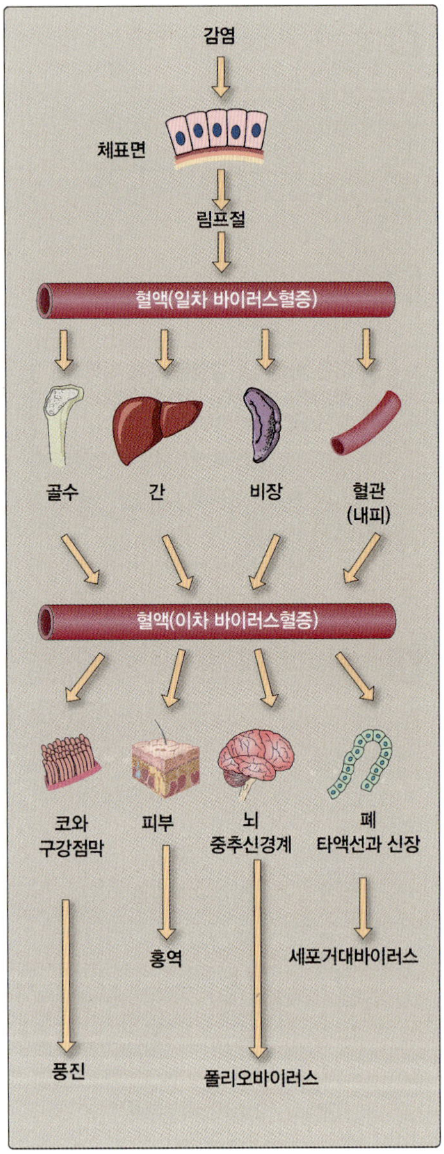

그림 3.6

바이러스가 몸의 이차 부위로 전파되는 예

2. **형질전환(Transformation):** 일부 바이러스는 정상 세포를 암 세포로 전환시킨다. 여러 면에서 세포 사멸과는 반대되는 현상으로, 형질전환된 세포는 정상 세포보다 증식을 잘하며 오랜 기간 생존한다. 형질전환은 바이러스의 DNA가 숙주의 DNA에 삽입되어 생기는 비가역적인 유전적 과정이다.

3. **세포 융합:** 특정 바이러스에 감염된 세포는 서로 융합하여 다핵 거대세포를 만든다. 헤르페스바이러스(herpesviruses)와 파라믹소바이러스(paramyxovirus)가 이런 성질을 지닌다. 바이러스에 의해 세포막 구조의 변화가 일어나게 된다.

4. **세포병변 효과(Cytopathic effect, CPE):** 세포병변 효과는 바이러스에 감염된 세포에서 나타나는 모든 가시적인 변화를 가리킨다. 이 변화로는 세포의 원형화, 염색가능한 세포 내의 단백질 뭉치 및 세포의 해체 등이 있다. 세포 배양에서 CPE 시작, 유형 및 해당 세포형으로 어떤 종류의 바이러스가 감염되어 있는지를 식별할 수 있다.

B. 초기 감염 Initial infections

바이러스는 일차 침입 부위에서 최초 증식을 한 후에 국소화되거나 전신적인 감염을 일으킬 수 있다. 감염은 무증상(불현성)일 수도 있으며, 때로는 전형적인 증상이 올 수 있는데, 일반적으로 두 가지 형이 뚜렷이 관찰된다. (1) 일차 감염된 부위에서의 초기 증상, (2) 지연 증상으로는, 일차 감염된 부위로부터 전파되어 이차 부위의 감염을 일으킨다. 바이러스의 전파는 전신적 증상이 나타나기 전에 가능하므로, 질환의 확산 제어가 어렵다.

1. **전파 경로와 이차 부위로의 유입:** 바이러스가 체내로 유입되는 경로는 일반적으로 세균과 같다(즉, 피부, 기도, 소화관, 비뇨생식기를 통한 감염). 일부 바이러스는 일차 감염된 부위에서 머무르나, 일부 바이러스는 일차 부위에서 증식 후 증상을 일으킬 수 있으며, 림프계와 혈액에 침입한다. [주: 혈액에 바이러스가 있으면 바이러스 혈증이라 한다]. 바이러스는 혈류를 타고 전신으로 퍼질 수 있으며, 이차 부위에서 세포를 감염시킨다. 이 표적 세포들은 각 특이 바이러스형마다 다르며, 각 바이러스는 전형적으로 그 종과 연관된 질환을 일으킨다(**그림 3.6**).

2. **일반적인 이차 감염 부위:** 이차 감염 부위에 따라 지연된 증상이나 질환과 연관된 주요 특징들이 나타나게 된다. 바이러스는 세포 표면에 바이러스와 반응하는 특이 수용체가 있기 때문에 특정 조직이나 세포에 친화성(tropism)을 가진다. 어느 조직이나 장기도 바이러스의 목표가 될 수 있으며, 특히 태아도 바이러스 감염의 중요한 이차 거점이 된다. 임산부 순환계에서 온 바이러스는 태반을 감염시키고 태아의 순환계로 들어가, 태아의 모든 조직에 침입하

여(그림 3.7) 태내 사망이나 발달장애를 일으킨다. 신생아 감염은 출생 시 엄마의 감염된 체액에 닿거나 출생 후 감염된 모유를 섭취하는 경우에도 발생할 수 있다.

3. **바이러스 배출 및 전파 방식:** 바이러스 질환의 전파 방식은 감염된 조직이나 감염된 체액으로 결정된다. 감염된 조직은 자손 바이러스를 만들고, 체액에선 바이러스가 배출되는데, 이 두 곳은 흔한 일차 감염 부위이다. 바이러스를 흔히 배출하는 부위는 피부, 기도, 소화관 및 체액 등이다.

4. **급성 감염의 종료에 관여하는 인자:** 바이러스는 복잡하지 않은 일반적인 급성 감염에서 2~3주 내에 숙주에서 완전히 제거된다. 이는 숙주의 세포성 및 체액성 면역반응의 결과이다. 이 두 가지 면역반응의 상대적 중요성은 바이러스와 질병의 성질에 따라 다르다.

   a. **세포성 면역반응:** 바이러스 감염에 대한 면역계의 초기 반응은 전신적 염증반응이며, 더불어 자연살해(NK)세포가 감염된 세포를 비특이적으로 죽인다. 이 NK 활성은 바이러스 특이 면역반응이 시작되기 전에 나타나며 인터페론과 다른 시토카인에 의해 강화된다. 이후, 세포 표면에 발현된 바이러스의 펩티드를 인식하는 바이러스 특이 세포독성 T 림프구가 감염된 세포를 죽인다. 이런 세포반응들은 자손바이러스가 배출되기 전에 감염된 세포를 죽여 바이러스 전파를 막는 데 특히 의미 있다. T 림프구가 인식하는 세포 외부의 바이러스 펩티드는 흔히 바이러스의 비구조 단백질이나 내부 단백질에서 온다. 그래서 이 반응은 바이러스의 캡시드나 외피 단백질에 대한 체액성 항체의 작용을 도와 바이러스를 비활성화한다.

   b. **체액성 면역반응:** 순환 항체는 모든 바이러스 단백질에 대해 작용할 수 있지만, 가장 중요한 점은 이 항체가 비리온 표면의 에피토프에만 붙어 감염을 조절하고, 결국 바이러스의 감염력을 비활성화하는 것이며, 이 과정을 중화라고 한다. 중화는 바이러스 혈증기에 질환을 억제하는 데 중요하지만, 분비항체(예: IgA)는 기도나 위장관의 일차 감염을 막는 데 중요하다. 체액성 항체는 두 가지 기전으로 감염된 세포를 죽인다. 첫째 기전은 항체의존성, 세포매개 세포독성(antibody-dependent, cell-mediated cytotoxicity, ADCC)이며, 이는 Fc 수용체가 있는 자연살해세포와 기타 백혈구의 항체의 Fc 부위가 감염된 세포의 바이러스 항원에 결합하여 일어난다. 둘째 기전은 보체매개 세포용해로, 감염된 세포에 바이러스 특이 항체가 붙어 용해된다.

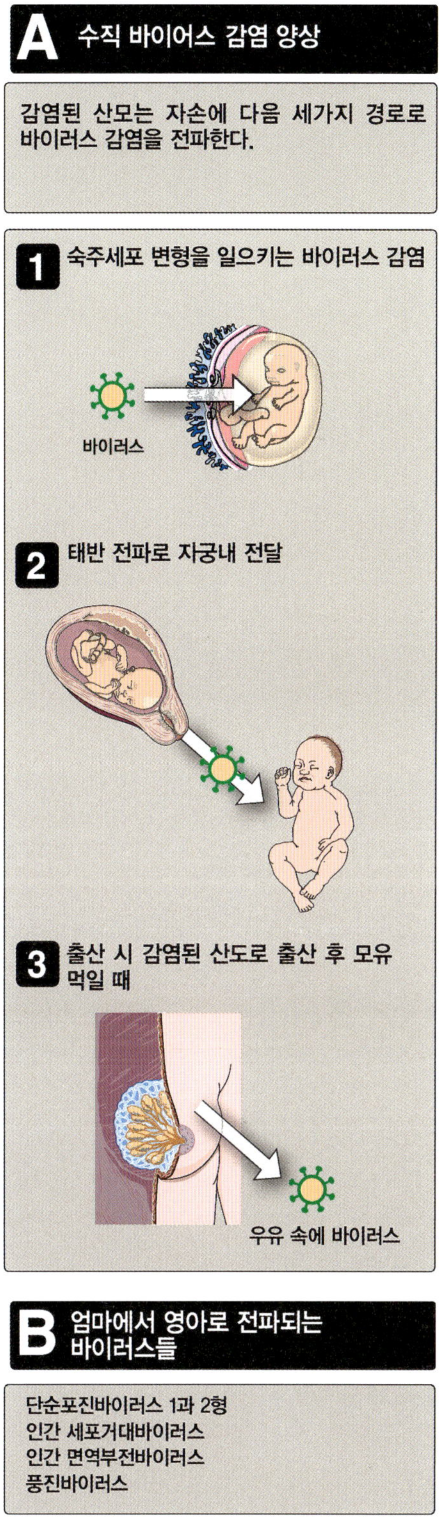

그림 3.7
바이러스 감염의 엄마에서 태아(수직) 전파

진단미생물학

Diagnostic Microbiology

4

I. 개요 Overview

감염병의 원인을 규명하는 것은 효과적인 항균 치료와 보조적 치료를 위해서 필수적이다. 초기 치료는 염증을 유발하는 미생물의 유행 양상과 환자의 증상을 토대로 경험치료로 시작한다. 그러나 감염병의 정확한 미생물학적 진단을 위해서는 의사가 가능한 원인체를 좁혀가기 위한 다음의 다섯 가지 기본 실험 기술 중 한 가지 이상이 사용된다: (1) 현미경상에서 원인체의 직접적인 확인, (2) 원인체의 배양 및 동정, (3) 미생물 항원의 검출, (4) 미생물의 DNA 및 RNA의 검출, 5) 미생물에 대한 숙주의 염증반응 및 면역반응 확인(그림 4.1).

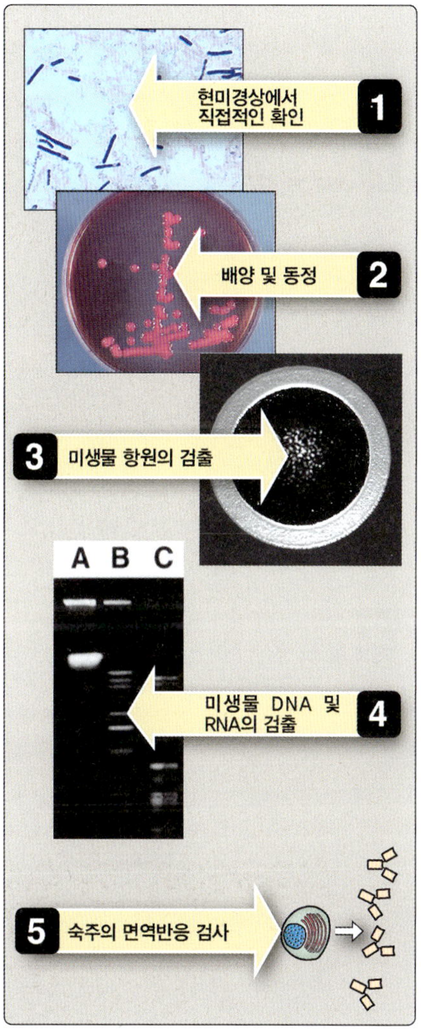

그림 4.1

감염병 진단에 유용한 실험기법들

II. 환자병력 및 신체검사

Patient History and Physical Examination

환자를 진단하기 위해서 가장 중요한 것은 환자의 병력(clinical history)이다. 예를 들어, 기침에 대한 병력을 통해 기관지 염증을 유추할 수 있으며 배뇨곤란은 요도감염을 시사한다. 개발도상국으로의 여행이력으로 외래 병원체의 관련을 유추할 수 있다. 예를 들어, 나일강에서 수영을 하였다면 주혈흡충증(schistosomiasis) 감염의 가능성이 높아진다. 환자의 직업에 따라서 특정 병원체에 노출될 확률이 높아지는데 푸줏간에서는 브루셀라병(brucellosis)에, 농부는 탄저병(anthrax)에 노출 확률이 높다. 환자의 나이도 병원체를 예측하는 지표가 될 수 있다. 예를 들어, 신생아 척수액에서 검출된 그람양성(그림 4.2 참조) 구균은 폐렴사슬알균[*Streptococcus pneunomiae* (pneumococcus)]보다는 *Streptococcus agalacticae* (group B)일 가능성이 높으며 이 균은 페니실린 G에 감수성이 있다. 반대로 40대 환자의 척수액 내 그람양성알균은 폐렴사슬알균인 경우가 많으며, 이 균은 페니실린 G에 내성이 있으므로 3세대 세팔로스포린(cefotaxime 또는 ceftriaxone)이나 반코마이신을 사용해야 한다. 따라서 환자의 나이로 추정한 병원체는 초기 치료방침을 설정하는 데 중요하다. 이학적 검사를 통해 종종 질병의 존재나 양상(국소적 또는 전신적)에 대한 확정적 증거를 얻을 수 있다. 예를 들어, 유주성 홍반(erythema migrans) (주변부의 밝은 붉은색과 중앙부의 깨끗한 부위를 가지는 넓은 피부 병변)은 초기 단계의 국소성 라임병(Lyme disease)을 의미한다. 균혈증(전신으로 파급된 염증)이 의심되는 징후로는 오한과 열(때때로 저체온증) 또는 폐혈성 쇼크를 나타내는 불규칙한 심혈관 장애가 있다. 폐 경화증의 이학적 소견이 나타난다면 이는 폐렴을 의미한다. 어떤 사람이 이런 증상과 함께 뒷목의 뻣뻣함과 마비증상을 동반한다면, 이는 폐렴이 뇌수막으로 전파되었기에 뇌척수액 검사를 추가로 해보아야 한다는 경고이다. 모든 실험실적 검사는 환자의 병력과 이학적 검사를 바탕으로 하며 검사의 민감도와 특이도를 고려하여 평가해야 한다.

III. 병원체의 직접적인 시각화

Direct Visualization of the Organism

다양한 감염성 질환에서 병원성 유기체(바이러스 제외)는 환자의 검체, 예를 들면 객담, 소변, 뇌척수액 등에서 현미경을 이용하여 확인할 수 있다. 이들 유기체의 현미경상의 모양과 염색 특징은 동정을 위한 첫 번째 과정이다. 대상 병원체는 살아 있을 필요가 없으며 증식시킬 필요도 없다. 현미경을 이용한 검사는 신속하고 저렴하며, 앞서 뇌척수액의 검사에서 언급한 바와 같이 임상의사가 배양결과를 기다릴 필요 없이 초기 치료를 시행할 수 있다.

A. 그람염색 Gram stain

염색을 거치지 않은 미생물은 광학 현미경상에서 관찰하기 어렵기 때문에 대부분의 환자 검체는 관찰하기 전에 염색 과정을 거친다. 가장 일반적이고 유용한 방법인 그람염색을 이용하면 세균을 세포벽의 성상에 따라 두 가지로 구분할 수 있다. 환자 검체를 크리스탈 바이올렛(crystal violet)으로 처리한 후 요오드로 고정하면 세균의 세포벽은 자주색이 된다. 이들 염색된 세포를 알코올이나 아세톤으로 처리하면 그람양성균은 염색을 유지하며 그람음성균은 탈색이 된다(**그림 4.2**). 사프라닌을 이용하여 대조염색을 하면 염색되지 않은 그람음성균은 분홍 또는 붉은색으로 염색된다. 몇 가지 균을 제외하고는 대부분의 세균은 두 그룹으로 나눌 수 있다. [주: 마이코플라스마(mycoplasma)와 같이 세포벽이 없는 균은 그람염색을 통하여 확인할 수 없다.]

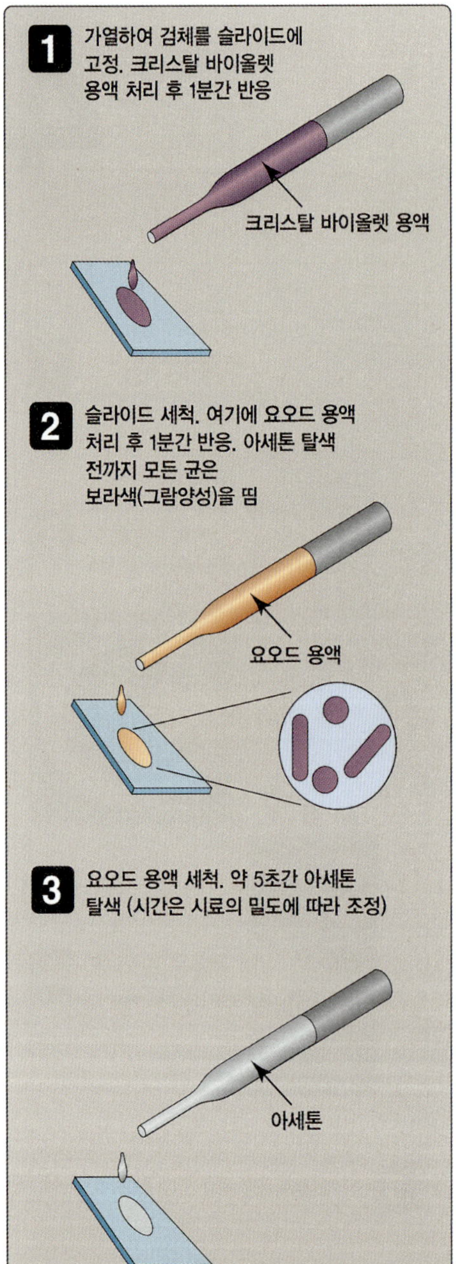

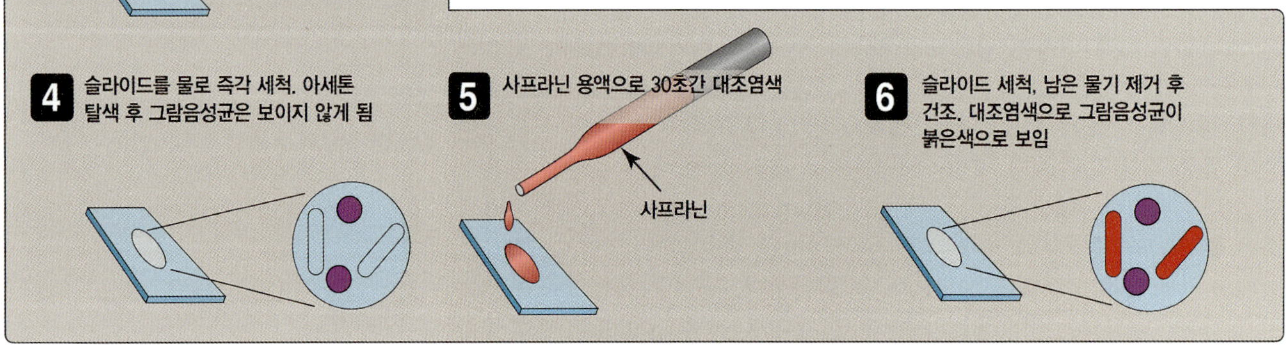

그림 4.2

그람염색 과정

● = 그람양성, ▬ = 그람음성, ⬭ = 무색

1. **그람염색의 응용:** 그람양성균과 그람음성균의 여러 항생제에 대한 감수성이 다르기 때문에 그람염색은 치료적으로 중요하며, 따라서 병원체가 동정되기 전에 초기 치료방침을 설정하는 데 유용하다. 또한 염색된 세균의 형태는 진단에도 유용하다. 예를 들어, 요도 농 분비물에서 확인한 그람음성의 세포내 쌍알균(diplococci)은 임균의 예측 진단에 도움이 된다. 검체의 배양을 실시하기 전에 그람염색은 종종 배양 결과를 해석하는 데 매우 중요한 도움이 된다. 예를 들어, 현미경상에서 병원체를 확인하였으나 배양 결과가 나오지 않은 경우가 있다. 이런 불일치의 경우는 배양 조건이 까다로워서 일반적인 배양배지에서는 증식하지 않으며 성장을 위한 첨가물이 필요한 경우이거나 임질균이나 무산소균과 같이 운반 과정에서 죽기 쉬운 세균인 경우이다. 이런 경우에 그람염색을 이용한 직접 관찰은 염증 원인체의 성상과 다양성 및 수를 유추할 수 있는 유일한 단서가 된다.

2. **그람염색의 한계점:** 필요한 미생물의 수가 상대적으로 많다. 그람염색을 이용하여 직접 관찰을 하기 위해서는 미생물의 수가 10^4/mL 이상이 되어야 한다. 병원체의 수가 작은 액체 검체(예: 뇌척수액)의 경우 병원체를 원심분리하여 농축하여 침전된 펠렛(pellet)을 염색하여 관찰한다.

B. 항산성 염색 Acid-fast stain

Ziehl-Neelsen(고전적인 항산성 염색) 염색은 세포벽에 지질성분(mycolic acid)이 있을 때 사용한다. 항산성 균은 carbol-fuchsin이 산성 알코올처리 후에도 탈색되지 않고 남아 있다. 임상적으로 가장 중요한 항산성 균은 결핵균(*Mycobacterisum tuberculosis*)으로 분홍색을 나타내며 구부러진 막대세균이다(그림 4.3). 항산성 염색은 마이코박테륨 감염이 의심되는 환자의 진단에 사용된다.

C. 인디아 잉크 염색 India ink preparation

이것은 간단한 현미경 검사법 중 하나로, 뇌척수액의 크립토코쿠스증(*Cryptococcus neoformans*)을 검사하는 방법이다(그림 4.4). 뇌척수액 원심침전물 한 방울과 인디아 잉크 한 방울을 섞어서 커버 글래스를 덮고 현미경으로 관찰한다. 크립토코쿠스균은 인디아 잉크 사이에 크고 투명한 캡슐로 확인할 수 있다.

D. Potassium hydroxide (KOH) 도말법

KOH를 이용하여 세포와 세균과 진균을 용해한다(그림 4.5). 객담 한 방울 또는 피부를 긁은 것에 10% KOH 용액로 점적하면 진균의 형태를 확인할 수 있다.

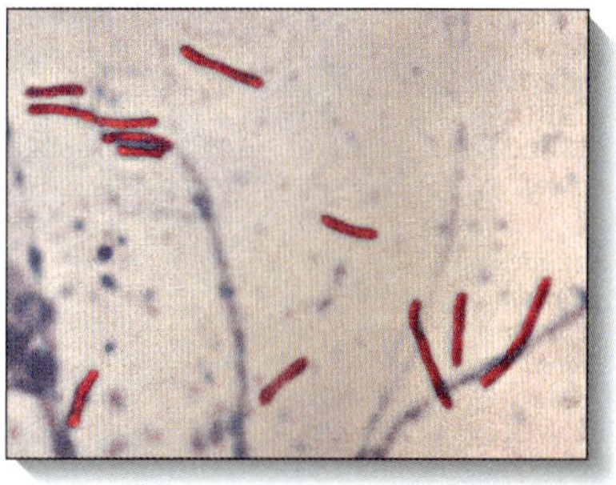

그림 4.3
항산성 염색한 결핵균(*Mycobacterisum tuberculosis*) 모습

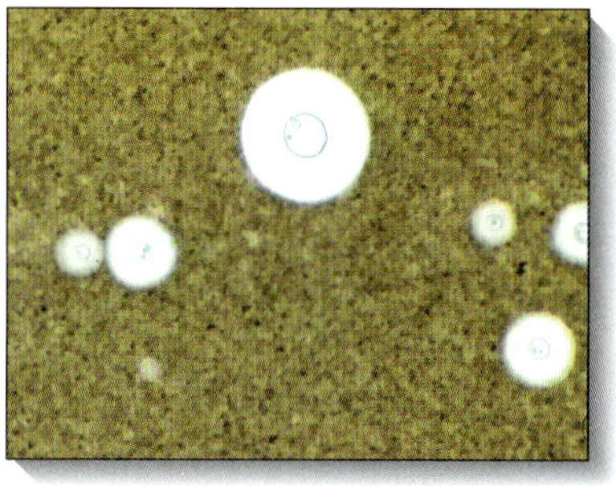

그림 4.4
뇌척수액에서 인디아 잉크로 처리한 크립토코쿠스(*Cryptococcus neoformans*) 모습. 효모세포는 인디아 잉크 입자와 섞이지 않고 크고 투명한 캡슐로 보임

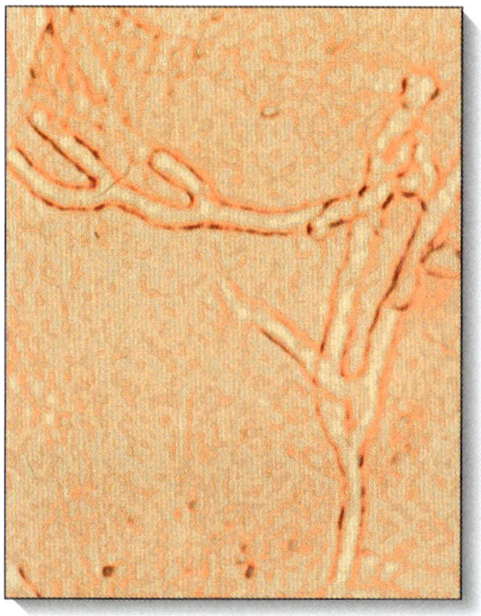

그림 4.5
부비동 삼출물에서 염색하지 않은(KOH 용액로 점적한) 진균의 모습

IV. 배양을 이용한 세균증식 Growing Bacteria in Culture

배양은 대부분의 세균과 진균 감염에서 행해지나 기생충과 원생생물 검출에는 잘 사용되지 않는다. 대부분의 병원체 배양 과정은 직접하며, 예를 들어 그룹 A 베타용혈성 사슬알균을 동정하기 위해서는 혈액한천배지에 도말한다. 그러나 일부 병원체는 매우 천천히 증식하거나[예: 결핵균(*M. tuberculosis*)] 배양이 어려운 경우도 있다(예: *Bartonella henselae*). 배양을 거쳐 분리한 미생물은 군락의 크기와 모양, 색깔, 그람염색, 용혈반응, 냄새 및 대사성질을 이용하여 동정한다. 또한 순수배양은 항균제 감수성 검사에 필요한 병원체를 제공하는 데에도 활용된다. 배양 결과를 얻기 위해서는 적절한 시료 채취와 운송 과정이 필요하며 어떤 균은 특별한 영양소가 필요하므로 적절한 배지 선택이 필요하다. 또한 어떤 배지는 일정한 미생물의 증식을 억제하여 다른 균을 확인하기도 한다.

A. 시료의 채취 Specimen collection

대부분의 미생물은 쉽게 죽으며 검사실까지 신속하게 운반되어야 한다. 예를 들어 임균은 열과 건조에 취약하다. 시료는 신속하게 배양되어야 하며 불가능할 경우 운송배지를 이용하여 미생물이 배양될 때까지 살아 있도록 한다. 혐기성균이 의심되면 환자 시료는 공기 중에 노출되지 않도록 한다.

B. 배양 조건 Growth requirements

모든 임상적으로 중요한 미생물은 성장에 유기탄소가 필요한 종속영양균이다(heterotrophs). 종속영양균은 복합하거나 단순한 유기물질을 필요로 한다. [주: 유기물질은 이산화탄소를 환원하는 데 이용되며 이것이 필요 없는 미생물을 독립 영양균이라고 한다.] 대부분의 미생물은 세포성장에 필요한 유기물질인 다양한 성장인자가 필요하지만 세균 스스로 합성하지는 못한다(예: 비타민). 성장인자가 많이 필요하거나 특수한 물질이 필요한 세균의 경우 배양 조건이 까다롭다.

C. 산소 요구량 Oxygen requirements

미생물은 증식에 산소가 필요한 것과 필요하지 않은 것으로 구분할 수 있다. 절대 산소균(strict aerobes)은 산소가 없으면 증식할 수 없으며 에너지를 발생하기 위해서 최종적인 전자전달매체로 산소를 이용한다. 절대 무산소균(strict anaerobes)은 발효 과정을 이용하여 에너지를 얻으며 소량의 산소라도 존재하는 경우 죽는다. 조건 무산소균(facultative anaerobes)은 산소가 없는 경우에 증식할 수 있으며 산소가 있는 경우 더 잘 증식한다. 공기관용성 산소균(aerotolerant anaerobes)은 산소로부터 보호할 수 있는 기전을 가지고 있으나 산소를 대사 과정에 사용하지 않는다(즉, 산소 유무에 관계없이 증식한다). 미세산소균(microaerophiles)은 대사 과정에 산소를 필요하지만 산소

분압이 대기와 같은 경우 증식하지 못한다. 미세산소균은 호수나 젖은 진흙과 같은 산소 분압이 낮은 곳에서 발견된다.

D. 배지 Media

병원성 미생물을 분리하기 위해서는 임상검체의 특성에 따라 두 가지 방법이 사용된다. 첫 번째 방법은 어떠한 미생물이라도 잘 증식하기 위한 영양강화배지(enriched media)를 이용하는 것이다. 두 번째 방법은 선택배지를 사용하는 것으로 일반적으로 많은 수의 미생물이 혼합되어 있는 시료(예: 분변, 요도 삼출물, 객담)에서 특정 미생물만 성장하도록 하는 것이다. 미생물의 분리는 보통 고형배지를 이용한다. 액체배지는 순수 분리한 균을 대량 증식할 경우 사용한다.

1. **영양강화배지(Enrichment media)**: 혈액, 효모추출물, 뇌조직, 또는 심장조직을 첨가한 배지는 배양이 어려운 균에 사용한다. 예를 들어, 면양 혈액 한천은 단백질과 염분 및 5%의 면양적혈구가 첨가되어 있으며 인체검체에서 검출할 수 있는 대부분의 그람양성 및 그람음성 미생물을 분리하는 데 사용한다. 그러나 인플루엔자균이나 임균 같은 미생물은 배양이 몹시 어렵다. 이런 균은 적혈구를 용혈시킨 초콜릿 한천배지를 이용한다. 이 배지에는 이들 균의 성장에 필요한 헤모글로빈, 헤민("X" 인자)와 nicotinamide adenine dinucleotide("V" 인자)와 같은 세포내 영양소가 들어 있다. 영양첨가배지는 혈액이나 뇌척수액과 같이 정상적으로 무균상태인 시료에서 질병을 유발하는 병원체를 찾는데 사용한다. 미생물이 증식하기에 배양배지가 부적절하거나 증식 조건이 맞지 않는 경우 배양이 실패할 수 있다.

2. **선택배지(Selective media)**: 테이어-마틴(Thayer-Martin) 한천은 초콜릿 한천에 여러 가지 항생제를 첨가한 선택적 배지이다. 항생제가 첨가된 초콜릿 한천으로 일반적으로 임균을 분리하는 데 사용된다.

3. **차별성을 갖춘 배지**: 맥콘키 한천배지(그림 4.6)에는 발효로 인해 콜로니가 산을 생성할 때 색이 변하는 pH 감응성 염료가 포함되어 있다. 맥콘키 배지에는 유당이 포함되어 있다; 따라서 이 배지에서 성장할 수 있는 유당 발효 박테리아는 빨간색 또는 분홍색으로 변한다. 마찬가지로, 양혈 한천에서 자라는 세균은 헤몰리신을 생산하는 능력에 따라 다르게 보일 수 있으며, 이는 한천의 모양을 변화시키며, 콜로니를 둘러싸고 있다. 이러한 원리를 통해 세균간의 차이를 시각화할 수 있다.

4. **선택성과 차별성을 모두 갖춘 배지**: 임상 미생물학 실험실에서 가장 일반적으로 사용되는 배지는 는 맥콘키 한천이며, 대장균을 비롯한 대부분의 그람음성 간균의 증식을 도우며 그람양성균, 즉 헤모필루스, 나이세리아와 같은 증식이 어려운 그람음성균의 증식을

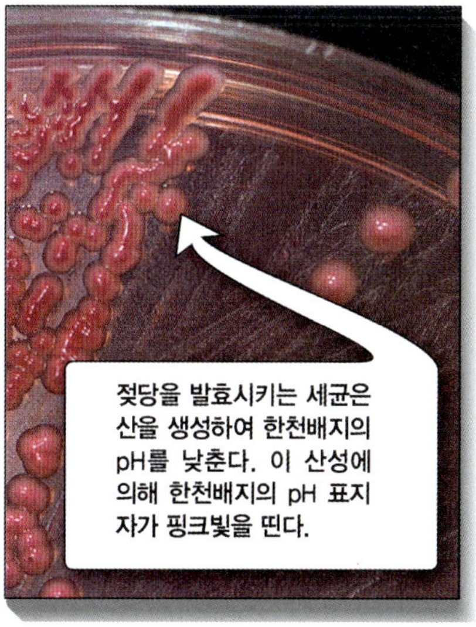

그림 4.6
맥콘키 한천배지에서 젖당발효, 그람음성 막대균이 핑크빛 집락을 보이는 모습

억제한다. 혈액배지나 초콜릿 배지에서 증식하지만 맥콘키 배지에서 증식하지 않는 미생물은 그람양성균이나 증식이 어려운 그람음성균임을 유추할 수 있다. 반대로 대부분의 그람음성 막대균은 맥콘키 배지에서 뚜렷한 군락을 형성한다. 이 배지는 미생물이 유당을 이용하는지도 확인할 수 있다(**그림 4.6**). 임상 검체는 보통 혈액배지와 초콜릿 배지 및 맥콘키 배지에 접종한다. 헥튼장내 한천배지는 유당/설탕 대사 유무와 H_2S 발생 유무를 확인하는 데 사용된다. 이 배지는 살모넬라균과 이질균의 동정에 사용된다. 테이어-마틴 한천배지는 초콜릿 배지에 비병원성 나이세리아균과 여러 정상 세균무리의 증식을 억제하는 항균제가 첨가되어 있다. 이 배지는 임질균을 동정하는 데 사용된다. 시료를 배양하기 전에 임상의사는 독특한 병원균이 의심될 경우 검사실에 의심되는 균을 알려주어야 한다. 보통 일반적인 배양에 사용되지 않는 특수 배지를 사용해야 하기 때문이다. 또한 노카르디아와 같이 천천히 증식하는 미생물은 오랫동안 배양해야 하는 경우에도 알려주어야 한다.

백신과 항생제

Vaccines and Antimicrobial Agents

5

I. 개요 Overview

백신은 특정 질병에 대한 면역력을 증가시키는 생물학적 제제이다. 백신은 질병을 일으키는 미생물을 닮은 약제를 함유하며 종종 약화시키거나 사멸시킨 미생물, 미생물의 독소, 또는 표면 단백질로부터 만들어진다. 백신은 몸의 면역체계로 하여금 미생물 또는 독소를 파괴하거나 중화시키는 특이적인 항체를 생산하도록 하거나 혹은 특이적인 세포성 면역반응을 일으키도록 자극한다. A형 및 B형 간염(hepatitis), 디프테리아(diphtheria), 파상풍(tetanus), 백일해(pertussis), 인플루엔자균 혈청형 b(*Haemophilius influenza* type b, Hib), 폴리오(polio), 로타 바이러스(rotavirus), 홍역(measles), 볼거리(mumps), 풍진(rubella), 수두-대상포진바이러스(varicella-zoster virus, VZV), 폐렴알균, 독감(influenza), 수막알균(meningococcus) 및 사람 파필로마 바이러스(papillomavirus)에 대한 백신접종은 표준으로 간주되고 있다. [주: 독자들은 이 장에서 다루는 일부 아동기 질병들의 일반적인 명칭을 기억하고 있을 것이다: 백일해 = 쌕쌕거리는 기침(whooping cough); 풍진 = 독일 홍역(german measles); 베리셀라(varicella) = 수두(chickenpox).] 백신사용이 가능하게 되면서 지구상에서 천연두(smallpox)가 박멸되었고, 회백질척수염(poliomyelitis), 파상풍 및 디프테리아가 미국에서 사실상 사라지게 되었다(그림 5.1). 백신접종을 통해 질병으로부터 개인을 보호하는 방법에는 수동면역과 능동면역의 두 가지 형태가 있다.

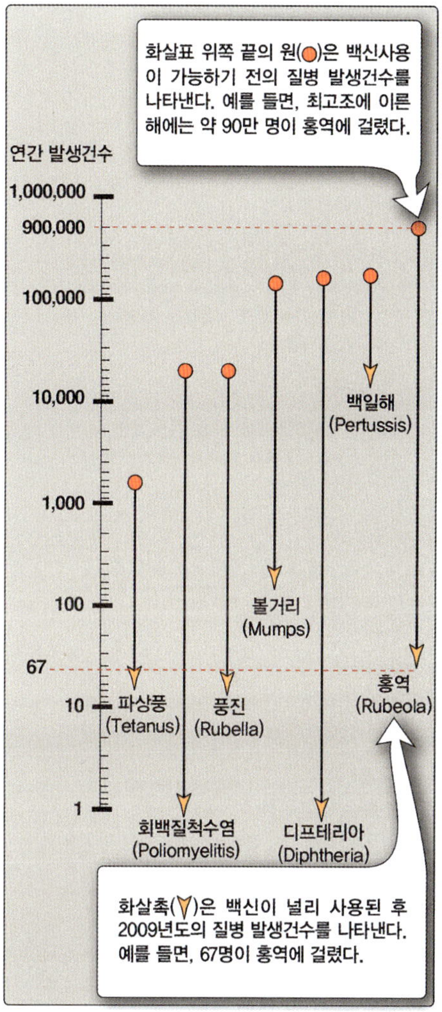

그림 5.1

미국에서 가장 많이 발생하는 백신으로 예방가능한 질병의 발생건수 및 2009년도 발병건수. [주: Y축은 로그축척]

II. 수동면역 Passive Immunization

수동면역은 사람(또는 말)의 혈청으로부터 얻은, 즉 기존에 형성된 면역글로불린(immunoglobulins, Igs)을 수여자에게 접종함으로써 이루어진다. 수동면역은 미생물 감염체에 노출된 사람 및 병원체에 대한 능동면역이 결핍된 사람을 즉각적으로 보호한다. 수동면역은 면역체계를 활성화시키지 않기 때문에 기억반응을 유도할 수 없다. 수동면역은 면역글로불린이 수여자의 혈청에서 소실됨에 따라서 수 주 내지 수개월 후에 사라진다. 두 가지 기본적인 면역글로불린 조제형태가 개발되었다: 여러 공여자로부터 모은 혈청으로부터 얻은 것과 과다면역된 공여자들(hyperimmune donors)의 혈청으로부터 얻은 것이다(그림 5.2).

표준 사람면역글로불린

A형 간염 혹은 홍역
이들 바이러스에 노출된 적이 있은 것으로 보이는 사람에게 사용함.

과다면역된 사람의 면역글로불린

보툴리즘/보툴리누스 중독(Botulism)
독소에 노출된 후 항독소를 얼마나 빨리 투여했는지에 따라, 치료 시간 및 질병증세의 중증도를 줄일 수 있음.

디프테리아
항체는 단지 독소가 세포 내로 들어가기 전에 독소를 중화시키는 것이므로, 실험을 통해 확인하기 전에, 임상진단이 나오는 즉시 항독소를 투여하는 것이 중요함.

B형 간염
감염바이러스에 노출된 후(예를 들어, 오염된 혈액을 통해) 감염을 예방하기 위해 사용함.

공수병
공수병에 걸린 동물에게 물린 후, 공수병을 예방하기 위해 공수병 백신과의 조합으로 사용함.

파상풍
깊게 찔린 상처를 입은 후, 파상풍을 예방하기 위해 파상풍 백신과의 조합으로 사용함.

수두-대상포진
면역체계가 약화된 사람 및 이 바이러스에 감염된 것으로 보이는 사람에게 파종성 질환(disseminated disease)을 예방하기 위해 사용함.

그림 5.2
수동면역에 사용되는 면역글로불린

III. 능동면역 Active Immunization

능동면역은 살아 있거나, 사멸시킨 병원체, 또는 정제한 병원체를 접종함으로써 이루어지는데, 이는 인체가 온전한 감염성 미생물에 공격을 받고 있을 때처럼 반응하도록 면역체계를 자극하는 역할을 한다. 수동면역이 즉각적인 보호 효과를 나타내는 반면, 능동면역은 효과를 나타내려면 수일 내지 수개월이 필요할 수도 있다. 능동면역은 면역상태가 장기간 지속되도록 하기 때문에 미리 생성된 면역글로불린 투여로 단기간 동안만의 면역상태를 지속하는 수동면역보다 일반적으로 더 선호된다. 능동 및 수동면역의 동시 병용은 B형 간염과 같은 특정 감염에 노출된 후에 필요할 수도 있다.

A. 능동면역을 위한 백신 조제 Formulations for active immunization

백신은 (1) 약독화된 살아 있는 미생물, (2) 사멸된 미생물, (3) 미생물 추출물, (4) 다당류 접합체, (5) 비활성화시킨 독소(톡소이드)를 사용한다. 세균 및 바이러스 병원체 모두 이러한 다양한 백신들의 표적이 된다.

1. **살아 있는 병원체(Live pathogens):** 살아 있는 병원체를 백신으로 사용할 경우, 감염으로 인한 임상문제를 방지하기 위하여 병원체의 독력을 약화시킨다. 독성이 약화된 미생물은 수여자 몸에서 증식하여 보통, 죽은 미생물로 면역시켰을 때보다 더 강하고 오래 지속되는 면역반응을 유도한다. 그러나 약독화 생백신(live, attenuated vaccine)으로 면역시켰을 때, 약독화 생백신 균주가 환자에게 투여된 후 활성을 갖는 병원체로 다시 복귀할 가능성이 있다. 예를 들어, 살아 있는 폴리오 백신 접종 후 240만 명당 1명꼴로 백신관련 회백질척수염(poliomyelitis)에 걸린다. 모든 최근의 미국 내 회백질척수염은 백신접종과 관련이 있다. 또한 약독화 생백신은 면역기능이 저하된 사람에게 접종해서는 안 되는데 이는 감염이 몸에 퍼질 가능성이 있기 때문이다.

2. **사멸시킨 미생물(Killed microorganisms):** 사백신(killed vaccine)은 약독화 생백신에 비하여 백신관련 감염의 위험성이 없다는 장점이 있다. 위에 언급했듯이, 사멸시킨 미생물은 종종 약하거나, 단기간 동안의 면역반응을 유도한다. 폴리오 및 장티푸스 백신과 같은 일부 백신은 생백신과 사백신의 두 가지 형태로 이용가능하다.

3. **미생물 추출물(Microbial extracts):** 완전한 미생물을 사용하는 대신, 병원체로부터 추출한 항원 또는 재조합 DNA 기술로 만든 항원 분자(보통 미생물 표면에 위치한)를 백신으로 사용할 수 있다. 이러한 백신의 효능은 다양하다. 몇몇 예에서, 백신항원은 한 미생물의 모든 균주에 존재하는 것이어서, 이 백신은 모든 균주의 감염으로부터 수여자를 보호할 수 있다. 반면, 폐렴알균(pneumococcus)과 같은 다른 병원체에 있어서는 80개 이상의 다른 유형의 협막다

당질(capsular polysaccharide) 중에서 오직 하나의 특이적인 협막 다당질에 대해서만 보호 항체가 만들어진다. 한 가지 다당질 유형에 대한 면역은 다른 유형의 다당질에 대한 면역력을 부여하지 않는다. 이러한 이유로 폐렴알균 백신은 23가지의 다당질로 구성되어 있고, 이 다당질들은 폐렴을 유발하는 가장 흔한 유형의 폐렴알균들이 생산한 것들이다. 인플루엔자 바이러스와 같은 몇몇 병원체는 그들의 항원결정기(antigenic determinants)를 수시로 바꾼다. 따라서 현재 나돌고 있는 A형 인플루엔자 및 B형 인플루엔자 바이러스 주들(stains)의 다른 항원들에 대응하기 위해서는 인플루엔자 바이러스 백신도 정기적으로 변화해야 한다. 감기의 주요 원인인 리노바이러스(rhinovirus)의 경우 최소 100가지 이상의 바이러스 유형이 알려져 있다. 이렇게 많은 수의 항원 유형에 대한 보호 기능을 부여하는 백신을 개발하는 것은 불가능하다.

4. **결합백신(Vaccine conjugates):** 백신은 항체를 생산하는 B 세포의 증식을 통하여 체액성 면역(humoral immunity)을 유도할 수 있는데, 여기에 조력 T 세포(보조 T 세포, helper T cell)가 관련될 수도, 안 될 수도 있다. 예를 들면, 폐렴알균의 다당질과 헤모필루스 인플루엔자균 혈청형 b(Hib)의 다당질은 조력 T 세포의 관여 없이, B 세포로 하여금 유형-특이적 보호항체를 생산하도록 유도한다. 이들 T 세포-비의존성 반응은 특히 18개월 이하의 소아에 있어서 낮은 항체역가를 나타내는 것이 특징이다. 따라서 전통적인 인플루엔자균 다당질 백신은 3~18개월 유아에서는 보호효과가 없다. 이런 이유로, 과거에 인플루엔자균은 이 연령대 유아에게 심각한 감염을 일으켰다. 그러나 헤모필루스 다당질에 디프테리아 톡소이드와 같은 단백질 항원을 공유결합시켜 만든 헤모필루스 인플루엔자 백신은 생후 3개월 유아에서도 강력한 T 세포-의존성 항체 반응을 유도한다. 그림 5.3은 결합백신 도입 후 감소한 인플루엔자 질환 발생률을 보여준다. 2009년부터 2014년까지 5세 미만 어린이의 *H. influenzae* 질환의 평균 발생률은 100,000명당 1.7건이다. 현재 폐렴사슬알균(*Streptococcus pneumoniae*)과 수막염균(*Neisseria meningitidis*)에 대한 결합백신이 사용 가능하다. 그림 5.4는 수막염균로부터 추출한 다당질에 대하여 결합백신이 양호한 항체반응을 유도함을 보여준다.

5. **톡소이드(Toxoids):** 톡소이드는 세균 외독소(bacterial exotoxins) 유도체로서, 천연 독소를 화학적으로 변형시키거나 무해한 독소 변이체를 생산하도록 세균을 개량함으로써 생산한다. 톡소이드를 함유하는 백신은 미생물의 병원성이 분비되는 독소에 의한 것일 때 사용된다. 백신에 따라서 근육내 혹은 피하 경로로 투여한다. 그림 5.5는 현재 미국에서 허가를 받은 몇몇 백신제제의 형태를 나타낸다. 다양한 백신에 대한 자세한 사항은 표적 미생물을 논의하는 장들에 기술되어 있다.

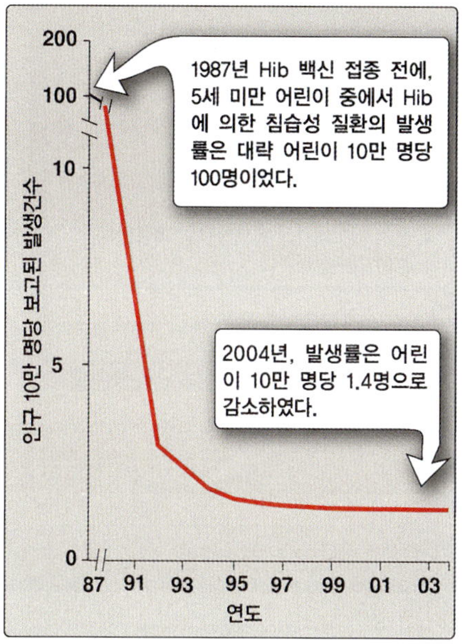

그림 5.3

1987년 결합백신 접종 후, 인플루엔자균 혈청형 b(Hib)의 어린이 감염률

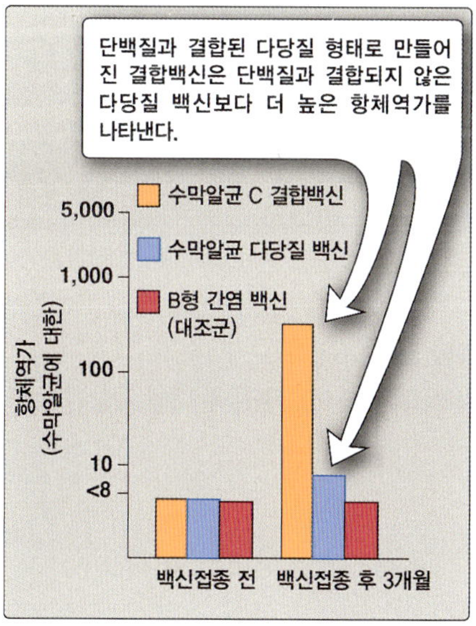

그림 5.4

15~23개월 유아에서 수막알균 C 결합백신, 수막알균 다당질 백신 및 B형 간염 백신(대조군)을 접종했을 때, 혈청 내 수막알균에 대한 살균성 항체반응

약독화시킨 병원체

- 약독화시킨 병원체는 사람 숙주 내에서 증식하며, 지속적인 항원(에 의한) 자극을 제공한다.
- 보통 한 번의 백신접종으로, 장기적인(수년에서 일생) 면역반응을 제공한다.
- 흔히 세포매개성 면역반응을 제공한다.
- 흔히 경구투여한다.

사멸시킨 병원체

- 사멸시킨/죽인 병원체는 사람 숙주 내에서 증식하지 않는다; 면역반응은 백신의 항원 내용물에 의해 결정된다.
- 여러 차례의 연속적인 백신의 추가접종이 필요하다.
- 세포매개성 면역반응을 제공하지 않는다.
- 주사로 접종한다.

미생물 추출물 혹은 병원체 산물

- 이 백신은 미생물 전체를 사용하는 대신, 병원체로부터 추출한 항원 분자, 미생물이 증식했던 배양배지의 (세포를 포함하지 않는, 비감염성) 여과액으로부터 추출한 항원 분자, 혹은 재조합 DNA 기법으로 생산한 항원 분자로 구성된다.
- 톡소이드(외독소 유도체)로 백신을 만들 수 있다. 이들 백신은 미생물이 분비하는 독소에 의해 병원성이 나타날 때 사용한다.

	질환 혹은 백신성분		
	약독화시킨 병원체	사멸시킨 병원체	미생물 추출물 혹은 병원체 산물
세균성 질환	장티푸스	콜레라 백일해 페스트 Q열 장티푸스	탄저(비감염성 배양 여과물) 디프테리아(톡소이드) 인플루엔자균 혈청형 b 수막염(협막) 수막알균성 수막염(협막) 백일해(무세포성 백일해균 항원) 폐렴알균성 폐렴(협막) 파상풍(톡소이드)
바이러스성 질환	아데노바이러스 감염 홍역 볼거리 폴리오(Sabin) 로타바이러스 풍진 홍역 황열 수두-대상포진 천연두	A형 간염 인플루엔자(바이러스 통째) 일본뇌염 폴리오(Salk) 공수병	B형 간염(불활성화시킨 표면항원, 재조합 항원)

다당질 결합백신

- 항원성 있는 다당질을 단백질과 공유결합시키면, 특히 2세 미만 유아들에게 있어서 백신에 의한 면역반응을 증가시킬 수 있다.

그림 5.5

일부 질환 및 이 질환들에 대해 사람에게 사용할 수 있도록 미국에서 허가된 백신

B. 백신에 대한 면역반응 유형 Types of immune response to vaccines

사멸된 병원체를 함유하는 백신[A형 간염(hepatitis A) 또는 소크 폴리오백신(Salk polio vaccine)], 또는 병원체의 항원성분을 함유하는 백신[B형 간염 아단위 백신(hepatitis B subunit vaccine)]은 숙주세포 내로 들어가지 않아서, 주로 B 세포-매개 체액성 면역반응을 유도한다. 이러한 백신에 대하여 생산된 항체는 세포 내에서 증식하는 미생물을 공격하는 데는 효과적이지 않다. 이에 반해, 약독화 생백신(일반적으로 바이러스)은 세포 내로 침투해 들어간다. 약독화 생백신이 세포 내로 들어간 후, 세포 내에서 바이러스 항원이 생산되고, 이 항원이 감염된 세포의 표면에 제시됨으로써, 세포내 병원체 제거에 효과적인 세포독성 T 세포(cytotoxic T cell) 반응을 자극한다.

C. 면역효능에 있어서 연령의 영향
Effect of age on efficacy of immunization

1. **모체로부터의 수동면역:** 신생아는 모체로부터 혈청 IgG 항체를 물려받아서, 모체가 면역력을 지닌 질환들에 대해 일시적으로 보호를 받는다. 게다가, 모유도 분비 항체를 함유하고 있어서 소화기 및 호흡기 감염으로부터 어느 정도 신생아를 보호한다.

2. **능동면역:** 유아의 항체생산 능력은 생후 1년 동안 서서히 발달된다. 면역체계가 완전히 발달되지 않더라도 생후 2개월째에 면역을 시작하는 것이 바람직한데, 왜냐하면 이 연령의 유아들이 질병에 잘 걸리고, 특히 중증 질병(예: 백일해와 인플루엔자균에 의한 수막염)에 걸릴 수도 있기 때문이다. 유아와 마찬가지로, 노인은 백신에 대한 항체반응 감소한다.

D. 능동면역의 부작용 Adverse reactions to active vaccination

백신접종으로 인한 부작용은 경증부터 중증까지 다양하며, 심지어 생명을 위협할 수도 있다. 증상은 개개인마다 다르고, 백신의 종류에 따라 다르다. 가장 흔하고 가벼운 부작용에는 접종부위의 압통, 부기 및 미열 등이 있다.

IV. 세균에 대한 백신 Bacterial Vaccines

가장 흔히 접하는 세균 병원체에 대한 백신은 그림 5.6에 요약하였다. 백신접종 지침에 대한 전체 설명은 미국 질병통제예방센터 웹사이트(www.cdc.gov)에서 확인할 수 있다. 보다 전문적인 적응증을 가진 백신은 아래에서 기술하였다.

A. 덜 일반적인 세균 병원체 Less common bacterial pathogens

1. **탄저(*Bacillus anthracis*에 의함):** 탄저(anthrax) 백신은 독력이 약한 탄저 균주를 배양하여 얻은, 죽은 세균이 포함되지 않은, 비감염성 무균 여과액으로 이루어져 있다. 이 여과액을 항원보강제(adjuvant) 중 하나인 수산화알루미늄(aluminum hydroxide)에 흡착시킨다. [주: 항원보강제는 항원과 함께 투여하였을 때 항원의 면역원성을 높이는 역할을 하는 물질이다.] 자연적으로 발생하는 모든 형태의 탄저의 발병률은 낮으며, 특히 흡입탄저(inhalation anthrax)의 발병률이 낮다. 따라서 생화학 무기로 사용될 가능성이 높은 흡입탄저에 대한 백신을 현장실험할 기회는 없다. 백신의 안전성과 효능은 비인간 영장류를 이용한 연구로 얻어지는데, 그 효능은 100%에 가까웠다. 탄저 백신은 직업상 노출될 위험성이 있는 염소 및 양모 분쇄 관련업종 종사자, 수의사, 실험실 종사자 및 가축 취급자에게 권장된다. 탄저 백신은 군 병력에게도 접종한다.

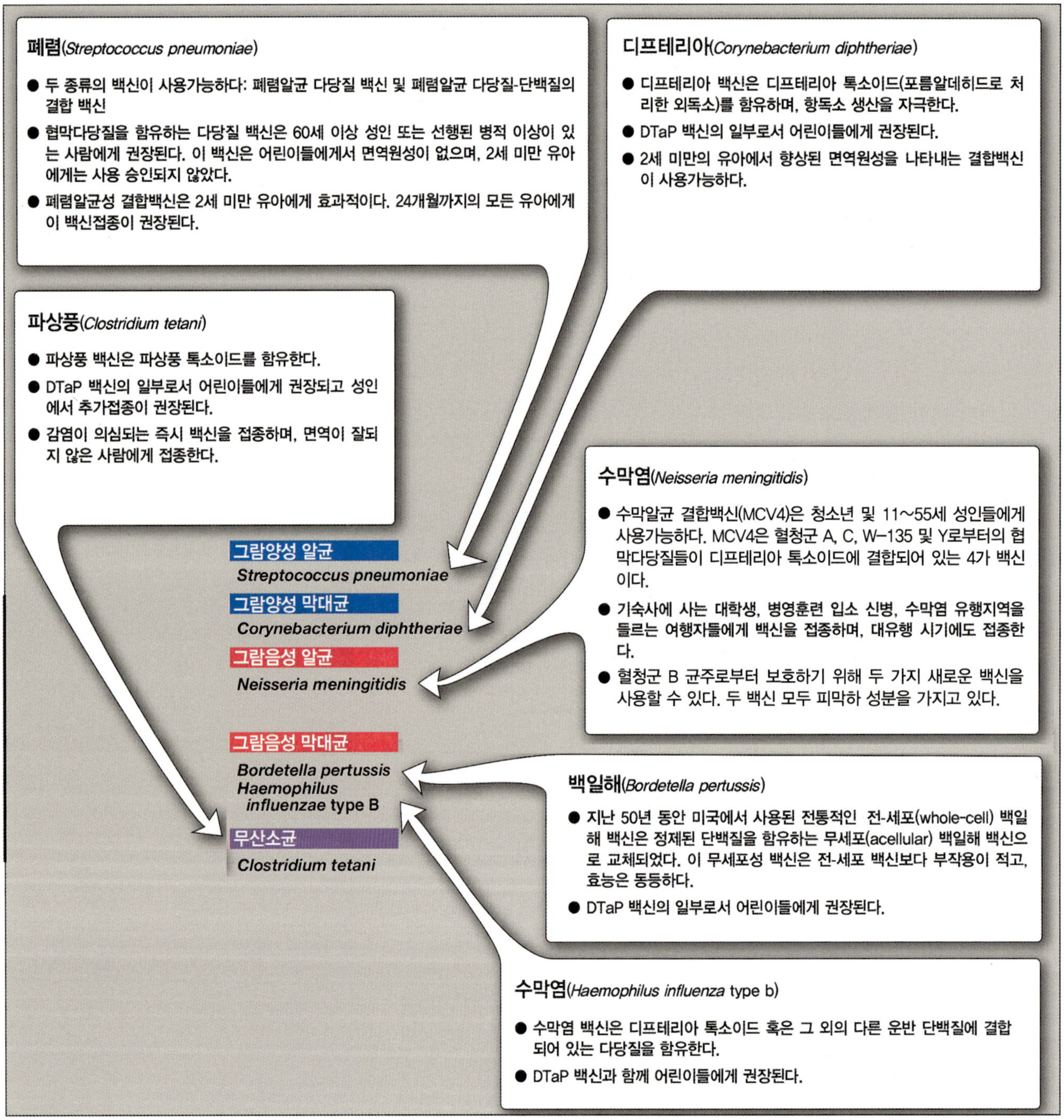

그림 5.6

세균성 질환들에 대해 일반적으로 사용되는 백신의 요약. DTaP = 디프테리아 및 파상풍 톡소이드와 무세포성 백일해 백신

2. **콜레라(*Vibrio cholerae*에 의함):** 콜레라(cholera) 백신은 사멸시킨 세균을 함유하고 있으며, 콜레라 발생 위험지역을 여행하는 사람에게 접종한다.

3. **장티푸스(*Salmonella typhi*에 의함):** 가장 흔히 사용되는 장티푸스(typhoid fever) 백신은 독력이 약한 살모넬라 티피(*S. typhi*) 재조합 균주를 함유한다. 고위험지역에 살고 있거나 그 곳을 여행하는 사람 및 군인들에게 접종한다.

4. **페스트(*Yersinia pestis*에 의함):** 페스트(plague) 백신은 사멸시킨 세균을 함유하며 고위험성이 있는 사람에게 접종한다.

V. 바이러스에 대한 백신 Viral Vaccines

바이러스 감염에 대한 면역은 바이러스입자 표면에 위치한 항원, 또는 바이러스로 감염된 세포상에 있는 항원에 대한 면역반응을 필요로 한다. 외피(envelope)를 갖는 바이러스에 있어서, 흔히 바이러스입자 표면에 위치한 당단백질이 항원으로서 역할을 한다. 바이러스 백신의 주요 한계는 유전적으로 불안정한 항원성[즉 인플루엔자 바이러스 또는 인간 면역결핍 바이러스(human immunodeficiency virus, HIV)와 같이 끊임없이 변하는 항원 결정 인자를 나타내는 바이러스]을 나타내는 바이러스들에서 찾아볼 수 있다. 흔한 바이러스 병원체에 대한 백신에는 다음과 같은 것들이 있다.

A. A형 간염 Hepatitis A

바이러스입자를 포르말린으로 불활성화시킨 바이러스 백신은 성인에 있어서, 자연 감염 후에 관찰되는 것과 비슷한 항체수준을 나타내며, 면역글로불린의 수동면역에 의해 달성되는 항체수준보다 약 15배 높다. A형 간염에 대한 면역은 두 번의 백신접종으로 약 10년간 지속될 것으로 예상된다. 이 백신은 풍토병 지역을 여행하는 사람, 남성 동성연애자, 약물 주사자 및 보육관련 종사자들에게 권장된다. 현재 미국에서, A형 간염바이러스 백신은 2세 미만 유아에게는 권장되지 않는데, 이는 모체로부터 수동적으로 획득하여 남아 있는 항-A형 간염바이러스 항체(anti-hepatitis A)가 백신의 면역원성을 방해할 수 있기 때문이다.

B. B형 간염 Hepatitis B

현재 사용하고 있는 백신은 재조합 바이러스 표면항원을 함유하고 있다. 건강한 유아, 어린이, 젊은 성인에 있어서 95~99%의 효능을 가지고 있다. 이 백신의 사용은 혈액과 접촉하는 건강관리 종사자 및 높은 빈도의 풍토성 질병으로 나타나는 지역의 거주자에게 권장된다. 바이러스에 과다면역된 사람으로부터 얻은 면역글로불린을 이용하여, 예기치 않게 바이러스에 노출된 사람을 수동면역시킬 수 있다

A형 간염 백신

일상적 예방접종

- A형 간염 발생빈도가 높은 지역사회 및 주기적으로 A형 간염이 유행하는 지역에 사는 어린이

A형 간염 위험증가군

- 풍토성 질병 지역을 다니는 국제 여행가
- 남성 동성연애자
- 무면허 주사약물 사용자

B형 간염 백신

일상적 예방접종

- 모든 유아 및 이전에 예방접종을 받지 못한 11세 까지의 어린이

A형 간염 위험증가군

- 다수의 성교 파트너를 갖는 사람
- HBsAG-양성 사람의 성교 파트너 혹은 가족 접촉자
- 남성 동성연애자
- 무면허 주사약물 사용자
- 풍토성 질병 지역을 다니는 국제 여행가
- 직업적으로 혈액이나 체액에 노출되는 사람
- 신부전증 환자
- 혈액응고인자 농축액을 투여 받는 환자

그림 5.7

간염에 대한 면역을 해야 할 사람들
HBsAg = Hepatitis B surface antigen
(B형 간염바이러스의 표면항원)

(예: 주사바늘에 찔리거나 감염된 산모의 신생아). 능동면역과 수동면역 치료는 다른 부위에 동시에 투여함으로써 함께 행해질 수 있다. A형 및 B형 간염백신 사용법은 **그림 5.7**에 나와 있다.

C. 수두-대상포진 Varicella-zoster

이 백신에는 약독화되고, 온도에 민감한 수두-대상포진 생백신이 포함되어 있다. 이 백신의 수두 예방 효과는 어린이의 경우 85~100%에 달하며, 면역 효과는 지속적이다. 항 수두-대상포진 항체로, 감염될 위험성이 높은 면역체계가 저하된 사람을 수동면역 시킬 수 있다. 1995년 미국에서 생후 1년 또는 그 이상 유아에게 사용이 승인된 약독화 생백신인 수두백신은 현재, 정기 접종하는 어린이 백신 중 하나로 권장되고 있다. 수두백신 접종 후 경미한 수두가 발생하는 경우가 백신접종의 부작용으로 보고되고 있다. 수두백신은 전염성이 있는 다른 사람들과 접촉할 위험성이 있으면서 면역력이 없는 성인에게 권장된다. 조스타박스(Zostavax)는 강력한 효능을 지닌 수두백신의 한 종류이며, 이 역시 살아 있으면서 독성이 약화된 바이러스를 함유하고 있다. 미국 식품의약국은 수두 예방 및 대상포진 후 신경통의 완화를 위하여, 50세 이상 성인에게 조스타박스를 투여할 수 있도록 승인하였다.

D. 회백질척수염 Polio

백신접종만이 회백질척수염(poliomyelitis)을 예방하기 위한 효과적인 방법이다. 불활성화 폴리오백신 및 경구투여용 약독화 생백신 모두, 폴리오바이러스 감염 및 마비성 회백질척수염 예방에 있어 그 효능이 입증되었다.

1. **불활성화 백신인, 폴리오바이러스 백신(Salk):** 불활성화 백신은 회백질척수염을 일으킬 수 없기 때문에 면역력이 저하된 사람 및 이들과 접촉하는 사람에게 사용해도 안전하다. 이 불활성 백신의 단점은, (1) 주사로만 접종가능하고, (2) 위창자관은 잘 면역되지 않으므로 정상 폴리오바이러스(다른 사람에게 전파될 수 있음)에 의한 위장차관의 무증상 감염이 초래될 수 있다는 점이다. 백신 관련 마비성 회백질척수염의 위험성을 없애기 위해(다음 섹션 참조), 미국에서는 어린이의 정기 백신접종 시, 전 일정에 걸쳐 불활성 폴리오바이러스 백신 접종을 권장하고 있다.

2. **약독화 생백신인 폴리오바이러스 백신(Sabin):** 이 백신의 장점은 다음과 같다: (1) 경구 투여가 가능하고, (2) 3회에 걸친 투여로 수여자의 95% 이상이 폴리오바이러스로부터 일생 동안 보호되며, (3) 조기에 위창자관 면역을 제공한다는 점이다. 약독화 생백신의 주요 단점은 240만 명당 1명꼴로, 질병에 걸릴 수 있는 작은 위험이 있다는 것이다.

E. 인플루엔자 Influenza

전통적인 "독감 예방주사(flu shot)" 백신은 포르말린으로 불활성화시킨 바이러스를 함유하고 있다. 반면, 약독화 인플루엔자 생백신은 비강 내로 투여되고, 대략 접종 2주 후에 면역력이 최고에 달한다. 일반적으로 젊은 성인의 70~90%에서 이 백신의 효능이 나타난다. 65세 이상 노인, 고위험성군에 속하는 생후 6개월 또는 그 이상의 유아 및 다른 사람에게 바이러스를 전파할 위험성이 높은 사람에게 백신접종이 권장된다. 인플루엔자 바이러스는 항원 소변이(antigenic drift)를 일으키기 때문에 겨울 독감이 기승을 부리기 전에, 일 년에 한 번씩 인플루엔자바이러스 백신을 접종받을 필요가 있다.

F. 홍역, 볼거리, 풍진 Measles, Mumps, Rubella

홍역, 볼거리 및 풍진을 예방하기 위한 백신은 혼합백신으로서, 독성이 약화된 살아 있는 바이러스를 함유하며, 취학 전 어린이는 이 백신을 투여 받아야 한다. 풍토병 지역을 여행하는 사람도 홍역 백신을 접종해야 한다.

G. 사람 파필로마 바이러스 Human papilloma virus, HPV

사람 파필로마 바이러스(HPV) 백신은 11~12살에 들어서는 모든 어린이가 접종 받도록 권장하고 있다. 4가(quadrivalent)의 HPV 백신은 남성 생식기의 유두종(사마귀) 발병예방을 위해 유일하게 승인된 백신이며, 여성은 자궁경부암 예방 및 생식기 유두종 발병률을 줄이기 위해 4가 또는 2가 백신을 사용할 수 있다.

VI. 항균제 개요 Overview of Antimicrobial Agents

항균제는 선택적 독성(즉, 숙주세포에는 해를 끼치지 않으면서 침입한 미생물을 죽이거나 증식을 억제하는 능력)이 있어서 감염의 치료에 효과적이다. 대부분의 예에서, 선택적 독성은 절대적이라기보다 상대적인 것이라서 미생물은 공격하는 반면, 숙주에게는 해를 미치지 않는 항균제 농도를 신중하게 조절해야 한다. 선택적 항균치료는 미생물과 사람 사이에 존재하는 생화학적 차이점을 이용한다.

VII. 세균 감염 치료에 사용되는 약제 Agents Used to Treat Bacterial Infections

이 책에서는 임상적으로 유용한 항균제를 페니실린계, 세팔로스포린계, 테트라사이클린계, 아미노글리코사이드계, 마크로리드계, 플루오로퀴놀론계의 6가지 계열과, 이 6가지 계열에 속하지 않는 항균제를 일컫는 "그 밖의 것들"로 표시된 7번째 계열이 있다. 이들 7가지 계열의 항균제들을 막대형 차트로 표시되어 있다(그림 5.8). 특정 세균감염의 치료를 위해 사

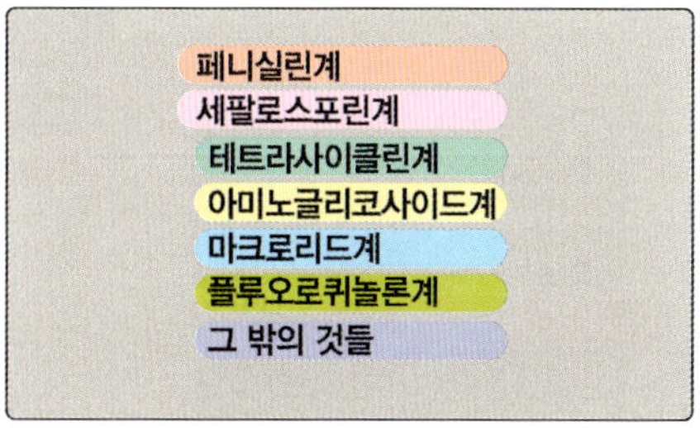

그림 5.8
가장 일반적으로 사용되는 항생제 계열을 나타내는 막대도표. "그 밖의 것들"로 표시된 그룹은 6개 항생제 계열 중 어디에도 포함되지 않는 약제를 말한다.

용되는 각 부류 내의 일차선택 약제를 소개한다. [주: 1장에서 소개한 것처럼, 임상적으로 중요한 세균들도 그람염색, 형태학 및 생화학적 특성, 또는 기타 특성에 따라 그룹으로 구성된다.] 이 장에서는 특정 부류의 항생제(antibiotics)로 치료효과를 나타내는 세균 범위를 예시해 보여준다. 항생제의 일반적 작용기전과 주요 항생제 그룹의 항균효과 범위를 아래에 기술하였다.

그람양성 알균
- 폐렴사슬알균*
- 고름사슬알균
- 비리단스 그룹의 사슬알균

* 저항성 균주가 증가하고 있다.

그람양성 막대균
- 탄저균
- 디프테리아균

그람음성 알균
- 수막염균

무산소균
- 가스괴저균

스피로헤타균
- 매독균(매독)
- 트레포네마 퍼테뉴(딸기종)

그림 5.9

페니실린 G의 치료 적용에 관한 요약

A. 페니실린계 Penicillins

페니실린계 항생제는 활성에 필수적인 β-락탐 고리(β-lactam ring)가 있기 때문에 이름 붙여진 β-락탐 항생제이다. 페니실린은 포유동물세포에서는 발견되지 않는 구조인 세균 세포벽의 합성을 선택적으로 방해한다. 페니실린은 펩티도글리칸 성분의 세포벽이 없는 생물, 즉 미코플라스마(mycoplasma), 원생동물(protozoa), 진균(fungi) 및 바이러스에 대해서는 활성이 없다. 페니실린이 최대효과를 나타내려면 세균이 활발히 증식하고 있어야 하며, 증식하지 않는 세균에 대해서는 효과가 없다. 페니실린의 작용기전은 일반적으로 살균(bactericidal)이

세팔로스포린 세대

1세대 (예: cefazolin, cefadroxil, cephazolin)

그람양성 알균
- *Staphylococcus aureus**
- *Staphylococcus epidermidis*
- *Streptococcus pneumoniae*
- *Streptococcus pyogenes*
- Anaerobic streptococci

그람음성 막대균
- *Escherichia coli*
- *Klebsiella pneumoniae*
- *Proteus mirabilis*

* 메티실린 감수성

2세대 (예: cefuroxime, cefotetan, cefoxitin)

그람양성 알균
- *Staphylococcus aureus**
- *Streptococcus pneumoniae*
- *Streptococcus pyogenes*
- Anaerobic streptococci

그람음성 알균
- *Neisseria gonorrhoeae*

그람음성 막대균
- *Enterobacter aerogenes*
- *Escherichia coli*
- *Haemophilus influenzae*
- *Klebsiella pneumoniae*
- *Proteus mirabilis*

무산소균†

* 메티실린 감수성
† Cefoxitin과 cefotetan은 혐기성 커버리지를 가진다.

3세대 (예: cefotaxime, ceftazidime, cefixime, ceftriaxone)

그람양성 알균
- *Streptococcus pneumoniae*
- *Streptococcus pyogenes*
- Anaerobic streptococci

그람음성 알균
- *Neisseria gonorrhoeae*

그람음성 막대균
- *Enterobacter aerogenes*
- *Escherichia coli*
- *Haemophilus influenzae*
- *Klebsiella pneumoniae*
- *Proteus mirabilis*
- *Pseudomonas aeruginosa**

* 녹농세균은 ceftriaxone에 저항성을 가진다.

4세대 (예: cefepime)

그람양성 알균
- *Staphylococcus aureus**
- *Streptococcus pneumoniae*
- *Streptococcus pyogenes*
- Viridans streptococci

그람음성 막대균
- *Enterobacter aerogenes*
- *Escherichia coli*
- *Klebsiella pneumoniae*
- *Proteus mirabilis*
- *Pseudomonas aeruginosa*

* 메티실린 감수성

5세대 (예: ceftaroline)

그람양성 알균
- *Staphylococcus aureus**
- *Streptococcus pyogenes*
- *Streptococcus agalctiae*

그람음성 막대균
- *Escherichia coli*
- *Haemophilus influenzae*
- *Klebsiella pneumoniae*
- *Klebsiella oxytoca*

* 메티실린 감수성 및 저항성 분리주

그림 5.10

세팔로스포린계 항생제의 치료 적용에 관한 요약

다. 페니실린은 가장 널리 사용되는 효과적인 항생제이다. 예를 들면, 페니실린 G는 여러 감염질환 치료를 위한 기본 약제이다(그림 5.9). 페니실린의 주요 부작용은 과민반응이다. 불행히도 많은 세균이 페니실린에 대한 내성을 진화시켜오고 있다.

B. 세팔로스포린계 Cephalosporins

세팔로스포린계 항생제는 구조적으로 및 기능적으로 페니실린과 가까운 β-락탐 항생제이며, 작용기전 역시 살균이다. 세팔로스포린은 페니실린과 동일한 작용기전을 가지고 있지만, 일부 세균이 생산하는 β-락타메이즈(β-lactamase)에 의한 불활성화에 대해 페니실린보다 더 큰 저항성을 보이는 경향이 있다. 세팔로스포린은 주로, 세균감수성 양상과 β-락타메이즈 저항성에 근거하여 제1세대, 제2세대, 제3세대, 또는 제4세대로 분류 된다(그림 5.10). 이 분류체계에서, 제1세대 약제는 주로 메티실린 감수성(methicillin-sensitive) 황색포도알균을 포함한 그람양성균에 활성이 있으며 그람음성 막대균에 대해서는 제한된 활성을 나타낸다. 제2세대 약제는 그람음성 막대균에 대해 증가된 활성을 지니며 그람양성 알균에 대해서는 다양한 활성을 지닌다. 제3세대 약제는 그람음성 막대균에 대해 상당히 증가된 활성을 지니며 이들 중 몇몇 약제는 녹농균(*Pseudomonas aeruginosa*)에 대해 활성을 나타낸다. 4세대 세팔로스포린(세페핌)은 그람 양성 및 그람 음성 세균에 대해 광범위한 활성을 나타낸다. 5세대 약제(세프타롤린)는 메티실린 내성 황색포도상구균(*Staphylococcus aureus*) 및 장구균(*Enterococcus faecalis*)에 대해 활성이며, 슈도모나스(*Pseudomonas*) 종에는 활성이 없다.

C. 테트라사이클린계 Tetracyclines

테트라사이클린계, 아미노글리코사이드계, 마크로리드계를 포함한 많은 항생제들은 세균의 리보솜, 즉 포유동물세포의 리보솜과는 구조적으로 다른 성분의 리보솜을 표적으로 하여 항균효과를 나타낸다. 세균 리보솜의 30S 아단위(subunit)에 테트라사이클린이 결합하면, amino acyl-tRNA가 리보솜 수용부위(acceptor site)에 있는 mRNA-리보솜 복합체에 접근하지 못해서, 결국 세균의 단백질 합성이 저해되는 것으로 여겨진다. 테트라사이클린은 광범위 항균영역을 가진 항생제이다(즉, 많은 세균들이 이 약제에 감수성이 있다, 그림 5.11). 테트라사이클린은 광범위한 스펙트럼의 항생제이다(즉, 많은 세균이 그림 5.11처럼 이 약물에 감수성이 있다). 테트라사이클린은 일반적으로 정균 작용을 한다.

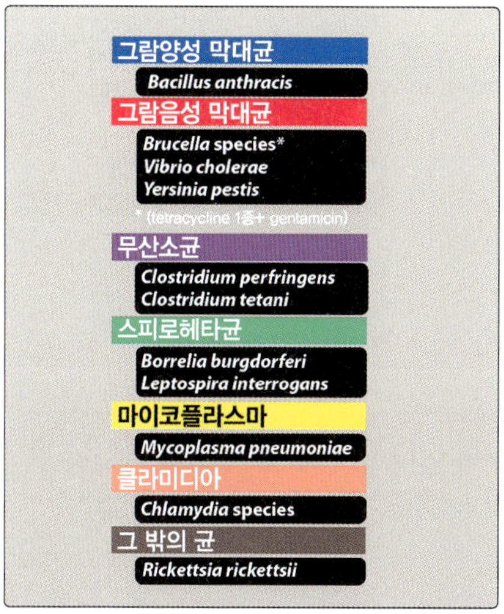
그람양성 막대균
Bacillus anthracis
그람음성 막대균
Brucella species*
Vibrio cholerae
Yersinia pestis
* (tetracycline 1종+ gentamicin)
무산소균
Clostridium perfringens
Clostridium tetani
스피로헤타균
Borrelia burgdorferi
Leptospira interrogans
마이코플라스마
Mycoplasma pneumoniae
클라미디아
Chlamydia species
그 밖의 균
Rickettsia rickettsii

그림 5.11
테트라사이클린계의 치료 적용에 관한 요약

D. 아미노글리코사이드계 Aminoglycosides

아미노글리코사이드계 항생제는 세균의 단백질 합성을 저해한다. 이 약제에 감수성을 보이는 미생물은 세포막 안으로 항생제를 운반하는 산소-의존성 수송체계를 가지고 있다. 모든 아미노글리코사이드계

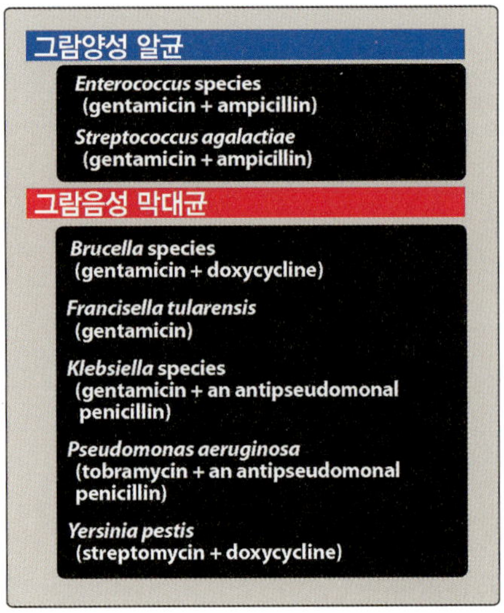

그림 5.12

아미노글리코사이드계의 치료 적용에 관한 요약

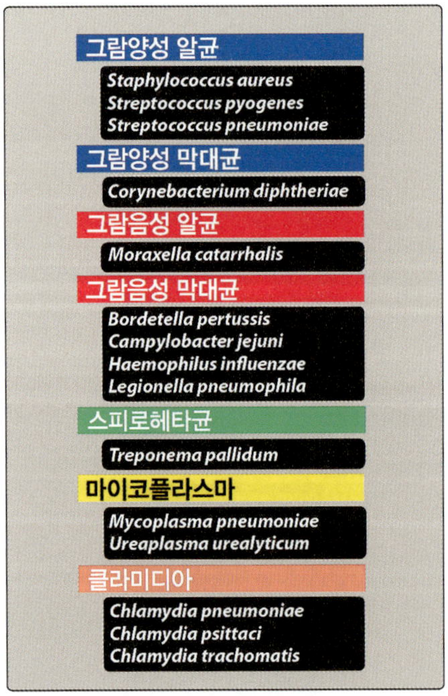

그림 5.13

마크로리드계의 치료 적용에 관한 요약

항생제는 살균효과를 나타낸다. 이 항생제는 단지 산소성 세균에 대해서만 효과적인데, 이는 무산소성 세균은 산소-의존성 수송체계가 없기 때문이다. 겐타마이신(gentamicin)은 많은 장내세균과(*Enterobacteriaceae*)에 의한 질환을 포함한 다양한 감염질환 치료에 사용되며(그림 5.12), 비리단스 그룹(viridans-group)의 사슬알균이 일으키는 심내막염을 치료하기 위하여 페니실린과 병행 사용한다.

E. 마크로리드계 Macrolides

마크로리드계 항생제는 마크로사이클 락톤(macrocyclic lactone) 구조를 갖는다. 에리트로마이신(erythromycin)은 마크로리드계 항생제 중에서 β-락탐 항생제에 과민반응을 보이는 사람을 위한 일차선택 약제이며, 페니실린을 대신할 수 있는 것으로 확인된 첫 번째 약제이다. 더 새로운 클라리트로마이신(clarithromycin)과 아지트로마이신(azithromycine)과 같은 마크로리드계 항생제는 일부 미생물에 대하여 더 광범위한 항균활성을 나타내며, 덜 심각한 부작용을 일으킨다. 마크로리드계 항생제는 세균 리보솜의 50S 아단위에 비가역적으로 결합하여 단백질 합성의 해독과정(translation)을 저해한다. 일반적으로 정균효과를 나타낸다고 여겨지며, 고농도에서는 살균효과를 나타낼 수도 있을 것이다(그림 5.13).

F. 플루오르퀴놀론계 Fluoroquinolones

플루오르퀴놀론계 항생제는 독특하게도, 세균이 증식하는 동안 DNA 자이레이즈(DNA gyrase = topoisomerase II)의 작용을 방해함으로써 세균의 DNA 복제를 저해한다. 효소와 DNA 모두에 퀴놀론계 항생제가 결합하여 3 분자의 복합체가 형성되면, DNA의 접합단계(rejoining step)를 방해하여, 결국 DNA 절단을 유도함으로써 세포사멸을 일으킨다. 치료에 있어서, DNA 자이레이즈가 독특한 표적이기 때문에 더 흔히 사용되는 항균제들과의 교차내성(cross-resistance)은 거의 생기지 않지만, 다제내성(multiple-drug-resistance)을 보이는 세균과의 교차내성은 증가하고 있다. 모든 플루오르퀴놀론계 항균제는 살균효과를 나타낸다. 그림 5.14는 플루오르퀴놀론(fluoroquinolone)과 시프로플록사신(ciprofloxacin)의 일부 적용 예를 보여준다.

G. 카바페넴계 Carbapenems

카바페넴은 합성 β-락탐계 항생제로서 페니실린과는 구조적으로 다르다. 이미페넴(imipenem), 메로페넴(meropenem), 도리페넴(doripenem) 및 어타페넴(ertapenem)들은 현재 사용되고 있는 이 그룹에 속하는 항생제이다. 이미페넴에는 신장의 탈수소펩티데이즈(dehydropeptidase)에 의해 대사되는 것을 막는 실라스타틴(cilastatin)이 들어있다. 이미페넴은 대부분의 β-락타메이즈들(β-lactamases)에 의해 가수분해되지 않는다. 이미페넴은 경험적 치료에서 한 역할을 담당하는데, 이는 β-락타메이즈를 생산하는 그람양성 및 음성세균, 무산소성 세균 및 녹농균에 대해 활성을 갖기 때문이다(그림 5.15). 메로페넴과 도리페넴은 이미페넴과 비슷한 항세균 활성을 지닌다. 그러나 어타페넴은 녹농균 치료를 위한 대체 약제로 사용되지 않는데, 이는 대부분 녹농균주가 이 약제에 대해 내성을 보이기 때문이다. 또한 어타페넴은 엔테로코코스 종들(*Enterococcus* species) 및 아시네토박터 종들(*Acinetobacter* species)에 대해 효과가 없다.

H. 그 밖의 중요한 항생제들 Other important antibacterial agents

1. **반코마이신(Vancomycin)**: 반코마이신은 3개의 환구조를 가진 당펩티드(tricyclic glycopeptide)로서, 메티실린(methicillin) 내성 포도알균처럼 다제내성을 가진 세균에 효과적이기 때문에 의학적으로 중요시되고 있다. 반코마이신은 β-락탐 항생제가 저해하는 것보다 더 앞선 단계에서 펩티도글리칸의 중합작용(polymerization)뿐만 아니라 세포벽의 인지질(phospholipid) 합성을 저해한다. 반코마이신은 β-락탐 항생제에 심각한 과민반응을 보이는 환자와 그람양성 세균에 감염된 환자에게 유용하다. 또한 반코마이신은 클로스트리듐 디피실리(*Clostridium difficile*) 혹은 포도알균에 의해 유발되는 치명적인 항생제 관련 잘록창자염(colitis)에 사용된다. 반코마이신 내성 세균의 증가를 줄이기 위하여, 반코마이신 사용은 β-락탐-내성 그람양성균에 의한 중증감염치료 목적만으로 제한되어야 한다. 반코마이신은 그람음성균에는 효과적이지 않다.

2. **트리메토프림-설파메톡사졸(Trimethoprim-sulfamethoxazole)**: 트리메토프림과 설파메톡사졸 약제로 구성된, 혼합 트리목사졸(co-trimoxazole)이라 하는 일종의 병용요법은 한 가지 항균제를 동량 사용할 때보다 더 강한 항균활성을 나타낸다. 혼합 트리목사졸은 주폐포자충폐렴(*Pneumocystis jiroveci* pneumonia) 및 암피실린 내성 및 클로람페니콜 내성을 지닌 살모넬라(*Salmonella*) 세균의 전신감염에서뿐만 아니라, 요로감염 및 기도감염 치료에 효과적이다. 혼합 트리목사졸은 메티실린 내성인 황색포도알균에 항균활성을 나타내며, 특히 황색포도알균에 의한 지역사회형(community-acquired) 피부 감염 및 연조직 감염의 치료에 유용할 수 있다.

VIII. 약제 내성 Drug Resistance

만약 체내에 최대로 투여할 수 있는 만큼, 혹은 숙주가 견딜 수 있을 만큼의 항생제를 투여하더라도 세균 증식을 멈추게 할 수 없다면 세균이 항생제에 대해 내성을 갖는다고 말한다. 일부 세균들은 항생제 저항성을 타고나는데, 예를 들면 이들 세균이 항생제에 대한 표적을 가지고 있지 않기 때문이다. 그러나 특정 약물에 반응을 보이는 세균이 자연 돌연변이 또는 새로운 유전자 획득을 통하여 항생제 저항성을 갖게 될 수도 있다. 일부 균주들은 심지어 다중내성유전자들을 코딩하는 유전요소(genetic elements)를 획득함으로써 한 가지 이상의 약제에 대한 저항성을 갖게 될 수도 있다.

그람양성 막대균
Bacillus anthracis

그람음성 막대균
Enterobacter species
Escherichia coli
Haemophilus influenzae
Klebsiella pneumoniae
Legionella pneumophila
Proteus mirabilis
Pseudomonas aeruginosa
Serratia marcescens
Shigella species

그림 5.14
시프로플록사신(ciprofloxacin)의 전형적 치료 적용

그람양성 알균
*Staphylococcus aureus**
Staphylococcus epidermidis
Enterococcus faecalis
Streptococcus groups A, B, C
Streptococcus pneumoniae

* 메티실린 내성 포도알균들은 저항성을 나타낸다.

그람양성 막대균
Listeria monocytogenes

그람음성 알균
*Neisseria gonorrhoeae***
Neisseria meningtidis

** 페니실린분해효소를 생산하는 균주를 포함

그람음성 막대균
Acinetobacter species
Citrobacter species
Enterobacter species
Escherichia coli
Gardnerella vaginalis
Haemophilus influenzae
Klebsiella species
Proteus species
Providencia species
Pseudomonas aeruginosa
Salmonella species
Serratia species

무산소균
Clostridium species
Peptococcus species
Peptostreptococcus species
Propionibacterium species
Bacteroides species
Fusobacterium species

그 밖의 균
Actinomyces
Nocardia species

그림 5.15
이미페넴(imipenem)의 항균범위

A. 약제 내성을 초래하는 유전적 변이

Genetic alterations leading to drug resistance

획득된 항생제 내성은 원래 존재하던 유전자의 돌연변이 또는 새로운 유전자의 획득과 관련 있다.

1. **DNA의 자연적 돌연변이:** 염색체 변형은 유전체 내에서 한 개 또는 그 이상의 뉴클레오티드의 삽입(insertion), 결실(deletion) 및 치환(substitution)에 의해서 발생할 수 있다. 발생한 돌연변이는 계속 유지되거나, 세균에 의해서 교정되거나, 세포에 치명적이 될 수 있다. 만약 세포가 생존한다면, 세포는 복제되고 그 돌연변이 특성을 자손세포에게 전달할 수 있다. 항생제 내성 균주를 생산하는 돌연변이는 결과적으로 항생제 존재 하에서처럼 선택적 압력(selective pressures)하에서 증식할 수 있는 세균을 탄생시킨다. 한 예로, 단일 항생제로서 리팜핀(rifampin)만을 사용하면 리팜핀-저항성결핵균(*Mycobacterium tuberculosis*)이 출현한다.

2. **약제 내성의 DNA 전달:** 특히 임상적으로 우려되는 것은, 하나의 세균으로부터 다른 세균으로의 DNA 전달에 의해 획득된 저항성이다. 저항성의 특성은 종종 R 인자 혹은 저항성 인자로 알려진 플라스미드 DNA에 암호화되어 있다. 이 DNA는 파지(phage)-매개 형질도입(transduction), 형질전환(transformation), 또는 접합(conjugation) 과정에 의해서 공여세포(donor)로부터 수여세포(recipient cell)로 전달될 수 있다.

B. 약제 내성균 단백질의 발현 변화

Altered expression of proteins in drug-resistant organisms

약제 내성은 몇 개의 다른 기전들에 의해 매개될 수 있는데 그 기전에는 항생제 표적부위의 변화, 세포막 투과성 변화에 의한 약제흡수 감소, 약제배출 증가, 또는 항생제 불활성화 효소의 보유가 포함된다.

1. **표적부위의 변형:** 돌연변이에 의해 항생제의 표적부위에 변화가 생기면 세균은 하나 혹은 그 이상의 관련 항생제에 대해 내성을 갖게 된다. 예를 들어 폐렴포도알균(*S. pneumoniae*)의 β-락탐 약제에 대한 내성은 주요 세균성 페니실린결합 단백질들(penicillin-binding proteins) 중 하나 혹은 그 이상의 변형과 관련이 있는데, 이 변형으로 인해 항생제와 해당 표적과의 결합이 감소한다.

2. **축적감소:** 항생제 흡수감소 혹은 항생제 배출증가로 내성이 생길 수 있는데, 이는 항생제가 세균증식을 억제하거나 죽이기에 충분한 농도로 작용부위로 접근할 수 없기 때문이다. 예를 들어, 그람음성균은 β-락탐 항생제, 테트라사이클린, 클로람페니콜 등의 특정 약제의 침투를 제한할 수 있는데, 이것은 세포외막의 포린(채널형성 단백질)의 숫자나 구조를 바꿈으로써 가능하다. 또한 배출펌프(efflux pump)를 발현함으로써 세균에 축적되는 약제 양을 제한할

수 있다. 예를 들어, 세포막에 있는 막 관통 단백질들은 능동적으로 세포내 항생제 분자를 세균 밖으로 배출시킨다(그림 5.16). 이러한 약제 생체이물 화합물(xenobiotic compound)의 배출펌프는 광범위한 기질특이성을 가지고 있으며, 다중약제 내성(multidrug-resistant) 세균에서 약제축적을 감소시키는 원인이 된다.

3. **효소 불활성화:** 세균은 항생제를 파괴하거나 불활성화시키는 능력을 통하여 내성을 갖게 된다. 항생제 불활성화 효소의 예로는, (1) 페니실린, 세팔로스포린, 혹은 이와 관련된 약제의 β-락탐 고리를 가수분해로 불활성화하는 β-락타메이즈, (2) 항생제에 아세틸기를 전달함으로써 클로람페니콜이나 아미노글리코사이드를 불활성화하는 아세틸트랜스퍼레이즈(acetyltransferases), (3) 마크로리드 항생제의 락톤 고리를 가수분해하는 에스터레이즈(esterases)이다.

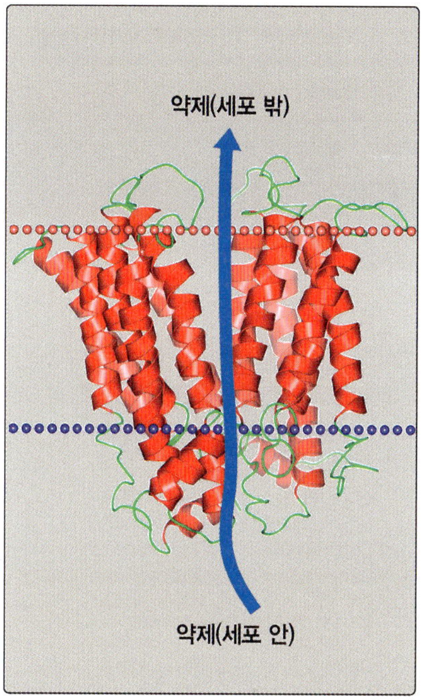

그림 5.16
배출펌프(efflux pump)의 모식도. 약물의 이동 방향은 파란색 화살표로 표시된다.

IX. 바이러스 감염치료에 사용하는 약제들
Agents Used to Treat Viral Infections

바이러스가 증식할 때 바이러스는 상당부분 숙주의 대사기구를 사용한다. 따라서 어떤 약제도 숙주세포의 손상 없이, 바이러스 복제를 막을 만큼 선택적이지 못하다. 또한 바이러스는 항세균성 약제에 의해 영향을 받지 않는다. 그럼에도 몇몇 약제들은 숙주세포와 바이러스 반응을 충분히 분간할 수 있어서, 효과적이며 비교적 독성이 없다. 예를 들어, 현재 헤르페스바이러스/단순포진 바이러스(herpes simplex virus), 수두-대상포진 바이러스(varicella-zoster virus), 거대세포 바이러스(cytomegalovirus), A형 및 B형 인플루엔자 바이러스, 만성 B형 및 C형 간염 바이러스 및 인간 면역결핍 바이러스(HIV) 감염에 대한 효율적인 관리 전략이 있다.

A. 바이러스의 분류 Organization of viruses

임상적으로 중요한 바이러스는 유전체의 특성, 구조의 대칭성 및 지질외피의 유무에 따라 편의상 7가지 그룹으로 나눌 수 있다(그림 5.17). 선별된 항바이러스제의 치료적 적용은 그림 5.18에 나와 있다.

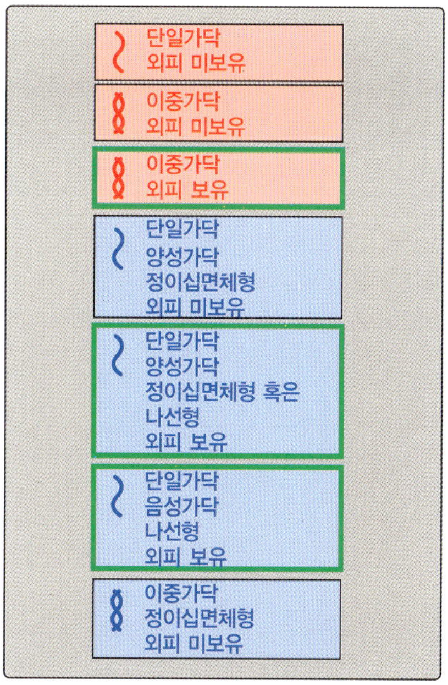

그림 5.17
유전체의 특성 및 지질외피 보유 여부에 근거하여, 비슷한 그룹으로 나눈 의학적으로 중요한 바이러스들

B. 헤르페스바이러스 감염의 치료 Treatment of herpesvirus infections

헤르페스바이러스 감염 치료에 사용되는 대부분의 항바이러스제는 뉴클레오시드 유사체(nucleoside analogues)인데, 이 뉴클레오시드 유사체가 바이러스 DNA 합성을 선택적으로 저해하기 위해서는 숙주 인산화효소(kinase), 바이러스 인산화효소, 또는 양쪽 모두의 인산화효소에 의해 1가(mono-), 2가(di-) 및 3가 인삼염(triphosphate) 형태로 전환되어야 한다. 이 부류의 항바이러스제에는 아시클로비어(acyclovir), 시도포비어(cidofovir), 팜시클로비어(famciclovir), 간시클로비어(ganciclovir), 펜시클로비어(penciclovir), 발라시클로비어(valacyclovir), 발간시클로비어(valganciclovir), 포미비어센(fomi-

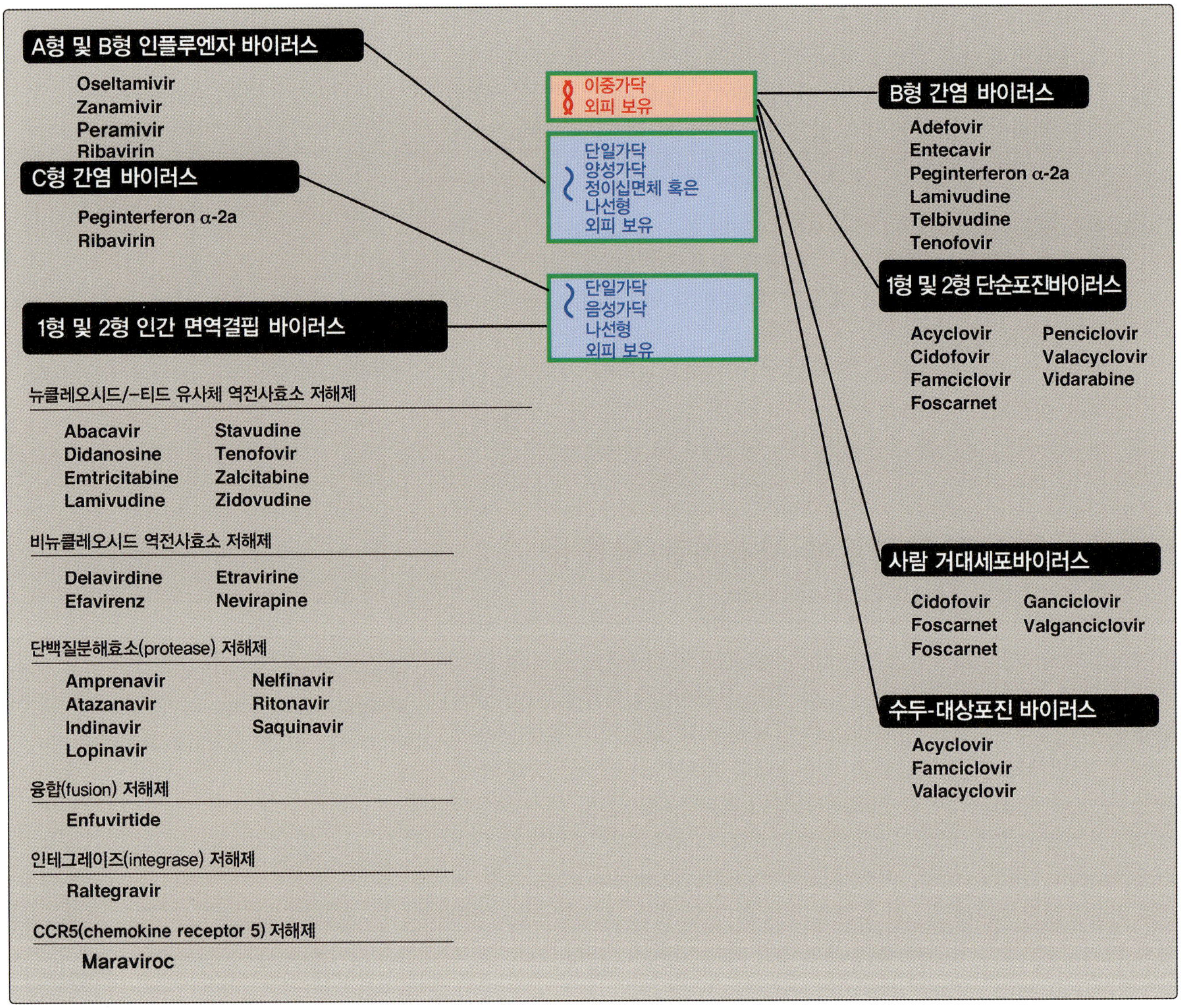

그림 5.18

항바이러스제의 치료 적용에 관한 요약

virsen) 및 비다라빈(vidarabine)이 있다. 헤르페스바이러스에 효과에 있는 두 번째 부류의 대표적 항바이러스제로는 피로인산염 유도체(pyrophosphate analogue)와 포스카넷(foscarnet)이 있다. 뉴클레오시드 유사체와 포스카넷을 포함한 대부분의 항바이러스제는 바이러스 감염의 급성기(acute phase) 동안에 작용하며 잠복기(latent phase)에는 효과가 없다.

C. 후천성 면역결핍증의 치료 Treatment of AIDS

레트로 바이러스에 대한 약제(antiretroviral drugs)는 바이러스 복제억제 방식에 따라 6가지 종류로 나뉜다. 첫째는 뉴클레오시드 유사체로서, HIV의 RNA-의존성 DNA 중합효소(역전사효소, reverse transcriptase)를 저해한다. 둘째는 역전사효소를 저해하는 비뉴클레오시드 유사체들(non-nucleoside analogues)이다. 셋째는 단백질분해효소의 저해제들(protease inhibitors)이다. 넷째는 HIV가 숙주세포로 들어가는 것을 막는 융합 과정 저해제(fusion inhibitor)이다. 다섯째는 인테그라제 저해제(integrase inhibitor)로서 인테그라제의 활동을 막는데, 인테그라제는 숙주세포의 DNA 내로 바이러스 유전체가 삽입되도록 하는 바이러스유래 효소이다. 여섯째는 세포 표면의 공동 수용체(CCR5)에 대한 바이러스 결합을 차단한다. 이러한 항바이러스제로 치료 시, 일반적으로 여러 항바이러스제들과 조합 병행하여 사용하는데[고활성 항레트로바이러스 치료(highly active anti-retroviral therapy)], 이 병용치료는 HIV 복제를 강력하게 억제하지만 바이러스를 박멸하지는 못하며, 치료를 중단하면 HIV가 복제를 재개하고 질병이 진행된다. 연구자들은 적극적으로 HIV 감염을 치료하기 위해 잠복 바이러스를 제거하기 위한 전략을 적극적으로 모색하고 있다.

D. 바이러스성 간염의 치료 Treatment of viral hepatitis

B형 간염 바이러스(HBV) 또는 C형 간염 바이러스(HCV)의 만성 감염을 치료하는 데 사용되는 항바이러스제에는 면역 조절제와 직접 항바이러스제(DAA)의 두 가지 종류가 있다. HBV의 경우, 지속형 인터페론 제제는 환자의 면역 반응을 향상시키고 일부 항바이러스 효과가 있으며, DAA에는 바이러스 중합 효소를 억제하는 뉴클레오시드(또는 뉴클레오티드) 유사체가 포함된다. 이러한 약물은 HBV 복제를 효과적으로 억제하고 질병 진행 위험을 줄이지만 바이러스를 제거하지는 못한다. HCV 감염은 한때 면역 조절 요법으로만 치료되었지만 이제는 C형 간염 바이러스 수명주기의 여러 단계를 표적으로 하고 HCV 프로테아제 억제제, 중합효소 억제제 및 다른 바이러스 단백질을 방해하는 약물을 포함하는 DAA를 사용할 수 있다. 다음과 같은 약물을 병용하는 치료법 DAA는 지속적인 바이러스 반응을 유도하여 많은 환자에서 HCV를 효과적으로 완치한다.

E. 인플루엔자의 치료 Treatment of influenza

인플루엔자 바이러스 감염을 치료하는 항바이러스제에는 감염된 세포에서 바이러스가 방출되는 것을 방해하는 뉴라미니다제 억제제와, 다른 바이러스 단백질을 표적으로 하는 아만타딘이 있다. 오셀타미비르(경구용), 자나미비르(흡입용), 페라미비르(정맥주사)는 뉴라미니다제 억제제로 인플루엔자 A형과 B형 바이러스 모두에 효과적이다. 아만타딘은 인플루엔자에만 효과적이다.

감염과 면역

Infection and Immunity

6

I. 감염과 감염병 Infection and Infectious Disease

감염(infection)은 숙주(host)와 기생체(parasite) 간의 상호작용의 결과로 나타난다. 감염이란 사람을 포함한 숙주에 병원체가 다양한 경로로 침입하여 숙주의 표면, 세포, 체액, 조직 및 기관에 정착하여 증식하는 상태를 의미한다. 감염의 결과로 숙주의 정상적인 조직형태와 생리기능에 이상이 나타나고 그 이상이 임상증상으로 나타난 경우 '발병(disease)했다'라고 하며, 그 결과로 발병된 질병을 감염병(infectious disease)이라 한다.

이러한 질병을 일으키는 모든 생명체를 병원체(pathogen)라 하고, 질병을 일으킬 수 있는 이들의 능력을 병원성(pathogenicity)이라 한다.

감염은 항상 감염병을 유발하지는 않는다. 즉 감염된 개체의 독력(virulence) 정도, 감염부위, 감염된 개체의 수, 숙주의 방어 또는 저항 정도에 따라 매우 다양할 수 있다. 감염되어 임상증상이 나타난 경우 현성감염(apparent infection)이라 하며, 감염 후 임상증상이나 이상 소견이 나타나지 않더라도 체내 면역반응을 유발, 면역능력을 형성하는 상태를 무증상감염(asymptomatic infection) 또는 불현성 감염(inapparent infection)이라 한다. 이러한 불현성 감염이 지속되는 경우를 잠복감염(latent infection)이라고 하며, 이 상태의 숙주를 무증상 보균자(carrier)라고 한다.

II. 감염의 경과 Course of Infection

감염병은 일반적으로 특징적인 질병의 증후(sign)와 증상(symptom)을 나타낸다. 증후는 열이나 발진처럼 직접 관찰할 수 있는 신체의 객관적 변화이다.

증상이란 통증, 부종 및 식욕감퇴와 같은 환자들이 개인적으로 겪는 주관적인 변화이다. 증상은 보통 임상적 증후를 포함하는 광범위한 의미로 사용되기도 한다.

감염성 질병의 경과는 특징적인 양상이 있으며 단계별로 구분할 수 있다. 첫 번째 단계는 잠복기(incubation period)로 병원체 감염 후 증후와 증상이 나타날 때까지의 시간을 의미한다. 이와 같은 잠복기의 시간은 병원체의 독력(virulence)과 수, 그리고 숙주의 면역상태에 따라 다르게 나타난다. 두 번째 단계는 전구기(prodromal stage)로 질병의 증후와 증상이 시작되는 단계이다. 그렇지만 아직 확실한 진단을 내릴 만큼 특이적이지 못하나 대체로 전염성이 높은 경우가 많다. 세 번째 단계는 질병기(illness period)로 질병이 가장 심하고 특징적인 증후와 증상이 나타나는 단계이다. 이 단계는 숙주의 면역반응이 시작된다.

미생물 감염에 수반하는 주요 생체반응은 염증(inflammation)으로 그 4대 소견은 동통(pain), 발열(fever), 발적(redness), 종창(swelling)이다. 마지막인 단계는 회복기(convalescence) 또는 쇠퇴기(decline)로 증후와 증상이 사라지는 시기이다.

III. 감염원 Infection Source

감염원(infection source)은 병원체가 직접적으로 주변 환경을 통하거나 간접적으로 중간매체를 통해 숙주에게 바로 전달되는 장소라 할 수 있다. 생물과 무생물 모두 감염원이 될 수 있다. 사람 병원체의 가장 일반적인 감염원은 사람과 다른 동물이다.

보유체(reservoir)는 병원체가 정상적으로 살고 있는 서식처 또는 자연환경의 장소를 의미한다. 이는 감염원이 병원체를 얻는 장소이기도 하고 직접적인 숙주감염이 일어날 수 있는 장소이기도 하다. 보유체도 생물이나 무생물 모두가 될 수 있다. 보균자(carrier)란 다른 사람을 감염시킬 수 있는 감염된 사람을 의미하는 것으로 회복기의 건강한 보균자와 잠복기의 보균자들은 단지 짧은 기간 동안만 병원체를 보유하고 있으며 일시적 보균자라고 할 수 있다. 반면에 이들이 장기간 또는 평생 동안 병원체를 보유하고 있으면 만성보균자(chronic carrier)라 불린다.

동물에서 사람에게 감염될 수 있는 감염성 질병을 인수공통감염병(zoonosis)이라 부른다. 이는 동물도 보유체로 작용할 수 있음을 보여주는 것이다. 예를 들어 감염된 동물과 직접적인 접촉, 감염동물에 물리거나, 오염된 우유나 육류의 섭취, 감염된 배설물이나 생성물에 오염된 먼지의 흡입, 매개체인 절지동물에 물릴 경우에 사람에게 감염이 유발된다.

IV. 감염의 경로 Route of Infection

병원체는 하나의 숙주나 보유체로부터 다른 숙주로 반드시 전파되어야 한다. 이를 위해 병원체는 다양한 방법(공기매개, 직접접촉, 운반체, 매개자 등)을 이용한다. 따라서 병원체는 숙주의 특정부위에 접촉하여야만 감염이 성립되는데 이를 친화성(tropism)이라 한다.

예를 들어, 감기 바이러스는 호흡기의 상피세포(공기 매개)에만 감염을 일으키며, 임균은 요도 상피에 친화성(직접 접촉)을 가지고 있다. 이러한 친화성은 세포, 조직 및 기관에 특정 미생물에 대한 수용체(receptor)를 가지고 있기 때문이다.

V. 감염에 대한 숙주의 면역체계 기전

Host Immune System Mechanism Against Infection

침입한 미생물이 감염을 일으키기 위해서는 우선 직접적으로 미생물을 파괴하거나 미생물이 숙주에 부착하는 것을 방해하는 피부, 분해효소 및 점액 등과 같은 많은 표면 장벽을 극복해야만 한다. 이들 장벽을 통과했다 하더라도 미생물들은 비특이적 면역과 특이적 면역반응으로부터 회피할 수 있어야 한다.

면역계통은 다양한 그룹의 세포들과 기관으로 이루어져 전신으로 퍼져 외부 침입자(세균)에 대항하여 인체를 보호하기 위해 다양한 일을 하고 있다 일차성 면역기관은 흉선과 골수이고, 이차성 면역기관은 림프절, 비장, 간과 편도선이 있다. 면역계의 주요 세포인 림프구는 일차성 면역기관에서 만들어져 분화되며, 이차성 면역기관은 이물질 여과 기능을 담당하며, 항원과 반응하기 위한 공간을 제공하고 있다. 면역은 방어라는 목표를 완료하기 위해 3단계의 과정으로 진행된다. 비특이적인 방어기전은 일부 침입자 혹은 모든 외부 침입으로부터 대항하여 인체를 보호하기 위하여 힘을 쓰는 것이며, 특이적 방어기전으로 침입자를 사멸하기 전 침입자에 대한 규명을 명확히 한다.

A. 비특이적 반응 Non-specific reaction

정상적인 피부는 인체에 첫 번째의 방어선으로 피부는 물리적 장벽이 되는 항균성을 가지고 있다. 피부표면은 단위 인치당 65만 개의 미생물들로 한 사람에게 100조 개의 미생물이 있다. 피부의 정상적인 세균군은 대리 역할을 통하여 다른 세균이 생기는 것을 방지하고 있다. 피지선과 땀 분비선은 항균성 산성 물질과 효소를 분비하고 점막은 외부 침입의 이동을 막고 있다. 만약 신체선이 파괴되어 침입자가 세포와 조직 속으로 들어온다면 그 부위에는 염증반응이 일어나게 된다. 이 반응은 침범 된 후 수초 이내에 시작되는 비특이적 혈관반응으로 나타난다. 외부 침입자의 종류와 상관없이 인체의 염증과정은 같은 패턴으로 전개되거나 따르게 된다. 염증반응의 일차적 목표는 침입자의 고립 혹은 분리하여 파괴하여 치유를 촉진하는 것이다(표 6.1).

표 6.1 비특이적 방어기전

요소	분류	기능
보체	혈장 내의 단백질 분자	원하지 않는 세포를 인식하여 감염지역으로 백혈구를 이동시킴
염증	혈관이 확장되고 혈관투과성 증가	백혈구와 다른 인자들을 상처부위로 이동시킴
호중구	활성화된 백혈구	이물질이나 세포파편에 대항하여 식작용 수행
대식세포	크고 머물러 있는 백혈구로 혈관벽, 간, 림프절에 붙어 있음	이물질이나 세포파편에 대항하여 식작용 수행
인터페론	바이러스에 감염된 세포에 의해 분비되는 단백질 분자	더 이상의 바이러스 감염을 박기 위해 세포막에 결합함
피부와 점막	피부는 체표면을 덮고 있는 기관점막은 외부에 노출된 체강을 엎고 있는 막	외부 환경에 대항하여 침입할 수 없는 덮개 역할 및 보호 작용
자연살해세포	활성화된 백혈구	비자기세포를 녹여서 파괴함

B. 특이적 반응 Specific reaction

방어의 마지막으로 염증보다는 늦게 반응하여 침입으로부터 특수한 제거 능력을 가지는 것을 의미한다. 인체를 포함한 모든 세포들은 단백질 혹은 탄수화물을 가지면서 표면에 표시되는데 이를 항원(antigen)이라 한다. 면역반응이 일어나는 동안 인체는 항원의 의해 외부 침입을 규명하고 난 뒤 림프구에 의해 항체(antibody)가 생성된다. 항체는 세포 항원과 연결되어 세포를 제거하거나 세포가 기능하지 못하게 하는 면역 방어기전으로 침입자를 기억하는 능력을 가지고 있어 동일한 세포가 침입시 더 많은 항체를 생성하게 된다(표 6.2).

표 6.2 특이적 방어기전

요소	분류	기능
B 세포	적색골수나 작은 창자벽의 파이어판에서 성숙된 면역적격 림프구 형질세포 기억 B세포 항체	체액성 면역에 관여 항체생성 항원에 대한 정보를 저장 특정 항원과 화학적 결합
T 세포	가슴샘 내에 성숙된 면역적격 림프구 살해 T세포 보조 T세포 억제 T세포 기억 T세포	세포 매개성 면역에 관여 림프독소를 분비하여 비자기세포를 파괴 림포카인을 분비하여 살해 T세포를 자극하고 단구와 호중구를 끌어들여 대식세포를 자극 보조 T세포의 활성 억제 항원에 대한 정보 저장
대식세포	단구는 크고 활동적인 백혈구로 미성숙한 대식세포	대식세포는 항원을 식별하는 첫 번째 세포로 T세포나 B세포에 항원을 제공, 포식작용

VI. 선천면역과 후천면역
Inherent Immunity and Acquired Immunity

면역(immunity)은 신체의 삼차 방어기전으로 병원체의 세포 내 정착을 저지하는 특수 단백질로 항체를 의미한다. 면역은 생체 내에 특이성 저항력을 생기게 하여 주변의 무수하게 존재하고 있는 세균, 기생충과 곰팡이 등의 미생물의 끊임없는 공격을 받을 때 면역계가 이러한 미생물로부터 우리의 몸을 방어라는 기능을 하게 된다.

면역계는 감염에 대한 방어를 담당하고 있는 세포, 조직 및 분자로 이루어지며 이러한 세포 및 조직 등이 미생물에 대한 반응을 면역반응이라고 한다. 면역반응은 면역반응에 결함이 있는 경우 생명에 치명적인 위협을 받을 수 있다는 것과 백신을 통하여 면역반응을 자극하여 감염으로부터 자신을 보호 할 수 있도록 하는데 있다.

A. 선천면역 Inherent immunity

하등생물에서도 보존되어 있는 방어기구로 감염 시 단시간 내 발동하여 병원체를 제거함과 동시에 고등생물이 가진 획득면역을 유도하기도 하는 것을 의미하고 있다. 인종, 종족, 개인차에 따라 저항력이 다르며 매독의 경우 사람 외의 동물에는 절대로 감염이 되지 않는다거나 중국인은 장티푸스에 한국인은 이질에 저항력을 가지고 있다. 선천면역에는 미생물의 출입을 차단하는 상피조직과 점막조직, 침입하였을 경우 이를 제거할 수 있는 포식세포, 자연살해세포, 보체 등이 이에 속한다.

1. **후천면역(Acquired immunity)**: 특이성 저항력이 그 본태이며 전염병을 경험하거나 병원체 혹은 독소의 접종, 항체의 주사 등에 의하여 후천적으로 성립되는 면역이다(표 6.3).

   a. **능동면역(Active immunity)**: 병원체나 독소에 관하여 생체의 세포가 스스로 활동함으로 생기는 면역으로 감염되어 성립되는 자연능동면역(natural activity immunity)이라하고 면역에 강하고 장시간 지속이 가능하다. 또한 예방접종의 백신이나 독소를 인공적으로 사용하여 면역을 발생하는 면역을 인공능동면역(artificial active immunity)이라고 한다.

   b. **수동면역(Artificial passive immunity)**: 이미 면역울 가진 개체가 가지고 있는 혈청이나 다른 수단으로 다른 개체에게 주는 면역 방법이다. 태아가 모체의 태반을 통하여 항체를 받거나 혹은 출생 후 모유를 통한 항체를 받는 것을 자연수동면역이라고 하며, 회복기 환자의 면역혈청 globuine을 주사하여 얻는 면역은 인공수동면역이라고 한다.

표 6.3 후천면역

요소	수동면역	능동면역
목적	예방적	예방적, 치료적
효과	5~15일, 높음	즉각적, 낮음~중간
기간	긴 편	짧은 편
근원	자신	다른 숙주, 동물
면역 방법	질병을 앓는 것, 백신 toxoid	항체 자체 주입, 주사, 모체에서 태반을 통관, 모유

VII. 획득면역 Acquired Immunity

처음 침입한 항원에 대해 기억한 후에, 동일 항원이 다시 침입할 때 특이적으로 반응하여 효과적으로 항원을 제거할 수 있는 특징이 있어 선천면역을 보강하는 역할을 하며, 흔히 사용되는 면역의 정의는 획득면역을 의미한다. 획득면역은 약독화된 병원체 또는 독소만 추출하여 예방접종을 하면 얻을 수 있으며, 이와 같은 면역을 인공면역(artificial immunity)이라 한다. 획득면역은 체액성 면역(humoral immunity)과 세포성 면역(cellulat immunity)으로 분류한다.

A. 체액성 면역 Humoral immuntiy

체액성 면역은 B림프구가 항원을 인지한 후 항체(antibody)를 만들어 작용한다. 항체, 보체 단백질 및 특정 항균 펩티드와 같은 세포 외액에서 발견되는 물질들에 의해 매개되는 면역이다. 가장 대표적인 것이 항체이므로, 종종 항체 매개 면역으로 불린다. 항체는 주로 병원체의 항원을 인식하여 병원체의 운동성 저하, 독소의 중화, 식세포에 의한 인식 및 감염된 세포의 파괴 유도 등을 통하여 병원체의 확산을 억제할 수 있다(**그림 6.1**).

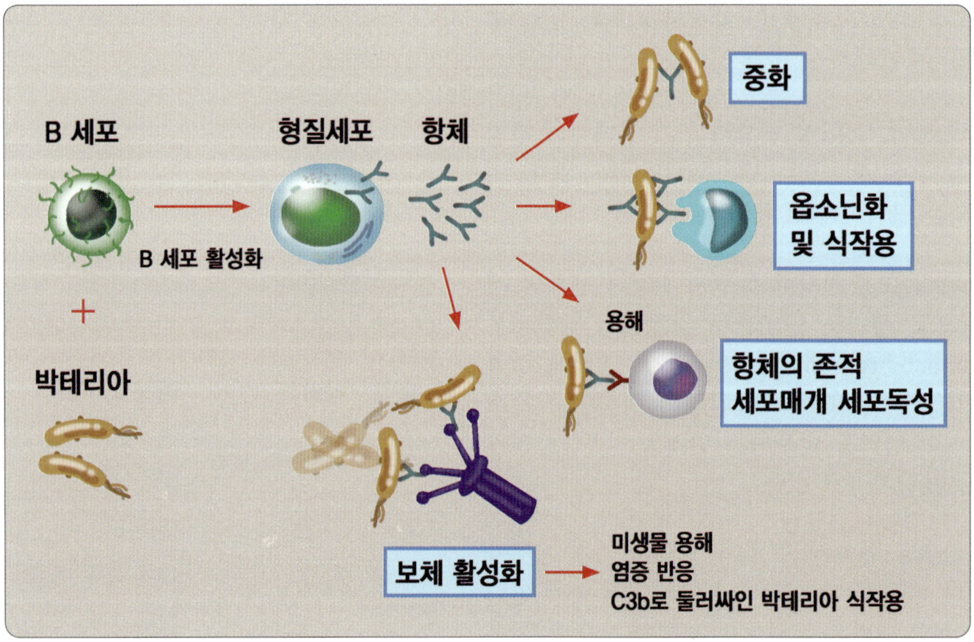

그림 6.1
체액성 면역 기전(출처: 한국통합생물학회)

B. 세포성 면역 Cellular immunity

세포성 면역(cellular immunity)은 세포에 의한 항원 특이적 면역의 과정을 일컫는 것으로 처음에는 식세포에 의한 생체 방어의 의미로만 사용되었으나 이후 세포에 의해서 항원 특이적 면역반응이 일어난다는 사실에 기초하여 사용되고 있다. 세포성 면역은 흉선에서 유래한 T림프구가 항원을 인지한 후 림포카인(lymphokine)을 분비하거나 직접 감염된 세포를 죽이는 역할을 한다. 분비된 림포카인은 대식세포(macrophage)를 활성화해 식작용(phagocytosis)을 돕는다. 이와 같은 세포성 면역은 주로 바이러스 또는 세균에 감염된 세포를 제거한다. 개념적으로는 다음의 몇 가지 다른 세포에 의한 면역반응의 총칭으로 사용되는데, (1) 지연성 과민반응, (2) 항체의존성 세포매개형 세포독성반응(ADCC), (3) 세포살생 T세포(killer T-cell)에 의한 세포 살생, 그리고 (4) 자연살생세포(NK-cell)에 의한 종양세포의 세포 분해 등이 포함된다(그림 6.2).

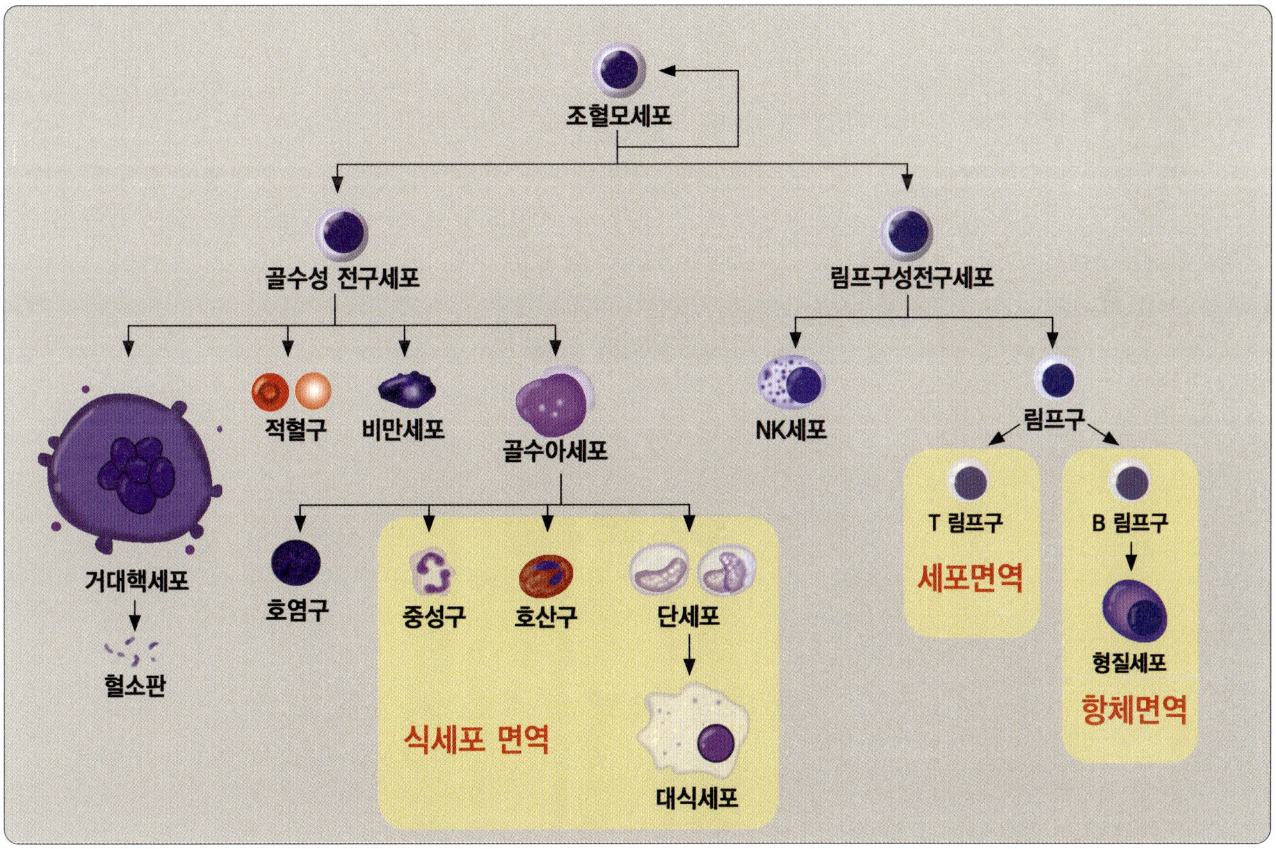

그림 6.2
혈액 내 세포의 종류와 면역 반응에 관여하는 세포의 종류

VIII. 감염의 예방 Prevention of Infection

감염예방은 특히 개개인의 감수성이 어느 정도인가에 달려 있다. 감염증에 대한 감수성의 정도는 개인의 영양상태, 연령, 면역상태 등에 좌우되지만, 중요한 것은 감염증에 대한 면역의 유무이다. 즉 감염증에 대한 면역을 획득하지 않은 사람이 감수성 숙주이며 감염예방 대상이 된다.

감염예방에는 개인 위생상태, 영양상태의 개선과 재감염에 대한 면역을 획득할 수 있도록 하는 방법이 있다. 감수성 숙주에 대한 효과적인 예방방법은 후자로, 백신을 이용한 능동면역과 면역혈청에 의한 수동면역을 획득하도록 하는 것이다.

IX. 국내 법정감염병 분류체계 Statutory Infectious Diseases in Korea

감염병의 예방 및 관리에 대한 중요성은 감염병의 발생양상의 변화와 유행성 감염병으로 인해 더욱 강조되고 있다. 이에 「감염병 예방 및 관리에 관한 법률」이 시행되고 있다(표 6.4).

A. 제1급 감염병 Class 1 infectious diseases

생물테러감염병 또는 치명률이 높거나 집단 발생의 우려가 커서 발생 또는 유행 즉시 신고가 필요하며, 음압격리와 같은 높은 수준의 격리가 필요한 감염병

B. 제2급 감염병 Class 2 infectious diseases

전파가능성을 고려하여 발생 또는 유행 시 24시간 이내에 신고, 격리가 필요한 감염병

C. 제3급 감염병 Class 3 infectious diseases

발생을 계속 감시할 필요가 있어 발생 또는 유행 시 24시간 이내 신고하여야 하는 감염병

D. 제4급 감염병 Class 4 infectious diseases

유행 여부를 조사하기 위하여 표본감시 활동이 필요한 감염병

표 6.4 국내 법정감염병 분류체계

구분	제1급	제2급	제3급	제4급
종류	1. 에볼라바이러스병 2. 마버그열 3. 라싸열 4. 크리미안콩고출혈열 5. 남아메리카출혈열 6. 리프트밸리열 7. 두창 8. 페스트 9. 탄저 10. 보툴리눔독소증 11. 야토병 12. 신종감염병증후군 13. 중증급성호흡기증후군(SARS) 14. 중동호흡기증후군(MERS) 15. 동물인플루엔자 인체감염증 16. 신종인플루엔자 17. 디프테리아	1. 결핵 2. 수두 3. 홍역 4. 콜레라 5. 장티푸스 6. 파라티푸스 7. 세균성이질 8. 장출혈성대장균감염증 9. A형간염 10. 백일해 11. 유행성이하선염 12. 풍진 13. 폴리오 14. 수막구균 감염증 15. b형헤모필루스인플루엔자 16. 폐렴구균 감염증 17. 한센병 18. 성홍열 19. 반코마이신내성황색포도알균(VRSA) 감염증 20. 카바페넴내성장내세균속균종(CRE) 감염증 21. E형간염 22. 코로나바이러스감염증-19	1. 파상풍 2. B형간염 3. 일본뇌염 4. C형간염 5. 말라리아 6. 레지오넬라증 7. 비브리오패혈증 8. 발진티푸스 9. 발진열 10. 쯔쯔가무시증 11. 렙토스피라증 12. 브루셀라증 13. 공수병 14. 신증후군출혈열 15. 후천성면역결핍증(AIDS) 16. 크로이츠펠트-야콥병(CJD) 및 변종크로이츠펠트-야콥병(vCJD) 17. 황열 18. 뎅기열 19. 큐열 20. 웨스트나일열 21. 라임병 22. 진드기매개뇌염 23. 유비저 24. 치쿤구니야열 25. 중증열성혈소판감소증후군(SFTS) 26. 지카바이러스 감염증	1. 인플루엔자 2. 매독(梅毒) 3. 회충증 4. 편충증 5. 요충증 6. 간흡충증 7. 폐흡충증 8. 장흡충증 9. 수족구병 10. 임질 11. 클라미디아감염증 12. 연성하감 13. 성기단순포진 14. 첨규콘딜롬 15. 반코마이신내성장알균(VRE) 감염증 16. 메티실린내성황색포도알균(MRSA) 감염증 17. 다제내성녹농균(MRPA) 감염증 18. 다제내성아시네토박터바우마니균(MRAB) 감염증 19. 장관감염증 20. 급성호흡기감염증 21. 해외유입기생충감염증 22. 엔테로바이러스감염증 23. 사람유두종바이러스 감염증
신고	즉시	24시간 이내	24시간 이내	7일 이내

※ 자료출처: 질병관리청 감염병관리사업안내 지침서

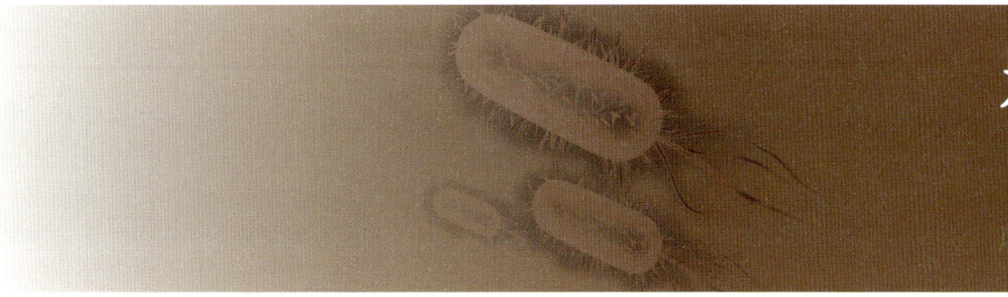

제 2 단원 세균

세균의 구조, 성장과 대사 7

Bacterial Structure, Growth, and Metabolism

I. 개요 Overview

세포들의 환경은 세포가 핵(유전물질을 포함하는)의 유무에 따라 핵을 갖고 있는 세포들을 진핵세포(eukaryotic)와 핵이 없는 원핵세포(prokaryotic)로 나눈다. 모든 세균은 원핵세포들이다. 덧붙여, 세균의 DNA는 잘 정돈된 다 염색체 구조를 하고 있지 않으며, 한 가닥의 이중나선 구조를 갖는다. 진핵세포들과 원핵세포들은 세포 성장과 생명력을 유지하기 위해 비슷한 대사과정을 한다. 원핵세포들은 세균에서만 독특한 기질과 구조체인 세균의 펩티도글리칸이다. 원핵세포를 그림 7.1에서 볼 수 있다.

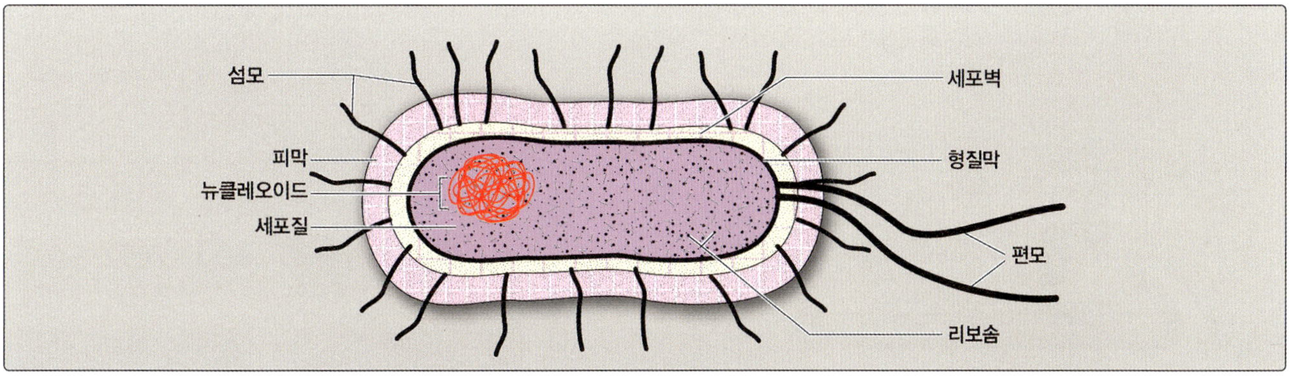

그림 7.1

세균세포의 일반적인 구조

II. 세포외막 The Cell Envelope

"세포외막(cell envelope)"은 바깥쪽에 있는 세포질(cytoplasm)을 둘러싸고 있다. 그것들은 화학적으로 또 기능적으로 뚜렷한 여러 층(layer)들로 구성된 세포벽(cell wall)과 세포막(cell membrane)이다. 세포외막은 협막(capsule) 또는 당질층(glycocalyx)을 포함한다.

A. 세포질막 Cytoplasmic membrane

세포막(cell membrane)은 인지질(phospholipid)로 구성된, 2층의 평행구조형의 표면을 형성한다(지질 이중층이라 한다). 극성의 인산염(phosphate) 그룹은 이중층의 바깥에 자리 잡고 있으며, 무극성의 지질(lipid) 사슬구조는 내부 쪽에 위치한다. 세포막은 세포 내외로 출입하는 들어오고 나가는 물질의 종류와 양을 제한하고 투과성 조절 작용을 한다.

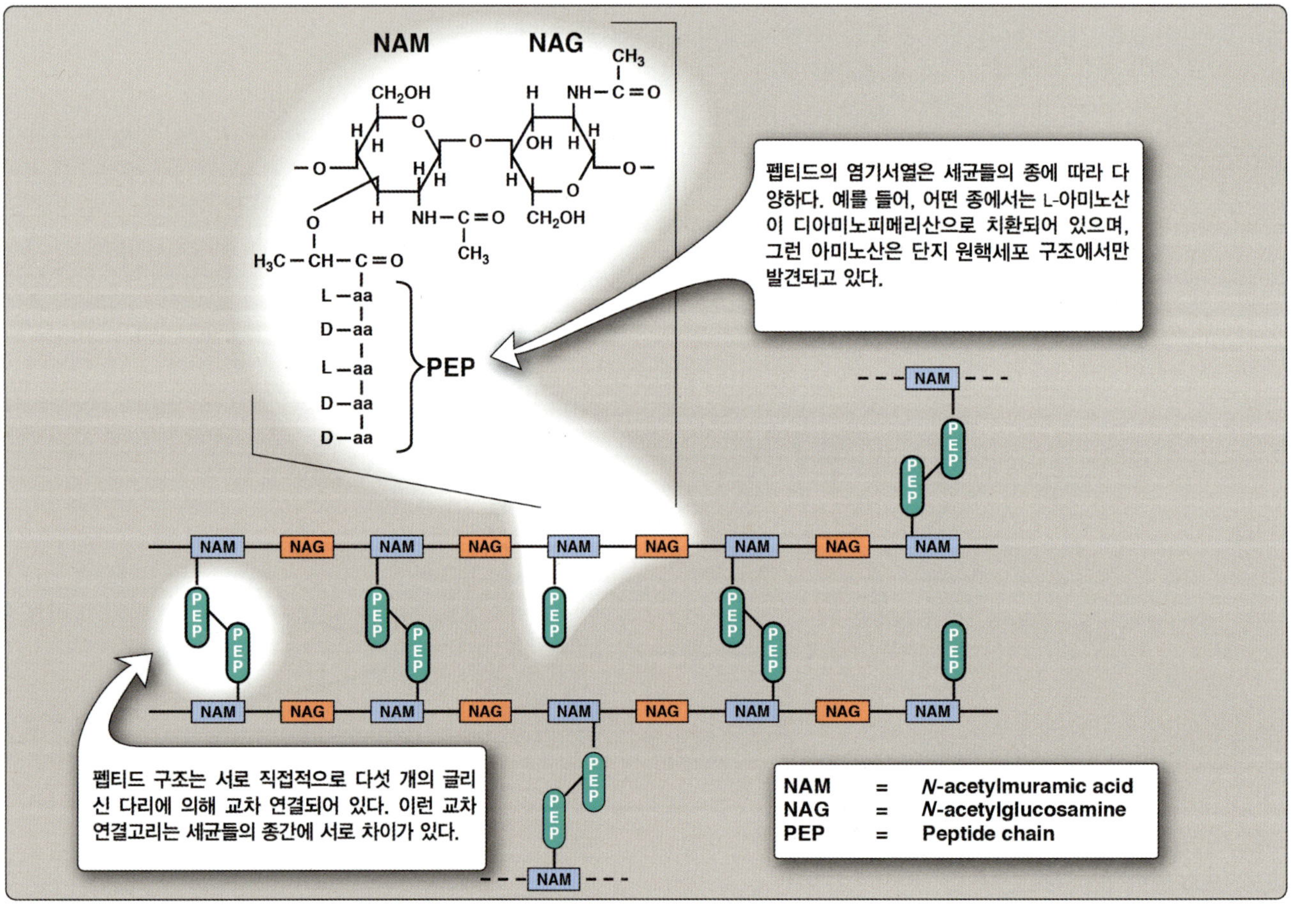

그림 7.2
세균 세포벽의 중요한 중합체인 펩티드글리칸의 구조

B. 펩티도글리칸 Peptidoglycan

펩티도글리칸층(peptidoglycan layer)은 세포의 모양을 결정한다. 세포벽은 서로 연결된 다면체 그물(펩티도글리칸, peptidoglycan)들로 구성되어 있다(그림 7.2). 글리칸(glycan)층은 변형된 단당류(monosaccharide)의 아단위체(subuits), 즉 *N*-아세틸글루코사민(*N*-acetylglucosamine, NAG)과 *N*-아세틸뮤라민산(*N*-acetylmuramic acid, NAM)으로 구성된 일직선상 중합체(polymer)이다. 이런 중합체는 그물 구조의 탄수화물(carbohydrate) 골격(backbone)이다. 중합체의 펩티드(peptide) 부분은 아미노산의 짧은 연속된 줄로써 지지체의 NAM 아단위체 부위에서, 인접해 있는 다당류(polysaccharide)를 연결시키는 데 관여하며, 그물구조가 높은 장력을 갖게끔 한다(그림 7.2 참조). [주: D-아미노산의 존재는 세균의 세포벽이 숙주의 펩티드가수분해효소(peptidases)에 저항성을 갖게 한다. 소장에서의 펩티드가수분해효소 같은 것].

C. 그람양성균 및 그람음성균의 차이점

Differences between gram-positive and gram-negative cell walls

그람양성균 및 그람음성균의 좀 더 자세한 세포벽과 세포막의 분자구조는 그림 7.3에서 볼 수 있다. 협막(capsule) 또는 당질층(glycocalyx)은 몇몇의 그람양성균과 그람음성균들의 세포벽의 바깥에서 볼 수 있다.

1. **그람양성균:** 그람양성균은 세포질막의 외부에 두껍고 여러 층의 펩티도글리칸(peptidoglycan)의 세포벽을 갖는다. 대부분의 그람양성균들에서 펩티도글리칸은 벽산/테이코산(teichoic acid)에 연결되어 있으며, 포스포다이에스터 결합(phosphodiester bonds)들로 연결되어 있는 글리세롤(glycerol) 단위체(unit)를 지지해주는 필수적인 중합체이다. 테이코산들은 중요한 세포표면 항원이다. 테이코산은 펩티도글리칸층으로 통합되어 있으나 세포질막과는 묶여져 있지 않다. 리포테이코이산(lipoteichoic acid)은 세포질막 외부에서 지질과 이런 유도체에 의해 발현되고 융합되어 존재한다.

2. **그람음성균:** 그람음성균은 좀 더 복잡한 세포막 구조인 2개의 막, 즉 내막과 외막(세포질, 막)을 갖고 있다. 두 개의 막은 펩티도글리칸(peptidoglycan)층으로 분리되어 있는데 세포질 주변 공간(periplasmic space)을 포함한다. 세포질 주변 공간은 분해효소들과 다양한 수송단백질들을 함유하고 있다. 그람음성균은 그람양성균에 비해 펩티도글리칸층은 얇고 결과적으로 물리적 손상을 받기 쉽게 되어 있다. 외막은 파묻혀 있는 많은 지질다당류(lipopolysaccharide)의 존재로 확연히 구별된다. 다당류 부분(O-polyascharide)이 항원성이 있으며, 그로 인해 종과 분리주(strain)들을 구별하는 데 이용되고 있다. 지질부분(지질 A라 부름)은 인체나 동물에서 독성이 있다. 지질 A(lipid A)는 세포막의 통합된 부분

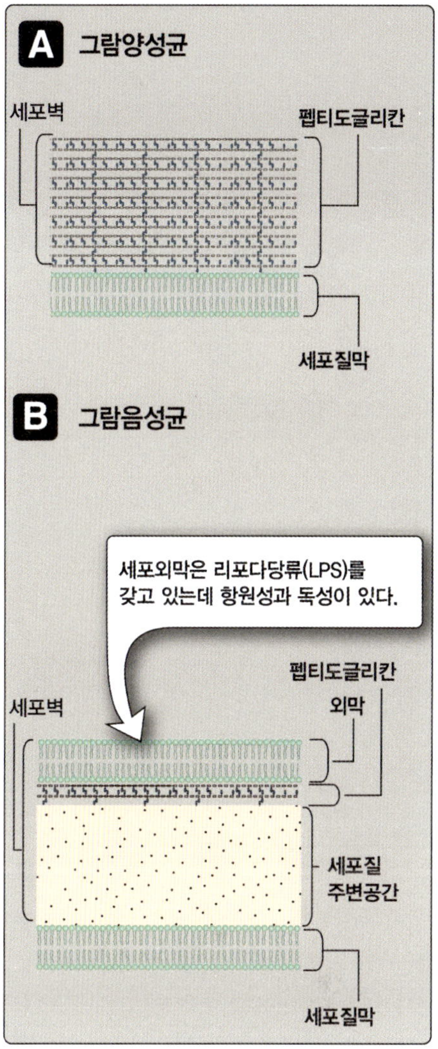

그림 7.3
그람양성균과 그람음성균의 세포벽 비교

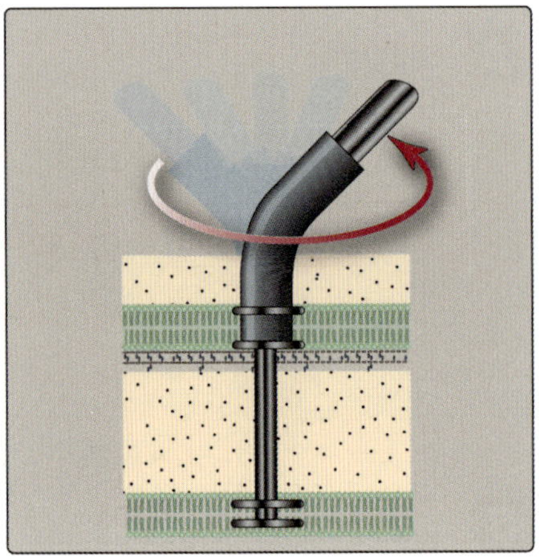

그림 7.4
편모운동기관

이기 때문에 외독소(exotoxin)와 반대로 내독소(endotoxin)라 하며 분비되지 않는 물질이다. 장독소는 어디에서 기원되었느냐 보다는 작용하는 위치를 말해준다.

D. 협막과 당질층 The external capsule and glycocalyx

많은 세균들은 견고하고 점성이 있는 물질들을 분비하는데 세포의 바깥을 둘러싸는 세포외피를 형성한다. 보통 이런 물질은 다당류이지만 병원성 탄저균(*Bacillus anthracis*)은 폴리디글루타민산(poly-D-glutamic acid)으로 구성된다. 이런 물질이 세포를 둘러싸고 단단한 구조를 이루게 되어 협막이라 부른다(그림 7.1 참조). 이런 물질이 느슨하게 둘러싸고 일정한 형태가 없다면 점액층(slime layer) 또는 당질층(glycocalyx)이라 부른다. 협막과 당질층은 세포들로 하여금 표면에 잘 부착하게끔 해주며, 또한 세균을 항체들과 식세포작용으로부터 보호해 준다. 항생제들에 대해 확산을 막아주는 장해물로 작용하기도 하며, 세균들이 병원성을 갖는다. 협막은 건열이나 건조한 환경에서 세균을 보호해주고 전파를 촉진시켜주는 역할을 한다.

E. 부속기관 Appendages

많은 세균들은 털모양의 부속기관(appendage)으로 세포벽으로부터 돌출되어 있다. 2종류의 편모(flagella, flagellum)와 섬모(pili, pilus)로 나눈다

1. **편모(Flagella):** 원핵세포성 편모들은 길며 비교적 딱딱하고, 나선상이며 좁은 관모양의 구조를 하고 있는데, 수천 개의 분자들을 갖는 편모단백질(flagellin)로 구성되어 있다. 편모들은 세균들이 그들 스스로 추진력을 갖게 해주는데, 예를 들어 화학극성 자극에 반응하여 움직이게끔 한다. 편모들은 기저체에 의해 세포막에 붙어 있는데, 마치 배의 동력 프로펠러처럼 편모가 회전하게끔 해주는 복잡한 분자 구조체들이다(**그림 7.4**). 세포들은 하나 또는 그 이상의 편모들을 갖고 있으며, 편모들은 높은 항원성을 갖고 있다. 편모들을 갖고 있는 세균들은 한천배지 위에서 완벽한 군집을 형성하지 못한다. 그 대신에 한천배지 표면이 충분히 젖어 있다면 잘 헤엄쳐(유주현상) 다니며 찌꺼기 같은 매트를 형성한다.

2. **가는 섬모(Pili):** 편모보다 짧고 얇으며, 세포와 세포의 접촉을 촉진하는 부착 기능을 한다(그림 7.1 참조). 접촉은 세균의 세포벽과 숙주 진핵세포 사이에서 한 세균의 세포벽과 다른 세균의 세포벽 사이에서 일어난다.

F. 항원 변이 Antigenic variation

항원 변이(antigenic variation)는 세포 표면에서 다양하게 변하는 항원의 형태들로부터 생긴다. 대부분의 표면 구조물들은 항원 변이의 표적이 되는데 리포다당류(LPS), 협막, 리포테이코산, 가는 섬모들

및 편모들이 포함된다. 예를 들면, *Neisseria* 종들은 빈번하게 다양한 pilin을 발현하여 항원 변이를 보여준다. 같은 종들 속에서 분리주들 간의 세포구조물에 있어서 항원성 구별은 혈청학적 검사로 가능하다.

III. 포자와 포자 형성 Spores and Sporulation

영양부족 등 어려운 환경에 살아가기 위해 그람양성 막대균들은 구조적, 대사적 변화가 일어난다. 이런 우성의 내생포자(endospore)라 불리는 유리성 포자들 형성하여 세포로부터 방출한다(그림 7.5). 포자(아포)들은 가장 저항성이 있는 생명체로 알려져 있다. 열에 강하고(끓여도 산다), 건조 및 자외선 등에 생존한다. 사실상 멸균과정으로 포자들을 사멸할 수 있다.

A. 포자 형성 Sporulation

포자 형성(sporulation)은 세균 DNA의 한 복사본이 새로운 한 형태로 다시 포장한다, 그 형태는 수분이 부족한, 대사과정이 줄고 분열하지 않으며, 또한 재구성되어 높은 투과성을 지닌 다층으로 형성된 협막을 갖는다. 포자 형성은 모체의 세포막이 함입됨으로써 시작되어 이중막을 형성하는데, 포자의 중심부가 될 곳에서 세균 DNA를 분리하여 막으로 둘러싸게 된다. 성숙한 포자의 단백질 합성을 위한 완벽한 구조체이며 새로운 포자에 특이적인 효소들은 포자 중심부에서 합성된다. 그와 동시에, 원래 생식세포(분열하지 않은)의 많은 효소들은 활성을 잃게 된다. 내생포자(endospore)가 완전히 성숙되면 모세포들은 파괴되고 아포를 방출하게 된다.

B 포자 발아과정 Spore germination

생식세포 상태로 돌아가기 위해서 포자들은 맨 처음 포자 외벽을 약하게 하는 처치(가열이나 높은 pH 등)에 감수성을 가져야만 한다. 그리하여 뒤이어 발아과정(germination)이 발생한다. 활성화된 포자들이 영양이 풍부한 환경 하에 있다면, 다양한 중요 대사물질들을 조절함으로써 그 환경을 감지하여 발아가 시작된다. 이런 과정들은 분해효소들에 의한 껍질(cortex)의 파괴를 동반하며, 수분의 흡수를 용이하게 하고 세포로부터 칼슘 다이피콜린산(dipicolinate)의 방출을 가져온다.

C. 의학적인 중요성 Medical significance of sporulation

가장 악명 높은 병원체의 약간은 포자형성체들로써 탄저균(*B. anthracis*), 세레우스균(*Bacillus cereus*), 파상풍균(*Clostridium tetani*), 보툴리눔균(*Clostridium botulinum*), 가스괴저균(*Clostridium perfringens*) 및 위장막 대장염균(*Clostridium difficile*) 등이 이에 속한다. 이런 병원체들의 아포들은 몇 년 동안도 살아남을 수 있으며, 일반적으

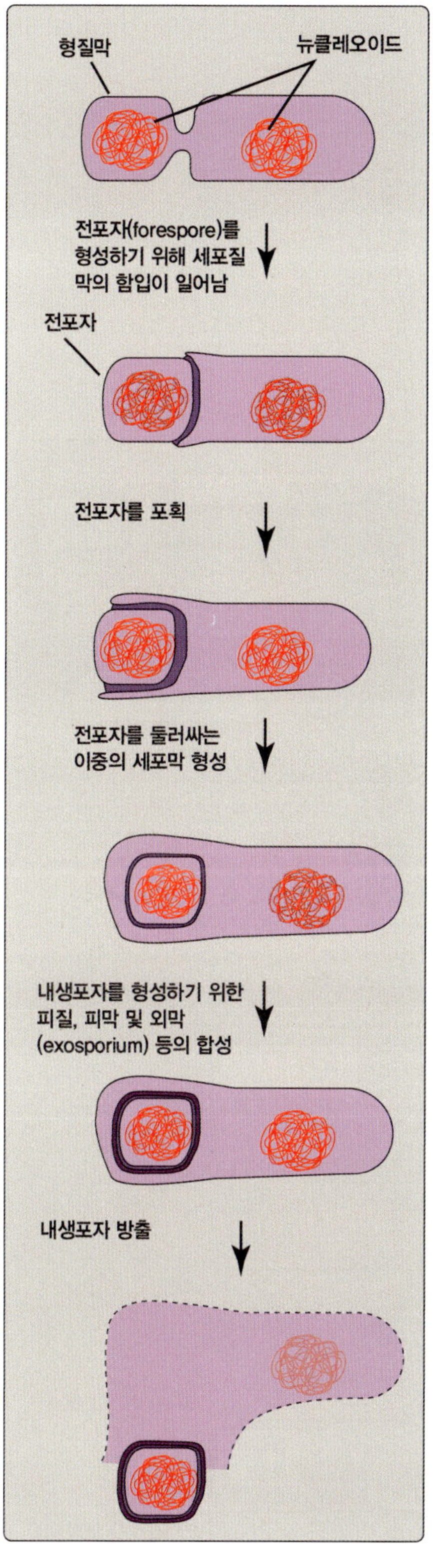

그림 7.5
내생포자의 형성

로 가열해도 죽지 않으나, 가압증기멸균(autoclaving), 즉 120°C 이상에서 높은 압력이 주어질 때 사멸한다. 멸균기가 없을 때, 포자들은 대부분 일차적 가열에 의해 감소하며, 발아를 활성화시키게 되며, 짧은 생식세포로 자란 후 이차 가열에 의해 죽일 수 있다.

IV. 성장과 대사 Growth and Metabolism

모든 세포들은 성장과 분열을 하기 위해 어떤 대사과정을 수행해야만 한다. 세균이든 사람이든 모든 세포들은 유사한 방식으로 이런 대사과정을 수행한다. 그러나 어떤 물질대사 과정상 중요한 차이점으로 세균들은 진핵세포들로부터 구별되고 있으며, 이런 차이점들은 항세균 치료제 개발에 이용되고 있다.

A. 세균 성장의 특성 Characteristics of bacterial growth

세균세포들이 액체 영양배지에 들어 있다면, 늘어난 수와 크기를 측정할 수 있다. 다양한 측정기술, 즉 눈금이 그어진 슬라이드 위에서 현미경으로 세포들을 세는 것, 군집을 형성할 만큼 적당히 희석된 세포 수를 고체영양배지(한천배지)에서 세는 것, 또는 세포들이 뭉쳐진 덩어리를 액체배지에 섞어 배양할 시 혼탁의 정도를 재는 것 등의 기술이 있다.

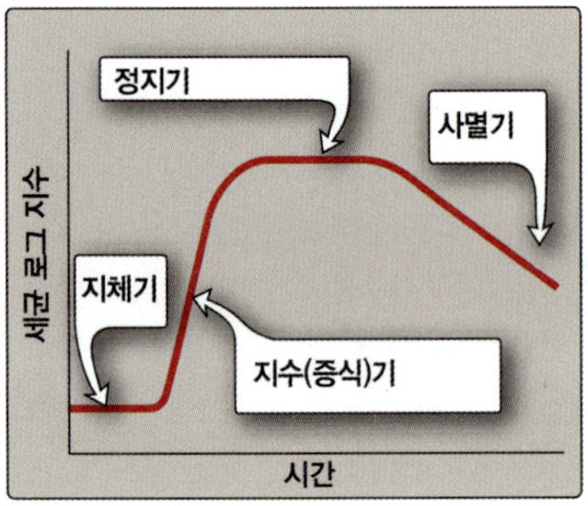

그림 7.6

액체배지 내에서의 세균성장의 동역학

1. **세균의 성장 주기:** 세균은 이분법(하나에서 두 개로, 두 개에서 네 개로, 네 개에서 여덟 개 등등으)로 생식을 하기 때문에, 세포 수는 시간에 따라 기하급수적으로 증가한다(증식기, exponential 또는 log phase). 종에 따라서 최소의 배가시간(doubling time)은 20분만큼이나 짧은 것으로부터 며칠이 걸리는 것까지 다양하다. 예를 들어, 빨리 자라는 종으로는 대장균이 있는데, 완전한 영양상태에서 단지 8시간 내에 하나의 세포가 천만 개의 세포로 불어난다. 실제로 세포들은 전체적으로 느리게 발육하며 중지되는데(정지기, stationary phase), 점차 영양이 고갈되며 독성의 노폐물들이 쌓이는 시기이다. 그러나 정지기에 있는 대부분의 세포들은 죽은 상태는 아니다. 그것들은 새로운 영양배지에 넣어지면 증식기를 거치면서 수가 기하급수적으로 늘어날 수 있다. 세포 주기의 단계들을 그림 7.6에서 볼 수 있다.

2. **표면성장(Surface growth):** 하나의 세균세포가 고체의 영양한천배지 위에 놓이면, 이 세포의 자손은 침전 부위 근처에 자리 잡게 되며, 마침내 세포들의 완벽한 무리라 부르는 집락(colony)을 형성한다(그림 7.7). 빠르게 자라는 종들에서 보면, 30°C 내지 37°C 상태에서 하룻밤이면 눈에 보일 만큼의 집락을 형성하며 수백만 개의 세포들을 갖게 된다. 집락의 육안적 특성들(예를 들면, 색깔, 모양, 부착상태, 냄새 그리고 표면 짜임새 등)은 세균의 종들을 구별하는 데 유용한 지표로 사용될 수 있다. 어떤 종들은, 특히 배지

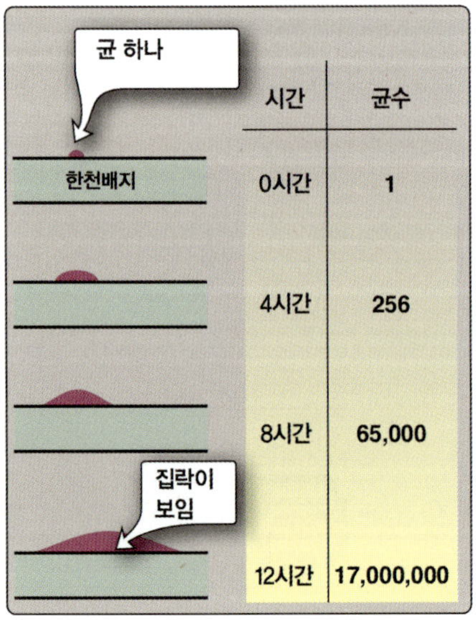

그림 7.7

단단한 영양한천배지 위에서의 세균성 집락의 성장. [주: 세균의 배가시간은 약 0.5시간으로 추정된다.]

표면이 습하다면 배지표면을 이리저리 움직이기 때문에 완전한 원형의 집락들을 형성하지 못한다. 방선균류(actinomycetes)와 같은 종들은 긴 균사(filaments)를 형성하며 자라기도 한다(균사성장, mycelial growth).

B. 에너지 생산 Energy production

세균성 대사의 뚜렷한 특징은 탄소원들(carbon sources)로부터 에너지를 만들기 위해 다양한 기전들을 이용한다는 것이다. 이용된 생화학적 기전에 따라 세균대사는 세 종류로 나뉠 수 있다. 호기성 호흡, 혐기성 호흡 및 발효가 그것이다(그림 7.8).

1. **호기성 호흡(산소 호흡, aerobic respiration)**: 전자수송 연쇄반응의 최종 전자수용체로써 산소 분자를 사용하는 대사과정이다. 이 과정에서 산소는 물로 전환된다. 호흡은 모든 호기성 세균들에 의해 이용하는 에너지 생산 방식이다.

2. **혐기성 호흡(무산소 호흡, anaerobic respiration)**: 최종 전자수용체로 산소보다는 무기물(inorganic compound)을 이용하는 대사과정이다. 종들에 따라서 수용체들로 질소 분자나 황 분자가 사용될 수 있다. 혐기성 호흡은 어떤 종들에서는 호기성 호흡의 대체로 사용될 수 있는 반면(우발적 혐기성 생물체), 어떤 종들에서는 필수적으로 요구한다(편성 혐기성 생물체). [주: 어떤 편성 혐기성 생물체들은 에너지 대사를 유지하는 방식으로 발효를 이용하기도 한다. 특히, 이런 것들이 진정으로 의학적으로 중요한 혐기성 세균들이다].

3. **발효(fermentation)**: 약간의 종들에서 보여주는 대체성 혐기성 호흡이다. 이 대사과정은 최종 전자수용체로써 발효성 기질이 쓰여짐으로써 유기성 대사 중간산물이 생기는 대사과정이다. 기질들은 발효될 수 있어야 하며, 마지막 산물은 종에 따라 다르다. 세균의 종류와 발효과정에 상관없이, 발효에 대한 개념은 동일하다. 호기성 및 혐기성 호흡과는 달리 발효는 매우 적은 에너지를 생산하는데, 발효의 목적은 NADH를 NAD로 전환하는 것이다. 따라서 호흡을 통해 에너지를 얻는 능력은 효능성이 그리 크지 못하다. 피루브산(pyruvic acid) 또는 피루브산 유도체들이 호흡에서 최종 전자수용체들이다. 공통점들을 유심이 들여다보면, 발효과정과 최종산물들 간에는 믿을 수 없을 만큼의 다양성이 존재한다. 이런 최종산물은 측정할 수 있으며, 때로는 종간의 진단에 이용할 수 있다. 덧붙여 어떤 발효 최종산물들은 숙주에 독성을 갖거나 조직에 해를 주기도 한다.

C. 펩티도글리칸 합성 Peptidoglycan synthesis

세포막의 표면을 덮고 있는 세균의 세포벽은 펩티도글리칸의 다면체로 구성되어 있는데, 계속 반복되어 있는 탄수화물 기저단위(back

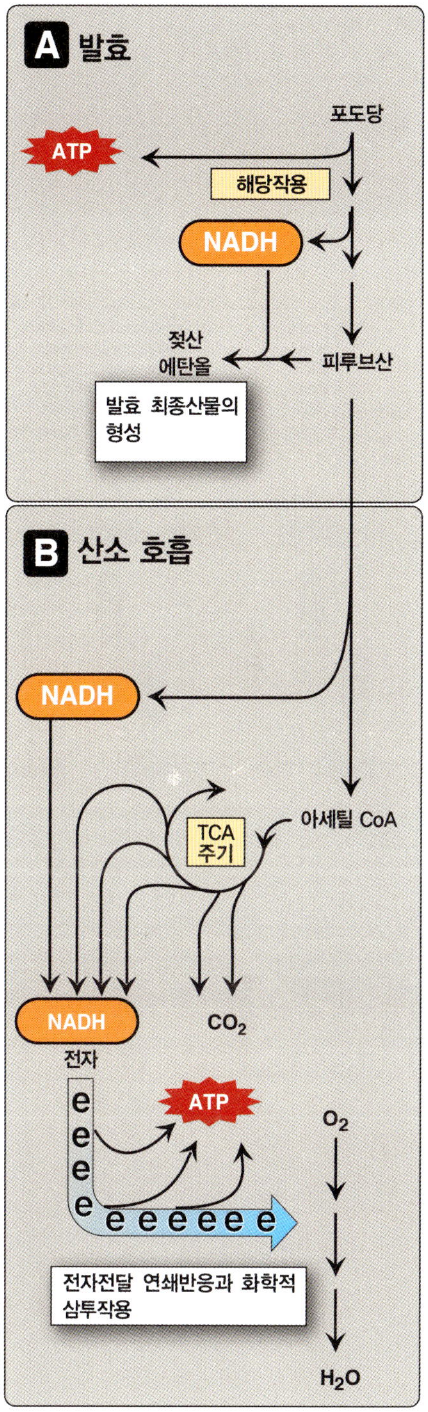

그림 7.8
세균에 있어서 호흡, 발효 및 에너지 생산과정 요약. [주: 산소보다는 다른 화합물들, 즉 질소와 황 같은 것이 혐기성 호흡에 있어서 최종 전자수용체로 사용될 수 있다.]

bone subunit)는 NAG-NAM 구조체이다. 이런 기저부(backbone) 연쇄구조는 짧은 펩티드(즉, PEP)들로 서로 엇갈려 연결되어 있는데 단단한 그물구조를 형성하기 위함이다(그림 7.9). 펩티도글리칸의 생합성은 다음의 단계를 통해 만들어진다.

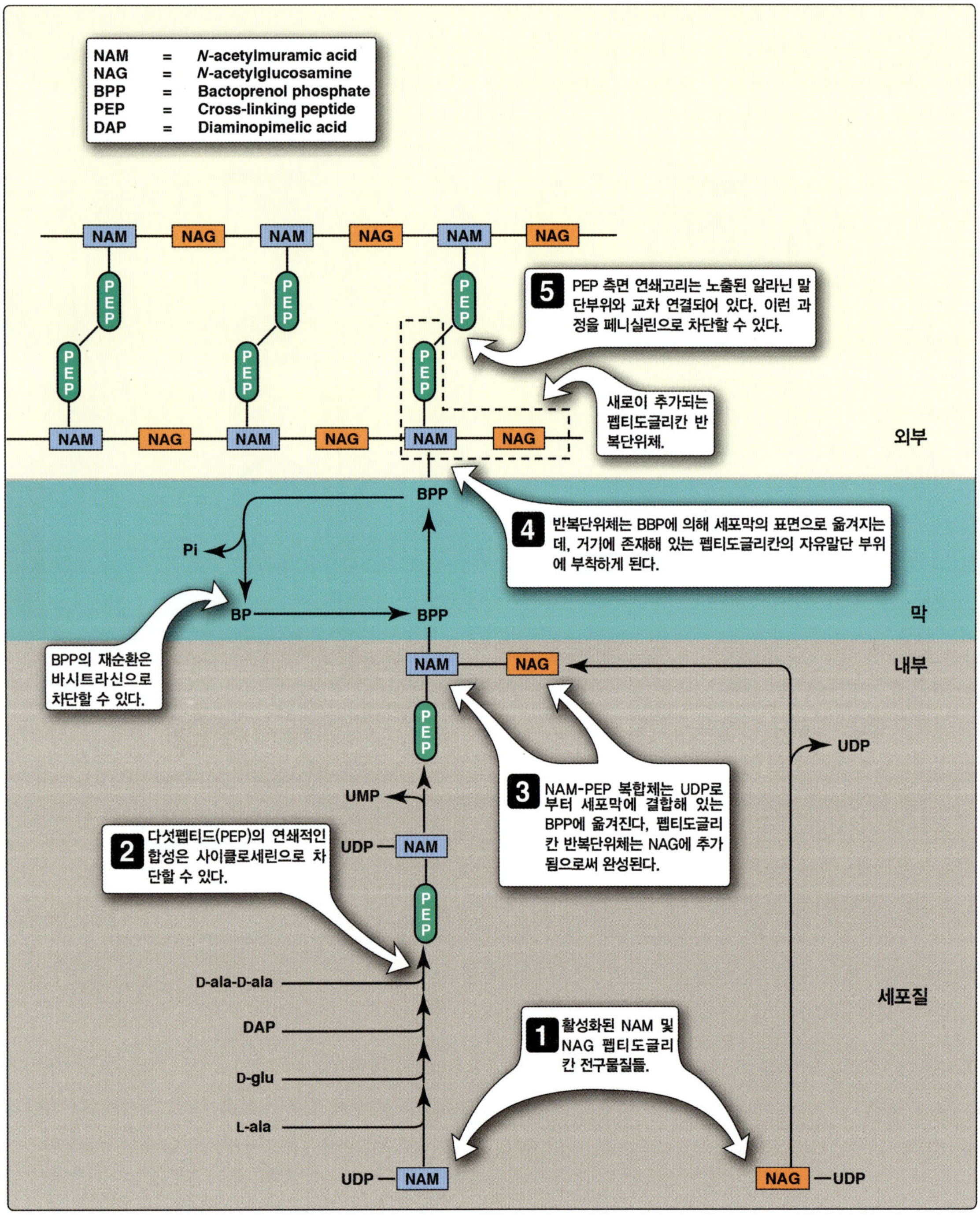

그림 7.9

세균 세포벽의 합성

1. **탄수화물 아단위체(subunit)의 활성:** 모든 생물학적 중합작용에 있어서처럼, NAM과 NAG 아단위체는 수송체에 부착함으로써 활성화된다. 이 경우 뉴클레오티드 유리딘 디포스페이트(UDP)가 그것이다.

2. **결합 펩티드의 합성: 끝 쪽에 2개의 알라닌(alanine)** 잔기를 가진 한 개 펩티드를 포함하여, 줄지어 늘어선 아미노산들에 의하여 다섯 펩티드(pentapeptide)가 UDP-NAM에 첨가된다. 다섯펩티드는 어떤 정형화된 아미노산들을 포함하는 것은 아니다. 예를 들면, 다이아미노피메린산(diaminopimelic acid, DAP; lysine의 대사 전구물질), D-아미노산(D-amino acid)들이다. 이들 염기서열(sequence)은 RNA 주형(template)에 의해 결정되지는 않으며, 오히려 펩티드 결합띠(peptide bond)를 형성하는 효소들의 특이성(specificity)에 의해 결정된다.

3. **세포벽 단위체의 박토프레놀 인산염으로의 전달:** NAM-PEP의 한 부분(절반, moiety)은 UDP 수송체로부터 다른 수송체인 세포막 안쪽 표면에 위치한 박토프레놀 인산염(bactoprenol phosphate, BPP)으로 옮겨진다. 이 부분에서 UDP-NAG는 NAG를 NAM-PEP로 옮겨 BPP 수용체에 부착함으로써, 펩티도글리칸(peptidoglycan) 반복단위체인 NAG-NAM-PEP를 완성한다.

4. **반복단위체의 기존 펩티도글리칸으로의 추가:** BPP는 NAG-NAM-PEP 반복단위체를 세포막을 통해 외부표면으로 옮기는데, 그곳이 이미 존재해 있는 펩티도글리칸이 세포벽에 자리 잡고 있는 곳이다. 반복단위체는 기존 펩티도글리칸의 자유말단 부위에 추가되는데, 하나의 반복단위체에 의해서도 중합체의 길이가 길어지게 된다. 추측건대, 자유말단 부위들은 이미 존재해 있는 펩티도글리칸의 제한적인 가수분해 풀림작용(hydrolytic loosening)에 의해 만들어진다.

5. **다섯펩티드의 펩티도글리칸 기조체로의 교차연결:** 비록 다섯펩티드(pentapeptide)의 N-말단부위가 기조체 NAM의 일부분에 부착되더라도, C-말단부위는 자유로운 상태(불포화 결합)로 남게 된다. 교차 연결은 펩티드교차반응(transpeptidation reaction)에 의해 일어나는데, 한 연쇄구조에 있는 펩티드의 DAP를 인접해 있는 연쇄구조 4번째 펩티드 알라닌(alanine, ala)에 묶어주는 반응이다. 이런 직접적인 교차연결 방식은 대장균의 특성이며, 많은 그람음성균들에서도 볼 수 있다. 대조적으로, 황색포도알균과 같은 그람양성균에서는, 다섯펩티드가 PEP의 세 번째인 라이신(lysine, lys)과 또 다른 PEP의 글라이신(glycine) 옆 네 번째인 알라닌(ala) 사이에 연결이 일어난다(**그림 7.10**).

6. **항세균제 표적으로서의 펩티도글리칸 합성:** 독특한 세균성 펩티도글리칸 생합성 반응들이 세균세포들에서 일어나기 때문에, 세균성

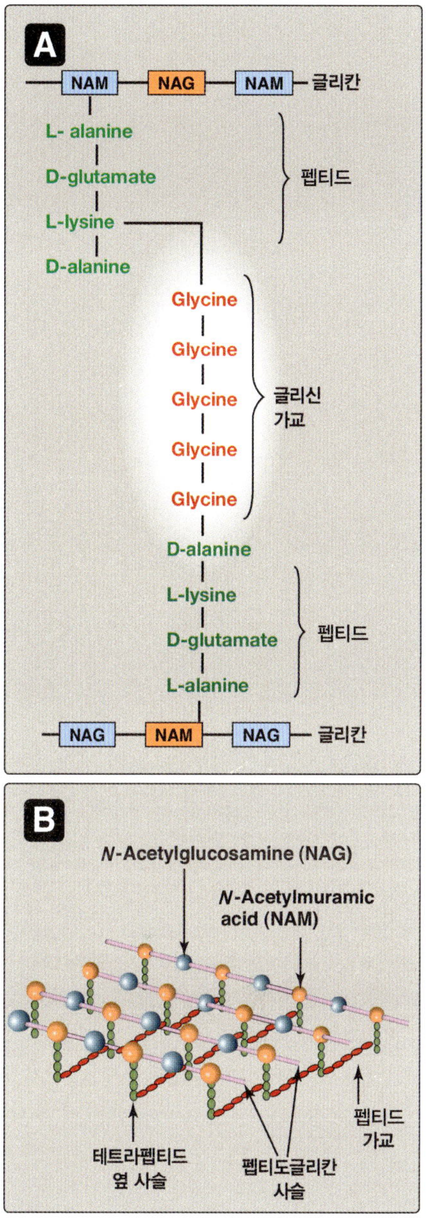

그림 7.10

A. 황색포도알균의 펩티도글리칸 내에 있는 글리신 연쇄고리. **B.** 그람양성균에 있어서 펩티도글리칸층의 구성도

세포벽 합성은 특수한 항세균성 제제들, 특히 베타-락탐(β-lactam) 항체들 개발에 이상적인 표적이 된다.

a. **베타-락탐 항생제:** 페니실린(penicillins)과 세팔로스포린(cephalosporins)은 세포벽 조합에 있어서 펩티드교차반응(transpeptidation)과 펩티드카르복실기화반응(carboxypeptidation; 펩티드결합을 풀어주는 가수분해효소 반응 중 하나)을 촉진하는 효소들을 억제한다. 이런 효소들을 페니실린 결합단백질(penicillin-binding protein, PBP)이라 부르는데, 베타-락탐 항생제와 결합하는 활성부위를 갖고 있기 때문이다. 한 종류의 결합단백질을 갖는 것은 베타-락탐 항생제의 표적이 되지 못하고, 오히려 세균을 죽이는 효과는 여러 가지 종류의 결합단백질을 불활성시킴으로써 얻는다. 대부분의 PBP들은 세균성 세포벽 합성에 포함되어 있다. 베타-락탐 항생제에 대한 저항성이 발생하는 것은, 베타-락탐 항생제에 낮은 친화력(affinity)을 갖는 변형된 결합단백질들을 만들어 내는 유전학적 변형을 초래할 수도 있다.

b. **바시트라신(bacitracin), 사이클로세린(cycloserine) 및 반코마이신(vancomycin):** 세포벽 활성을 저해하는 다른 항생제들로써는 박토프레놀 인산염(bactoprenal phosphate)의 재순환을 억제한 바시트라신, 다섯펩티드의 두 개의 말단부위를 구성하는 D-ala-D-ala 펩티드의 합성을 저해하는 사이클로세린 및 늘어져 있는 펩티도글리칸 연쇄 구조로의 NAG-NAM-PEP 반복단위체의 합성을 저해하는 반코마이신 등이 있다(그림 7.9 참조). 반코마이신은 D-ala-D-ala 펩티드와 결합하기 때문에 이런 항세균제제는 결국 펩티드 교차반응을 억제한다.

세균유전학

Bacterial Genetics

8

I. 개요 Overview

단일 종류의 분자로서 DNA는 모든 세포생물체의 유전물질로 세균에서 인간에 이르기까지 모든 [유전자돌연변이(mutation), 유전자복제(replication), 유전자재조합(recombination) 등] 기본적인 유전현상들은 모든 생명체에서 동일하다. 과거 반세기 동안 세균유전의 연구에 이용된 표준 생물체는 장내 그람음성균인 대장균(*Escherichia coli*)이었다. 세균유전학에서 중요한 임상적 의의를 갖는 것은 세균이 같은 종의 혹은 다른 종의 세균에게 유전자를, 특히 항생제 저항성(antibiotic resistance)에 관한 유전자를 전달하는 능력이다. 항생제 저항성 유전자의 이동은 비병원성인 세균군을 병원성 세균군으로 만들며 공공보건에 심각한 결과를 초래할 수 있다.

II. 세균유전체 The Bacterial Genome

한 개체의 유전체(genome)는 그 개체가 가지고 있는 유전물질의 총체로서 정의된다. 세균의 경우 유전체는 모든 종류의 필수유전자(essential gene)를 포함하고 있는 단일염색체와 보통 비필수유전자를 전달하는 하나 이상의 플라스미드로 구성된다(그림 8.1).

A. 염색체 The chromosome

세균의 생존에 필수적인 모든 유전자와 여러 비필수 유전자들은 하나의 긴 환상 이중나선 DNA 내에 존재한다. 이러한 분자 구조는 염색체(chromosome)라 불리는데 진핵세포의 유전전달자(heredity carrier)과 유사하다. 대부분의 세균은 2,000개에서 4,000개의 유전자를 포함하는 염색체를 갖는다.

B. 병원성 유전자 섬 Pathogenicity islands

병원성 유전자 섬(pathogenicity island)은 독력인자, 즉 독소(toxin), 부착소(adhesions), 분비계, 철 전자 단백질 등을 부호화하는 구별되는 유전자 전사체이다. 이 유전자 섬은 17~200 kb 정도이며 세균 사이에서 수평 전이가 되어 독성을 강화하고 숙주에 적합성을 갖는다. [주: 수평 전이(horizontal transfer)는 개체의 후대로 유전자를 획득하는 대신 다른 개체의 유전자가 수용개체의 유전자에 삽입되는 과정이며 형질전환(transformation), 형질도입(transduction), 세균 접합

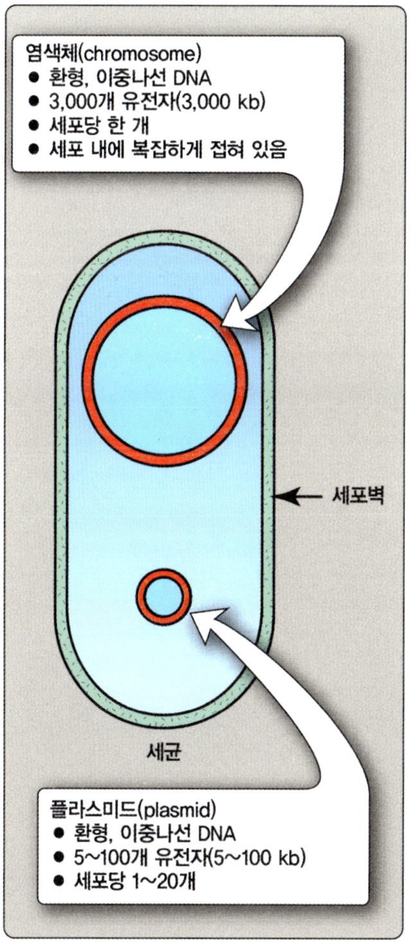

그림 8.1

세균유전체. [주: 나선형의 이중나선 DNA가 두 개의 동심원으로 표현되었다.]

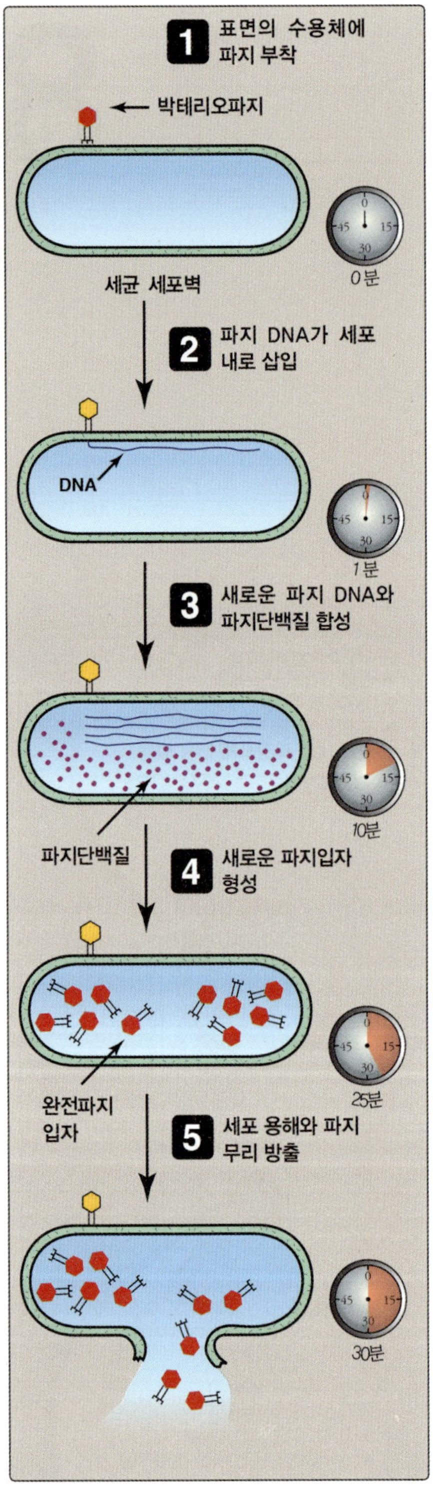

그림 8.2

박테리오파지의 복제. 시계표시는 초기부착(attachment)에서부터 각 과정에 소요되는 시간을 의미한다. [주: 세균 염색체와 플라스미드는 표시하지 않았다.]

(conjugation) 등이 해당한다. 반면 수직 전이(vertical transfer)는 개체가 유전자를 선대로부터 획득하는 것이며 진화의 근원종이 해당된다.] 병원성 유전자 섬은 다른 염색체부위와 G+C 함량이 다르며 보통 숙주의 유전자와 tRNA를 전사하는 반복염기서열로 접해 있다.

C. 플라스미드 Plasmids

전형적으로 박테리아는 플라스미드(작은 원형의 DNA) 세균염색체의 크기의 1/10보다 작은 1.5 kilobase(kb)에서 120 kb 정도이다. 플라스미드는 염색체와 독립적으로 복제되며 세포 내에 하나 혹은 그 이상의 플라스미드의 사본(copy)이 있을 수 있다. 플라스미드는 독소(toxin)를 생산하거나 플라스미드를 다른 세포에 전달하는 단백질을 생산하는 유전자를 자지고 있다. 일반적으로 세포의 성장이나 복제에 필수적인 유전자를 포함하지는 않는다. 플라스미드와 플라스미드 사이에, 혹은 플라스미드와 염색체 사이에 이동하는 이동 DNA 서열(transposon)을 포함한다. 전위유전단위(transposon)는 많은 항생제저항성 유전자의 저장소 역할을 하며 특정 플라스미드가 염색체 안으로 통합(integrate)되는 데 기여할 수 있다.

III. 박테리오파지 Bacteriophage

박테리오파지 혹은 파지(phage)는 세균의 내부에서 증식 가능한 바이러스로 보호작용을 하는 단백외피에 싸여진 핵산조각으로 구성된다. 파지의 종류에 따라 핵산의 종류는 DNA 혹은 RNA일 수 있고 이러한 핵산은 이중 혹은 단일나선으로 존재하며 크기는 3000 염기(3 유전자)에서 200,000 염기(200 유전자)까지 다양하다. 파지의 전형적인 복제 주기(그림 8.2)는 파지가 세포표면의 수용체에 부착하는 것에서 시작하며 이어서 세균 내에 핵산을 주입하고 대부분의 단백외피는 세포 밖에 남겨둔다[주: 이것은 바이러스 전체가 세포 내로 들어간 후 핵산이 세포질 내로 유리되는 척추동물세포의 바이러스감염과 대조된다]. 파지의 핵산은 세포의 생합성 기구를 이용하여 자신의 유전물질을 복제하고 파지-특이단백질을 합성한다. 충분한 양의 외피단백질과 새로운 파지 DNA가 축적되면 이러한 파지의 구성물질들은 파지외피가 DNA를 캡슐화하는 형태의 성숙된 파지 분자로 자가결합(self-assemble)한다. 새로운 파지입자의 방출은 세균의 세포벽을 용해하는 파지-특이 효소인 리소좀(lysosome)에 의해서 이루어진다. 파지입자의 개수는 간단하고 신속한 플라크(plaque)검사에 의해서 측정될 수 있다. 영양한천배지 표면에서 배양된 세균층(lawn)에 단일 파지입자가 고정되면 감염된 세균의 주위세균까지 감염시키며 수 시간 내에 수백만 개의 파지를 복제하여 세균층 위에 육안으로 확인 가능한 "구멍" 즉 플라크를 만든다(그림 8.3) 파지는 숙주세균과의 관계의 양상에 따라 독성(virulent) 혹은 온순성(temperate) 파지로 구분한다.

A. 독성파지 Virulent phage

독성파지가 세균에 감염될 경우 세포용해에 의해 필연적으로 세포의 죽음을 유발하며 이때 새로 합성된 파지입자들이 방출된다. 적절한 조건 하에서 하나의 파지입자에 감염된 세균은 20분 내에 수백 개의 자손파지를 생산할 수 있다. [주: 일반적으로 하나의 세균종을 공격하는 파지는 다른 세균종을 감염시키지 않는다.]

B. 온순성 파지 Temperate phage

온순성 파지에 감염된 세균도 독성파지에 감염된 세균과 같은 운명(감염에 이은 신속한 세포용해)을 가질 수 있다. 하지만 다른 결과가 발생할 수 있는데 파지 DNA가 세포 내에 들어간 후 자가복제되지 않고 숙주세포의 염색체와 융합되게 된다. 이러한 상태의 파지를 프로파지(prophage)라 하며, 파지유전자의 발현은 파지유전체 내에서 생산되는 억제단백질에 의해서 억제되게 된다. 새로운 파지입자의 생성이 억제되어 숙주세포는 생존이 가능하며 파지 DNA는 숙주 염색체의 일부로서 복제되게 된다.

C. 용원성 세균 Lysogenic bacteria

용원성 세균은 프로파지를 가지고 있는 세균으로서 이러한 현상을 용원(lysogeny)이라 명명하고, 이러한 세균은 용원상태(lysogenized)에 있다고 정의한다. 비용원성 세균은 온순성 파지의 감염을 통해 용원성으로 만들 수 있다. 프로파지와 세균세포와의 공존은 상당히 안정적이나 숙주 DNA의 손상을 유발하는 자외선 노출 등의 다양한 처치에 의해서 불안정화될 수 있다. DNA 손상이 일어난 경우 파지유전자의 억제가 멈추고 프로파지는 숙주염색체에서 절단되어 나와 자가복제를 시작하고 자손파지입자를 생성해낸다. 이 경우 숙주세포는 독성파지를 가진 경우와 마찬가지로 용해된다. 잠복성(latent)의 프로파지 상태에서 바이러스가 생성되는 것을 유도(induction)라고 한다. 프로파지의 존재에 의해 용원현상이 획득되는 것을 "용원성 전환(lysogenic conversion)"이라 한다.

IV. 유전자 전달 Gene Transfer

한 세균에서 다른 세균으로 유전자가 전달되는 대표적인 3가지의 기전은 접합(conjugation), 형질도입(transduction), 형질전환(transformation)이다. 일반적으로 전달된 DNA는 복제시작점(origin of replication)을 갖고 있지 않기 때문에 이러한 유전자는 전달된 유전자가 복제시작점을 가진 염색체에 삽입될 경우에만 다음 세대로 전달될 수 있다. 플라스미드는 복제시작점을 갖고 있으며 염색체에 삽입되지 않고도 다음 세대에 유지된다.

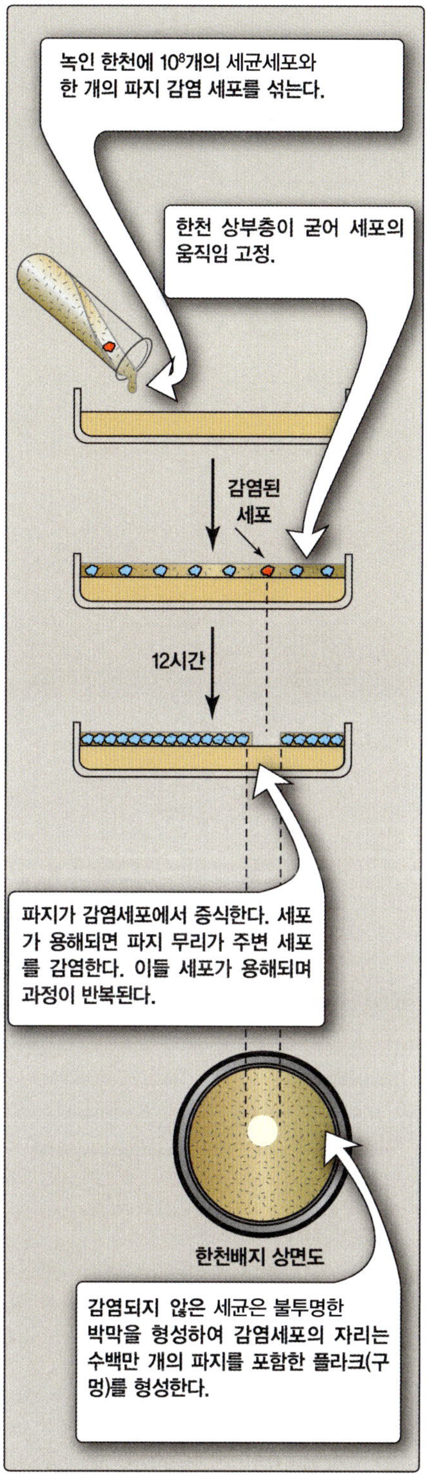

그림 8.3
플라크법에 의한 박테리오파지의 육안 확인

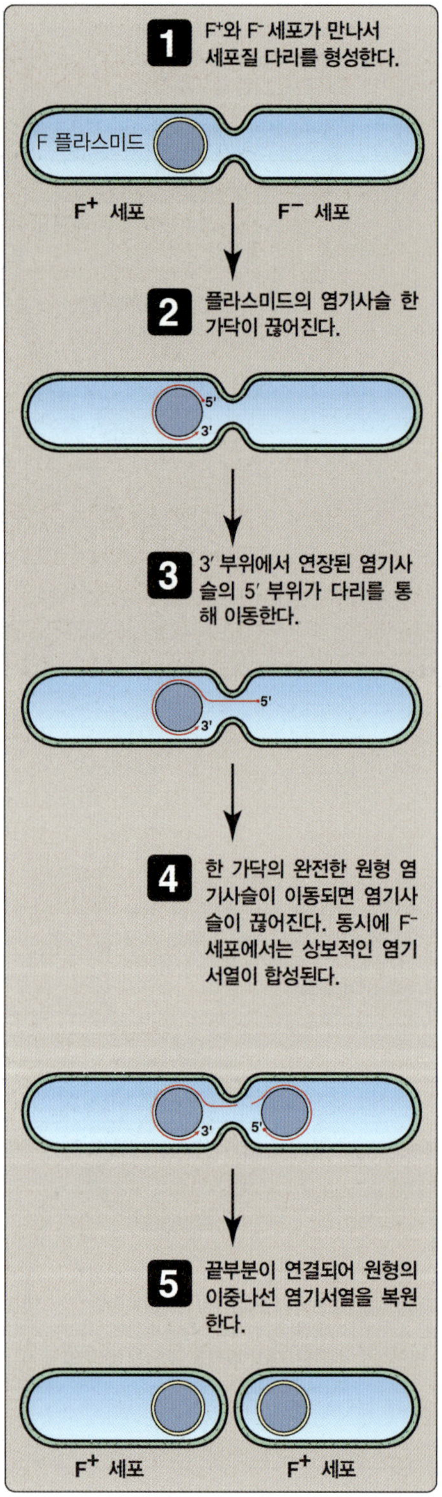

그림 8.4

접합플라스미드의 세포간 전달(세균 염색체는 표시하지 않았다.)

A. 접합 Conjugation

접합(conjugation)은 세포간 접촉에 의해 한 세포에서 다른 세포로 세균의 유전자전달이 일어나는 것이다. 전달세포(웅성)와 수용세포(자성)들은 서로간의 접촉을 위한 적절한 유전적 구성을 갖추고 DNA가 전달될 세포질다리(cytoplasmic bridge)를 형성한다. 구체적으로, 이러한 과정에서 전달세포가 성 섬모(sex pili)라 불리는 머리카락 같은 돌출구조를 가지고 이것을 통해 수용세포의 표면에 존재하는 특이적인 수용체부위와 접촉한다. 이러한 접촉을 통해 DNA 전달이 시작될 수 있는 비교적 안정한 세포쌍이 만들어진다(그림 8.4)

B. 형질도입 Transduction

형질도입은 세포간 접촉 없이 파지벡터에 의해 한 세포에서 다른 세포로 유전자가 전달되는 과정을 일컫는다. 이러한 현상은 크게 두 가지로 구분되는데 하나는 일반 형질도입(generalized transduction)과 다른 하나는 특수 형질도입(specialized transduction)이다. 두 경우 모두 형질전환파지는 온순성 파지이기 때문에 수용세포는 파지감염 후에도 생존할 수 있다.

1. **일반 형질도입:** 일반 형질도입에서는 파지에 의해 유발된 세균 염색체의 분열로 인해 세균의 DNA가 무작위적인 조각으로 잘라지는데 이것이 파지 DNA와 함께 우연히 파지단백외피 내에 포함된다(그림 8.5A). 드물지만 이렇게 형성된 파지가 세포에 감염될 경우 파지는 세포 안으로 세균의 DNA를 삽입한다. 만약 이러한 DNA 절편이 재조합에 의해 수용세포 염색체 안으로 통합될 경우 수용세포는 안정적으로 형질도입된다.

2. **특수 형질도입:** 특수 형질도입에서는 형질전환파지가 프로파지상태에서 삽입되는 부위와 근접하게 위치한 일부의 세균유전자가 형질도입되는 것이다(그림 8.5B). 파지는 드물지만 비전형적인 형태의 절단을 통해 세균의 염색체에서 이러한 유전자를 획득하게 된다. 일반적으로 특수형질전환의 파지입자는 파지와 박테리아 DNA가 단일 분자로 연결된 형태를 갖게 된다. 다른 세포를 감염시킨 후에, 이러한 융합-분자는 파지가 프로파지가 되기 위한 일반적인 과정처럼 수혜세포의 염색체 안으로 통합되게 된다.

C. 형질전환 Transformation

형질전환은 원형(naked) 상태의 DNA 형태로 세포간 유전자가 전달되는 것이다. 1928년에 발견된 형질전환현상은 생물학에서 가장 중요한 발견 중 하나로 DNA가 유전물질임을 밝히는 데 공헌했다. 형질전환현상 자체에 대한 연구들을 통해 세포의 형질전환 능력(competence)은 세포막을 통해 DNA가 통과할 수 있는 일시적인 생리적 상태에 좌우된다는 것을 밝혀냈다. 유리상태에서 이중나선인 DNA는 수용세포 안으로 들어가며 이중나선 중 한 가닥이 뉴클레아제

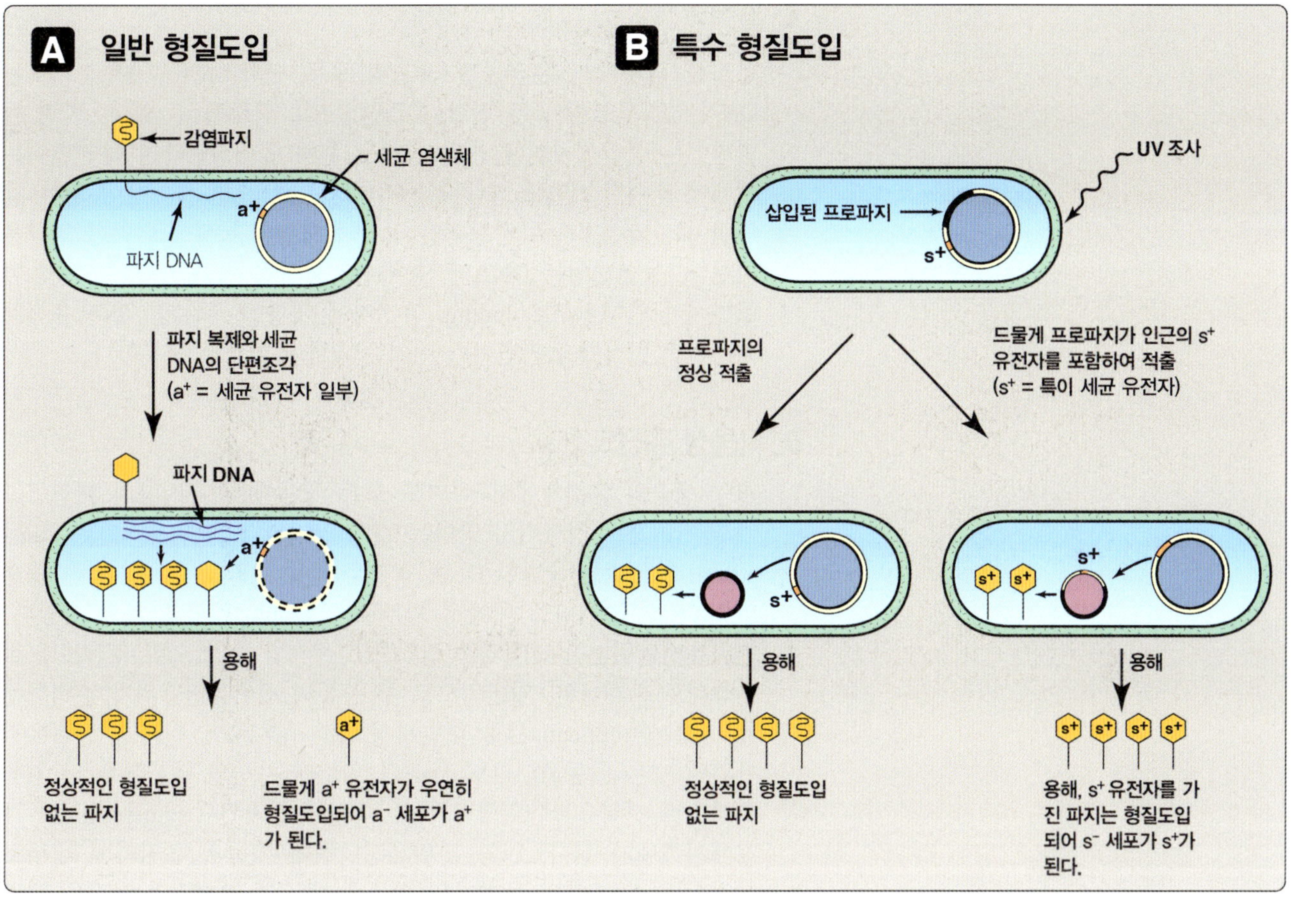

그림 8.5

특정 파지는 세균의 유전자를 포함하여 다른 세균에 전달할 수 있다. (A) 모든 종류의 세균유전자가 전달될 수 있는 기전, (B) 프로파지와 근접한 특정한 유전자가 전달될 수 있는 기전

(nuclease)에 의해서 제거된다. 남은 단일염기가닥은 염색체 안으로 침투하여 염기서열 유사성(homology)이 있는 부위를 찾게 된다. 유사한 서열이 발견될 경우 해당 염기가닥은 기존 염색체의 두 가닥 중 하나를 절단-복제(cut-and-paste)방식으로 치환하게 된다.

V. 유전적 변이 Genetic Variation

순수 "세균" 배양액 안의 모든 세포는 단일세포에서 기원한 것이지만 이러한 배양은 흔히 원래의 세포와 다른 세포를 포함하게 된다. 전부는 아니지만 이러한 변이체(mutant)의 대부분은 DNA의 변형인 돌연변이(mutation)에 의한 것이다.

A. 돌연변이 Mutations

엄밀한 의미에서 유전물질 구조의 모든 변화, 보다 구체적으로는 DNA 염기서열의 모든 변화는 돌연변이로 간주될 수 있다. 몇몇 돌연변이는 불안정하며(원래의 상태로 흔히 돌아감) 다른 돌연변이는 개체에 뚜렷한 영향을 끼치지 못한다. 통상의 연구 대상이 되는 돌연변이는 일반적으로 안정적인 것이며 개체의 특성에 어떠한 영향을 미친다. 돌연변이는 DNA에 일어나는 화학적 변화의 종류, 언제 돌연변이가 단백질부호(coding) 유전자에 영향을 주는가, 혹은 유전자 메시지의 번역에 돌연변이가 미치는 영향에 따라서 구분한다.

B. 이동성 유전요소 Mobile genetic element

최근 세균의 유전체에서—아마도 모든 개체에서—유전자의 배열구조가 완전하게 안정적이지 않다는 것이 알려졌다. 전위유전단위(transposon)라 불리는 특별한 DNA 절편은 염색체내 한 곳에서 다른 곳으로, 혹은 플라스미드 내에서 외부로 이동하는 능력을 가지고 있다. 전위유전단위는 유전체와 독립적으로 존재할 수 없으며 유전체내 절편상태로 존재한다. 일반적으로 두 종류의 전위유전단위가 존재하는데, 반복성(replicative)과 비반복성으로 구분된다. 반복성 전위유전단위의 경우 이동하더라도 원래의 위치에 자신의 복사본을 남긴다. 그러므로 전위유전단위의 복사본 수는 유전자전위(transposition) 과정에서 2배가 된다. 만약 전위유전단위가 기능적 유전자의 내부로 삽입되는 경우 해당 유전자의 기능은 대부분 억제된다(이것은 전위유전단위가 처음 발견된 계기이기도 하다). 유전자전위 과정 및 전형적인 반복성 전위유전단위의 구조는 **그림 8.6**에 나와 있다. 이러

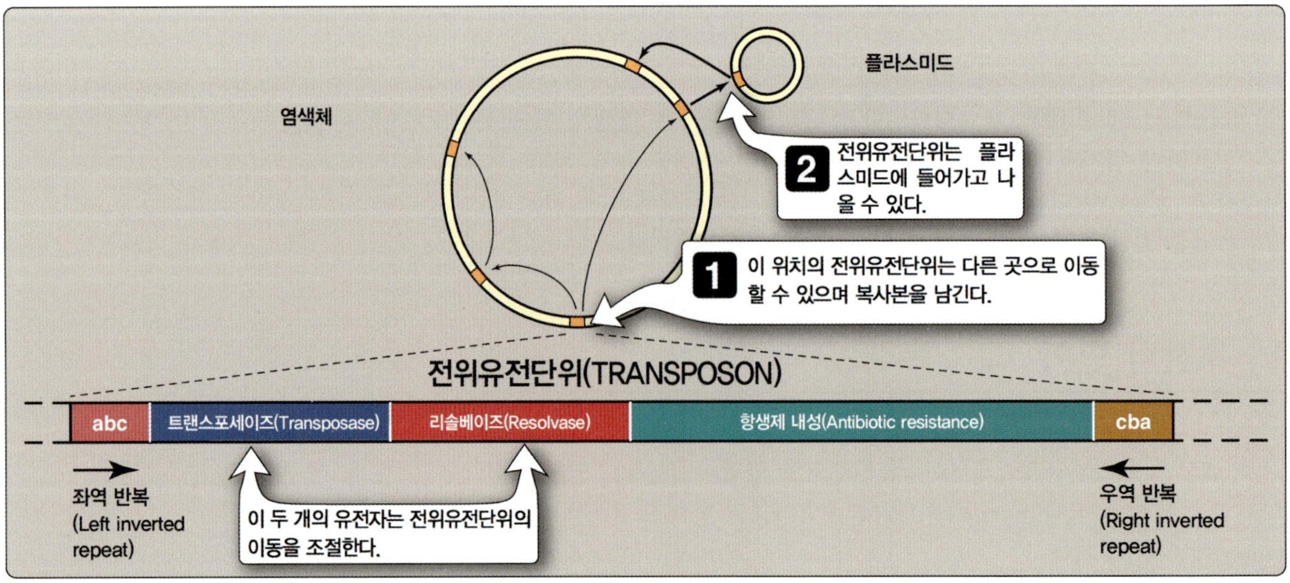

그림 8.6
전위유전단위는 염색체 내 한 곳에서 다른 곳으로 이동할 수 있으며 이 경우 원래의 자리에 자신의 사본을 남길 수 있다.

한 전위유전단위는 3개의 유전자를 갖고 있으며 5 kb의 크기를 가지고 있다. 트랜스포세이즈(transposase)와 리솔베이즈(resolvase) 유전자는 유전자전위 과정에 관여하는 효소를 만들어내며 항생제 저항성 유전자는 동반 유전자(passenger)이다. 전위유전단위는 양 경계에 약 50 염기의 짧은 역반복(inverted repeat) 염기서열을 가지고 있다. 이러한 역반복서열은 유전자전위가 시작될 때 트랜스포세이즈에 의해 인지되는 부위이다. 이동성 유전요소는 자연세균군총에서의 유전적 변이의 상당부분을 담당하는 것으로 여겨지며 항생제 저항성 유전자의 확산에도 관여한다.

C. 항생제 저항성 획득기전

Mechanisms of acquired antibiotic resistance

항생제 저항성은 세균의 유전정보의 일시적 혹은 영구적인 획득이나 변화를 통해 얻어진다. 대부분의 저항성 유전자는 플라스미드와 관계되어 있으나 플라스미드에 의해서 매개되는 특질은 염색체 내의 요소와 교환될 수 있다. 플라스미드에서 염색체로 유전물질이 전달되는 것은 단순재조합에 의해서 일어나지만 이러한 현상은 전위유전단위에 의해 높은 수준으로 촉진될 수 있다. 플라스미드 기원의 베타-락타메이즈(beta-lactamase), 테트라사이클린(tetracycline)-내성유전자, 아미노글리코사이드(aminoglycoside) 변형효소 등의 많은 종류의 항생제 내성 유전자는 전위유전단위 안에 구성되어 있다. 항생제에 대한 내성은 5가지 주요 기전에 의해서 발생한다(그림 8.7).

1. **항생제 흡수감소:** 그람음성균은 베타-락탐 항생제, 테트라사이클린, 클로람페니콜(chloramphenicol) 등의 특정 약제의 침투를 제한할 수 있는데 이것은 세포외막의 포린(채널을 형성하는 단백질)의 숫자나 구조를 바꿈으로써 가능하다.

2. **항생제 배출:** 어떤 그람음성균은 여러 요소로 구성된 세포막에 위치한 배출기전을 갖고 있으며, 세제나 항생제와 같은 다양한 독성물질을 인지하고 배출한다. 이 기전과 관련된 유전자는 엄격히 조절되며 펌프에 의하여 물질을 인지한 후에 유도된다.

3. **항생제의 표적의 변화:** 베타-락탐 계열 항생제에 대한 내성을 갖는 폐렴사슬알균은 주요 세균 페니실린결합단백질(major bacterial penicillin-binding protein) 중 하나 혹은 그 이상의 변형이 있으며 항생제와 해당 표적 간의 결합을 저해한다.

4. **항생제를 분해하거나 변화시키는 능력의 획득:** 항생제 불활성화효소의 예는 (1) 베타-락타메이즈(β-lactamase)의 페니실린, 세팔로스포린(cephalosporin), 혹은 이와 관련된 약제의 베타-락탐 고리를 가수분해로 불활성화, (2) 아세틸트렌스퍼레이즈(acetyltransferase)의 항생제에 아세틸기를 전달함으로써 클로람페니콜이나 아미노클리코사이드를 불활성화, (3) 에스터레이즈(esterase)의 마크로리드(macrolide)의 락톤고리(lacton ring)를 가수분해한다.

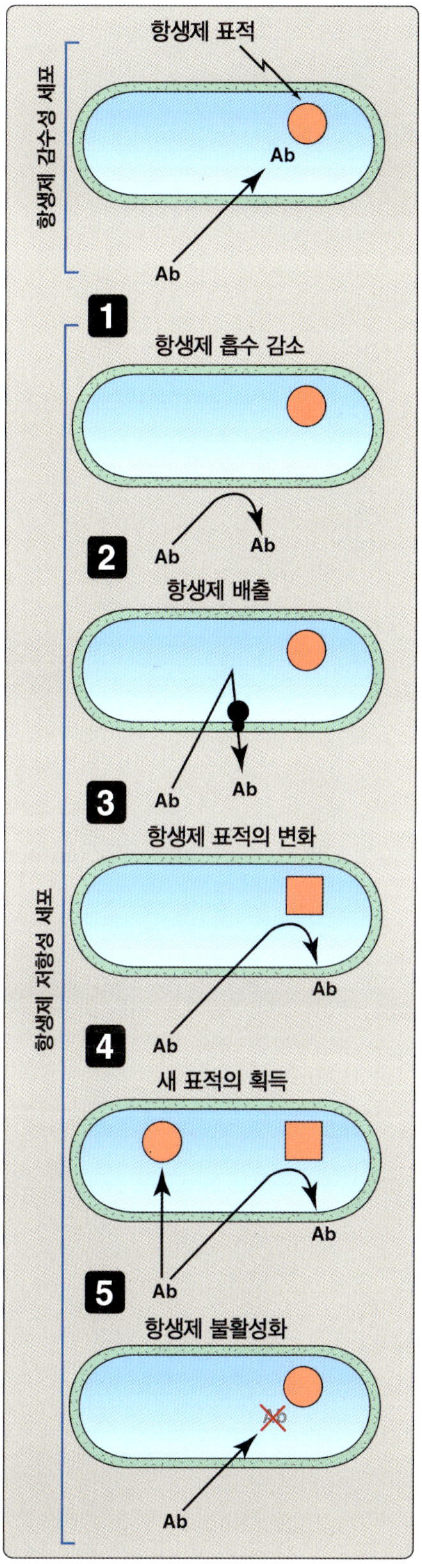

그림 8.7

항생제 저항성을 나타내는 5가지 일반적인 기전

5. **새로운 표적의 획득:** 어떤 황색포도알균(*Staphylococcus aureus*)은 반코마이신(vancomycin)에 내성을 가지며 주요 펩티드의 D-ala-D-lac(반코마이신의 표적)을 D-ala-D-lac로 전환하는 유전자를 발현한다. 새로운 표적은 중합하여 세포벽의 펩티도글리간의 안정성을 유지하므로 D-ala-D-lac은 반코마이신과 결합하지 않으므로 항생제의 효과가 더 이상 없다.

VI. 유전자 조절 Gene Regulation

대다수의 세균은 자신에게 필요한 유기화합물들(아미노산, 핵산, 당질, 지질)의 대부분을 생산할 수 있고 이러한 점에서 고등생물보다 좀 더 높은 적응력을 갖는다. 이러한 풍부한 대사능력은 개체가 영양적으로 불리한 환경에 있을 때 명백한 장점을 제공하지만 영양이 충분한 환경에서는 세균이 불필요한 생합성효소를 항상 사용 가능한 상태로 유지해야 한다는 것이 오히려 비경제적인 일이다. 그러므로 세균은 필요할 때만 일정 대사효소를 생산하는 다양한 기전을 진화시켜 왔다. 대부분의 대사물질(metabolite)의 조절기전은 mRNA의 단백질 번역을 조절하는 것보다 유전자가 mRNA로 전사되는 것을 조절하는 것이다. 다음의 예는 *E. coli*가 *lac* 오페론(operon)의 발현을 조절하는 예이다.

A. 음성 조절(억제) Negative control (repression)

젖당은 포도당과 갈락토오스로 구성된 이당류로서 유제품에서 관찰된다. 젖당대사의 첫 번째 단계는 베타-갈락토시데이즈(β-galactosidase)라는 효소에 의해 이당류가 단당류로 분리되는 것이다. 비효율적인 낭비를 막기 위해서 세균은 성장배지 내에 젖당이 존재하는 경우에는 베타-갈락토시데이스를 합성한다. 세균의 이러한 조절은 억제(repressor)단백질을 만듦으로써 수행하는데 이 단백질은 젖당이 없을 때 베타갈락토시데이스 유전자 시작부위에 가까이 있는 DNA(operator site)의 특정한 영역에 결합한다(그림 8.8A). 억제자가 결합되어 있을 때 작동영역의 상위(upstream)에 위치한 프로모터를 인지하는 RNA 중합효소가 유전자의 전사를 시작하는 것을 방해한다. 젖당이 존재하는 경우 젖당은 억제단백질과 결합하여 이러한 억제자가 DNA와 결합하는 것을 막고 해당 유전자가 전사되도록 한다. 베타갈락토시데이스는 실질적으로 3개의 연속된 유전자군 중 하나로 나머지 2개는 락토스퍼미에이즈(lactose permease), 베타갈락토사이드 트랜스아세틸레이즈(β-galactoside transacetylase)이다. 이 3종류의 유전자는 모두 동일한 억제자에 의해서 조절되며 *lac* 오페론을 이룬다. 이러한 기전을 총칭해서 음성 조절(negative control)이라 부르는데 이것은 조절요소(억제자)가 전사를 억제하는 역할을 하기 때문이다. 이 경우는 락토오스는 *lac* 오페론의 유도자(inducer) 역할을 한다. [주: 다른 경우에 유리된 억제자가 다른 종류의 화합물(corepressor)과 결합하기 이전에는 억제를 하지 못하는 경우가 있다. 예를 들어, 트립

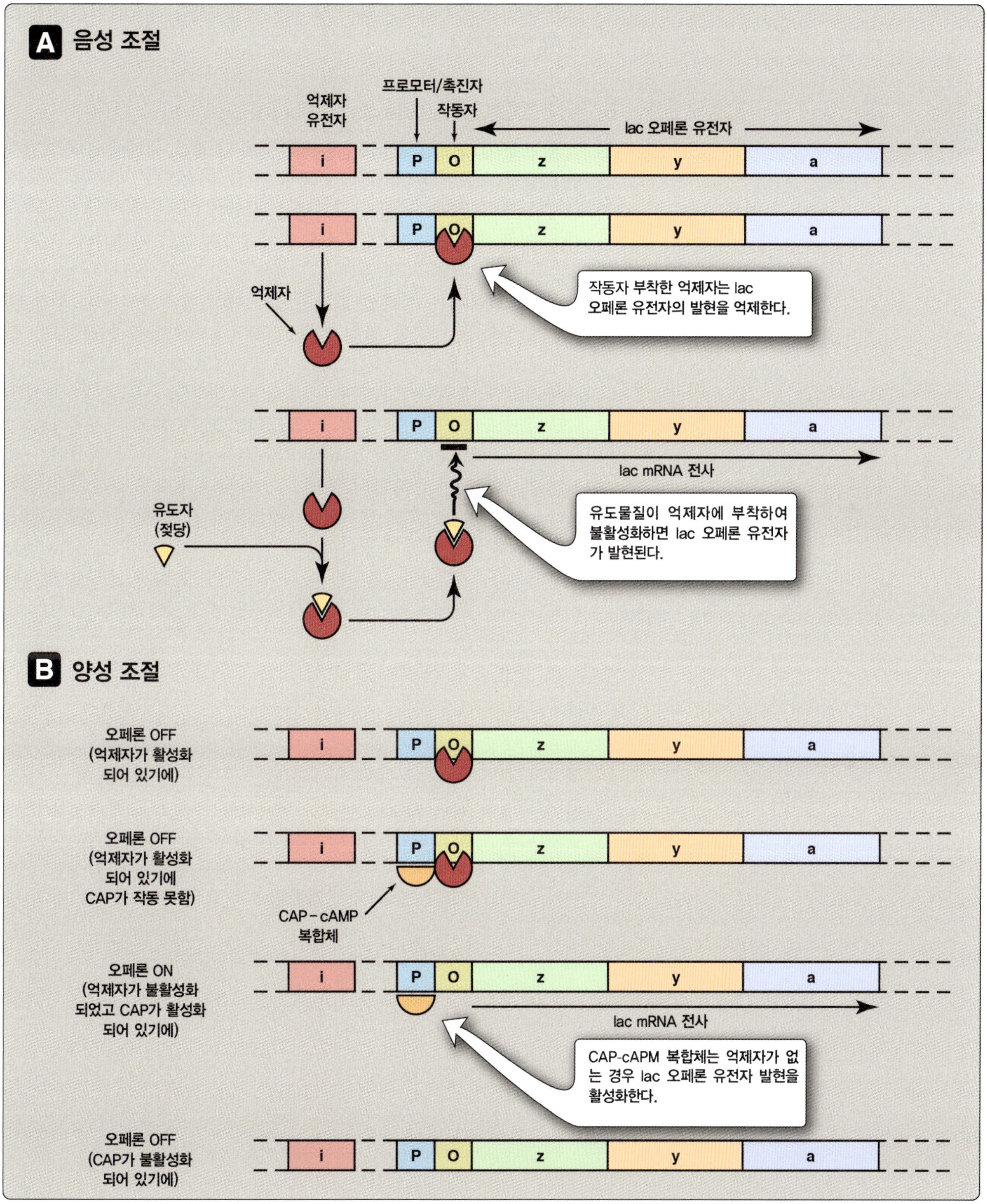

그림 8.8

A와 **B.** 세균유전자는 억제자에 의해 음성적으로 혹은 활성자에 의해 양성적으로 조절될 수 있다. CAP = carbohydrate activator protein; cAMP = cyclic adenosine monophosphate

토판(tryptophan) 오페론의 억제자는 트립토판과 결합하여야만 비로소 활성화된다.]

B. 양성 조절(Catabolite activation) Positive control

만약 세균이 포도당과 다른 종류의 당을 포함한 배지에서 배양된다면 세균은 포도당을 유일한 에너지원으로 이용한다. 이것은 유도자로서의 당이 존재하더라도 포도당을 제외한 다른 종류의 당을 사용하기 위한 모든 오페론의 전사가 일어나지 못하기 때문이다. 이러한 이유는 *lac* 오페론 외의 당-이용 오페론들이 CAP(catabolite activator protein)라 불리는 특정한 단백질에 의해서 활성화되어야 하기 때문인데 CAP 단백질은 또한 cyclic AMP와 복합체를 이룰 때만 활성물질로서 작용할 수 있다. [주: CAP는 CRP(cyclic AMP receptor protein)로도 불린다.] 포도당은 cyclic AMP의 수준을 조절함으로써 CAP 활성도를 조절할 수 있다. 포도당이 높은 농도로 존재하는 경우 cyclic AMP의 농도가 저하되어 당-이용 오페론들의 활성화가 억제된다. 포도당이 존재하지 않거나 아주 낮은 농도로 존재하는 경우 cyclic AMP가 증가되어 당-이용 오페론들이 활성화된다(그림 8.8B). 비록 이 과정이 양성 조절이어도 통상 "탄수화물 억제(carbohydrate repression)"로 불린다. 함수탄소 억제는 단일 활성자 단백질에 의해서 조절되는 많은 오페론에 의한 광범위한 조절기전이다.

C. RNA 중합효소 특이성의 변형

Modifications of RNA polymerase specificity

세균은 종종 환경적인 악조건에 대응하기 위해 많은 수의 유전자를 켜거나 끄도록(switch on or off) 유도될 수 있다. 예를 들어, 영양결핍 상태에서 많은 종들은 포자를 만드는데 이것은 대사경로들의 많은 변화를 필요로 한다. 유사한 경우로 높은 온도에의 갑작스러운 노출(열충격, heat shock)은 많은 종류의 새로운 단백질의 합성을 유도한다. 두 가지 경우 모두 유전자발현의 변화는 RNA 중합효소의 변화에 의한 것으로 통상의 sigma 단위(σ)가 다른 종류의 프로모터를 인지하는 다른 단위로 치환되는 변화에 의한 것이다.

포도알균

Staphylococci

9

I. 개요 Overview

포도알균(staphlylococci)과 사슬알균(streptococci)은 임상에서 중요한 그람양성 알균이다. 포도알균에 의한 감염의 결과는 무시할 만한 것에서부터 순식간에 치명적이 될 수 있을 정도로 다양하다. 포도알균감염은 특히 병원내 감염되었을 때 더 치료하기 어려운데, 이는 포도알균은 항생제 내성 발현에 대한 능력 때문이다. 포도알균은 자연계에서도 널리 존재하는, 10여 종은 사람 정상균무리의 일부로 존재한다. 포도알균속 중 가장 독성이 강한 황색포도알균(*Staphlyococcus aureus*)은 가장 흔한 세균감염의 원인균이며, 식중독 및 독소충격 증후군(toxic shock syndrome)의 중요한 원인균이다. 독성이 덜 강한 포도알균종들 중에서 표피포도알균(*Staphylococcus epidermidis*)은 보철물 감염의 중요한 원인이 되고 반면, 부생성포도알균(*Staphylococcus saprophyticus*)은 요도감염, 여성에 있어 방광염을 일으킨다. 그림 9.1은 이 장에서 기술할 포도알균을 요약한 것이다.

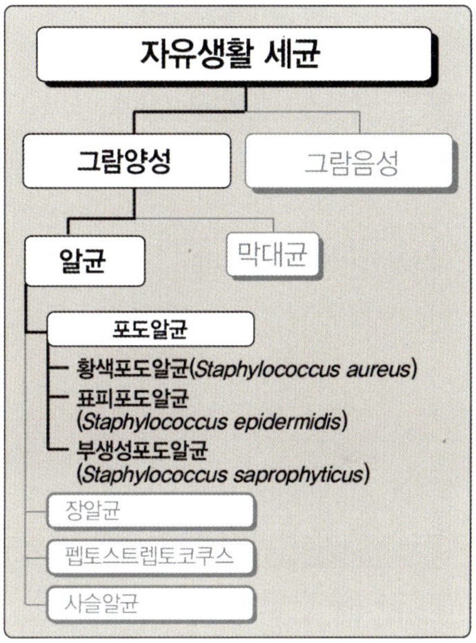

그림 9.1

포도알균의 분류

II. 일반 특징 General Features

포도알균은 그람양성 진하게 염색된다(그림 9.2). 구형의, 포도 송이모양 배열을 보인다. 포도알균 증식에는 다양한 아미노산과 증식인자(growth factors)가 첨가된 영양액체배지와 혈액한천배지(enriched media)에서 배양한다. 포도알균은 조건 무산소균(facultatively anaerobic organisms)이다. 포도알균은 카탈레이즈(catalase)를 생산 여부에 따라, 카탈레이즈-음성 사슬알균과 구별될 수 있는 하나의 특징이다. 포도알균 중 가장 독성이 강한 종은 황색포도알균이며 이들은 거의 대부분 구연산염이 첨가된 혈장을 응고시키는 혈장응고효소(coagulase)를 분비한다. 이따금씩 질병을 일으키면서 혈장응고효소가 없는 다른 종을, 흔히 혈장응고효소-음성 포도알균이라고 한다. 포도알균들은 열과 건조 환경에 강하여 감염원(infection sources)의 역할을 하는 매개물(무생물) 상에서 오랜 기간 살아남을 수 있다. 음식 또는 잠재적으로 감염된 사람과의 접촉 전후에 손을 자주 씻음으로써 포도알균성 질병의 전파를 줄일 수 있다.

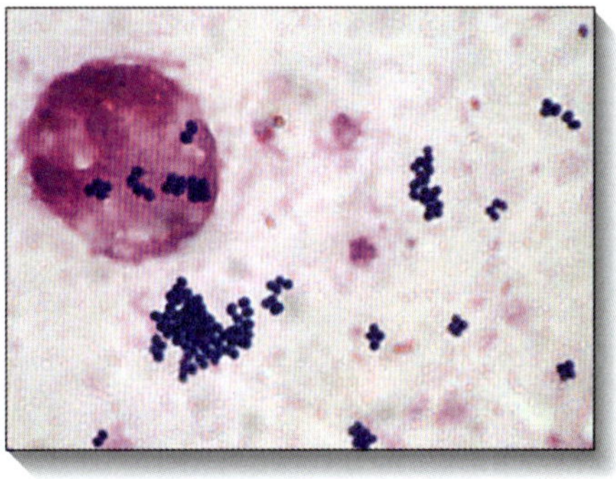

그림 9.2

황색포도알균의 그람염색

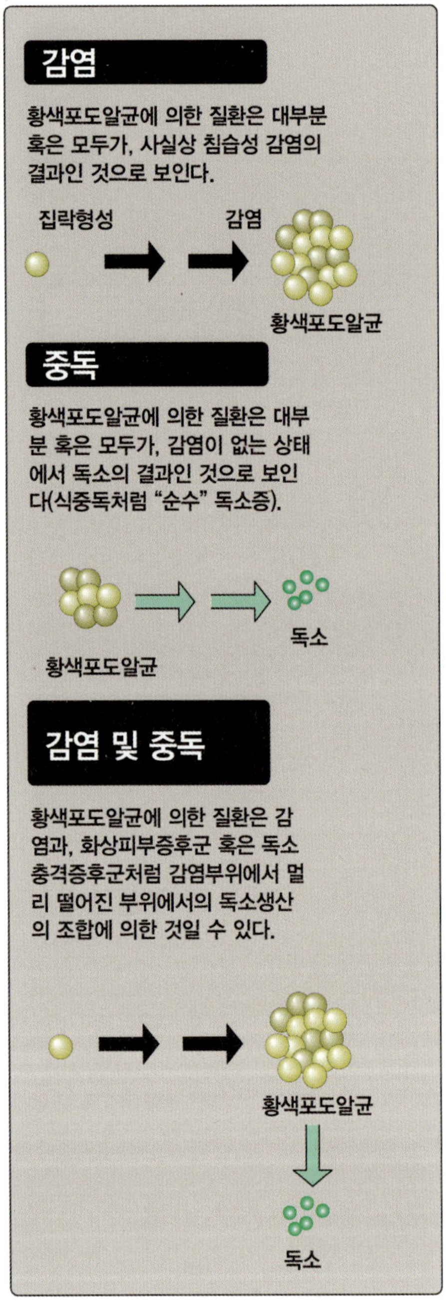

그림 9.3
황색포도알균 감염으로 초래되는 질환의 원인

III. 황색포도알균 *Staphylococcus aureus*

일반적으로 황색포도알균에 감염은 피부손상 또는 이물체 유입(예를 들면, 상처, 외과적 감염, 또는 대정맥삽입 카테터), 막힌 모낭(모낭염, folliculitis), 약화된 면역체계와 같이 숙주가 취약한 상태이어야 한다. 황색포도알균에 의한 질환은: (1) 거의 혹은 완전히 실질적인 침습성 감염, 숙주 방어기전을 능가한 결과 및 침습을 용이하게 하는 세포외 물질을 생산한 결과; (2) 침습성 감염이 없더라도 독소에 의하여("순수" 독소증); 또는 (3) 침습성 감염과 중독(intoxication)이 혼합되어 일어난다(**그림 9.3**).

A. 역학 Epidemiology

황색포도알균은 종종 건강인의 피부와 점막에 존재한다. 보균자들은 보균자 자신 및 다른 사람들을 감염시키는 감염원으로서의 역할을 한다. 예를 들면, 직접접촉으로 무생물성 매개물(감염원이 될 수 있는 문손잡이와 같은 물체들)을 오염, 혹은 식중독을 일으킬 수 있는 음식물을 오염으로 전파된다.

B. 발병기전 Pathogenesis

독성인자들(virulence factors)은 미생물로 하여금 질병을 유발시킬 수 있도록 하는 유전적, 생화학적, 혹은 구조적인 특성이 있다. 감염에 의한 임상적 증상은 병원체의 독성과 이에 대항하는 숙주 방어기전이 얼마나 효과적이냐에 따라 다르다. 황색포도알균은 많은 잠재적인 독성인자들을 발현한다(**그림 9.4**). [주: 혈장응고효소의 활성으로 다형핵 호중구(polymorphonuclear neutrophils, PMNs) 및 다른 면역방어물질들의 접근을 제한하는 국소적 혈액응고가 일어난다. 이러한 작용으로 인해, 심지어 혈장응고효소를 생산하지 못하는 돌연변이가 동물모델에서 독성을 유지하더라도 혈장응고효소를 독성인자로 여기게 될 것이다.] 황색포도알균에 의한 대부분 질환에서, 발병기전은 여러 가지 독성인자들의 협력 작용에 따라 달라서, 어떤 인자의 역할을 정확히 단정하기가 어렵다.

1. **세포벽 독성인자들:**

   a. **협막(Capsule):** 임상적으로 분리한 대부분의 균들은 유형 5 혹은 유형 8의 미세협막(microcapsule) 다당질을 발현하고 있다. 협막층은 매우 얇지만, 협막이 있으면 포식작용(phagocytosis)에 대해 강한 저항성을 나타낸다. 임상적으로 분리한 균들은 협막을 생산하지만 시험관 외 배양조건에서는 협막 발현능력을 신속하게 상실한다.

   b. **단백질 A(Protein A):** 단백질 A는 황색포도알균 세포벽의 주요 구성성분이다. 단백질 A는 IgG의 Fc 부위에 결합하여, 항옵소닌(결과적으로 강한 항포식작용을 나타내게 됨) 효과를 발휘한다.

c. **피브로넥틴결합 단백질(Fibronectin-binding protein, FnBP)**: 피브로넥틴결합 단백질 및 다른 포도알균 표면단백질은 세균이 점막세포와 조직 기질에 잘 붙게 한다.

d. **응집인자(Clumping factor)**: 이 FnBP는 혈장이 있는 상태에서 미생물의 응집을 촉진한다.

2. **세포용해성 외독소(Cytolytic exotoxins)**: α, β, γ 및 δ 독소는 포유동물세포(적혈구 포함)의 막을 공격하며, 흔히 헤모라이신(hemolysins)으로 불린다. α-독소는 가장 연구가 많이 된 독소이며, 그 유전자가 염색체에 암호화되어 있다. α-독소는 중합(polymerization)하여 세포막에 구멍을 내는 관을 형성함으로써 세포의 중요 분자들이 소실되고, 결국에는 삼투성 세포용해가 일어난다.

3. **판톤-발렌타인 류코시딘(Panton-Valentine leukocidin)**: 구멍형성 독소로서 다형핵 호중구(PMNs)를 파괴한다. 이 독소를 생산하는 균주는 더 강한 독력을 갖는다. 주로, 지역사회(획득)성 메티실린-내성 황색포도알균 주(MRSA)가 이 독소를 생산한다.

4. **초항원 외독소(Superantigen exotoxins)**: 초항원 외독소들은 T 세포수용체(T cell receptor)-MHC class II(Major Histocompatibility Complex class II) 항원 복합체에 대해 친화성이 있다. 초항원 외독소는 증강된 T 림프구 반응을 자극한다(일반적으로 처리된 항원들에 대해서는 전체 T 세포 중 0.01%만이 반응하는 데 비하여, 초항원에 대해서는 20% 정도의 T 세포가 반응한다). 이 차이는 초항원이 T 세포 수용체의 비교적 보존된 부분을 인식할 수 있기 때문에 생긴다. 이렇게 한꺼번에 많은 T 세포의 활성화는 독소충격증후군(toxic shock syndrome)을 초래할 수 있는데, 이는 일차적으로는 인터루킨-2(interleukin-2, IL-2), 인터페론-γ(interferon-γ, INF-γ) 및 종양괴사인자(tumor necrosis factor-α, TNF-α)와 같은 T 세포유래 사이토카인(cytokines)이 비정상적으로 많은 양으로 순환계 내로 방출되기 때문이다.

a. **장독소(Enterotoxins)**: 분리된 황색포도알균의 절반가량이 장독소들(6개의 주요 항원형: A, B, C, D, E, G)을 생산한다. 황색포도알균이 음식을 오염시키고 증식하면서, 섭취하면 식중독을 일으킬 수 있는 장독소를 분비한다. [주: 이 독소는 상부 위창자길(gastrointestinal tract)에 있는 신경수용체와 결합함으로써 뇌에 있는 구토 중추를 자극한다.] 창자독소들은 초항원이며, 심지어 황색포도알균보다 더 열에 강하다. 따라서 의심스런 음식물로부터 항상 세균을 찾아낼 수는 없지만 이 독소는 찾아낼 수 있을 것이다.

b. **독소충격증후군 독소/독소쇼크증후군 독소(Toxic shock syndrome toxin, TSST-1)**: 이 독소는 독소충격증후군의 전형적인

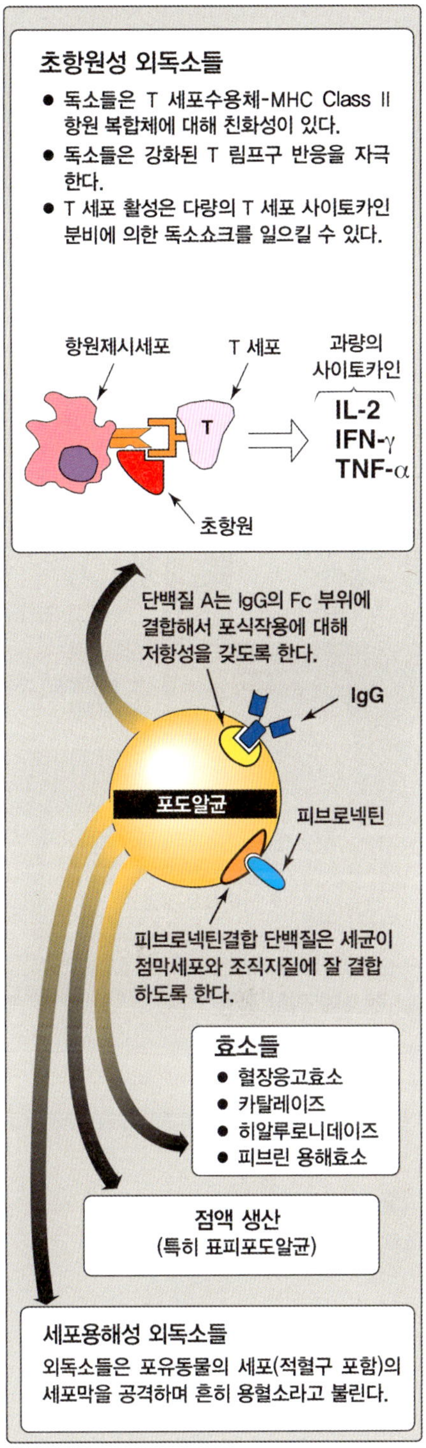

그림 9.4
포도알균 감염의 발병기전에 관여하는 독성인자들. MHC = major histocompatibility complex(주요조직적합성 복합체); IL = interleukin(인터루킨); IFN = interferon(인터페론); TNF = tumor necrosis factor(종양괴사인자); IgG = immunoglobulin G(면역글로불린 G)

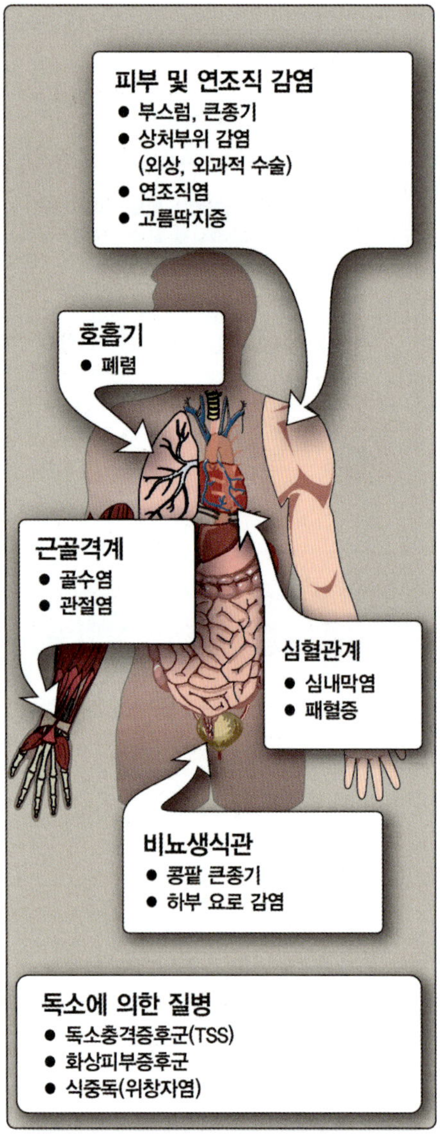

그림 9.5
황색포도알균이 일으키는 질병들

원인이다. 이 독소는 섭취해도 식중독을 일으키지 않지만, 창자 독소와의 분자 구조적 유사성 때문에 가끔 포도알균성 창자독소 F(staphylococcal enterotoxin F)로 불린다.

c. **탈락소/표피탈락독소(Exfoliatin/exfoliative toxin, ET)**: 이 독소 역시 초항원이다. 어린이에 있어서 화상피부증후군(scalded skin syndrome)을 일으킨다. 표피탈락독소는 데스모솜(세포간 부착에 관여하는 세포 구조물)의 구성 성분인 데스모글레인-1(desmoglein-1)을 절단한다. 그 결과로 피부 표피층이 소실된다.

C. 임상적 중요성 Clinical significance

황색포도알균은 조직, 농양 형성, 독소생산함으로써 질병을 유발한다(그림 9.5). 통 몸으로 세균이 들어오는 곳은 피부손상이 있는 곳, 바늘에 찔린 상처 혹은 수술상처 부위이다. 다른 침입 관문은 기도이다. 예를 들면, 포도알균성 폐렴(staphylococcal pneumonia)은 중요한 인플루엔자의 합병증이다. 포도알균에 대한 국소적 숙주반응의 염증으로, 붓고 고름이 차고 조직괴사가 나타난다. 섬유모세포(fibroblast)와 이들이 생산하는 물질은 세균과 백혈구가 있는 염증부위 주위에 벽을 형성할 수 있다. 이러한 벽으로 특유한 고름 채워진 종기(boil) 또는 고름집/농양(abscess)이 형성된다. 감염의 심각한 결과는 세균이 혈액 내로 침투, 혈액침투 결과로 생기는 패혈증(septicemia; 혈액내 병원성 미생물 또는 독소의 존재 및 지속)은 순식간에 치명적이 될 수 있다. 균혈증(bacteremia; 혈액 내 살아 있는 세균의 존재)은 심부 농양, 피부 병터, 또는 폐, 신장, 심장, 골격근, 또는 뇌척수막의 감염을 초래한다.

1. **국소피부감염(Localized skin infection)**: 가장 흔한 황색포도알균 감염증은 털집염(모낭염) 또는 땀샘, 피지샘이 관련된 작은 표피층 농양이다(그림 9.12 참조). 예를 들어, 흔한 다래끼(sty)는 속눈썹 털집이 감염됨으로써 생긴다. 종기/부스럼(furuncles/boils)이라 불리는 피부밑 조직의 농양은 가시파편과 같은 이물질 주위에 형성된다. 이물질을 제거하고 고름을 짜내는 것과 같은 국소적 처치가 이러한 국소피부감염에 효과가 있다. 큰종기(carbuncle)는 더 크고 더 깊은 여러 개의 고름 방을 형성하는 피부감염증으로서, 균혈증을 초래할 수 있다. 치료는 항생제 투여와 외과적 제거가 필요하다. 고름딱지증/농가진(impetigo)은 일반적으로 어린이에게서 나타난다. 고름딱지증은 흔히 화농성/고름 사슬알균(*Streptococcus pyogenes*)에 의해 유발되지만, 황색포도알균 또는 고름사슬알균과 황색포도알균의 감염에 의해서도 유발된다. 사람에서 포도알균감염은 정상적인 숙주 방어작용으로 인하여, 대체로 침입해 들어온 부위에 위치한다.

2. **심부국소감염(Deep, localized infections)**: 표재성 감염이나 피부에 있던 균의 전이와 외상으로 유발된다. 황색포도알균은 급성 및 만

성 골수감염의 가장 흔한 원인균이다. 황색포도알균은 어린이에게 있어 급성 관절강 감염(감염성 관절염, septic joint)의 가장 흔한 원인균이기도 하다. [주: 감염성 관절염은 의학적으로 위급사태인데, 왜냐하면 고름이 순식간에 회복될 수 없는 연골손상을 초래하기 때문이다. 즉각적으로 고름을 배출시키고 항생제로 치료해야 한다.]

3. **급성 심내막염(Acute endocarditis)**: 일반적으로 정맥주사용 약물의 남용과 오염된 약물 투여 혹은 오염된 주사바늘 사용으로 유발된다. 또한 황색포도알균은 주사한 부위 주변피부에 집락을 형성하며, 만약 주사 전에 피부를 소독하지 않으면 멸균된 바늘을 사용하더라도 세균이 연조직과 혈액 내로 들어올 수 있다..

4. **패혈증(Septicemia)**: 패혈증은 중증패혈증(sepsis) 혹은 균혈증(bacteremia)과 함께 일반화된 감염이다. 중증패혈증 혹은 균혈증은 알려진 병터(예를 들어, 감염성 관절염)와 관련이 있을 수도, 혹은 없을 수도 있다(잠재성 병터).

5. **폐렴(Pneumonia)**: 황색포도알균은 중증 괴사성 폐렴을 일으킨다.

6. **병원내 감염(Nosocomial infection)**: 황색포도알균이 병원관련 감염 중 가장 흔한 원인균이며, 병원내 감염은 상처(외과수술에 의한, 욕창에 의한) 또는 카테터관련 균혈증(그림 9.10 참조)을 통하여 일어난다. 종종 패혈증으로 진행된다.

7. **독소증(Toxinose)**: 독소증은 독소의 작용으로 유발되는 질환으로, 종종 독소를 분비한 세균은 검출되지 않는다. 황색포도알균에 의한 독소증에는 다음과 같은 것들이 있다.

   a. **독소쇼크증후군(Toxic shock syndrome, TSS)**: TSS에 걸리면 고열, 발진(광범위 홍반에 이어서 상피탈락이 일어난다는 점에서 화상과 유사), 구토, 설사, 저혈압이 동반되며, 여러 기관에 영향이 미친다(특히 소화기, 신장 및/혹은 간 손상). 1970년대 후반에 월경 중인 여성에서 TSS가 대발병했었다. 이는 여성들이 고도의 흡수력을 가진 탐폰(tampon)을 사용하고 있었던 것과 관련이 있는데, 즉 탐폰을 사용한 여성들의 질에서 TSST-양성 황색포도알균주가 집락을 형성한 것이다. [주: 탐폰은 TSST 발현을 자극했고, 결과적으로 이 독소가 혈액 내로 들어오게 된 것이다.] 시장에서 탐폰을 회수한 이후로 TSS 발병률은 현저히 감소하였다. 현재 발생하는 몇 안 되는 TSS 경우에서, 약 절반은 평상적인 황색포도알균 감염과 관련이 있다. 나머지 반은, 많은 경우 TSST라기보다는, 혈액 내로 들어온 창자독소에 의한 것이다. 그림 9.6은 TSS에서 나타나는 상피탈락(피부 껍질이 벗겨지거나 떨어져 나감)을 보여준다.

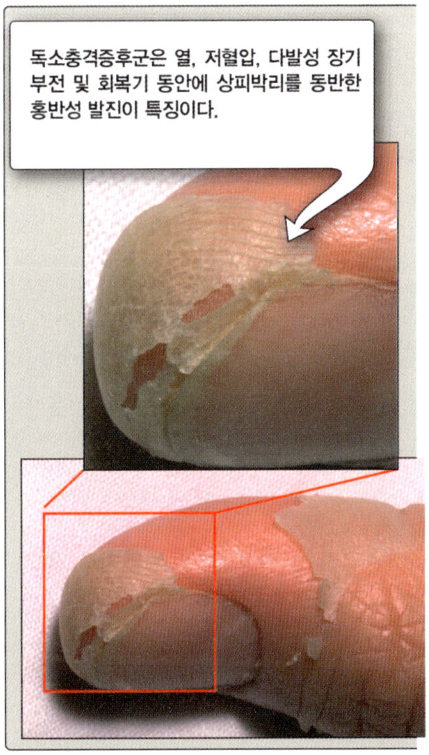

그림 9.6
독소충격증후군을 앓는 사람 피부에서의 상피박리 증상

   b. **포도알균성 위창자염(Staphylococcal gastroenteritis)**: 이것은 창

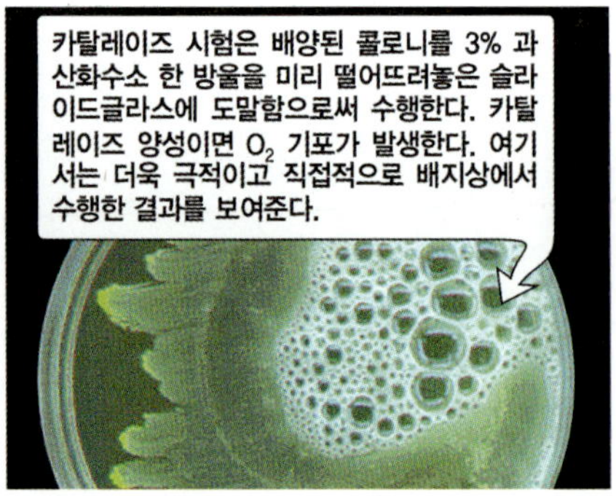

그림 9.7
카탈레이즈-양성 반응을 보이는 배양된 황색포도알균

자독소를 생산하는 황색포도알균에 오염된 음식을 섭취함으로써 유발된다. 음식물을 다루는 사람에 의해 자주 오염되는 이들 음식물은 단백질 함량이 높거나(예를 들면, 달걀샐러드 혹은 크림페스트리) 햄과 같이 짜고(포도알균은 염-저항성임), 적절하게 냉장보관되지 않았을 경향이 있다. 메스꺼움, 구토 및 설사와 같은 증상은 짧은 잠복기(6시간 미만) 후에 급성으로 나타나며, 소화관에서 창자독소의 국소작용에 의해 유발된다. 음식을 먹기 전에 이미 음식에 포도알균 독소가 생산되어 있기 때문에 포도알균성 식중독의 잠복기는 짧다.

c. **화상피부증후군(Scalded skin syndrome)**: 이것은 피부과립층 세포간 접착물질(intercellular adhesives)을 공격하는 표피탈락 독소의 작용으로 피부표층에 큰 물집이 나타나는데, 이 물집이 터지면서 상피가 벗겨진다(그림 9.12 참조). 이 큰 물집은 감염에 의한 것이거나 혹은 다른 부위를 감염시키는 세균이 생산한 독소 때문에 생길 수도 있다.

D. 실험실 동정 Laboratory identification

포도알균의 동정은 주로 현미경 관찰 결과, 집락형태 및 카탈레이즈 양성반응에 의존한다(**그림 9.7**). 포도알균은 그람양성으로 강하게 염색되며, 종종 포도송이 모양으로 보인다(그림 9.2 참조). 황색포도알균은 혈장응고효소-양성이므로, 주로 혈장응고효소-음성인 포도알균과 구별된다. 게다가, 혈장응고효소-음성 포도알균 같이 회색을 띠며 비용혈성인 것과 달리, 황색포도알균 집락은 노란색을 띠며("aureus"는 '황금빛을 띠는'을 의미한다), 용혈성이다(그림 9.12 참조). 또한 황색포도알균은 만니톨-양성이기 때문에 대부분 혈장응고효소-음성인 포도알균과 구별된다.

E. 면역 Immunity

사람이 평생 끊임없이 황색포도알균 감염에 감수성을 보이는 것으로 보아, 황색포도알균 감염은 강하고 오래 지속되는 면역을 유도하지 않는다.

F. 치료 Treatment

황색포도알균 감염은 전신적 항생제 요법뿐만 아니라 국소 병터의 절개 및 배농과 같은 적극적인 치료를 필요로 한다. 황색포도알균이 빈번히 항생제내성 결정인자를 획득하기 때문에 일차선택 항생제를 선택하기가 어렵다. 사실상 모든 지역사회 및 병원에서 획득된 황색포도알균 감염은 현재 페니실린 G에 대한 내성이 있는데, 이 내성은 페니실린분해효소(penicillinase)를 암호화하고 있는 플라스미드 또는 전위유전단위(transposon)에 기인한다. 이러한 이유로, 초기에 일차선택 항생제였던 페니실린 G 대신, 세균의 β-락타메이즈에 대해 저항성을 지닌 메티실린(methicillin) 또는 옥사실린(oxacillin)과 같은

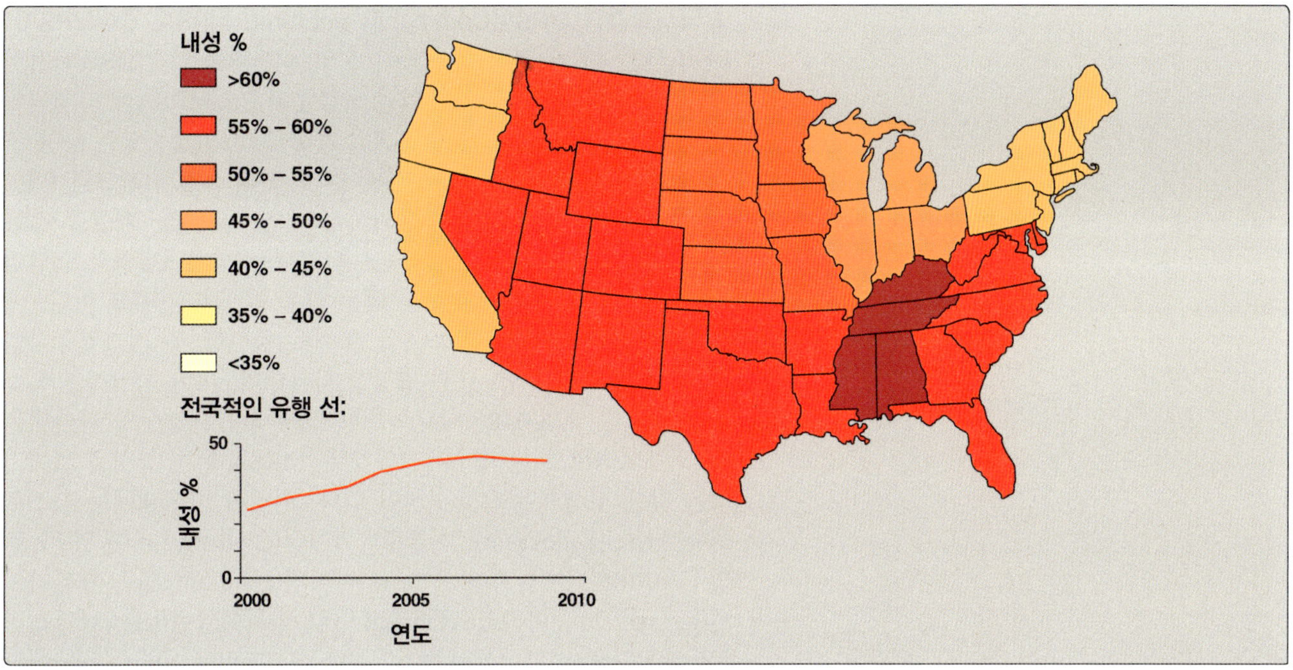

그림 9.8
메티실린 내성 황색포도알균 균주들의 유병률 추세

항생제를 사용하게 되었다. 그러나 메티실린 및 그 관련 항생제의 사용이 늘어나면서, 메티실린, 옥사실린 및 아목시실린(amoxicillin)과 같은 많은 β-락탐계 항생제에 내성을 갖는 황색포도알균이 출현하게 되었다(그림 9.8). 이들 균주는 메티실린-내성 황색포도알균으로 알려져 있다.

1. **병원내감염 메티실린-내성 황색포도알균**(Hospital-acquired methicillin-resistant *S. aureus*, MRSA): 최근 몇십 년 동안 병원 내에서 분리된 황색포도알균 균주의 높은 비율(종종 50% 내외)이 메티실린 또는 옥사실린에 내성임이 관찰되어왔다. 항생제 내성은 독특한 페니실린 결합단백질(penicillin-binding protein, PBP)인 PBP-2a를 암호화하는 유전자가 염색체로 편입되어 들어감으로써 나타난다. PBP-2a는 현재 모든 β-락탐계 항생제에 대해 낮은 친화성을 갖는 새로운 펩티도글리칸 펩티드전이효소(transpeptidase)라서, MRSA로 감염되면 β-락탐계 항생제 치료에 반응하지 않게 된다. 메티실린-감수성 황색포도알균과 비교할 때, MRSA 감염은. 즉 더 오래 병원치료를 받아야 하며, 집중치료실에 입원해 있어야 하고, 오랫동안 기계적 환기가 더 나쁜 결과를 초래한다. 높은 사망률을 보인다. MRSA 균주들은 또한 종종 다른 많은 항생제에도 내성을 갖지만, 반코마이신(vancomycin)과 같은 당펩티드(glycopeptides)에서만은 어느 정도 감수성을 보인다.

2. **지역사회감염 MRSA(Community-acquired MRSA, CA-MRSA):** 1990년대 중반에, 병원에 간 적이 없는 사람들같이 MRSA 감염에 대해 사전 위험인자가 없었던 사람들이 CA-MRSA에 감염되었다는 보고가 있었다. CA-MRSA의 가장 흔한 임상증상은 농양 또는 연조직염(cellulitis) 같은 피부 및 연조직 감염이다(**그림 9.9**). 흔하진 않지만 CA-MRSA는 괴사성 폐렴, 골수염, 패혈증 같은 중증 질환도 일으킬 수 있다. CA-MRSA는 병원내감염과 관련된 MRSA과 구별하는 데 도움이 되는 많은 특성을 가지고 있다. 예를 들어, CA-MRSA는 DNA를 효소로 처리한 후 전기영동하였을 때, 특징적인 DNA 단편 양상을 나타내며, 또한 특이적인 독소를 생산한다. CA-MRSA는 독특한 항생제내성 양상도 나타내는데, 즉 CA-MRSA는 병원내감염-관련 MRSA에 큰 활성을 보이지 않는 많은 항생제에도 감수성이 있다. 이러한 항생제에는 시프로플록사신(ciprofloxacin) 및 클린다마이신(clindamycin)이 있고, 몇몇 CA-MRSA는 심지어 에리트로마이신(erythromycin), 젠타마이신(gentamicin), 리팜핀(refampin), 테트라사이클린(tetracycline)및 트리메토프림-설파메톡사졸(trimethoprim-sulfamethoxazole)에도

약제	HA-MRSA(병원감염 균주)	CA-MRSA(지역사회감염 균주)
환자의 특징	환자들은 대체로 나이가 많고 쇠약하며 (혹은) 만성적으로 병을 앓고 있다.	환자들은 대체로 젊고 건강하다. 어린이, 학생, 운동선수, 군 복무자가 감염 위험성이 높다.
감염부위	분명한 감염부위 없이 균혈증이 흔히 발생한다. 외상부위, 개방성 궤양, 정맥주사 및 요도 카테터의 감염이 자주 일어난다.	흔히 피부 및 연조직이 감염되어, 연조직염 혹은 농양이 생긴다. 감염은 괴사성 지역사회 폐렴, 패혈쇼크, 및 뼈와 관절의 감염을 포함한다.
전파	보건의료기관 내에서 전파된다. 단지 매우 드물게, 가족 접촉을 통해 전파된다.	지역사회에서 전파된다. 가족들, 스포츠팀 및 그 밖의 위험그룹들 사이에서 전파될 수 있다.
병력	MRSA에 감염된 적이 있거나, 최근 수술을 받았거나, 병원에 입원했거나, 혹은 가정돌봄을 받은 적이 있는 환자가 더 잘 감염되는 것으로 보인다. 항생제 사용, 투석 및 영구 카테터 삽입한 사람이 감염 위험성이 높다.	환자들은 특이한 병력 또는 보건의료기관과의 접촉 경험이 없다.
감염균주의 독력	지역사회에서의 감염 확산은 제한적이다. 일반적으로 PVL 유전자들을 가지고 있지 않다.	지역사회에서 감염의 확산이 쉽게 일어난다. PVL 유전자들을 가지고 있으며, 괴사성 연조직 혹은 폐 감염을 주로 일으킨다.
항생제 감수성	다중 약제 내성이 자주 생겨서, 효과적인 치료약의 선택이 제한된다.	CA-MRSA 균주들은 종종 HA-MRSA 보다 더 독성이 강하지만, 더 광범위한 항생제들에 대해 감수성을 나타내는 경향이 있다.

그림 9.9

병원내감염 메티실린-내성 황색포도알균(HA-MRSA)과 지역사회감염 메티실린-내성 황색포도알균(CA-MRSA)의 비교. PVL = Panton-Valentine leukocidin.

감수성이 있다. 건강한 사람을 감염시키는(지역사회감염) 새로운 항생제내성 황색포도알균 균주들은 종종 병원 유래의 더 흔한 균주들보다도 독성이 강하다.

3. **반코마이신 내성:** 반코마이신은 치명적인 황색포도알균 감염의 경험적 치료를 위한 일차선택 항생제였다. 불행히도 1997년에 낮은 수준의 반코마이신 내성을 획득한 몇몇 MRSA들이 분리되었다. 반코마이신 내성균 발생률은 점점 증가해 왔으며, 퀴누프리스틴-달포프리스틴(quinupristin-dalfopristin), 리네졸리드(linezolid) 및 답토마이신(daptomycin)과 같은 대체 항생제의 사용을 부추기고 있다. 이들 항생제는 생체외 실험에서, MRSA 및 다른 임상적으로 중요한 병원성 그람양성세균들에 대해 좋은 활성을 나타낸다.

G. 예방 Prevention

황색포도알균에 대한 효과적인 백신은 없다. 감염방지에 관한 모든 절차의 준수 및 손과 무생물 매개체의 소독 같은 감염통제절차는 병원에서의 황색포도알균의 유행을 통제하는 데 중요하다.

IV. 혈장응고효소-음성 포도알균

Coagulase-Negative Staphylococci

사람 피부와 앞 콧구멍의 정상 공생세균으로서 분리되는 12가지의 혈장응고효소-음성 포도알균 종들 중에서 가장 흔하고 중요한 것은 표피포도알균(*S. epidermidis*)이다. 두 번째 가장 중요한 혈장응고효소-음성 포도알균은 부생성포도알균(*S. saprophyticus*)이며, 특별한 의학적 지위를 차지한다. 혈장응고효소-음성 포도알균 종들은 이식된 보철물 및 카테터의 사용과 관련된 병원내감염의 중요한 원인균이다.

A. 표피포도알균 *Staphylococcus epidermidis*

표피포도알균은 피부 정상균무리의 정상피부균총으로 존재한다. 심장판막과 카테터 같은 인체이식물 감염의 흔히 분리되는 원인균이다(그림 9.10). 표피포도알균은 황색포도알균보다 훨씬 더 자주 약제 내성을 획득한다. 반코마이신에 감수성이 있다는 것이 법칙으로 여겨지고 있지만, 반코마이신 내성 분리균주가 보고된 적이 있다. 표피포도알균은 다당질 세포간 부착소(intercellular adhesin)라고 하는 세포외 다당질[가끔 "점액(slime)"이라 불림]을 가지는데, 이 세포외 다당질은 정맥 내 카테터와 같은 생체보철물 표면에 세균이 잘 부착하게 하며, 항생제에 대한 방어벽으로 작용한다.

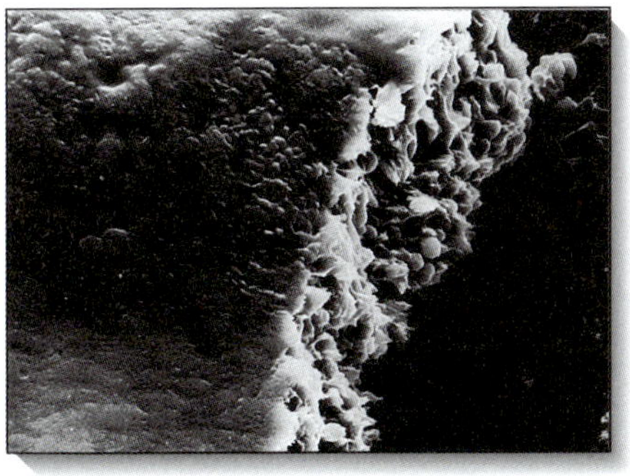

그림 9.10
생물막(biofilm)을 통해 카테터 표면에 붙어서 증식하고 있는 표피포도알균

B. 부생성포도알균 *Staphylococcus saprophyticus*

부생성포도알균은 가임기여성 비뇨기계 방광염의 흔한 원인균이며, 아마도 여성의 질에 정상균무리의 일부로서 출현하는 것과 관련이

있을 것이다. 부생성포도알균은 대부분의 항생제, 페니실린 G에 대해서도 감수성을 보인다. 부생성포도알균은 노보비오신(nobobiocin)에 자연적인 내성을 가지고 있기 때문에 표피포도알균 및 대부분의 다른 혈장응고효소-음성 포도알균과 구별될 수 있다(그림 9.11). [주: 소변에서 검출되는 혈장응고효소-음성 포도알균은 자주 부생성포도알균으로 추정되는데, 이는 노보비오신 내성 검사로 확인할 수 있다.] 그림 9.12는 포도알균에 의한 질환을 요약한 것이다.

종	질병 발생빈도	혈장응고효소	집락 색깔	만니톨 발효	노보비오신 내성
황색포도알균	자주	+	황금빛 노랑	+	–
표피포도알균	자주	–	흰색	–	–
부생성포도알균	가끔	–	다양함	–	+

그림 9.11
다양한 포도알균종의 요약

그람양성 알균

포도알균종

- 카탈레이즈 (+)
- 비운동성
- 포자를 형성하지 않음
- 동그란 알균은 포도처럼 다발을 형성하는 경향 있음
- 조건무산소균
- 영양액체배지 및/혹은 혈액을 함유한 보강배지에서 배양됨

집락들은 노란색임

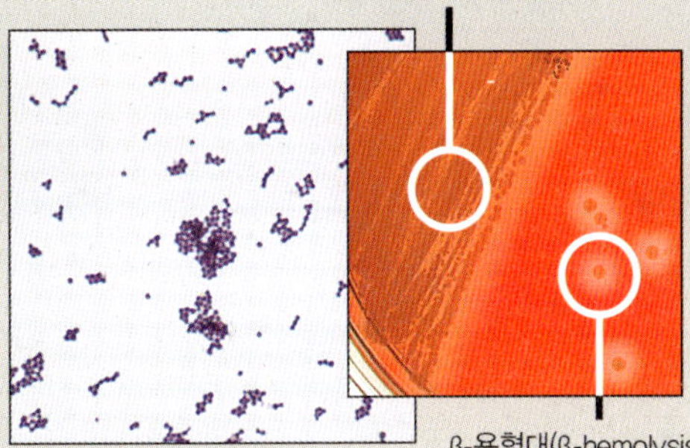

상처감염으로부터 배양한 황색포도알균

β-용혈대(β-hemolysis zone)로 둘러싸인 혈액 한천배지상의 황색포도알균

황색포도알균(*Staphylococcus aureus*)

- 피부 및 연조직 감염
- 골수염
- 패혈성 관절염
- 심내막염
- 패혈증
- 괴사성 폐렴
- 독소충격증후군
- 식중독 (항생제로 치료하지 않음)

메티실린 감수성

- 1 옥사실린
- 1 나프실린

메티실린 내성
(보건의료기관 관련)

- 1 반코마이신

메티실린 내성
(지역사회성; 경미-중등도 감염)

- 1 트리메토프림-설파메톡사졸
- 1 독시사이클린

메티실린 내성
(지역사회성; 중증 감염)

- 1 답토마이신
- 1 리네졸리드
- 1 반코마이신
- 2 퀴누프리스틴-달포프리스틴
- 2 타이코플라닌

주: MRSA 치료는 감염 유형 및 위치에 따라 다양할 수 있다.

표피포도알균

- 카테터 및 심장판막 감염

- 1 옥사실린
- 1 나프실린
- 2 반코마이신

[1] 대부분의 분리균주들이 페니실린 G-내성임
[2] 메티실린 내성인 분리균주에 사용함

부생성포도알균

- 여성에 있어서 방광염

시프로플로락사신

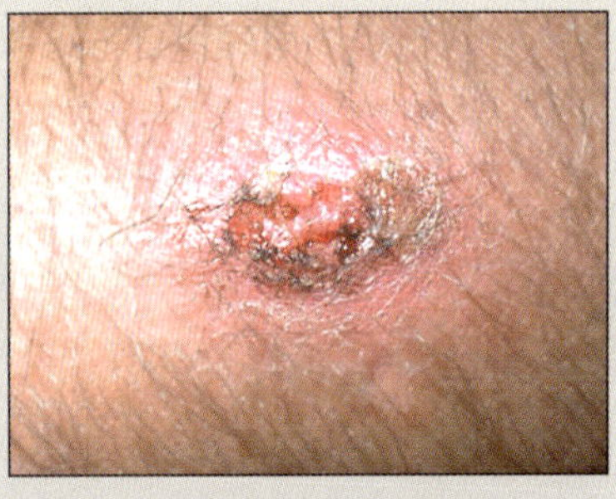

황색포도알균이 일으키는 큰종기(carbuncle)

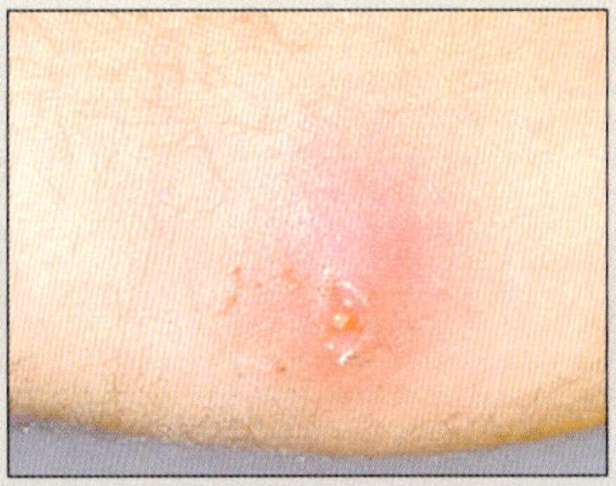

황색포도알균이 일으키는 부스럼(furuncle)

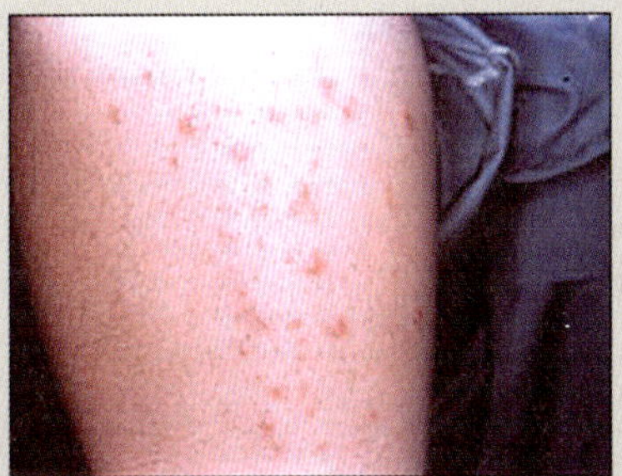

황색포도알균이 일으키는 모낭염

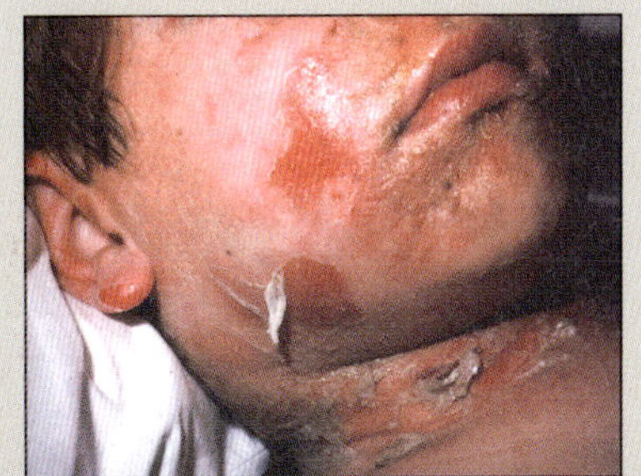

포도알균성 화상피부증후군

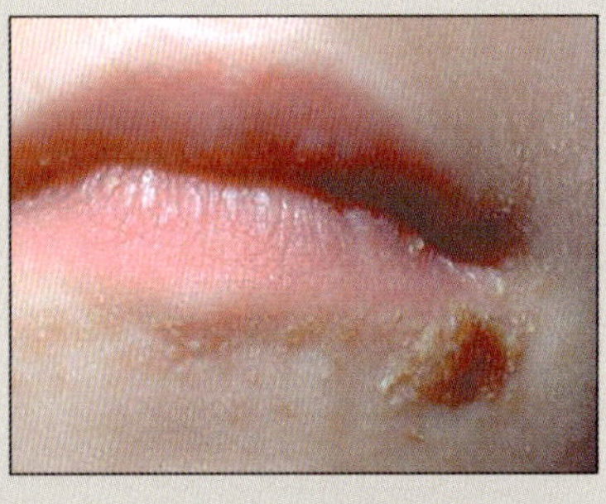

표재성 고름딱지증

그림 9.12

포도알균이 일으키는 질환 요약. 1 일차 약, 2 대체 약

사슬알균

Streptococci

10

I. 개요 Overview

사슬알균과 포도알균(9장 참조)은 의학적으로 중요한 그람양성 알균의 주요 그룹을 구성한다. 사슬알균은 그람양성이며, 운동성이 없고, 카탈레이즈(catalase) 음성이다. 임상적으로 중요한 속(genera)에는 사슬알균와 장알균(*Enterococcus*)이 있다(그림 10.1). 이들의 형태는 달걀 모양 혹은 구형이고, 쌍을 이루거나 사슬을 이룬다(그림 10.15 참조). 대부분은 산소관용성 무산소균(aerotolerant anaerobes)인데, 이들은 산소가 존재할 때에도 발효과정을 통해 증식하기 때문이다. 사슬알균은 복잡한 영양요구성을 가지고 있기 때문에, 일반적으로 이들을 분리하기 위해서는 혈액함유 배지가 사용된다. 사슬알균 그룹이 유발하는 질병에는 그룹 A 사슬알균(고름사슬알균, *Streptococcus pyogenes*)에 의한 급성 목구멍 및 피부 감염증; 신생아 패혈증을 초래하는 그룹 B 사슬알균(젖마름증사슬알균, *Streptococcus agalactiae*)에 의한 여성생식관내 집락형성; 폐렴사슬알균(*Streptococcus pneumoniae*)에 의한 폐렴, 중이염 및 수막염; 비리단스(viridans) 그룹의 사슬알균에 의한 심내막염이 있다.

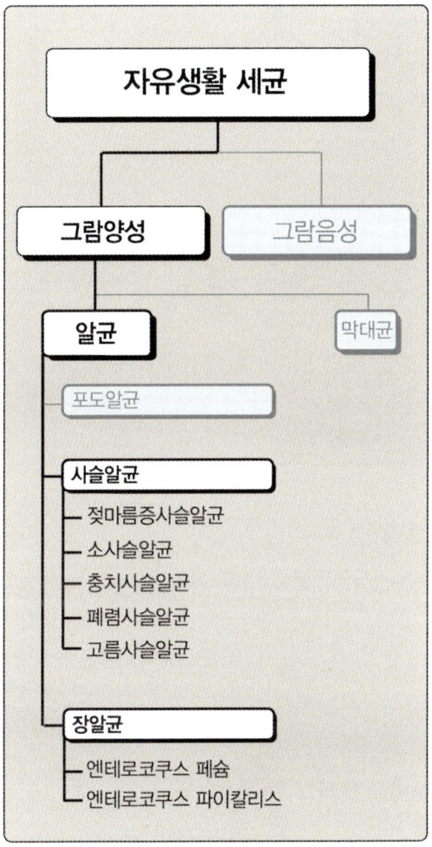

그림 10.1
사슬알균의 분류

II. 사슬알균의 분류 Classification of Streptococci

사슬알균 분류는 세균의 용혈성 및 면역학적 분석법에 의한 특정 표면항원의 존재유무에 따라서 분류할 수 있다.

A. 용혈상태에 의한 분류 Hemolytic properties on blood agar

α-용혈성(불완전용혈) 사슬알균은 혈액한천배지에 들어 있는 적혈구의 헤모글로빈에 화학적 변화를 일으켜서 초록빛 색소가 나타나는데 이 색소가 집락주변에 원형의 띠를 형성한다(그림 10.15 참조). β-용혈성(완전용혈) 사슬알균은 적혈구를 완전히 용해시켜서, 집락주변에 투명한 원형 띠가 나타나게 한다(그림 10.15 참조). γ-용혈성(비용혈) 사슬알균은 적혈구의 색깔도 변화시키지 않고 용해도 일으키지 않는 사슬알균을 가리키는 용어이다. 혈액한천배지에서 세균집락의 적혈구 용해능력에 기초한 전통적인 사슬알균 분류는 지금도 사슬알균의 분류에 있어서 첫 단계로 여겨지고 있다.

B. 혈청학적(란세필드) 분류 Serologic (Lancefield) grouping

많은 종의 사슬알균은 항원성이 있고 묽은 산성용액에서 쉽게 추출

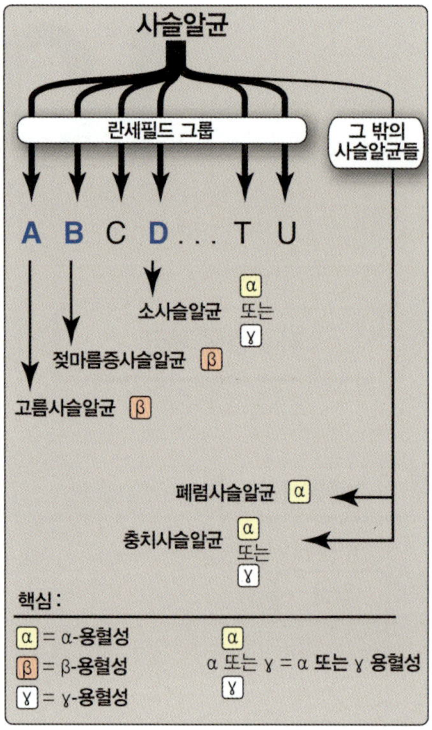

그림 10.2
사슬알균의 분류안(classification schemes)

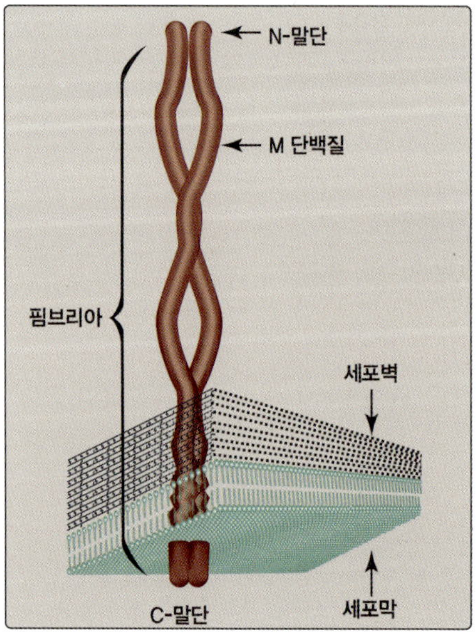

그림 10.3
사슬알균의 M 단백질 모식도

되는 C-물질(C-substance)이라 하는 다당질을 세포벽에 가지고 있다. 란세필드(Lancefield) 분류안은 일차적으로 β-용혈성 사슬알균을 C-물질에 기초하여 그룹 A에서 U 까지 나눈다. 임상적으로 가장 중요한 β-용혈성 사슬알균은 그룹 A와 그룹 B이다(**그림 10.2**). β-용혈성 사슬알균을 동정하기 위하여, 그룹 특이적 항혈청(antisera)을 라텍스 구슬(latex bead)에 결합시킨 상업적 키트들(kits)이 현재 널리 사용되고 있다.

III. 그룹 A β-용혈성 사슬알균

Group A B-Hemolytic Streptococci

이 그룹에서 임상적으로 가장 중요한 그람양성 알균인 고름사슬알균(*S. pyogenes*)은 전 세계적으로 사람이 가장 흔히 접하는 세균 병원체들 중 하나이다. 고름사슬알균은 건강한 피부 또는 점막을 침범할 수 있어서, 지금까지 알려진 가장 빨리 진전되는 감염증들 중 일부 감염증을 유발한다. 균 접종량이 적더라도 감염시키기에 충분하다. 고름사슬알균의 몇몇 균주들은 류마티스열과 급성 사구체신염과 같은 감염 후 후유증을 일으킨다. 코인두에 고름사슬알균의 보균(carriage)은 추운 달에, 특히 어린이들 중에서 흔하다. 포도알균종들과 달리, 고름사슬알균은 환경에서 잘 살아남지 못한다. 대신 고름사슬알균의 서식지는 감염된 환자들과 정상인 보균자이며, 이들의 피부 및 점막에서 산다. 고름사슬알균은 보통 피부접촉 및 기도를 통하여 사람에서 사람으로 전파된다.

A. 구조와 생리 Structure and physiology

고름사슬알균은 액체배지에서 증식시켰을 때 긴 사슬형태를 나타내지만(그림 10.15 참조), 감염조직에서 채취한 시료를 그람염색하면 하나의 알균, 쌍을 이룬 알균, 혹은 무리를 이룬 알균 형태로 보일 수 있다. 그룹 A 사슬알균의 병리 혹은 동정에 관련된 구조적 특징은 다음과 같다.

1. **협막(Capsule):** 사람의 결합조직에서 발견되는 것과 동일한 히알루론산(hyaluronic acid)이 세포의 가장 바깥층을 형성한다. 이 협막은 인체에서 외부물질로서 인식되지 않으므로 면역원성이 없다. 또한 협막은 포식작용(phagocytosis)을 방해한다.

2. **세포벽(Cell wall):** 세포벽은 임상적으로 중요한 많은 성분들을 가지고 있다. 세포벽의 가장 바깥층으로부터 시작해서, 세포벽 성분들에는 다음과 같은 것이 있다.

   a. **M 단백질(M protein):** 고름사슬알균은 M 단백질이 없으면 감염성이 없다. M 단백질은 세포막에 고정되어 있으며, 세포벽과 협막을 통과하여 뻗어 있으며, M 단백질의 N-말단은 세균표면에 노출되어 있다. M 단백질은 특히 N-말단 부위 변이성이 매

우 심해서 80개 이상의 다른 항원형(antigenic types)을 가지고 있다. 따라서 사람은 일생을 통하여 많은 고름사슬알균에 감염될 수 있는데, 이는 새로운 M 단백질 유형을 가진 균에 대해 특이적인 항체를 갖지 않는 사람이 새로운 M 단백질 유형을 가진 균들을 만나기 때문이다. M 단백질은 포식작용을 방해하며 보체(complement)의 결합을 방해하는 외피를 형성한다.

b. **그룹 A-특이적 C-물질:** 이 성분은 람노스(rhamnose)와 *N*-아세틸글루코사민(*N*-acetylglucosamine)으로 구성되어 있다. [주: 모든 그룹 A 사슬알균은 당연히 이 C-물질 항원을 가지고 있다.]

c. **단백질 F(피브로넥틴결합 단백질, fibronectin-binding protein):** 단백질 F는 인두 상피세포의 피브로넥틴에 균이 부착하는 것을 매개한다. M 단백질과 리포타이코산(lipoteichoic acid)도 피브로넥틴에 결합한다.

3. **세포외 산물들:** 황색포도알균처럼, 고름사슬알균은 광범위한 종류의 외독소를 분비하는데, 이 외독들은 균주마다 다양하며 각 질환의 발병기전에 관여한다(그림 10.4).

B. 역학 Epidemiology

고름사슬알균의 저장소(reservoir)는 사람의 피부와 점막이다. 그룹 A 사슬알균 감염은 호흡비말과 피부를 통해 사람에서 사람으로 확산되며, 특히 교실과 어린이 놀이터 같이 밀집된 환경에서 확산이 잘 일어난다.

C. 발병기전 Pathogenesis

고름사슬알균은 흡입된 비말에 단백질 F, 리포타이코산 및 M 단백질의 작용을 통하여 인두 점막에 부착한다. 고름사슬알균은 숙주에 손상을 주지 않으면서 단순히 세균 수를 충분히 유지할 정도로만 증식할 수 있는데, 이런 경우 환자에서는 세균집락이 형성된 것으로 간주된다. 아니면, 세균은 증식해서 독소들을 분비할 수 있는데 이 독소들은 주변 세포를 손상시키고 점막을 침투하며, 백혈구 유입, 체액누출 및 고름형성을 동반한 염증반응을 유도할 수도 있다. 환자는 사슬알균성 인두염에 감염된다. 것이다. 이따금씩 혈액에 침범하여 패혈증을 일으키고(일으키거나), 감염부위로부터 떨어진 부위에 접종됨으로써 연조직염(cellulitis; 급성 피하 염증질환), 근막염(fasciitis; 내부 조직표면을 덮고 있는 피부 밑 조직의 염증질환), 또는 근육괴사(myonecrosis; 근육세포의 사멸)를 급속하게(혹은 모르는 사이에) 일으킨다. 그러나 사슬알균성 피부 및 연조직 감염의 발병기전으로서, 다른 감염된 사람으로부터 직접 피부감염 되는 것이 아마도 더 흔한 경우일 것이다.

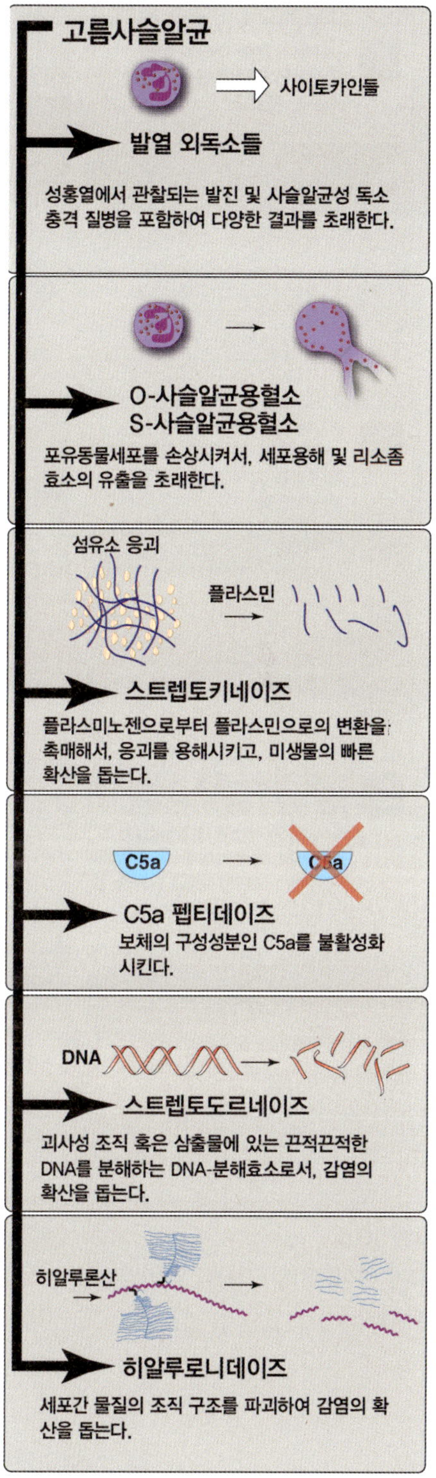

그림 10.4
고름사슬알균이 생산하는 세포용해독소 및 그 밖의 분비하는 효소들

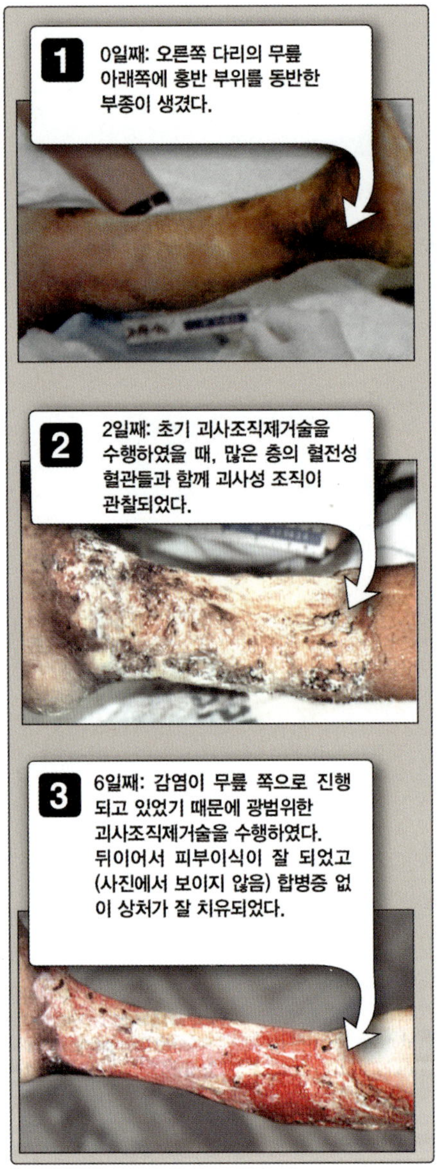

그림 10.5

59세 여성에서의 괴사성 근막염(necrotizing fasciitis)

D. 임상적 중요성 Clinical significance

고름사슬알균은 연조직염의 주요 원인균이다. 특이적인 증상에는 다음과 같다.

1. **급성 인두염(Acute pharyngitis) 또는 인두편도염(pharyngotonsilitis):** 인두염은 고름사슬알균 감염의 가장 흔한 증상이다. 고름사슬알균에 의한 인두염("strep throat": 사슬알균성 목앓이/인두염)은 뒤쪽 구강인두 및 편도선 부위의 중증 화농성염증과 관련 있다(그림 10.15 참조). [주: 만약 발열외독소(pyrogenic exotoxin)에 대한 항체가 없는 환자에서, 발열외독소 방출에 대한 반응으로 목, 몸통, 및 사지말단에 화상과 같은 발진이 나타난다면 이 증상을 성홍열(scarlet fever)이라 한다.] 많은 사슬알균성 목앓이/인두염은 증상이 미약하고, 바이러스에 의한 많은 목앓이(sore throat)는 증상이 심하다. 따라서 실험을 통해 확인하는 것이 사슬알균성 인두염의 정확한 진단과 치료, 특히 류마티스열과 류마티스 심장병의 예방에 중요하다.

2. **고름딱지증/농가진(Impetigo):** 비록 대부분의 고름딱지증에서 황색포도알균이 함께 분리되지만, 고름사슬알균이 고름딱지증의 전형적인 원인균이다. 이 질환은 균에 노출된 신체표면에서 시작된다(가장 흔하게 다리에서 시작). 일반적으로 어린이가 감염되었을 때, 얼굴과 팔다리에 심하고 넓은 범위의 병터가 나타날 수 있다(그림 10.15 참조). 고름딱지증은 뮤피로신(mupirocin)과 같은 국소적으로 바르는 항생제로, 또는 전신적으로 투여하는 항생제인 페니실린 혹은 세팔렉신(cephalexin)과 같은 제1세대 세팔로스포린으로 치료한다. 이들 항생제는 황색포도알균과 고름사슬알균 모두에 효과적이다.

3. **단독(Erysipelas):** 모든 연령대의 사람이 감염되며, 단독에 걸린 환자에서는 특히 얼굴 또는 다리에 열이 나면서 따갑고, 붉은, 진행성 홍반이 나타난다(그림 10.15 참조).

4. **산후패혈증(Puerperal sepsis):** 감염증은 신생아 출산과정 중 또는 직후에 시작된다. 산후패혈증은 외인성 전파(예를 들면, 감염보균자의 코 비말, 감염된 기구)로부터 발병하거나, 산모의 질내 정상균무리 같은 내인성 요인에 의해 발병한다. 산후패혈증은 화농성 질 분비물이 나오는 자궁내막 질환이며 전신적으로 앓는 병이다.

5. **침습성 그룹 A 사슬알균 질환(Invasive group A streptococcal disease):** 20세기 전반에 흔한 질병이었던 침습성 그룹 A 사슬알균(group A streptococcal, GAS) 질병은 드문 질병이 되었다가 지난 10년 동안 다시 출현하였다. 환자들에게서는 비괴사성(연조직염) 또는 괴사성(괴사근막염/근육염)의 심부 국소침범이 나타날 수 있다(**그림 10.5**). [주: 괴사성 심부 국소침범 질환은 "살을 파먹는 세균"이라는 용어를 만들어 냈다.] 침습성 GAS 질병은 종종

건강한 사람에서도 급속히 확산되어 균혈증과 패혈증을 일으킨다. 증상은 독소충격유사증후군, 발열, 저혈압증, 다기관 병발(multiorgan involvement), 화상유사발진, 또는 이러한 증상들이 혼합되어 나타난다.

6. **사슬알균성 독소충격증후군**(Streptococcal toxic shock syndrome): 쇼크 및 다기관 기능장애/부전(multiorgan failure)이 나타난 상태에서, 혈액이나 정상적으로 무균상태인 몸 부위로부터 그룹 A β-용혈성 사슬알균이 분리된다면 사슬알균성 독소충격증후군이라 정의한다. 이 증후군은 사슬알균이 생산하는 발열외독소에 의해 매개되는데, 발열외독소들은 초항원으로 작용하여 막대한 비특이적 T 세포 활성화 및 사이토카인 방출을 초래한다. 환자는 초기에 감기유사 증상을 보일 수 있고, 곧이어 괴사성 연조직 감염, 쇼크, 급성 호흡곤란, 신장부전이 나타난다. 치료는 신속해야 하며, 일반적으로 고용량의 페니실린 G와 클린다마이신 항사슬알균 항생제를 사용한다.

7. **사슬알균감염후 후유증**(Post-streptococcal sequelae)

   a. **급성 류마티스열**(Acute rheumatic fever): 이 자가면역질환은 인두염이 시작된 지 2~3주 후에 생긴다. 심장과 관절조직의 항원과 사슬알균의 항원(특히 M 단백질의 에피톱) 사이의 교차반응 때문에 일어난다. 열, 발진, 심장염 및 관절염이 특징이다. 시드넘 무도증(Sydenham's chorea)과 같은 중추신경계 이상도 흔히 나타나는데, 시드넘 무도병은 몸이 제멋대로 움직이고 소근육운동(fine motor) 조절이 안 되는 증상을 보인다. 류마티스열은 급성 인두염이 시작된 후 10일 이내에 환자를 치료하면 예방할 수 있다.

   b. **급성 사구체신염**(Acute glomerulonephritis): 드물게 나타나는 이 감염후-후유증은 일부 신장염유발성(nephritogenic) 그룹 A 사슬알균 균주에 의해서 고름딱지증 또는 인두염이 발생한 지 1주일 경과 직후에 발병한다. 항원-항체 복합체는 사구체 기저막상에서 질병을 일으킨다. 페니실린에 의한(감염을 근절하기 위한) 사슬알균성 피부질환 혹은 인두염 치료로 급성 사구체신염을 예방할 수 있다는 증거는 없다.

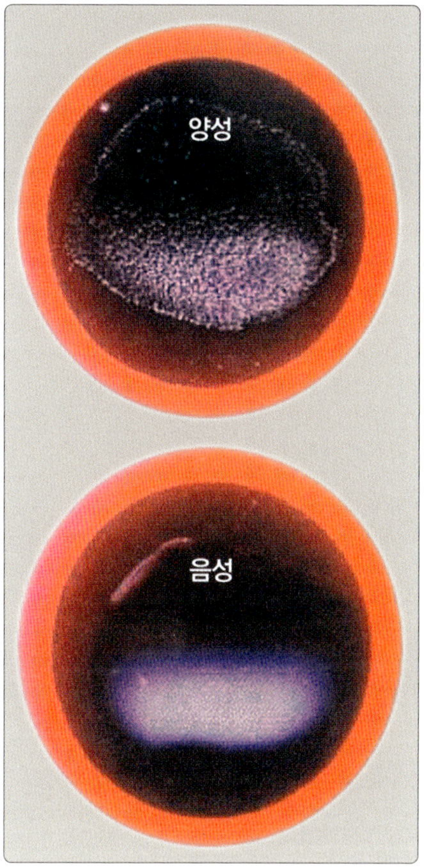

그림 10.6
그룹 A β-용혈성 사슬알균 동정을 위한 라텍스 응집반응(latex agglutination)

E. 실험실 동정 Laboratory identification

환자 시료에서 그룹 A 사슬알균을 신속히 직접 검출하기 위한 라텍스항원 키트들이 널리 사용되고 있다. 양성반응 시험에서, 라텍스 입자는 서로 응집되어 나타나는 반면, 음성반응 시험에서는 라텍스 입자가 서로 떨어진 상태로 존재하게 되어 우유 같은 현탁액으로 보인다(그림 10.6). 이런 시험방법들은 높은 특이성을 가지고 있지만, 배양기법과 비교하여 민감도가 일정치 않다. 인두염의 임상증상이 있고 항원검출검사에서 음성반응을 보이는 환자들로부터 채취한 검체는 사슬알균 동정을 위하여 보통, 배양에 들어가야 한다. 질환형태에 따라서 실험분석을 위한 검체를 인후면봉(throat swab), 고름 및 병터시료, 가래, 혈액, 혹은 척수액에서 얻을 수 있다. 고름사슬알균은 면양 적혈구 함유 평판배지상에서 커다란 β-용혈대에 둘러싸인, 특징적이고 작은 유백광(opalescent)의 콜로니를 형성한다(그림 10.15 참조). [주: 혈액세포의 용해는 S-사슬알균용혈소(streptolysin S)에 의해서 일어나는데, S-사슬알균용혈소는 포유동물세포를 손상시켜서 결국 세포용해를 초래한다.] 고름사슬알균은 바시트라신(bacitracin)에 고도의 감수성을 나타내며, 매우 낮은 농도의 항생제를 함유하는 바시트라신 항생제 진단원판과 배양하면 균증식이 억제된다. 또한 고름사슬알균은 카탈레이즈-음성이며 옵토친-저항성이다. 그룹 A 사슬알균의 C-물질은 침전소(precipitin) 반응으로 동정할 수 있다. 혈청학적 검사는 그룹 A 사슬알균 감염 후, O-사슬알균용혈소(streptolysin O)에 대한 환자의 항체역가를 검출하는 것이다(ASO 검사). 항-DNase B 항체역가(ADB 검사)는 특히 피부에 사슬알균이 감염된 후 상승한다.

F. 치료 Treatment

모든 그룹 A 사슬알균감염 치료에 항생제들이 사용된다. 고름사슬알균은 페니실린 G에 대한 내성을 획득하기 못했기 때문에, 페니실린 G는 급성 사슬알균감염 질환에 대한 일차선택 항생제이다. 페니실린에 과민반응이 있는 환자에 있어서는 클라리트로마이신(clarithromycin) 또는 아지트로마이신(azithromycin) 같은 마크로리드(macrolide)계 항생제가 선호된다(그림 10.15 참조). 페니실린 G와 클린다마이신(clindamycin)은 괴사성 근막염과 사슬알균성 독소충격증후군 치료에 사용된다. 페니실린에 클린다마이신을 추가하기도 하는데, 이는 단백질(예: 독소) 합성을 막아서 급속히 죽어가는 세균으로부터 갑자기 엄청난 양의 독소가 분비되지 않도록 하기 위해서다.

G. 예방 Prevention

류마티스열은 감염세균을 신속히 제거함으로써 예방될 수 있다. 류마티스열에 걸린 환자는 장기간 예방적 항생제요법이 필요한데, 그 이유는 자가면역질환인 류마티스열 병력이 있으면 환자가 고름사슬알균에 재감염 시, 류마티스열이 재발될 위험성이 크기 때문이다.

IV. 그룹 B β-용혈성 사슬알균

Group B β-Hemolytic Streptococci

병원체 젖마름사슬알균(*S. agalactiae*)으로 대표되는 그룹 B 사슬알균은 그람양성이며, 카탈레이즈-음성인 세균이다. 젖마름사슬알균은 위창자길뿐만 아니라 여성 보균자의 질-자궁경부길, 남성 보균자의 요도점막에서 발견된다. 젖마름사슬알균은 성인에 있어 성교를 통해 전파될 수 있고, 감염된 엄마가 출산 시 아기에게 전파될 수 있다. 그룹 B 사슬알균은 높은 치사율을 가진 신생아 수막염 및 패혈증의 주요 원인균이다. 또한 그룹 B 사슬알균은 가끔 출산 후의 여성(자궁내막염) 및 면역체계가 저하된 사람을 감염시켜서 패혈증 혹은 폐렴을 유발할 수 있다. 혈액함유 평판배지에서 배양하기 위한 시료들은 혈액, 자궁경부 면봉법(cervical swab), 가래, 혹은 척수액으로부터 얻을 수 있다. 라텍스응집반응 시험(latex agglutination test)으로도 이들 시료에 있는 그룹 B 항원의 존재 유무를 알 수 있다. 그룹 B 사슬알균은 β-용혈성인데, 그룹 A 사슬알균보다 균 집락은 더 크지만 용혈성은 덜하다. 분리된 대부분의 균들은 페니실린 G와 암피실린에 감수성으로 일차선택 치료제이다(그림 10.15 참조). 치명적 감염에 있어서, 아미노글리코사이드(aminoglycoside)가 치료에 추가될 수 있다. [주: 임신 중인 보균자에서 양수막 조기파열 또는 장시간 진통 같은 위험요소가 발생하면 분만과정 동안에 암피실린으로 치료해야 한다.] 그룹 B 사슬알균 보균자가 분만할 때, 예방처치와 그들 신생아의 항생제 투여는 그룹 B 사슬알균성 신생아 패혈증을 90% 정도까지 감소시킨다.

V. 폐렴사슬알균 Streptococcus Pneumoniae (Pneumococcus)

폐렴사슬알균(*S. pneumoniae*)은 그람양성이며, 운동성이 없고, 협막을 가진 알균이다(그림 10.7). 이들은 란셋(lancet) 모양이고 쌍을 이루는 경향을 보이기 때문에 초기에 쌍알폐렴균(*Diplococcus pneumoniae*)이라는 이름이 붙었다. 폐렴사슬알균은 지역사회성 폐렴 및 성인에서의 세균성 수막염의 가장 흔한 원인균이며, 중이염(otitis media), 코곁굴염(sinusitis) 및 유양돌기염(mastoiditis)의 중요 원인균이다. 질환 위험도는 어린이(그림 10.8), 노인, 흡연자 및 특정 만성질환을 가진 사람에게서 가장 높다. 다른 사슬알균처럼 폐렴사슬알균은 까다로운 균이며(복잡한 영양 요구성을 가졌음), 보통 혈액함유배지에서 배양한다. 폐렴사슬알균은 적혈구 세포막을 손상시키는 α-용혈소를 방출하여 α-용혈성 균집락을 나타낸다.

A. 역학 Epidemiology

폐렴사슬알균은 사람의 절대기생체이며 많은 건강인의 코인두에서 발견될 수 있다. 이 세균은 환경물질에 극도의 감수성을 나타낸다. 폐 감염은 내인성 또는 외인성 요인에 의한 것일 수 있다. 예를 들어, 내인성 감염은 이 세균에 저항성이 떨어져 있는 보균자의 코인두에 상주하는 폐렴사슬알균의 확산을 수반한다. 감염에 대한 감수성은, 예를 들어 영양실조 혹은 알코올 중독에 의한 쇠약, 바이러스감염에 뒤따른 호흡기 손상, 또는 저하된 면역체계가 원인일 수 있다. 겸상적혈구빈혈증 환자 혹은 비장 적출술을 받았던 사람은 특히 폐렴사슬알균 감염 위험도가 높다. 감염은 외인성 요인에 의한 것일 수도 있는데, 예를 들면 보균자의 코에서 나온 비말에 의해서이다. 위

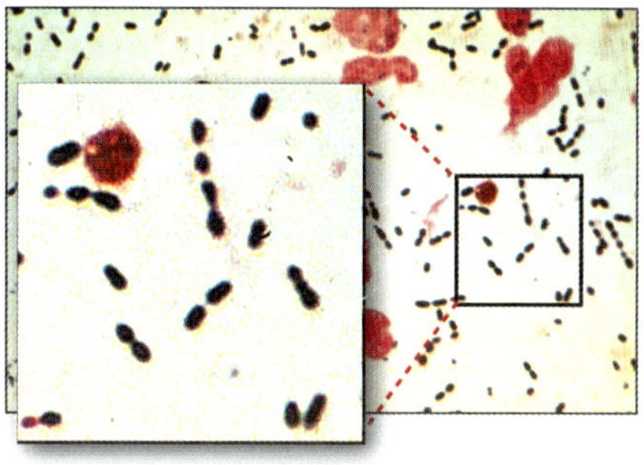

그림 10.7
폐렴사슬알균은 그람양성이고, 비운동성이며, 협막을 가졌으며, 란셋 모양의 알균이다.

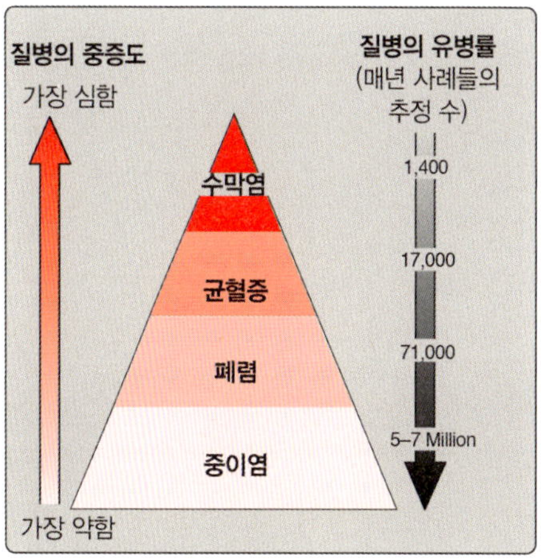

그림 10.8
미국 내 어린이에서 일부 폐렴알균 감염의 중증도와 유병률의 비교

에 언급한 내인성 감염에 감수성이 있는 사람은 외인성 경로에 의해서도 잘 감염되는 것으로 보인다.

B. 발병기전 Pathogenesis

폐렴사슬알균의 협막은 가장 중요한 독성인자, 폐렴사슬알균의 혈청형을 분류 기초가 된다. 세포에 결합되어 있는(cell-associated) 효소인 뉴모라이신(pneumolysin)과 자가용해소(autolysin)는 세균의 병원성에 기여한다(그림 10.9).

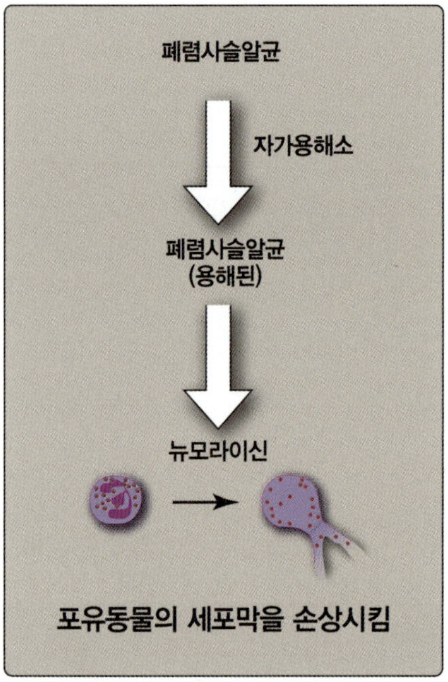

그림 10.9
폐렴사슬알균(*Streptococcus pneumoniae*)이 생산하는 세포용해성 독소들

1. **협막:** 폐렴사슬알균의 다당질 협막은 항포식작용과 항원성 모두를 가진다. 협막의 항포식작용은 다형핵 백혈구의 공격으로부터 세균을 보호하여, 협막에 대한 항체가 생성되기 전에 세균증식을 용이하게 한다. 약 85개의 독특한 혈청형이 있으며, 약 20개의 혈청형이 폐 감염의 대부분을 차지한다는 사실이 반영하듯이, 어떤 혈청형은 더 강한 독력을 세균에 부여한다.

2. **섬모(pili):** 섬모는 협막을 지닌 폐렴알균이 상기도의 상피세포에 부착할 수 있게 한다. 모든 폐렴알균이 섬모를 가진 것은 아니지만 임상시료에서 분리해낸, 섬모를 발현하는 균들은 독성이 더 강하다. 섬모의 조절과 조립에 필요한 유전자가 모든 폐렴알균 균주에 존재하는 것은 아니지만, 이 유전자들은 작은 병원성 섬(pathogenicity island)이라 하는 병원성 "아일릿"(pathogenicity "islet") 상에서 균주들 간에 수평적으로 전달될 수 있다. 폐렴알균의 섬모 생산에 관여하는 염색체 부위를 *rlrA* 아일릿(*rlrA* islet)이라고 부르는데, 발현에 필요한 조절유전자(regulatory gene, *rlrA*)로부터 이름 붙여진 것이다.

3. **콜린결합 단백질 A(Choline-binding protein A):** 콜린결합 단백질 A는 폐렴알균이 사람 비인두의 상피세포 표면의 탄수화물에 부착할 수 있도록 하는 주요 부착소(adhesin)가 된다.

4. **자가용해소(Autolysins):** 자가용해소 LytA, LytB, 및 LytC는 펩티도글리칸 분해효소, 세균의 세포벽에 존재하며, 정상적으로는 활성을 갖지 않는다. 효소들은 쉽게 활성화되어 (예를 들면 표면활성 물질들에 의해서, β-락탐 항생제에 의해서, 혹은 세균이 정지기에 있을 때) 세포용해를 일으킨다. 따라서 자가용해소는 세포 내의 독성인자들(특히 뉴모라이신)을 세포 밖으로 방출시키는 요인이다.

5. **뉴모라이신(Pneumolysin):** 뉴모라이신은 온전한 폐렴사슬알균의 세포질에 갇혀 있지만, 포유동물 세포막을 공격하는 능력 때문에 중요한 독성인자로 생각되며, 일단 자가용해소에 의해 세균 내부로부터 뉴모라이신이 방출되어 세포용해를 일으킨다. 뉴모라이신은 콜레스테롤에 결합하므로 모든 세포유형에 차별없이 작용한다. 이 독소는 염증성 사이토카인의 생산을 자극하고, 다형핵 백혈구의 활성을 저해하며, 보체를 활성화시킨다.

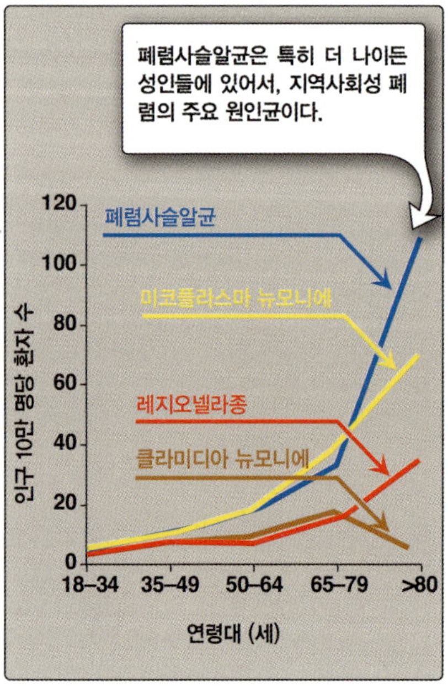

그림 10.10
특정 병원체에 의한 지역사회성 폐렴의 특정 연령대에서의 발병률

C. 임상적 중요성 Clinical significance

1. **급성 세균성 폐렴:** 특히 노인과 면역력이 떨어진 사람에서 주된 사망 원인이 된다. 세균성 폐렴은 매우 빈번히 폐렴사슬알균에 의해 발병한다(그림 10.10). 폐렴은 흔히 폐의 연조직에 폐렴사슬알균 감염이 잘 되도록 하는, 상기도 혹은 중기도에 바이러스 감염으로 생긴다. 바이러스 감염이 사람을 사슬알균성 폐렴에 취약하도록 하는 기전은 균 제거를 어렵게 하는 분비물의 양 및 점성 증가와, 바이러스 감염에 의한 기관지 섬모작용의 억제가 있다.

2. **중이염:** 가장 흔한 어린이 세균감염증 질환은 가장 빈번하게는 폐렴알균(pneumococcus), 인플루엔자균(*Haemophilus influenza*)과 모락셀라 카타하리스(*Moraxella catarrhalis*)에 의해 발병한다. 전통적이며 경험적인 β-락탐 항생제(페니실린분해효소-저해제와 함께, 또는 단독으로)에 의한 폐렴알균성 중이염 치료가 페니실린내성 폐렴알균의 확산으로 위협받고 있다.

3. **균혈증/패혈증:** 감염 병터가 없을 경우 주로 폐렴알균, 특히 비장의 기능이 없거나 해부학적으로 비장이 없는 사람에서 흔히 발생한다.

4. **수막염:** 미국에서 이전에는 인플루엔자균이 세균성 수막염의 주요 원인균이었다. 인플루엔자균에 대한 백신이 개발된 후에는 폐렴사슬알균이 세균성 뇌막염의 가장 흔한 원인균이 되었다. 적절한 치료에도 높은 치사율을 보인다.

D. 실험실 동정 Laboratory identification

실험실에서 동정할 시료들은 코인두면봉, 혈액, 고름, 가래 및 척수액으로부터 얻을 수 있다. 폐렴사슬알균을 37°C의 호기성배양 α-용혈성 균집락이 나타난다. 란셋 모양의 그람양성 쌍알균이 보인다. 이들 세균의 증식은 낮은 농도의 계면활성제 및 옵토친(optochin)에 의해서 저해되며 담즙산에 의해서 용해된다(그림 10.11). 폐렴알균에 혈청형-특이적인 항혈청을 처리하면 협막의 팽창이 관찰된다(팽창반응, Quellung reaction).

E. 치료 Treatment

분리된 폐렴사슬알균 균주는 1980년대 말까지 일차선택 치료제인 페니실린 G에 높은 감수성을 보였다. 그 이후로 페니실린내성 발생률이 세계적으로 증가하고 있다. 내성 기전은 β-락타메이즈 생산에 의한 것이기보다는, 하나 또는 그 이상의 세균의 페니실린결합 단백질(penicillin-binding proteins, PBPs)의 변형에 의한 것이다. 변형된 PBP들은 페니실린 G와 일부 다른 β-락탐 항생제에 대해 훨씬 더 낮은 친화성을 가지고 있다. 대부분의 항생제내성 균주들은 제3세대 항생제인 세팔로스포린[세포탁심(cefotaxime) 혹은 세프트리악손

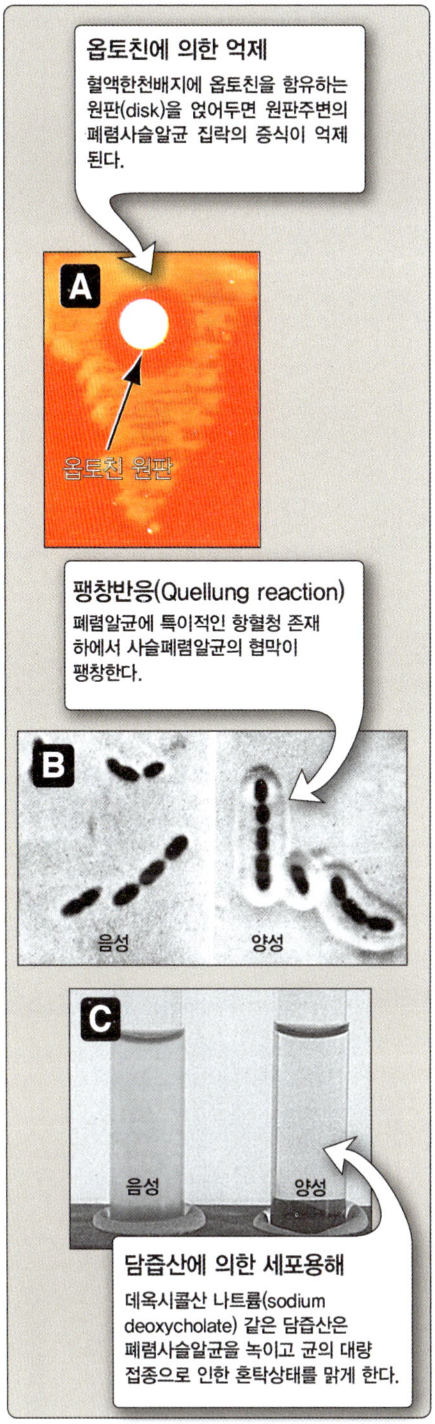

그림 10.11
폐렴사슬알균의 동정에 유용한 실험실 시험

(ceftriaxone)]에 대해 감수성을 보이며, 아직까지 모든 균주들은 반코마이신에 감수성을 나타낸다. 따라서 이들 항생제는 폐렴사슬알균의 페니실린내성 균주들의 침습성 감염에 대한 일차선택 항생제이다(그림 10.15 참조).

F. 예방 Prevention

폐렴알균 백신에는 두 가지 유형이 있다: 폐렴알균 다당류 백신(pneumococcal polysaccharide vaccine, PPV)과 폐렴알균 결합백신(pneumococcal conjugate vaccine, PCV13).

1. **폐렴알균 다당질 백신 PPV:** 1983년 미국에서 소개된 PPV는 23개 혈청형의 폐렴사슬알균에 대해 면역력을 부여할 수 있으며, 2세 이상의 고위험성 사람들이 접종 대상자이다. 이 백신은 중요한 페니실린내성 균주를 포함하여, 감염의 85~90%를 차지하는 폐렴알균 균주들로부터 보호한다.

2. **폐렴알균 결합백신 PCV13:** 2010년 미국에서 허가된 다가성의(polyvalent) PCV13은 젖먹이 단계 및 걸음마 단계의 유아(6주에서 5세까지)에게 효과적이다. 이 백신은 13개의 폐렴알균 항원을 CRM197(독성이 없는 돌연변이 디프테리아 독소)에 결합시킨 것이다. PCV13 백신과 이전 세대의 7가의 결합백신(PCV7) 접종의 결과로, 침습성 폐렴알균성질환 발병률이 유의성 있게 감소하였다(그림 10.12). 이 백신은 백신을 접종한 어린이를 보호하는 직접적인 효과에 의한 것보다는, 폐렴알균의 전파억제라는 간접적 영향(즉, 집단면역)을 통하여 더 많은 사례의 침습성 폐렴알균성 폐

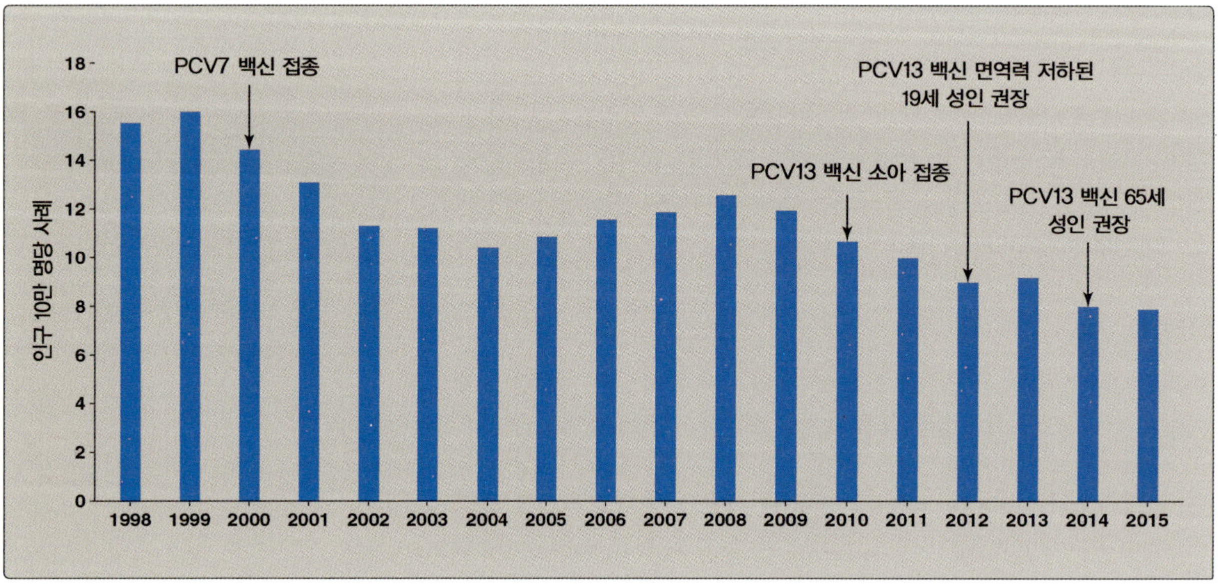

그림 10.12
19~64세 및 1998~2015년 침습성 폐렴알균 질환의 발생률

렴을 예방하였다. 어린이들은 소당질만으로 구성된 백신(oligosaccharide-only vaccine)에 대해서 면역반응을 일으키지 않는다. 그러나 만약 소당류가 어떤 단백질에 결합된다면 보호면역반응이 일어난다.

VI. 장알(구)균 Enterococci

장알균은 그룹 D 항혈청과 반응하는 C-물질을 함유하고 있다. 그래서 과거에 장알균은 그룹 D 사슬알균으로 여겨졌었다. 오늘날 DNA 분석 및 다른 특성들로 인해 그들 자신만의 속인 장알균으로 분류되고 있다. 임상적으로 가장 중요한 종들은 엔테로코쿠스 파이칼리스(*E. faecalis*)와 엔테로코쿠스 페슘(*E. faecium*)이다. 장알균은 α-용혈성, β-용혈성, 또는 비용혈성일 수 있다. 대체로 장알균은 독성이 강하지 않고 다중 항생제 내성을 갖기 때문에 병원내 감염의 중요한 원인균이 되어왔다. 그림 10.13은 현미경으로 관찰한 엔테로코쿠스 파이칼리스를 보여준다.

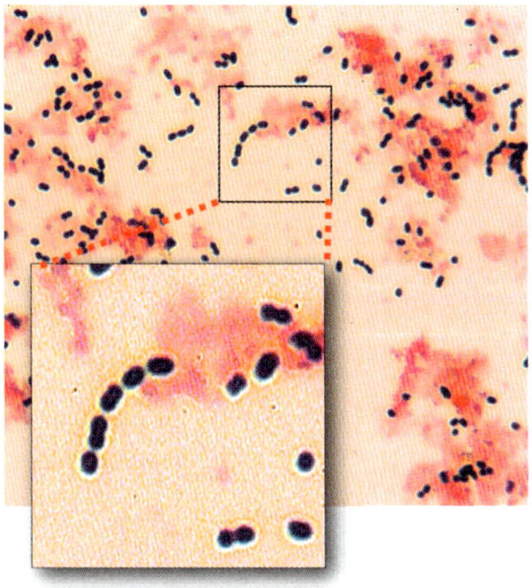

그림 10.13
사슬알균의 사슬형성 특징을 보여주는 엔테로코쿠스 파이칼리스

A. 역학 Epidemiology

장알균은 대변에 존재하는 정상세균총이다. 그러나 장알균은 특히 병원시설에서, 구강점막과 피부에 집락을 형성한다. 이들 세균은 환경 및 화학약제에 대해 고도의 저항성을 가지고 있으며 무생물매개체(fomites)상에서도 서식한다.

B. 질환들 Diseases

장알균은 정상 건강인에서는 질환을 일으키지 않는다. 숙주저항성이 약하거나, 위창자관 혹은 비뇨생식관이 손상된(예를 들어, 기구사용으로 인해) 상태에서, 장알균은 정상적으로는 멸균상태인 몸의 다른 부위로 확산될 수 있으며 요도감염, 균혈증/패혈증, 심내막염, 담도감염, 또는 복강 내 농양을 일으킨다.

C. 실험실 동정 Laboratory identification

장알균은 담즙에서의 생존력 및 다당질인 에스쿨린(esculin)을 가수분해하여 에스쿨린 함유배지에서 검은색 집락을 나타내는 능력에 의하여, 비그룹 D 사슬알균(non-Group D streptococci)과 구별된다. 비그룹 D 사슬알균과 달리, 장알균은 6.5% NaCl에서 증식하며, 피라진아미데이즈(pyrazin amidase, PYR) 시험에서 양성반응을 나타낸다. 일반적으로 임상실험실에서 평가되는 엔테로코쿠스 파이칼리스는 발효양상에 의해서 엔테로코쿠스 페슘과 구별될 수 있다.

D. 치료 Treatment

장알균은 자연적으로 β-락탐 항생제와 아미노글리코사이드에 대해 내성이 있지만, 이들 계열의 항생제를 함께 사용했을 때 나타나는 상승작용에 대해서는 감수성을 나타낸다. 과거에, 일차선택 조기치료 지침은 페니실린 +/− 스트렙토마이신, 또는 암피실린 +/− 겐타마이신이었다. 현재 많은 균주가 가지고 있는 획득내성 결정인자들은 이러한 항생제 병합 사용시 상승효과를 무효화시킨다. 게다가, 분리된 균주들은 반코마이신처럼 당펩티드를 포함한 많은 다른 항생제 계열에 대하여 종종 자연내성 또는 획득내성을 가지고 있다. 퀴누프리스틴(quinupristin)과 달포프리스틴(dalfopristin)의 병합과 같은 더 새로운 항생제 요법이 반코마이신 내성 감염치료에 사용된다. 그러나 몇몇 장알균 균주들은 상업적으로 판매되는 모든 항생제에 대해 내성이 있다. [주: 엔테로코쿠스 페슘은 엔테로코쿠스 파이칼리스보다 더욱 반코마이신 내성 또는 다중 약제 내성인 것으로 보인다.]

E. 예방 Prevention

다중 약제 내성 장알균에 의한 병원내 감염 증가는 주로 병원에서 고농도의 항생제 치료를 많이 하기 때문에 생긴 결과이다. 항생제의 현명한 사용이 이러한 감염의 출현을 억제하기 위한 중요한 요소이다.

VII. 비장알균 그룹 D 사슬알균 Nonenterococcal Group D Streptococci

소사슬알균(*Streptococcus bovis*)은 장알균이 아닌, 비장알균 그룹 D 사슬알균 중에서 임상적으로 중요하다. 대변의 정상균무리인 이들 소사슬알균은 α-용혈성 또는 비용혈성이다. 소사슬알균은 요도감염과 심내막염을 일으키며, 이 심내막염은 특히 대장암과 관련 있다. 소사슬알균은 담즙에서 생존하고, 에스쿨린-양성이지만 PYR-음성이며, 6.5% NaCl에서는 증식할 수 없다(장알균과 달리). 페니실린 및 다른 항생제들에 대해 감수성을 보이는 경향이 있다.

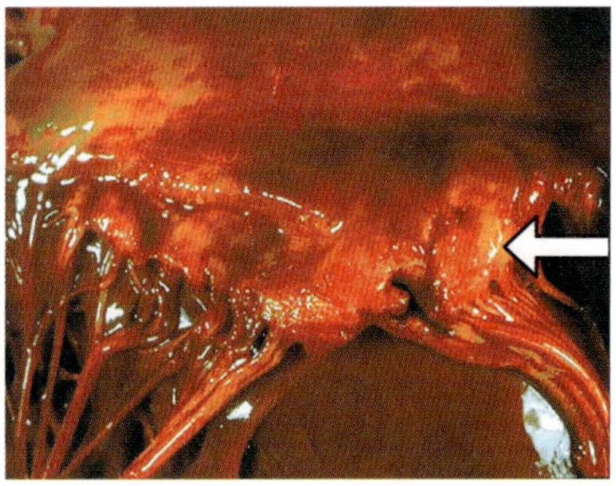

그림 10.14
좌방실판(mitral valve leaflet)의 세균증식물(vegetation)을 보여주는 사슬알균성 심내막염. [주: 세균증식물은 섬유소, 세균 및 병든 심장판막에 달라붙는 응집된 혈소판으로 이루어진 일종의 조직 부산물이다.]

VIII. 비리단스 사슬알균 Viridans Streptococci

사슬알균 중 비리단스 그룹은 많은 그람-양성, 카탈레이즈-음성, α- 혹은 γ-용혈성인 종을 포함하며, 구강의 주요 정상균무리를 형성한다. 비리단스 사슬알균은 비교적 독성이 없지만 충치사슬알균(*Streptococcus mutans*) 및 다른 비리단스 그룹 구성원들은 충치를 일으킨다. 이들은 비정상적이거나 손상된 심장판막을 가지고 있는 환자에서 균혈증이 있는 동안에 판막도 감염시킬 수 있어서, 심내막염을 일으킨다(그림 10.14). 따라서 류마티스성, 선천성, 혹은 경화성 판막질환의 위험이 있는 환자들은 치과시술을 받기 전에 예방적인 페니실린 치료를 받아야 한다. 그림 10.15에는 사슬알균성 질환이 요약되어 있다.

그람양성 알균

사슬알균종

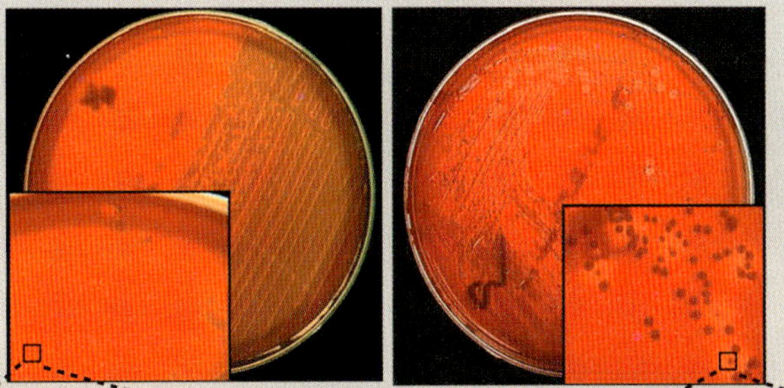

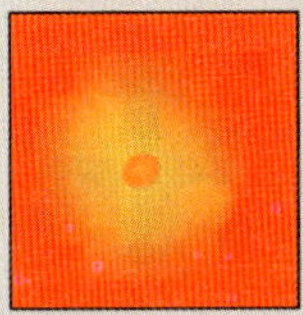

혈액한천배지에서 증식한 α-용혈성 사슬알균

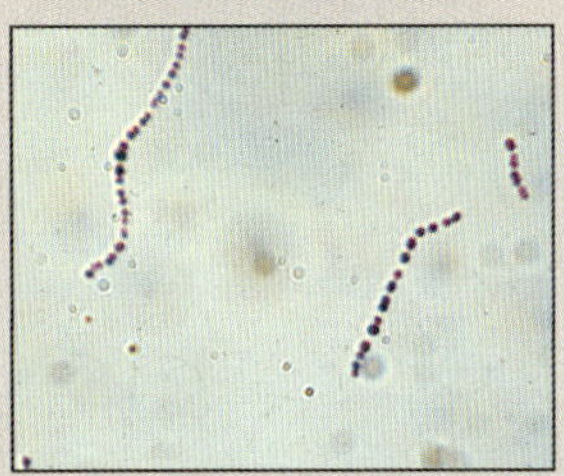

고름사슬알균(그람염색)

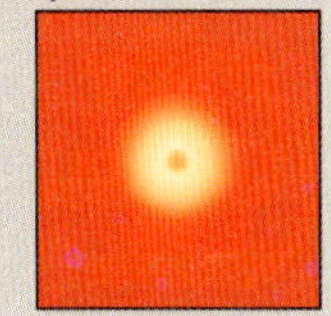

혈액한천배지에서 증식한 β-용혈성 사슬알균

- 형태는 달걀 모양 혹은 구형이며, 쌍을 이루거나 사슬을 형성한다.
- 비운동성, 카탈레이즈 음성
- 산소 존재 하에서도 발효를 통해 증식하기 때문에 대부분이 산소관용성 무산소균이다.
- 혈액한천배지에서 배양

고름사슬알균
(그룹 A, β-용혈성)

- 급성 인두염 또는 인두편도염
- 급성 류마티스열
- 단독
- 산후패혈증
- 침습성 그룹 A 사슬알균성 질병

1 페니실린 G[1,2]

2 클라리트로마이신[3]
2 아지트로마이신[3]

[1]고름사슬알균은 페니실린 G에 대한 내성을 획득하지 못했음.
[2]괴사성 근막염과 같은 연조직감염 치료를 위해 페니실린 G에 클린다마이신이 추가될 수 있음.
[3]페니실린에 과민반응을 나타내는 환자에게 사용.

젖마름사슬알균
(그룹 B, β-용혈성)

- 신생아에 있어서 수막염 및 패혈증
- 자궁내막염
- 면역체계가 저하된 사람에 있어서 패혈증 또는 폐렴
- 당뇨병성 족부 감염

1 페니실린 G[4]

2 아미노글리코사이드[5]

[4]분리된 모든 균들은 페니실린 G와 암피실린에 감수성을 나타내고 있음.
[5]치명적 감염에서 아미노글리코사이드를 치료지침에 추가할 수 있음.

폐렴사슬알균
(α-용혈성)

- 급성 세균성 폐렴
- 중이염
- 수막염

1 세포탁심

1 세프트리악손

2 반코마이신[6]

[6]대부분의 내성 균주들이 반코마이신에 감수성을 나타내고 있음.

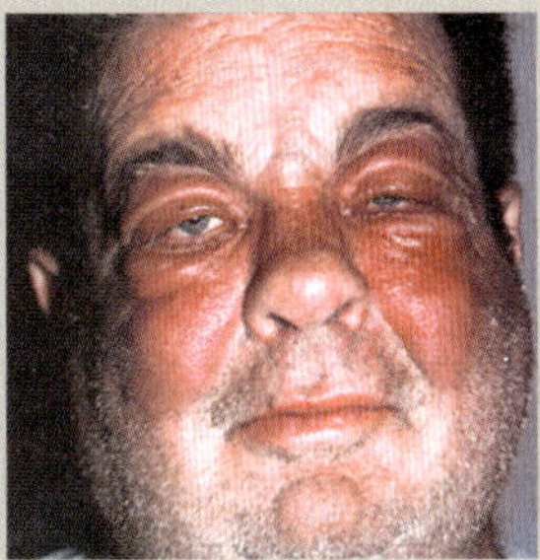

안면 단독

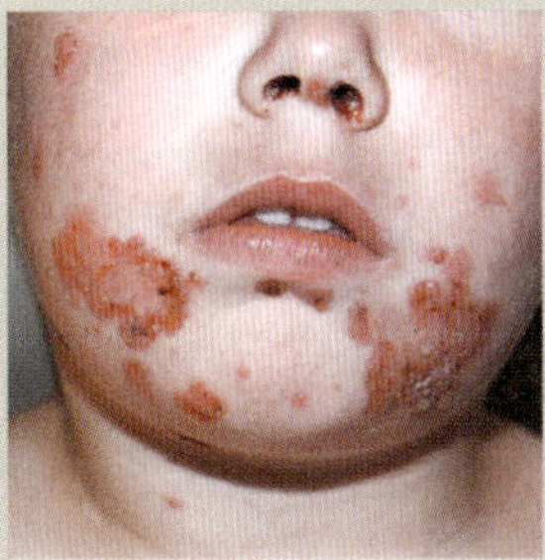

고름딱지증/농가진

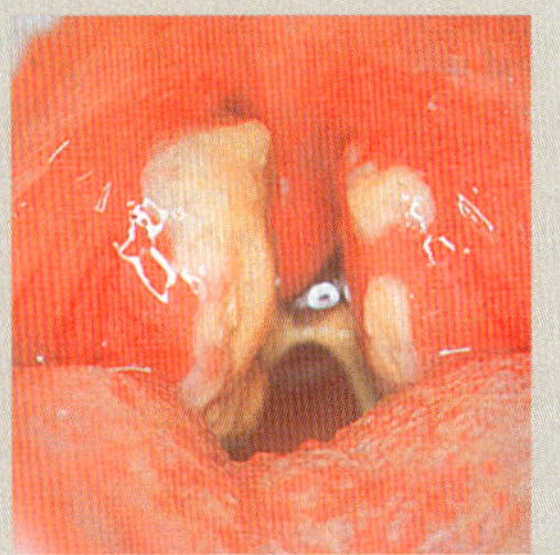

사슬알균성 인두염

그림 10.15

사슬알균성 질환의 요약. **1** 일차 약, **2** 대체 약

그람양성 막대균

Gram-Positive Rods

11

I. 개요 Overview

그람양성 막대균들(rods, 그림 11.1)은 서로 밀접한 연관성을 보이거나 유사한 임상적 특징을 보이지 않는다. 코리네박테륨속에는 디프테리아균(*Corynebacterium diphtheriae*)과 독소매개질환 유발 디프테리아(diphtheria) 외에도 무해한 인체공생균이 포함된다. 바실루스(*Bacillus*)는 포자(spore)를 형성하는 가장 큰 박테리아속으로 주로 토양에 많다. 탄저병(anthrax)을 일으키는 탄저균(*Bacillus anthracis*)이 있다. 리스테리아균(*Listeria monocytogenes*)은 신생아, 임산부, 면역이 약화된 사람들에서 감염을 일으킨다.

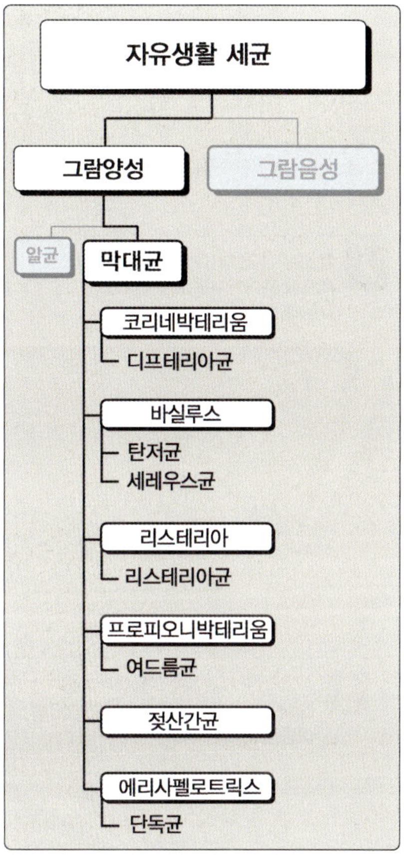

그림 11.1
그람양성 막대균의 분류

II. 코리네박테리아 Corynebacteria

코리네박테리아(corynebacteria)는 양 끝이 부푼 곤봉 모양의 그람양성 막대균이다. 산소성 또는 조건 무산소성균으로 편모를 갖지 않아 운동성은 없고 협막과 아포를 형성하지 않는다. 코리네박테리아속은 다양한 서식지에서 생활하고 한천배지(blood agar)에서 산소를 이용하여 생장한다.

A. 디프테리아균 *Corynebacterium diphtheriae*

디프테리아균이 일으키는 디프테리아는 급성 호흡기 또는 피부질환으로 생명을 위협할 수 있다. 효율적인 백신프로토콜과 대규모 유아 예방주사접종으로 개발도상국에서 질병 발생이 감소되었다. 현재 미국 내 병원에서는 이 질병이 거의 보고되고 있지 않고 있다. 그러나 디프테리아는 특히 예방접종을 하지 않는 나라에서는 심각한 질병이다.

1. **역학:** 디프테리아균은 디프테리아 보균자나 환자의 목이나 코인두에서 발견된다. 이 질병은 국부감염으로 대개 목에 감염된다. 따라서 미생물들은 주로 회복기 환자나 자각증상이 없는 보균자 등에 의해 호흡기 감염을 통해 전염된다. 감염된 사람이나 오염된 매개물과의 직접적인 접촉에 의해서는 잘 전파되지 않는다.

2. **발병기전:** 디프테리아는 진핵세포의 단백질 합성을 저해하는 외독소가 국소적으로 또는 몸 전체에 영향을 주어 생긴다. 독소 분자는 열에 적응성이 있는 폴리펩티드로 2개(A, B)의 단편(fragment)으로 구성되어 있다. B 단편은 민감한 세포막에 결합하여 목표물로 A 단편을 운반하는 역할을 한다. 세포 내에서 A 단편은 B 단

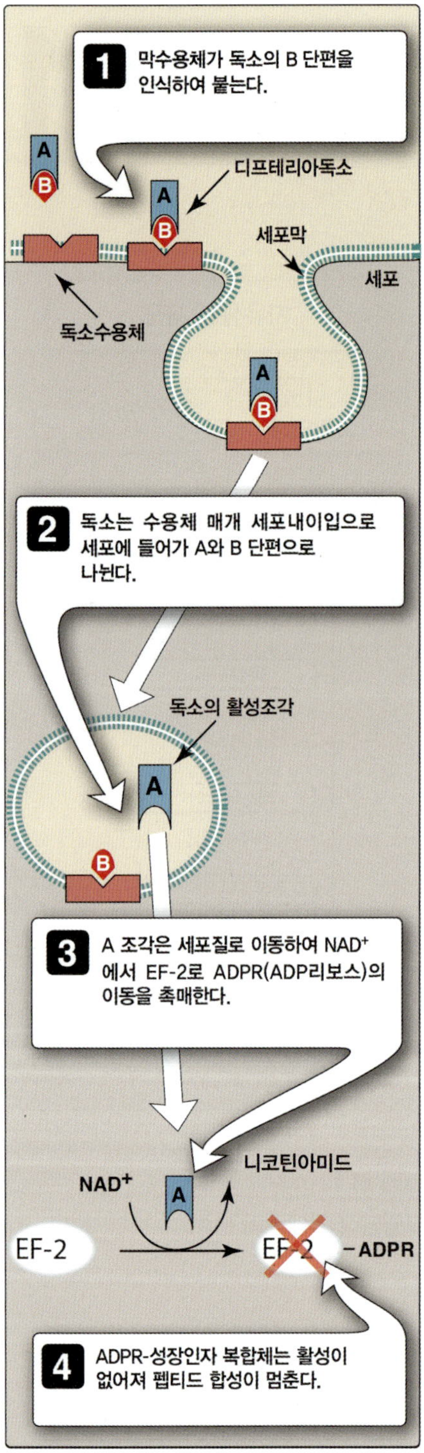

그림 11.2

디프테리아 독소작용기전. EF-2=진핵세포 폴리펩티드 사슬 성장인자. NAD^+=니코틴 아데닌 디뉴클레오티드

편에서 분리되어 NAD^+와 진핵세포의 폴리펩티드 사슬 성장요소(EF-2) 사이의 반응을 촉매한다(그림 11.2). 독소는 베타 코리네파지에 부호화되어 있으며, 파지가 디프테리균 염색체에 삽입된 균주에서만 독소를 만든다. 독소유전자 발현은 환경 조건에 따라 조절된다. 철이 적으면 독소 발현을 유도하나, 철이 많으면 독소 생산이 억제된다.

3. **임상적 중요성:** 감염은 두 가지 임상 양상인 호흡기 또는 피부에 하나 일어나거나 또는 자각증상이 없는 보균자로 남는다.

   a. **상부 호흡관 감염:** 디프테리아는 국부감염, 특히 목에 감염된다(그림 11.3). 감염은 점액과 염증관련 물질인 세포찌꺼기로 되어 있는 두껍고 회색을 띠는 삼출물 막을 형성한다(그림 11.5 참조). 구인두 부위에서 호흡관 밑으로 퍼져 자주 기도가 막히거나 질식하기도 한다. 질병이 진행시 생기는 일반적인 증세는 독소가 생산되고 흡수되면서 일어난다. 모든 인간 세포가 디프테리아 독소에 민감하지만, 심장과 말초신경이 주로 임상적 병변을 보인다. 심장의 전도결함이나 심근염(myocarditis)은 울혈성 심장이상과 영구적인 심장손상을 일으킬 수 있다. 구개(palate) 또는 눈 운동을 조절하는 뇌신경의 신경염(neuritis)과 근육마비가 관찰된다.

   b. **피부 디프테리아(Cutaneous diphtheria):** 피부에 상처가 나면 점막하조직으로 침범할 수 있고 회색막이 덮이는 만성적이고 상처가 잘 아물지 않는 궤양(ulcer)을 일으킬 수 있다. 드물게, 외독소 생산물이 조직을 변성(degeneration)시키고 사망에 이를 수 있다.

4. **면역:** 디프테리아 독소는 항원성으로 독소의 활성을 중화시키는 항체를 생성한다. [주: 독소에 포르말린 처리는 항원성을 띠지만 독성이 없는 변성독소(toxoid)를 생성한다. 이것은 예방접종에 사용된다.]

5. **실험실 동정:** 디프테리아 치료를 위해 추정적인 진단과 결정은 초기 임상적 관찰을 통해 이루어져야 한다. 디프테리아는 인두염(pharyngitis), 미열, 그리고 목이 부어오르는 경부 선병증(cervical adenophay)을 보이는 환자들에서 고려해야 한다. 인두(pharynx)의 홍반(erythema)이 점착성 회색 위막으로 진행이 되면 디프테리아를 의심할 수 있다. 그러나 확실한 진단은 미생물을 분리하여 독소 생성을 확인하기 위해 면역학적 침강소 반응을 이용하여 병독성 실험을 할 필요가 있다. 디프테리아균은 아텔루르산 칼륨(potassium tellurite)을 포함한 틴달 한천(Tinsdale's agar)과 같은 선택적인 배지에서 쉽게 분리할 수 있는데(그림 11.5 참조), 배지에서 미생물은 광륜(halos)을 가진 특징적인 검정 군체를 형성한다(그림 11.5 참조). 임상적으로 혹은 배양을 하여 분리한 디프테

리아균은 예를 들면 메틸렌 블루 염색을 하면 특징적인 형태를 보인다. 이러한 형태는 가늘게 보이고 때론 세균 군생에서 나타나는 곤봉 모양의 막대균처럼 보이는데, 한자(Chinese characters)나 목책(picket fences)처럼 보인다(그림 11.4 참조). 디프테리아를 치료하기 위한 초기 결정은 임상적 관찰에 의해서다. 독소 생성에 관한 배양과 분석은 확진을 위해 필요하다.

6. **치료:** 디프테리아 치료는 즉각적인 독소의 중화와 미생물을 제거하는 것이다. 말혈청 항독소(horse serum antitoxin)를 단독 투여 시 이미 세포표면 수용체와 결합한 독소에 영향을 주지 않지만 순환하는 독소는 비활성화시킨다. [주: 말혈청 반응에 의한 혈청병(serum sickness)은 환자의 대략 10%에서 생긴다.] 디프테리아균은 여러 항생제에 잘 듣는다. 수동면역으로 기형성된 항체를 주는 것이 치료에 필수적이다. 디프테리아균은 고전염성이므로, 환자를 의심시 격리해야 한다. 디프테리아균은 에리트로마이신(erythromycin) 또는 페니실린(penicillin) 같은 여러 항생제에 민감하다(그림 11.5). 항생제 처리는 감염의 확산을 늦추고 미생물을 제거함으로써 독소 생성을 방지할 수 있다.

7. **예방:** 디프테리아 예방의 핵심은 유독소 예방접종이다. 대개 파상풍균 변성독소(tetanus toxoid)와 백일해 항원(pertussis antigen)과 함께 DPaT 삼중백신(triple vaccine)을 투여한다. 처음 투여는 유아기 때 시작해야 한다. 디프테리아 유독소(파상풍균 유독소와 함께) 재접종은 사는 동안 대개 10년 간격으로 준다. 디프테리아 전염은 정확한 예방주사와 환자와 접촉한 건강한 보균자를 조사함으로써 조절할 수 있다.

B. 디프테로이드균 Diphtheroids

형태학적으로 디프티리아균과 닮은 여러 다른 코리네박테륨 종들은 코, 목, 코인두, 피부, 요도, 그리고 결막에 있는 일반적인 공생균이다. 그래서 디프테로이드균으로도 부르며 대개 외독소를 생성할 수 없지만 몇몇 경우에는 면역이 억제된 사람들에서 질병을 유발한다.

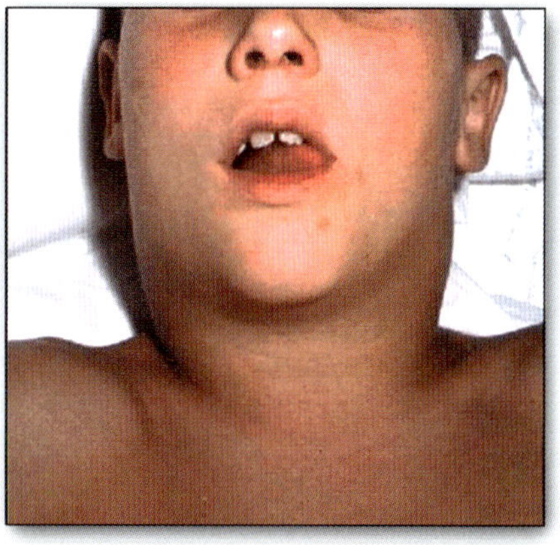

그림 11.3
디프테리아에 의한 목 위림프절의 두드러진 팽창(swelling)

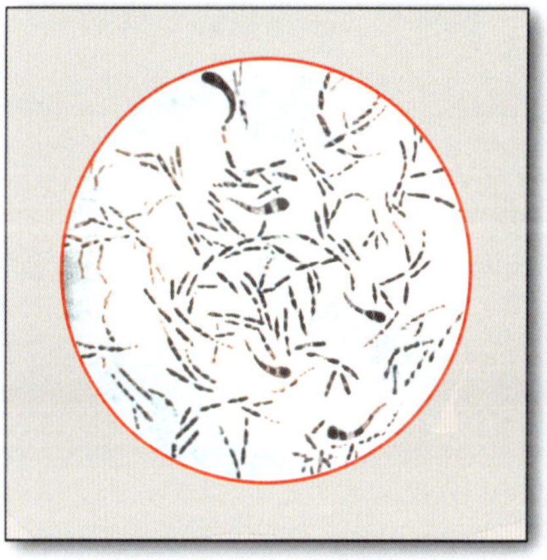

그림 11.4
디프테리아균

그람양성 막대균

코리네박테리아 종

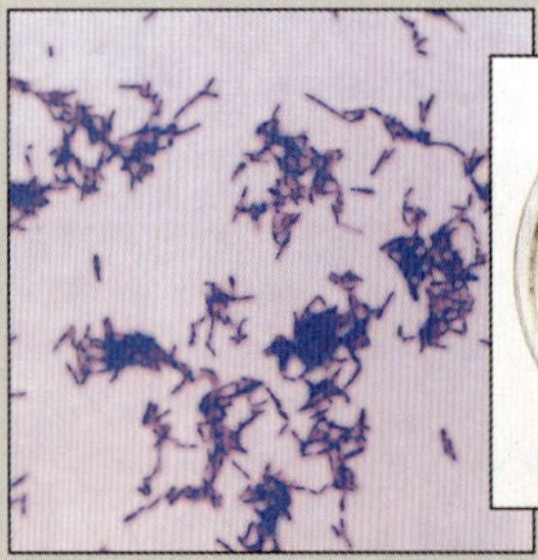

디프테리아균
그람염색

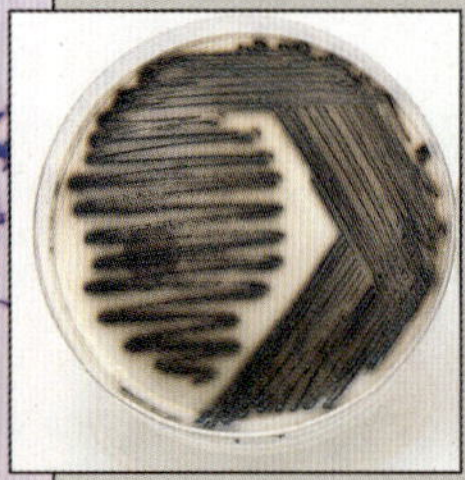

아텔루르산 혈액배지에서
자란 디프테리아균

- 작고, 가는 다형성의 막대균으로 뭉치면 한자 또는 목책 같은 특징적 모양을 띈다.
- 비운동성, 무협막
- 대부분 조건무산소성균이다.
- 아텔루르산(타 호흡기 균총의 억제인자)이 있는 틴달 한천 같은 선택배지에서 자란다 (산소 있을 시).

디프테리아균

- 디프테리아[1]

1 에리트로마이신

2 페니실린 G

[1]디프테리아 치료는 신속한 독소 중화와 이어 균 박멸이 필요하다. 말혈청 항독소를 단회 투여 시 순환하는 독소를 중화시킨다. 그렇지만 이미 세포표면 수용체에 붙은 독소에는 별효과가 없다.

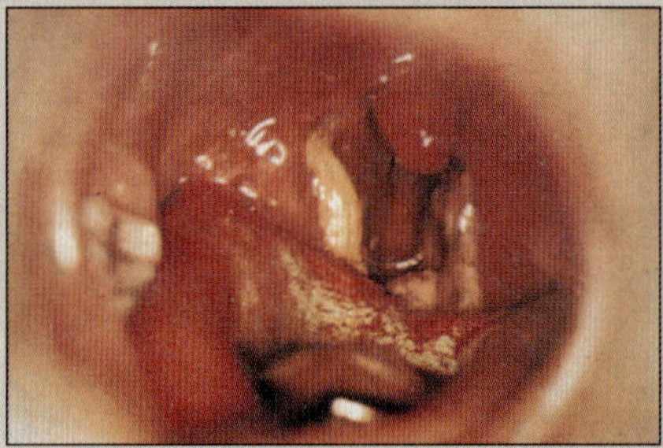

인후의 디프테리아균 감염.
인두와 편도전체 부종, 충혈과 편도 위에 회색 삼출액이 보임.

그림 11.5

코리네박테륨 디프테리아병의 요약. 1 일차 약, 2 대체 약

III. 바실루스균종 *Bacillus* Species

바실루스속 세균은 그람양성막대균 아포를 형성하는 조건산소균이다. 토양과 수계물에서 발견되며, 대개 공기 중 오염균으로 병원 실험실에서 발견될 수 있다. 탄저병을 일으키는 탄저균(*B. anthracis*)은 바실루스속에서 가장 중요한 원인균이다.

A. 탄저균 *Bacillus anthracis*

탄저병은 미국에서는 2001년 이전에 드문 질병이다. 그러나 2001년에 22건(11건은 피부탄저병 그리고 11건은 호흡탄저병)이 발병하였다. 이 감염은 우편물을 통해 탄저균에 노출되어 일어난 것으로 생각된다.

1. **역학:** 탄저병은 전 세계에 광범위한 풍토병 질환이다. [주: 풍토병 질환은 동물군에 전염된다(즉, 발병은 시간이 지나도 거의 변화하지 않는다.) 이것은 같은 시간에 많은 수의 동물들을 공격하는 동물유행병(epizootic disease)와 비교할 수 있다(인간 전염병과 유사하다).] 탄저병은 주로 초식 가축동물-양, 염소 그리고 말-에 영향

을 주고 전염된 동물의 배설물이나 오염된 먼지와 접촉한 인간에게 전염된다(그림 11.6). 감염은 대개 사고에 의한 피부 찰과상을 통해 포자가 점막하 조직에 접종되어 일어난다. 흔한 경우는 아니지만 포자를 함유한 먼지를 흡입하면 폐탄저병을 유발시키기도 한다. [주: 때때로 직업적인 위험으로, 이러한 폐렴 형태는 "양모업자질환(woolsorter's disease)" 으로 알려져 있다.] 탄저균 포자는 오염된 목장에서 또는 뼈, 면, 머리털, 피부 또는 다른 동물 재료들에서 몇 년 동안 살아 있을 수 있다. 클로스트디아(clostridia)와 같이 이러한 포자들은 물리, 화학적 인자에 매우 저항적이다. 미국에서 광범위하게 사용되는 수의학 백신 덕택에 가축동물의 탄저병이 감소하였다. 오염된 농산물의 수입으로 발생이 되기도 하며, 이럴 때 유행 지역에서 반입품을 격리시키기도 한다. 탄저균은 대량 생산이 가능하고 박멸하기 힘든 강력한 생화학 테러에 사용되는 병원체이다.

2. **발병기전:** 협막을 가지고 있는데 병독성에 필수적인 피막을 가지고 있다. 항포식작용(antiphagocytic)을 한다. 미생물은 또한 두 가지 종류의 플라스미드 암호화된 외독소를 만들 수 있다: 부종독소와 치사독소. 이 두 독소는 AB형 독소로 활성 및 부착 분자가 있다. 두 독소 공히 부착부위는 방어 항원이다(이름은 방어탄저백신 생산에 사용되어 지어짐). 이 부위는 두 독소의 세포내 유입을 매개한다. 활성 아단위 분자는 부조인자 및 치사인자로 불린다. 칼모듈린 의존성 아데닐레이트 사이클레이즈(calmodulin-dependent adenylate cyclase)인 부종인자(edema factor)는 세포내 cAMP를 증가시키고 탄저균 감염 시 나타나는 심한 부종과 관련이 있다. 치명적인 독소는 조직을 괴사시킨다. 방어적인 항원(이른바 방어적인 탄저병 백신을 생성하기 때문에 명명된)은 부종인자와 치명적인 독소가 세포 내로 들어오게 하는 역할을 한다.

3. 임상적 중요성

   a. **피부탄저병:** 탄저병의 약 95%가 피부탄저병이며, 포자 발아, 구진[papule "악성 농포(malignat pustule)]"으로 발전 외피가 검은 탁탁한 껍질로 된다. 림프절(lymph nodes)로 침입 치명적인 패혈증(septicemia)을 유발한다. 일부는 국부적 치유되고 치료되지 않는 피부탄저병은 사망률이 약 20%이다.

   b. **폐탄저병:** 포자를 흡입하여 발생한다. 진행성의 출혈성 림프절염(hemorrhagic lymphadenitis)−림프절의 염증−이 특징적이며 치료받지 않는다면 100% 사망에 이르게 된다.

4. **실험실 동정:** 탄저균은 임상 재료에서 쉽게 얻을 수 있는데 대규모로 존재하는 경우가 많다. 현미경으로 관찰하면 미생물은 뭉툭한 말단을 가진 바실루스로 보이고 단독으로, 쌍을 이루거나 혹은 때로는 긴사슬 모양을 보이기도 한다(그림 11.7). 임상 검체에서 자

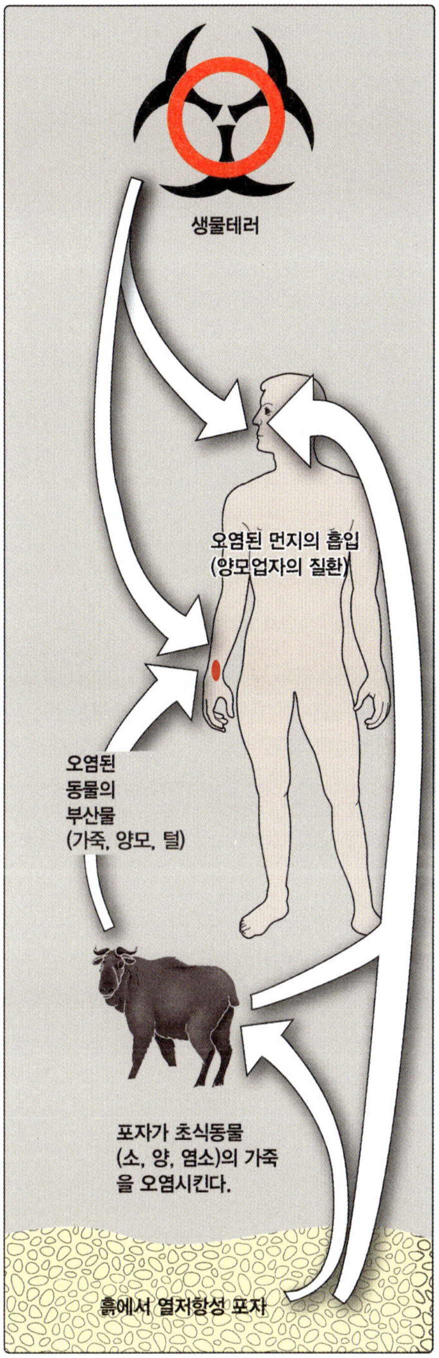

그림 11.6
동물과 인간을 숙주로 하는 탄저병

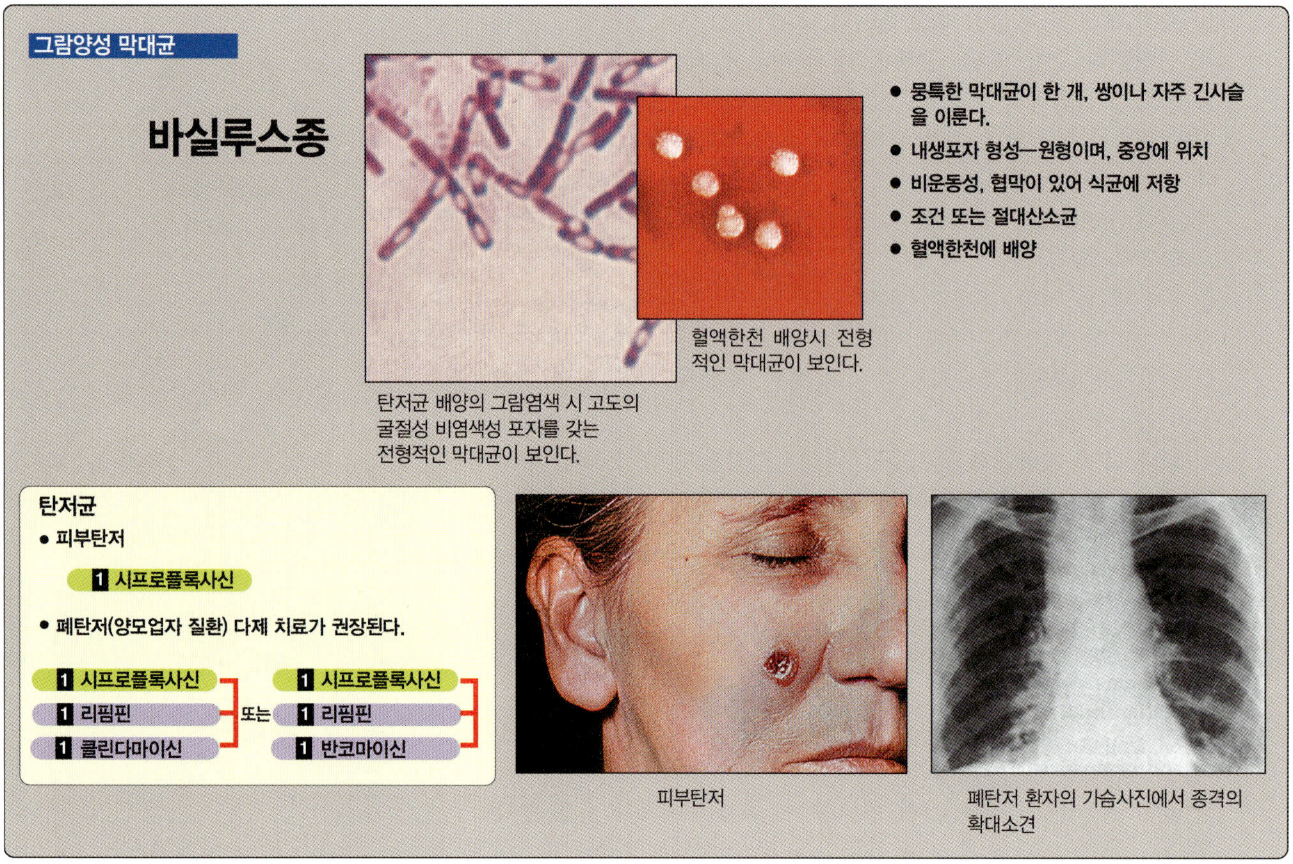

그림 11.7
탄저병 요약. **1** 일차 약

주 발아되지 않으나 배양 시 발아한다. 포자는 난(oval) 형태로 가운데 있다. 혈액한천배지에서 집락은 불규칙한 경계를 보이며, 크고, 회색을 띠며 비용혈성(nonhemolytic)을 보인다. 많은 바실루스종들과 달리 탄저균은 운동성이 없고 생체 내에서 협막으로 덮여 있다. 직접적인 면역현미경적 방법으로 미생물을 관찰할 수 있다.

5. **치료:** 탄저균은 다양한 항생제에 민감하다. 피부탄저병은 시프로플록사신(ciprofloxacin)에 잘 듣는다(그림 11.7 참조). 페니실린(penicillin)은 탄저균에서 베타 락탐분해효소(β-lactamase) 형성을 유도하기 때문에 권장되지 않는다. 흡입 탄저병의 경우 다제요법을 권장한다. 예로 시프로플록사신(ciprofloxacin)과 리팜핀(rifampin) 및 반코마이신(vancomycin). 흡입 탄저시 강력한 치료가 필요한데, 이는 질병이 위험하고 병이 완전히 진행될 때까지 진단이 안돼 위험하기 때문이다.

6. **예방:** 무세포백신(cell-free vaccine)이 고위험 직업군에서 일하는 사람들에게 이용할 수 있다. 노출 시 예방법으로 시프로플록사신

(ciprofloxacin) 또는 독시사이클린(doxcycline) 투여를 권장하고 있다. [주: 화학 소독제에 대해 내생포자(endospore)가 저항성이 있기 때문에, 가압증기멸균 방법이 가장 믿을만한 오염제거 방법이다.]

B. 다른 바실루스종들 Other bacillus species

흔한 경우는 아니지만 다른 바실루스종들이 특히 외상이나 인공적인 장비와 카테터(catheters)에 의한 병변과 연관되어 있는데 주로 동정되는 종은 세레우스균(*Bacillus cereus*)이다. 이 종의 균주는 조직을 파괴하고 외독소를 생성한다. 세레우스균은 또한 구토유발이나 설사를 일으키는 장독소(enterotoxin)로 식중독을 일으킨다.

IV. 리스테리아 *Listeria*

리스테리아(*Listeria*)종들은 가늘고, 그람양성 짧은 막대균으로(그림 11.9 참조), 포자를 만들지 않는다. 때때로 쌍막대균(diplobacilli) 또는 짧은 사슬 모양으로 나타나며 조직샘플의 숙주세포 내에서 관찰할 수 있는 세포내 기생체이다. 리스테리아 종들은 카탈라제 양성 액체배지 내에서 광학현미경으로 보면 특이한 굴러가는 모양의 움직임을 보이는데 25°C에서 가장 활동적으로 생장한다. 이러한 특징들은 사슬알균(카탈라제 음성) 또는 코리네박테륨(비운동성) 종들과 구별되는데, 두 종 모두 리스테리아와 형태학적으로 비슷하다. 리스테리아 종은 다양한 영양풍부 배지에서 자란다.

A. 역학 Epidemiology

리스테리아 종들은 자연계 동물들에 광범위하게 존재하지만 단구성 리스테리아(*Listeria monocytogenes*)는 인간에게 감염되는 유일한 종이다. 리스테리아 감염은 돌발적인 경우나 전염병으로 일어날 수 있는데 대개 음식물에서 기인한다. 예를 들면, 가공식품의 2~3%, 다진 고기의 20~30%, 그리고 소매되는 가금류가 단구성 리스테리아에 오염되어 있다. [주: 단구성 리스테리아는 4°C에서 성장할 수 있어, 냉장고가 음식에 단구성 리스테리아가 성장하는 것을 확실히 저지하지는 못한다.] 건강한 사람의 1~15%는 자각증상이 없는 장내 보균자이다. 리스테리아 감염은 임산부, 태아 또는 신생아 그리고 코르티코스테로이드(corticosteroid)를 투여한 환자나 노약자와 같은 면역이 약화된 사람들에게 가장 흔히 생긴다. 미국의 경우 800건이 해마다 보고되고 있고, 260명이 사망하고 25%인 65건이 임신한 여성 사산이 보고되고 있다. 혈액배양은 다른 병상(예를 들면, 요도관 감염)이 쉽게 검출되지 않을 때 열이 나는 임신한 여자들에서 징후를 나타낼 수 있다.

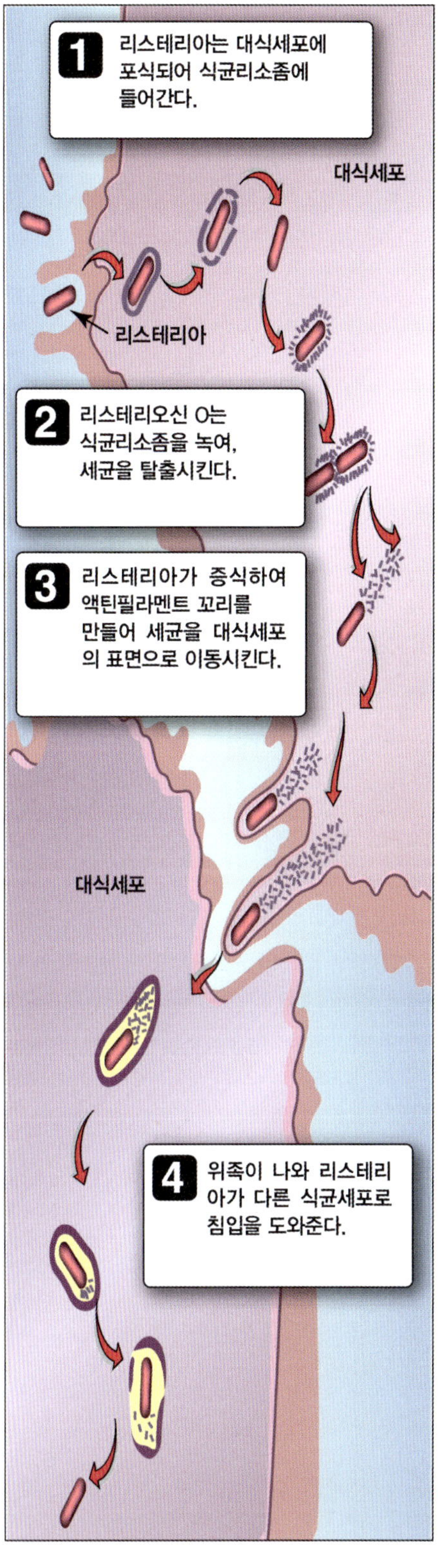

그림 11.8
숙주대식세포에서 단구성 리스테리아의 생활사

B. 발병기전 Pathogenesis

단구성 리스테리아는 식균작용과 대식세포의 면역작용 연구에 광범위하게 사용되는 세포내 기생체이다. 미생물은 다양한 포유동물 세포에 부착되어 들어가는데 명백히 일반적인 식균작용에 의해 일어난다. 일단 세포 내로 들어오면 리스테오리신(listeriolysin) O라는 막손상 독소를 이용하여 식균공포(pahagocytic vacuole)를 피한다. [주: 리스테오리신 O 기능에 문제가 있는 돌연변이는 무독성이다.] 단구성 리스테리아는 세포질 내에서 생장하고 세포 기능의 변화(즉, 세포간 직접적인 연결을 촉진하는)를 촉진한다. 이때 세포 액틴(actin)을 재조직화시켜 짧은 필라멘트와 액틴 결합 단백질이 세균에 붙어 혜성 같은 "꼬리(tail)"를 만든다. 이러한 결합체는 주변 세포들과 접촉하는 위족(pseudopods)으로 미생물이 추진력을 갖게 한다. 그러면 박테리아가 생성하는 막파괴 포스포리파아제(phospholipase)는 면역계에 관여하는 세포들을 포함하는 세포 사이의 환경을 피함으로써 미생물이 주변 세포들과 직접 연결될 수 있다(그림 11.8).

C. 임상적 중요성 Clinical significance

패혈증과 수막염은 단구성 리스테리아 감염[리스테리아증(listeriosis)]의 가장 일반적으로 보고된 질환이다. 다양한 육아종 피부병변(granulomatous skin lesion)과 같은 병소병변은 자주 보기는 힘들다. 3개월 된 임산부는 좀 더 약한 "독감 같은(flulike)" 병에 걸린다. 자각증상이 없이 질에 집락형성(vaginal colonization)을 할 뿐 아니라 미생물은 신생아에게도 전염되거나(단구성 리스테리아는 대개 신생아 수막염의 일반적인 원인균이다) 또는 태아로 전염되어 유산을 일으킬 수 있다. 특히 세포내 면역기능에 결함이 있는 면역이 저하된 사람들의 경우 심각한 감염에 노출될 수 있다.

D. 실험실 동정 Laboratory identification

미생물은 혈액, 뇌척수액, 그리고 다른 임상샘플에서 표준적인 세균학적 순서로 분리할 수 있다. 혈청한천배지에서 단구성 리스테리아는 좁은 베타용혈(β hemolysis) 띠로 둘러싸인 작은 집락을 보인다(그림 11.9). 리스테리아 종은 형태학적으로, 운동성에 의해, 카탈라제 생성 유무에 따라 다양한 사슬알균과 구별할 수 있다.

E. 치료와 예방 Treatment and prevention

암피실린(ampicillin)과 트리메토프림/설파메톡사졸(trimethoprim/sulfamethoxane) 등의 다양한 항생제가 단구성 리스테리아 감염치료에 성공적으로 사용되고 있다(그림 11.9 참조). 단구성 리스테리아 감염을 예방하려면 적정한 음식준비와 관리 및 급식 재료 중 오염된 것을 제거해야 가능하다.

그람양성 막대균

리스테리아 종

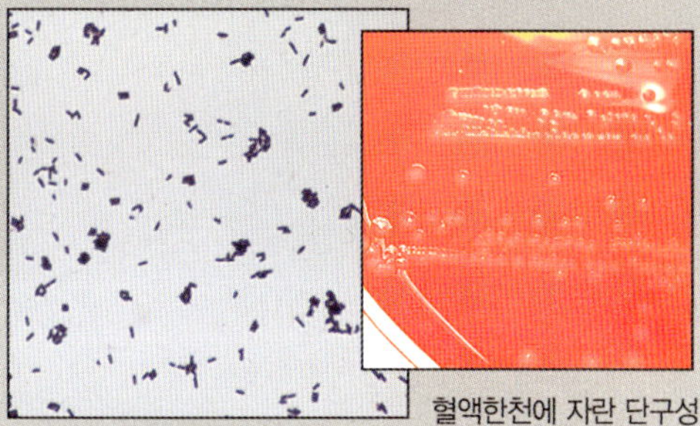

뇌척수액의 단구성 리스테리아(그람염색)

혈액한천에 자란 단구성 리스테리아 집락

- 가늘고, 짧은 막대균, 간혹 쌍막대균이나 짧은 사슬로 보인다.
- 세포내 기생체
- 카탈라아제 양성
- 액체배지에서 특징적인 구름운동성을 보인다.
- 여러 영양강화배지에서 산소와 무관하게 자란다.

단구성 리스테리아

- 리스테리아증

1 암피실린

2 트리메토프림/설파메톡사졸

그림 11.9

리스테리아 종 요약. **1** 일차 약, **2** 대체 약

V. 다른 비포자형성, 그람양성 막대균

Other Non-Spore-Forming, Gram-Positive Rods

프로피오니박테륨(*Propionibacterium*)은 디프테리아 모양의 형태를 띠는 무산소 혹은 미세산소(microaerophilic) 막대균속이다. 대개 피부에 서식하고 드문 예지만 심내막염(endocarditis) 또는 플라스틱 임플란트에 의한 감염의 원인균으로 보고되고 있다. 여드름균(*P. acnes*)은 종종 절대무산소균(strict anaerobes)으로 여드름(acne)의 원인균이다. 젖산간균(*Lactobacillus*)종은 인간 점막에 공생하는 세균군이다. 발효과정 동안 많은 젖산을 생성하고 점막상피세포의 산도(pH)를 유지하는 기능을 하는 것으로 알려져 있다. 그러나 구강의 젖산막대균(oral lactobacillus)에 의한 산(acid) 생성 시 충치(dental caries)가 생긴다. 단독균(*Erysipelothrix rhusiopathiae*)은 실 모양의 그람양성 막대균으로 동물에서 질병을 유발하고 드문 경우지만 주로 동물 부산물을 다루는 사람들(예를 들면, 도축자, 수의사, 어부)에서 유단독(erysipeloid)이라는 피부감염을 유발한다.

나이세리아

Neisseriae

12

I. 개요 Overview

나이세리아속은 그람음성인 산소성 알균이다. 두 종의 나이세리아균이 사람에게 질병을 일으킬 수 있다-임균(*Neisseria gonorrhoeae*), 임질(gonorrhea)의 원인균; 그리고 수막염균(*Neisseria meningitidis*), 흔히 수막염균(meningitis)의 원인균. 임균과 수막염균은 운동성이 없는 쌍알균(diplococci)으로 현미경상에서 구별이 쉽지 않다. 그러나 당(sugar)을 사용하는 방법에 따라 실험실에서 구별이 가능하며, 감염부위에 따라서도 구별할 수 있다. 두 세균은 화농성 알균으로 분류하는데 이 미생물들에 의한 감염이 대개 백혈구가 포함된 화농성(puslike)물질을 만들기 때문이다. 쉽게 혼동할 수 있는 나이세리아와 미생물들을 이 장에서 다룰 것이다(그림 12.1).

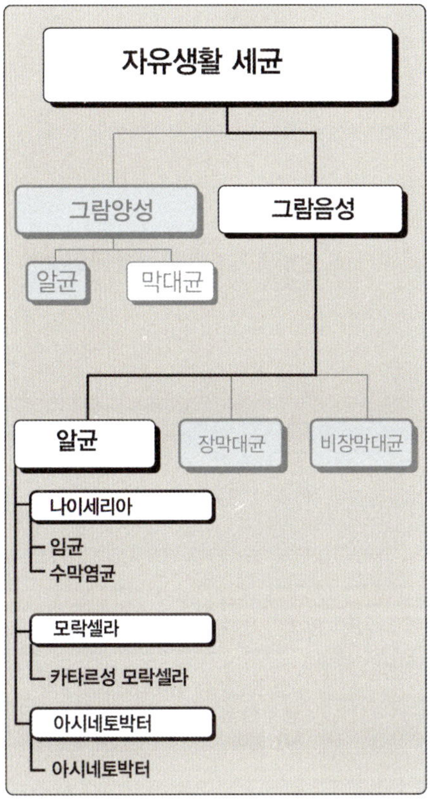

그림 12.1
그람양성 막대균

II. 임균 *Neisseria gonorrhoeae*

임균은 미국에서 가장 빈번히 보고되는 감염 질환 중 하나이다. 임균은 감염된 환자로부터 얻은 임상검체에서 다형핵 백혈구(polymorphonuclear leukocytes) 내에서 관찰할 수 있다(그림 12.2). 임균은 성접촉에 의해 전염되며, 드물지만 감염된 산도(birth canal)를 통해 아기에게 전염될 수 있다. 신체 외부에서는 오래 생존할 수 없는데 건조한 환경에 매우 민감하기 때문이다.

A. 구조 Structure

임균은 협막이 없으며, 섬모가 있고 운동성이 없으며 콩팥콩(kidney bean) 모양으로 되어 있다.

1. **섬모(Pili):** 머리카락 모양의 표면부속물은 필린(pilin)이라는 반복적인 펩티드 아단위로 구성된 나선형 모양의 구조로 되어 있다. 섬모는 미생물이 숙주의 상피세포와 점막세포의 표면에 부착하기 쉽게 하고, 포식작용(phagocytosis)에 대해 저항성을 갖는다. 따라서 섬모는 가장 중요한 병원성인자 중 하나이다. 섬모는 또한 항원성을 띤다. 적어도 20개의 임균 유전인자가 필린에 대해 유전암호화되어 있는데, 대부분은 프로모터들(promoters)이 없어 주어진 시간 내에 발현되지 않는다(즉, "침묵" 상태이다). 이 유전인자들의 염색체들이 서로 섞여 재조합됨으로써 다른 시간대에서 임균이 다른 아미노산을 가진 다양한 필린을 합성(발현)할 수 있다. 유

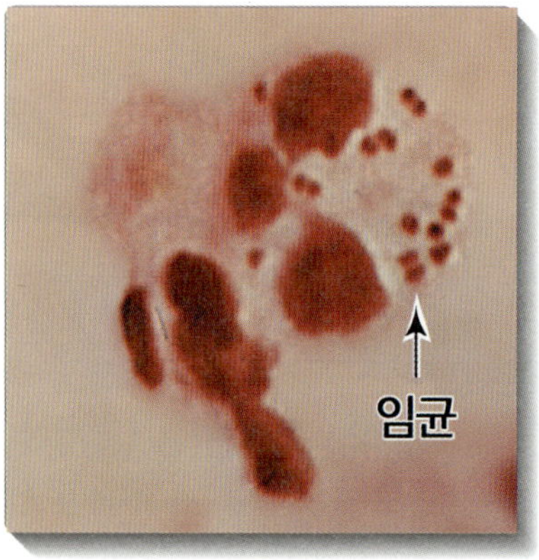

그림 12.2
임균이 요도분비물의 다형핵백혈구내 보임

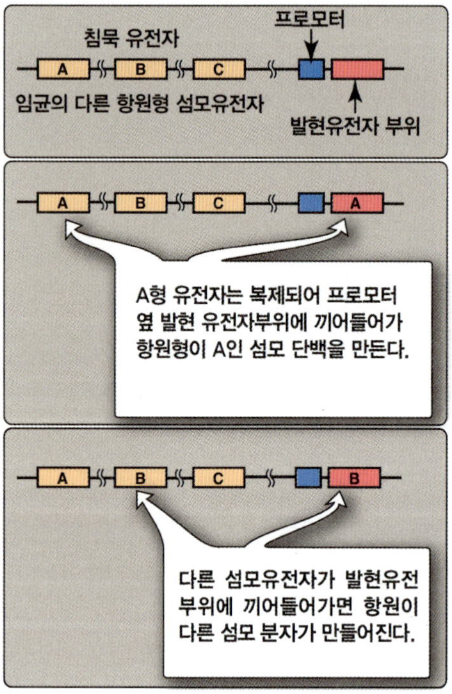

그림 12.3
임균의 항원변이

전자 변환(gene conversion)으로 알려진 이러한 과정은 미생물이 시간이 지난 후에도 항원적으로 다른 필린 분자들을 생성하게 한다(그림 12.3).

2. **지질다당질(Lipopolysaccharide):** 임균의 지질올리고당질(lipooligosaccharide, LOS)은 다른 그람음성 세균에서 발견되는 지질다당질보다 짧고, 분지된(branch), 비반복적 O-항원적 곁사슬(O-side chains)을 가지고 있다. 일반적인 인체 혈관 내에서 세균을 제거하는 항체는 LOS 항원에 대한 IgM 분자들이다.

3. **포린 단백질(Porin protein):** 임균은 PorB라는 한 개의 포린 단백질을 발현한다. 여러 균주들이 PorB1A 또는 PorB1B를 발현한다. 그렇지만 이들 항원이 다른 막항원들처럼 자주 나타나거나 항원변이를 하지 않는다.

4. **외막 단백질(Opacity protein):** 혼탁 단백질[opacity (Opa) protein]은 전에는 PII 단백이라 하였는데, 임균 집락을 탁하게 보여서이다. 임균의 Opa 단백질은 11종류지만 대체로 한 개 또는 소수의 혼탁 단백질을 동시에 발현한다. 혼탁 단백질은 유전자 코딩부위에 다수의 중복단위(CTCTT)가 있을 때 상변이를 한다. 즉 Opa 단백질이 발현되면, 중복단위의 수가 늘거나 줄어 이 단백을 해독틀에서 이동시켜 무변이 상태에서 상변이로 바뀐다. 다양한 이들 단백질은 숙주세포의 특이 수용체에 붙는다. 이렇게 한 개의 단백질에서 다른 단백질로 발현이 바뀌면 공격하는 숙주세포도 달라진다.

B. 발병기전 Pathogenesis

섬모와 혼탁 단백질은 임균이 요도(urethra), 직장(rectum), 자궁경부(cervix), 인두(pharyx), 또는 결막(conjunctiva)의 상피세포에 부착할 수 있게 하여 자라게 한다. 섬모는 또한 세균이 포식작용에 대해 저항성을 가지게 한다. 덧붙여, 임균과 수막염균은 IgA_1을 절단하는 IgA 단백질 분해효소(protease)를 분비하여 독소가 이러한 아강(subclass)의 Ig를 피할 수 있게 한다. 임균은 철(iron)이 있어야 자라며, 숙주에서 살 수 있다. 즉 임균은 특이운반계를 발현하여 철을 얻는데, 이 운반계는 인간 철부착 단백질인 트랜스페린, 락토페린과 헤모글로빈들로부터 철을 제거하여 균 내부로 옮긴다. 남성에 감염을 이루기 위해 임균은 트랜스페린이나 락토페린에서 철을 빼앗는 단백질을 발현해야 한다.

C. 임상적 중요성 Clinical significance

임균은 대부분 비뇨생식기관(genitourinary track) 또는 자궁경부의 점막에 서식한다. 미생물들은 고름(pus)을 생성하는 치명적인 국소적인 감염을 일으킬 수 있고 조직침범(tissue invasion), 만성염증(chronic inflammation)과 섬유증(fibrosis)을 일으킬 수 있다. 남자보다 여자에서 일반적으로 자각증상이 없다. 이러한 사람들은 임균에 감염되어 전염시키는 저장소 같은 역할을 한다고 볼 수 있다. [주: 한 개 이상의 성병(STD)이 동시에 생길 수 있다. 예로 매독균(*Treponema pallidum*)에 의한 매독(syphilis), 클라미디아(*Chlamydia*), 인간 면역결핍 바이러스(human immunodeficiency virus), 또는 B형간염바이러스(hepatitis B virus)와 같이 임질에 감염될 수 있으며, 이럴 때 임질 환자는 다른 병원체도 함께 치료해야 된다.]

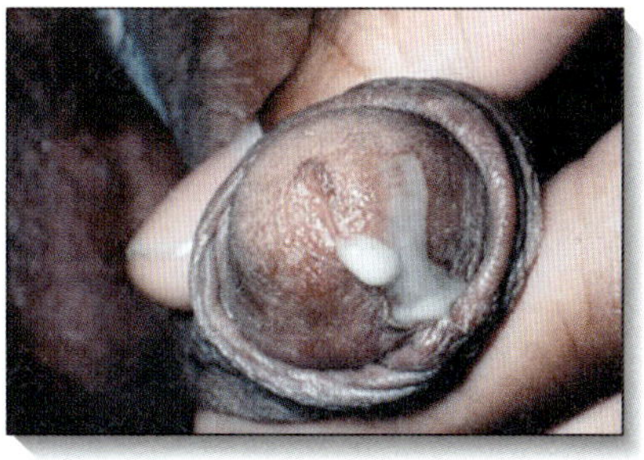

그림 12.4
임질 환자의 요도분비물

1. **비뇨생식기관 감염(Genitourinary track)**: 임균 감염의 징후는 남성에서 더 통증이 심해 진단하기 용이하다. 환자는 전형적인 노란색을 띠는 농액성 요도 분비물(purulent urethral discharge)과 고통스러운 방뇨(urination)를 호소한다(그림 12.4). 여성의 경우, 감염은 자궁경내막(endocervix)에서 시작하여 요도와 질(urethra and vagina)로 확산된다. 초록색을 띠는 노란색의 자궁경부 분비물(cervical discharge)이 가장 전형적으로 나타나고, 자주 월경 사이에 출혈(intermenstrual bleeding)을 동반한다. 질병은 자궁으로 진행되어 나팔관 염증인 난관염(salpingitis), 골반염증(PID), 그리고 섬유증(fibrosis)을 일으킬 수 있다. 불임은 임균성 난관염인 여성의 20% 정도에서 나타나 난관 반흔(tubal scarring)을 남긴다. 임균은 여성에서 골반내 염증질환(PID)의 흔한 원인균이다.

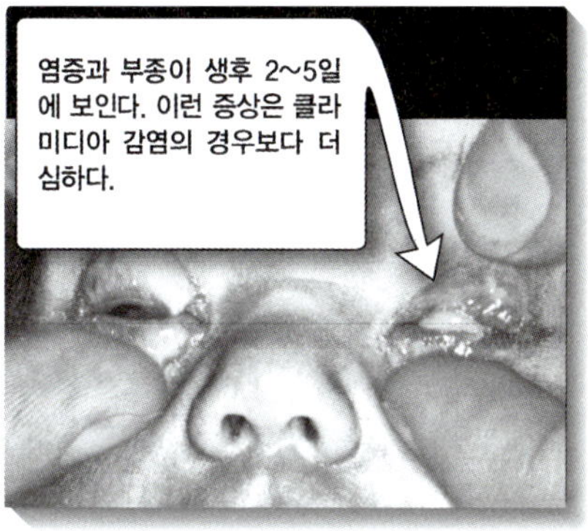

그림 12.5
임균성 신생아 안염

2. **직장 감염(Rectal infection)**: 남성 동성애자에 주로 나타나고 변비(constipation), 고통스러운 배변(defecation)과 고름/화농성 분비물을 내는 특성이 있다.

3. **인두염(Pharyngitis)**: 구강-성기 접촉에 의해 일어난다. 감염된 사람들은 화농성의 삼출물(purulent exudate)을 보이고, 상태는 약한 바이러스나 사슬알 인후통(streptococcal sore throat)을 보인다.

4. **임균성 신생아 안염(Ophthalmine neonatorum)**: 결막낭(conjunctival sac)에 감염되는 것으로 임균에 감염된 산도(birth canal)를 통해 신생아에게 감염된다(그림 12.5). 만약 치료하지 않는다면 급성 결막염(acute conjunctivitis)으로 시력을 잃을 수 있다. 치료는 세프트리악손(ceftriaxone)을 단회 근육이나 혈관내 주사한다. 임균에 산도가 감염된 산모나 산도 감염이 우려될 시 태아는 임상적으로 안염이 없을지라도 세프트리악손을 미리 맞아야 한다. 국소적으로 에리트로마이신(erythromycin) 연고는 감염의 위험이 낮을 때 예방목적으로만 사용된다.

5. **파종성 감염(Disseminated infection)**: 대부분의 임균 균주들은 혈액 내에서 제한적인 증식을 한다. 따라서 임균을 가진 균혈증(bacteremia)은 드물다(반대로 수막염균은 혈액 내에서 빨리 증식한다. 그러나 어떤 균주들은 혈액으로 침입할 수 있어 파종성 감염을 일으켜 열, 고통스러운 화농성 관절염(purulent arthritis), 홍반성 기저부에 작은 농포(pustules)를 일으켜 괴사(necrosis)로 진행된다. [주: 임균감염은 성적으로 활발한 어른에서 패혈성 관절

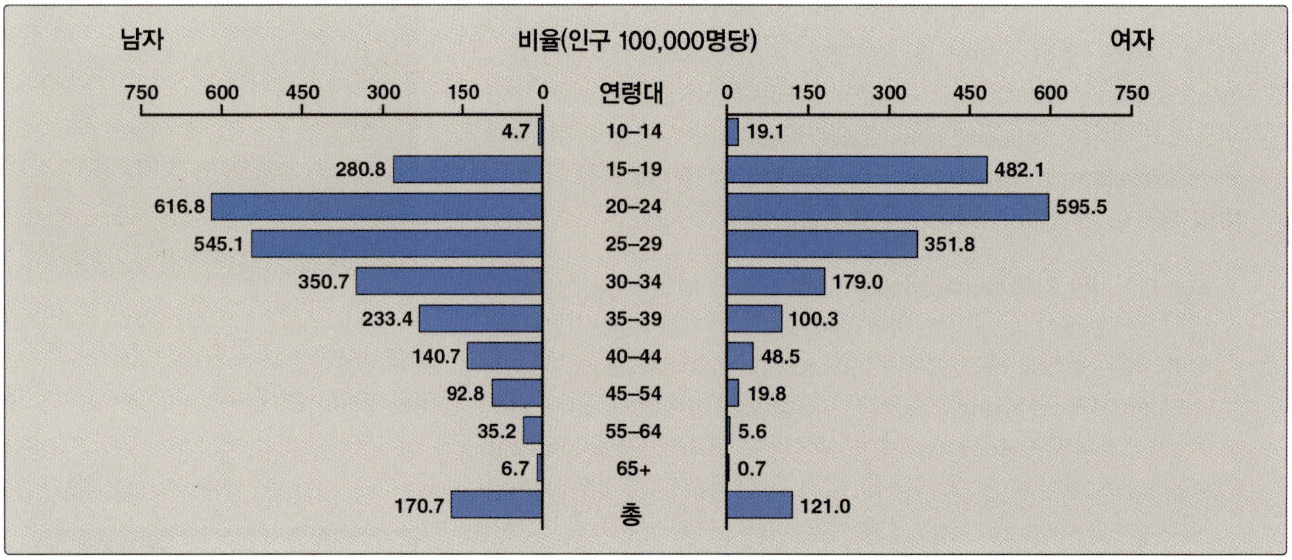

그림 12.6
미국의 나이와 성별 임질 발생률(2016)

염의 가장 흔한 원인균이다.] 전염성 감염은 여성, 남성 모두에서 관찰된다. 그러나 여성에서 더 일반적이고 특히 임신이나 생리 중인 여성에서 발생한다. 전염성 감염 치료를 받은 모든 환자들은 또한 동시에 클라미디아 감염을 제거하기 위해 독시사이클린으로 7일 동안 치료해야 한다. 임질은 청소년과 젊은 성인에서 가장 흔하다(**그림 12.6**).

D. 실험실 동정 Laboratory identification

남성에서 요도 삼출물(urethral exudate)을 도말표본하였을 때 그람음성 쌍알균(diplococci)이 많은 수의 중성구(neutrophils)에서 보이면 잠정적인 임균감염으로 진단할 수 있으며 해당되는 사람은 치료를 받아야 한다. 반대로 양성배양(positive culture)이 되어야 여성에서 임균감염이나 남성의 다른 부위에 대한 감염 확진에 필요하다. 만약 파종성 임균감염이 의심된다면, 예를 들면 피부병변(skin lesions), 관절액(joint fluid), 그리고 피부 등에 따라서 적절한 배양을 준비할 필요가 있다.

1. **배양을 위한 성장조건:** 임균은 산소가 있는 환경에서 가장 잘 자라며 대부분 CO_2를 필요로 한다. 임균은 맥아당(maltose), 유당(lactose), 또는 자당(sucrose)이 아닌 포도당(glucose)을 발효시킨다. [주: 수막염균은 맥아당을 발효시킨다.] 나이세리아속은 옥시다제(oxidase) 양성이다. [주: 산화효소(oxidase) 검사는 나이세리아를 추정하는 데 필요하지만, 임균과 수막염균 그리고 비병원성인 나이세리아를 구별하는 데 필요치 않다.]

2. **선택배지(Selective media)**: 폐렴알균(pneumococci)과 달리 임균은 열과 건조한 상태에 매우 민감하다. 배양 시 신속하게 배지에 도말하지 못하면 수송배지(transport media)를 이용하면 미생물의 생존율을 늘릴 필요가 있다. 테이어-마틴(Thayer-Martin 배지; 비병원성 나이세리아와 다른 정상 또는 비정상적인 세균군의 성장을 억제하는 여러 항생제가 첨가된 초콜릿 한천배지)이 임균을 분리시키는 데 일반적으로 사용된다(그림 12.7). 이 배지의 사용이 세균군이 풍부한 비뇨생식기관 또는 직장과 같은 부위에서 얻었을 경우 배양 시 중요하다. 비선택배지에서는 정상 세균무리들이 임균보다 더 잘 자란다. 테이어-마틴 배지는 임균 진단 시 "최적표준(gold standard)"이다.

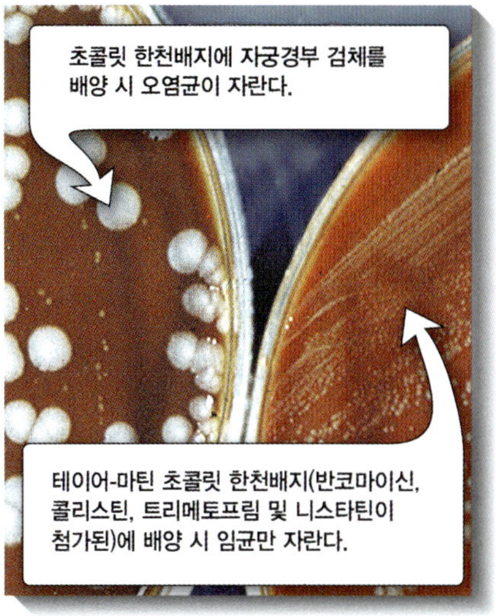

그림 12.7

왼쪽: 초콜릿 한천배지에서 오염균과 같이 자란 집락. **오른쪽**: 테이어-마틴 초콜릿 한천배지에서 순수배양된 임균 집락

E. 치료 및 예방 Treatment and prevention

임균의 분리주 중 20% 이상이 페니실린, 테트라사이클린, 세폭시틴 그리고 스펙티노마이신에 대해 내성을 보이고 있다. 페니실린 내성 임균을 PPNG (penicillinase-producing *N. gonorrhoeae*)라 한다. 이러한 균주들은 TEM형[전이인자(transposable element)를 암호하는] 베타 락탐효소(β-lactamase)에 대한 유전인자를 플라스미드를 가지고 있는데 대장균(*Escherichia coli*)과 인플루엔자균(*Haemophilas influenza*)에서 볼 수 있다. 미국에선 현재 PPNG 발생빈도가 페니실린이 더 이상 임질 치료에 사용되지 않음으로써 높아지고 있다. 그러나 대부분의 미생물들은 여전히 3세대 세팔로스포린으로 치료할 수 있다. 예를 들면, 요도, 내자궁경부 또는 직장에 단순 임균감염 시 세프트리악손 단회 근육주사한다. 근육주사제인 스펙티노마이신(spectinomycin)은 세팔로스포린에 알러지가 있는 사람들에게 사용된다. 임질을 걸린 많은 환자들은 클라미디아에 감염되어 있을 수 있다. 그러므로 클라미디아에 효과적인 테트라사이클린인 독시사이클린이 임균 처방계획에 종종 포함된다. 임질을 예방하려면 대개는 증상이 없어도 노출된 당사자에 미리 듣는 항생제를 투여하며 환자의 성접촉을 평가, 관리하는 것이다. 차단법 사용은 모든 성병 전염 경우처럼 임질 전염을 막기 위한 예방법이다. 백신은 아직 없다.

III. 수막염균 *Neisseria meningitidis*

수막염균은 수막염을 일으키는 가장 흔한 원인균 중 하나이다. 수막염균 감염은 또한 수막염 없이 혈관내응고(intravascular coagulation), 혈액순환 손상(circulatory collapse), 그리고 잠재적으로 치명적인 쇼크를 보이는 급성의 수막염 균혈증(meningococcemia)을 일으킨다. 수막염 발생은 대개 겨울에서 봄까지 유행한다. 예를 들면, 학교, 기관 그리고 군막사 등. 심각한 전염병이 개발도상국에서, 예를 들면 사하라 사막 이남지역과 라틴 아메리카에서 주기적으로 일어날 수 있다. 수막염균은 젊은 사람들에는 치명적 질환이다.

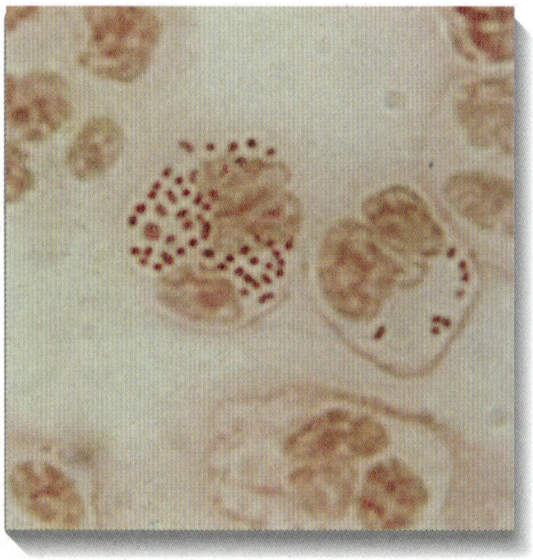

그림 12.8
수막염균이 보이는 화농성 뇌척수액 도말표본

역학적 분류	항원결정기
혈청군 (>13)	다당체 협막
혈청형 (>20)	외막 단백질

그림 12.9
수막염균의 항원결정기

A. 구조 Structure

운동성이 없고 그람음성 쌍알균으로 콩팥콩 모양으로 항상 쌍으로 나타난다(그림 12.8). 또한 섬모가 있는데 섬모는 미생물이 보균자나 수막염균 질병이 있는 사람들의 코인두 점막(nasopharyngeal mucosa)에 부착이 용이하게 해준다. 수막염균이 혈액이나 척수액에서 분리되면 협막으로 싸이게 된다. 수막염균 폴리펩티드 협막은 항포식 작용을 하는 가장 중요한 병원성 인자이다. [주: 협막 탄수화물에 대한 항체는 살균제 역할을 한다.]

1. **혈청군(Serogroups):** LOS 협막은 항원적으로 다양하고 혈청군은 적어도 13개의 협막 다당체(capsular polysaccharide) 형태이다(그림 12.9). 대부분의 감염은 대략 수막염균 질병의 90% 정도가 혈청군 A, B, 그리고 C에 의한 것으로 혈청군 A, B, C, W-135 그리고 Y에 의해 유발된다. 혈청군 A는 대개 개발도상국에서 광범위한 전염을 일으킨다. 미국에서 수막염균 혈청군 B는 혈청군 C와 함께 질병과 사망에 주된 원인균이다. 협막을 가지지 않으면 무협막균이라 한다.

2. **혈청형(Serotypes):** 두 번째 분류는 혈청형(혈청형 1, 2,...20)인데 (그림 12.9 참조) 외막 단백질(OMP)을 근거로 한다. 혈청군과 혈청형 사이에 예측할 수 있는 관련성은 없다.

B. 역학 Epidemiology

전염은 보균자나 질병초기 환자에게서 비말전염을 통해 일어난다. 보균자와 접촉 이외에 위험인자로 최근 마이코플라스마(mycoplasma)에 의한 상부호흡관 감염, 직간접 흡연과 보체결핍(complement deficiency) 등이 있을 수 있다. 민감한 사람의 경우 독성균주들이 혈액 내로 침입하여 2~10일 정도의 배양기간을 거쳐 몸 전체에 침투성 질병(systemic illness)을 일으킨다. 미국의 경우 수막염균 관련 질병 발병이 한 살 이하의 영아에서 높게 나타난다(그림 12.10). 청소년과 젊은 성인이 발생률이 제일 높아 미국 CDC는 위험군으로 보고 백신 접종을 권한다. 인간이 유일한 자연계 숙주이다.

C. 발병기전 Pathogenesis

수막염균 협막의 항포식작용의 특성은 감염상태를 유지하는 데 중요하다. 자기분해(autolysis)와 세균 세포분열 동안 방출되는 LOS는 파종성 감염에서 관찰되는 많은 인체독성을 일으킨다. 임균과 수막염균은 IgA 단백질분해효소를 만들어 IgA_1을 절단시킴으로써 독소가 이런 아강(subclass)의 Ig을 피할 수 있게 한다. [주: 비병원성 나이세리아는 이러한 단백질분해효소를 만들지 않는다.]

D. 임상적 중요성 Clinical significance

수막염균은 초기에 코인두에서 집락을 이루고 대개는 자각증상이 없는 수막염균성 인두염(pharyngitis)을 유발시킨다. 어린아이들과 민감한 사람들에게서 이 미생물들은 혈액을 통해 퍼짐으로써 살포성 질병을 일으켜 수막염 또는 치명적인 패혈증(septicemia)을 일으킨다. 수막염균은 현재 수막염의 가장 중요한 원인균이다.

1. **수막염(Meningitis)**: 코인두의 상피는 대개 세균에 대한 방어기능을 한다. 그러므로 수막염균에 의해 감염된 사람들도 증상 없이 잘 지낼 수 있다. 아주 드문 경우에서 수막염균은 이러한 장벽을 뚫고 혈액 속으로 들어가 매우 빠르게 증식을 한다(수막염 균혈증). 드물지만 치명적인 패혈증을 가진 환자에서 수막염균이 혈액도말 시 발견된다. 만약 심하지 않다면 환자는 단지 열이 있고 다른 특이한 징후들은 나타나지 않는다. 그러나 미생물이 혈액을 통해 다른 장소, 예를 들면 혈액-뇌 장벽을 통과하거나 뇌척수막(meninge)에 퍼질 수 있다. 미생물들은 증식되어 다핵형 백혈구(polymorphonuclear leukocyte)를 유입시켜 급성염증반응을 일으키고 결과적으로 화농성의 뇌수막염이 발병하게 된다. 관절증상들과 점상출혈성 반점(petechial rash) 또한 수막염균 감염 시 관찰된다(그림 12.11). 몇 시간 내에 초기의 열과 불안감 등은 심한 두통, 뻣뻣한 목, 구토, 그리고 밝은 빛에 예민해지는 수막염의 특징적 징후들을 보이게 된다. 혼수상태 또한 몇 시간 내에 일어날 수 있다. 체내 수막염균 감염을 진단하는 최적표준은 수막염균을 혈액이나 뇌척수액(cerebrospinal fluid)와 같은 무균성 체액에서 분리하는 것이다. 뇌척수액을 그람염색을 하는 데 있어 실험에 필요한 균수가 ml당 10^5~10^6이기 때문에 균을 모으려면 임상검체를 원심분리한다.

2. **패혈증(Septicemia)**: 수막염균은 12시간 이내에 건강한 사람들에서도 생명을 위협하는 패혈증을 일으킨다. 수막염인 환자의 30% 정도가 급성 패혈증이 진행된다. 이러한 경우, 임상적 상태는 심각한 패혈증과 쇼크 중 하나로 대개 세균 내독소(LOS)가 원인이다. 급성의 수막염균 패혈증은 주로 어린아이들에게서 볼 수 있다[워터하우스-프리데릭센 증후군(Waterhouse-Friderichsen sydrome)]. 특징은 커다랗고 보라색을 띠는 부스럼 같은 피부 출혈, 구토와 설사, 순환기 질환, 부신의 괴사 등이 일어나 10~12시간 내에 사망에 이를 수 있다.

E. 실험실 동정 Laboratory identification

광학현미경하에서 뇌척수액과 피부병변 흡입에 의해 분리된 수막염균은 그람음성 쌍알균으로 자주 다핵형 백혈구와 함께 발견된다(그림 12.8 참조). 보균자의 코인두에서 모은 재료를 배양시켜 관찰할 수 있다.

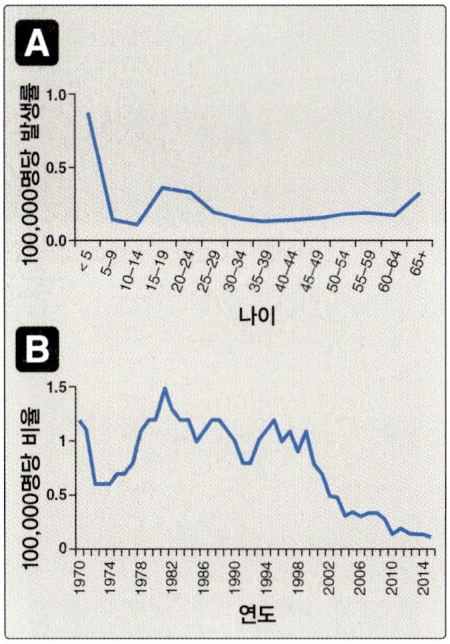

그림 12.10
A. 미국의 연령별 수막염균 감염 발생률(2016). B. 미국의 연도별 수막염균 감염 발생률(1970~2015)

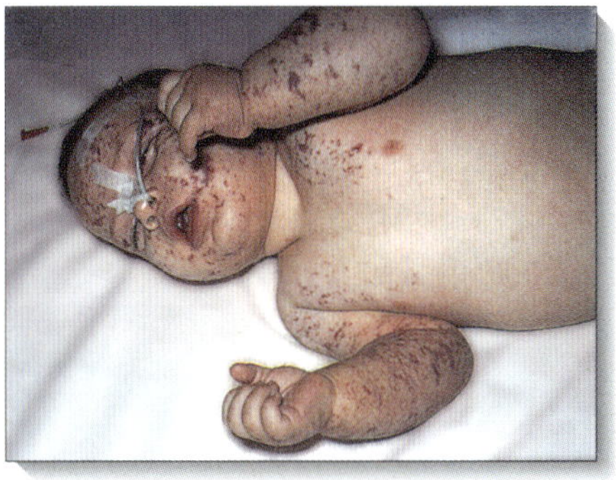

그림 12.11
수막염균 특징인 점상출혈성 반점과 목의 신전(펴짐)

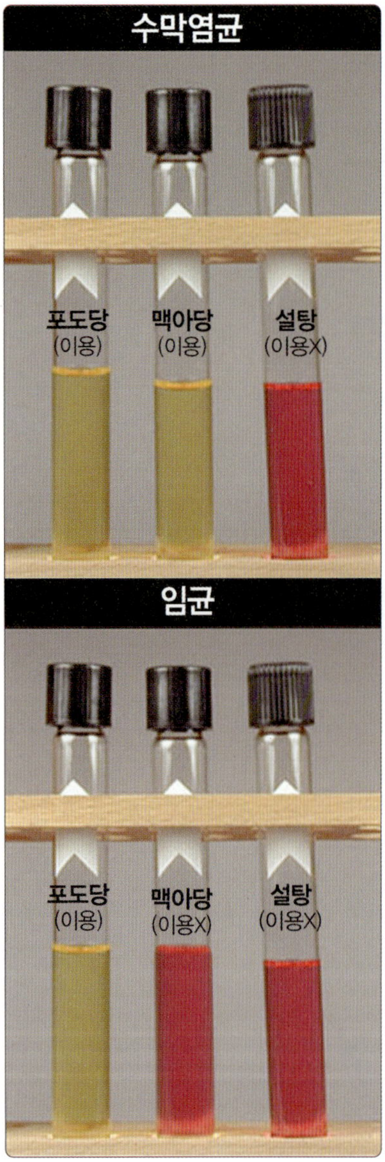

그림 12.12

수막염균은 설탕이 아닌 포도당과 맥아당을 산화시켜 산을 만들어, 산도 지식약인 페놀 레드를 빨간색에 노란색으로 바뀐다.

1. **배양조건:** 수막염균은 CO_2를 필요로 하며 초콜릿 한천배지에서 자란다. 검체는 즉시 배지에 도말하거나 생존율을 올리려면 수송배지(transport medium)를 사용한다. 임균과 달리 수막염균은 대개 무균의 뇌척수액 또는 혈액에서 배양된다. 그러므로 선택배지가 필요없고 초콜릿 한천배지로 충분하다. [주: 테이어-마틴 배지는 피부병변 또는 코인두에서 얻은 검체에서 오염된 미생물들을 제거하기 위해 필요하다.]

2. **부가 실험:** 모든 나이세리아종들은 산화효소 양성이다. 종(species)간 구별을 위해 당 발효 실험을 한다(**그림 12.12**). 수막염균은 포도당과 유당을 발효시키는 반면, 임균은 오직 포도당만 발효시킨다(그림 12.12 참조). 세균 수막염에서 뇌척수액은 압력이 증가되고, 단백질이 증가하며 포도당이 감소(부분적으로는 세균 영양분으로 사용)와 많은 중성구들을 관찰할 수 있다. 감염된 미생물이나 항원 협막형으로 확진하며, **그림 12.13**에서 임균과 수막염균의 특징을 비교하고 있다.

F. 치료 및 예방 Treatment and prevention

세균 수막염은 의학적으로 응급상황이다. 따라서 항생제 투여를 명확한 세균학적 진단이 나올 때까지 기다릴 수는 없다. 고열, 두통과 수막균 감염의 전형적인 반점이 있으면 사망률이 높은 급성 패혈증을 방지하기 위해 즉시 치료받아야 한다. 혈액배양을 해야 하며, 심지어 요추천자를 시행 전에 항생제 투여를 즉시 해야 한다. 항생제를 미리 투여하면 이후 양성배양으로 나올 가능성을 줄여주기 때문이다. 과거에 수막염은 페니실린 G 또는 암피실린(두 약 모두 배양 결과를 기다리는 동안 정맥내 투여로 염증이 일어난 혈액-뇌 장벽을 통과할 수 있다)을 투여하였다. 원인균을 모르면 일단 세포탁심(cefotaxime) 또는 세프트리악손(ceftriaxone) 투여를 하고 투여시 사망률이 10% 준다. 세균성 수막염 시 염증이 심해 코티코스테로이드 덱사메타존을 항생제 치료 전이나 같이 투여한다.

1. **진단:** 뇌척수액에 대한 그람염색은 즉시 행할 수 있는데 뇌척수액에서 혈청군-특이 항협막 항체를 가지고 라텍스 응집시험(latex agglutination tests)을 하면 혈청군-특이 수막염균을 빠르게 확인할 수 있다.

	포도당	맥아당	플라스미드	백신이용	다당체 협막	베타락탐 분해효소	산화효소
임균	+	–	흔함	–	–	흔함	+
수막염균	+	+	드묾	혈청형 A, B, C, W-135, Y	+	드묾	+

그림 12.13

임균과 수막염균 간의 세균학적 감별

2. **백신:** 결합(conjugate) 수막염 백신(MCV4)은 청년이나 11~55세 정도의 성인에 사용될 수 있도록 2005년 미국에서 승인되어 비결합 다당질백신 대신 쓴다. MCV4는 4가 백신(tetravalent vaccine)으로 디프테리아 유독소와 결합하는 혈청군 A, C, W-135 그리고 Y 기원의 협막 다당질 항원으로 만든다. 결합백신은 백신의 효과를 증진시키는 T 세포 의존 기억반응을 유도하고, 균에 다시 노출되었을 때 강력한 면역반응이 일어나게 한다. 혈청군 B 다당질 협막은 자가항원으로 면역반응이 일어나지 않는다. 그림 12.14에서 백신과 혈청군을 나타낸다.

3. **예방 치료(Prophylaxis):** 리팜핀이 감염자의 가족 구성원들을 치료하는 데 사용된다. 치료약은 보균상태를 제거하는 효과적이다. 다른 약들도 사용되는데 구강을 통해 먹는 시프로플록사신(ciprofloxacin)과 근육주사제인 세프트리악손(ceftriaxone)이 있다. 그림 12.15는 나이세리아종들에 의한 질병들을 요약해 놓았다.

혈청형 분류	의미
A	개발도상국의 대규모 유행병의 원인
B	효과적인 면역 반응이 안 생김
B,C	미국의 풍토형 뇌수막염의 원인
A, C, W-135, Y	효과있는 협막백신을 제조가능

그림 12.14
수막염균의 공통 혈청군의 특징

IV. 모락셀라 *Moraxella*

모락셀라속(*Moraxella*)은 그람음성 쌍 호기성 옥시다아제 양성 탄수화물을 발효시키지 않는다. 모락셀라(*Moraxella catarrhalis*)는 호흡계, 중이, 눈, 중추신경계, 그리고 관절 감염의 원인균이다.

V. 아시네토박터 *Acinetobacter*

아시네토박터속(*Acinetobacter*)은 운동성이 없는 구상간균/알막대균(coccobacilli) 협막이 있 산화효소 음성이며 산소성이며, 탄수화물을 발효하지 않는다. 아시네토박터 바우마니(*Acinetobacter baumannii*)는 병원 감염을 주로 일으킨다.

그람음성 알균

나이세리아균종

요도 삼출액에 임균이 뭉쳐 다핵형 백혈구 내에 보임

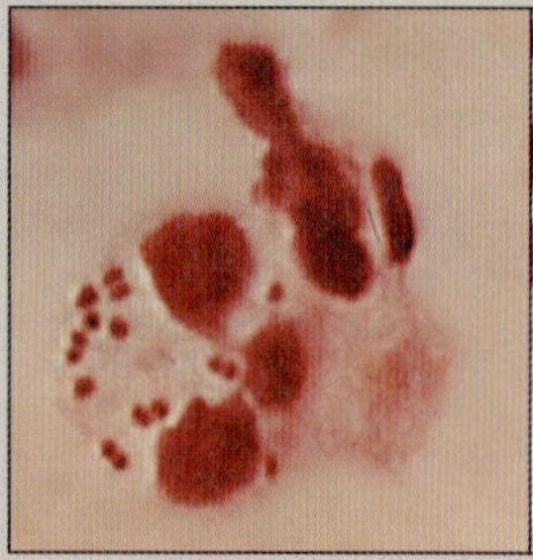

수막염균이 뇌수막염환자의 뇌척수액에서 보임

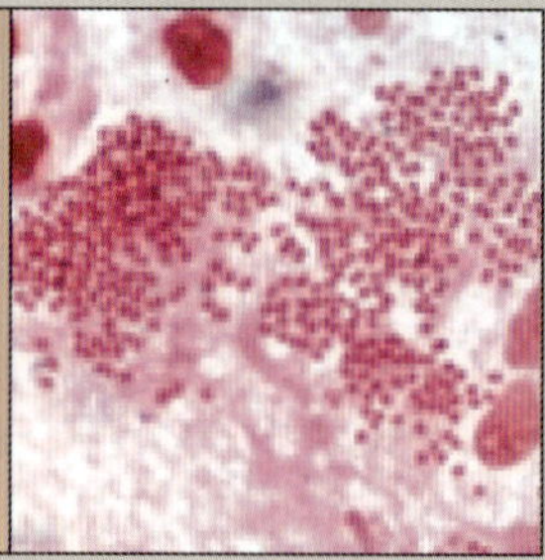

- "콩팥 콩모양의 쌍알균"
- Pili important in
- attachment to
- mucosa
- 산화효소 양성
- 호기성/산소균
- 비운동성
- 화농성/고름

임균

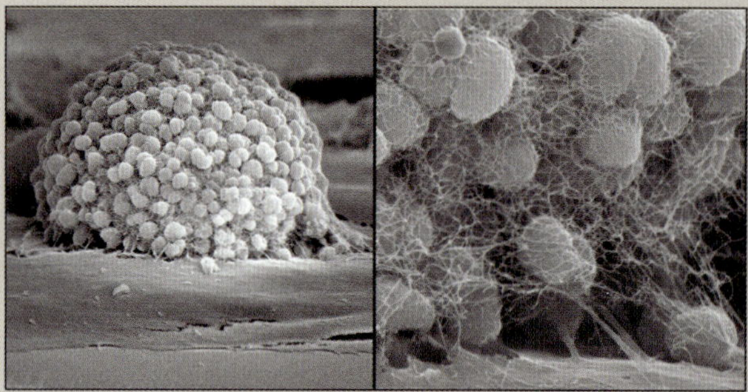

상피세포의 임균감염. 4형 섬모로 숙주세포에 붙은 세균의 미세집락이 보임 (거미줄 모양)
이 섬모는 숙주의 미세융모 형성을 유도한다.

- 에너지로 맥아당 이용하지 않음
- 테이어-마틴배지에서 자람
- 다당체협막 없음

- **임균성 신생아 안염**
  - **1** 세프트리악손[1]
  - **1** 에리트로마이신[2]
  - **1** 질산은[2]

[1]전신적 [2]위험도가 적을 경우 일상 예방치료를 위한 국소적

- **비합병증 임질**
  - **1** 세프트리악손[1]
  - **1** 독시사이클린[1]

[1]두 가지 약물을 동시에 사용하는 이중요법이 권장된다.

수막염균

- **뇌수막염**
- **수막알균혈증**
- **워터하우스-프리데릭센 증후군**
  - **1** 페니실린 G[1]
  - **2** 세포탁심
  - **2** 세프트리악손

[1]내성 균주가 나타나 감수성검사가 필수임.

주: 리팜핀은 예방목적 가족이나 감염자와 접촉시 사용한다.
리팜핀에 대한 내성이 나타났다.

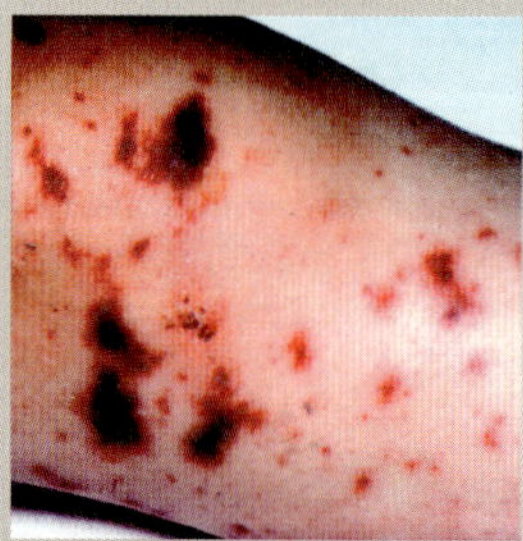

수막알균혈증의 특징인 자색반

- 에너지 생산을 위해 맥아당 이용
- 초콜릿 한천에서 자람
- 2~18세 뇌수막염의 가장 흔한 원인
- 다당체협막
- 혈청군 A, B, C, Y, W-135의 백신

그림 12.15

나이세리아 질병의 요약 **1** 일차 약, **2** 대체 약

위장관 그람음성 막대균

13

Gastrointestinal Gram-Negative Rods

I. 개요 Overview

이번 장에서 다루는 유기체는 사람과 동물의 위장관에서 주로 관찰된다. 토양과 물속에서도 증식한다. 대부분의 균들은 여러 상황에서 잘 견디지만 건조환경에 취약하며 산소가 있거나 없을 경우에도 자라는 조건 무산소균(facultative anaerobes)이다. 이들은 지질다당류(lipopolysaccharide, LPS)를 가지는데 LPS는 항원인자인 동시에 독성인자가 된다(내독소, endotoxin). 전체 위장관내 정상균무리의 부분을 구성한다. 위장관 세균은 그람양성 또는 그람음성 무산소성균이다. 그람음성 막대균들은 위장관 및 그 이외의 장기에서 질병을 유발한다. 예를 들어, *Escherichia, Salmonella, Yersinia* 및 *Campylobacter*는 위장관과 장 이외의 곳에서 질병을 유발하고, *Shigella, Helicobacter* 및 *Vibrio*는 주로 위장관에서 질병을 유발하며 *Enterobacter, Klebsiella, Serratia* 및 *Proteus*는 주로 위장관 이외의 곳에서 질병을 유발한다. 분변의 오염은 위장관 질병을 유발하는 균들이 전파의 주 원인이 된다. 이 장에서 공부하는 균들은 그림 13.1에 정리하였다.

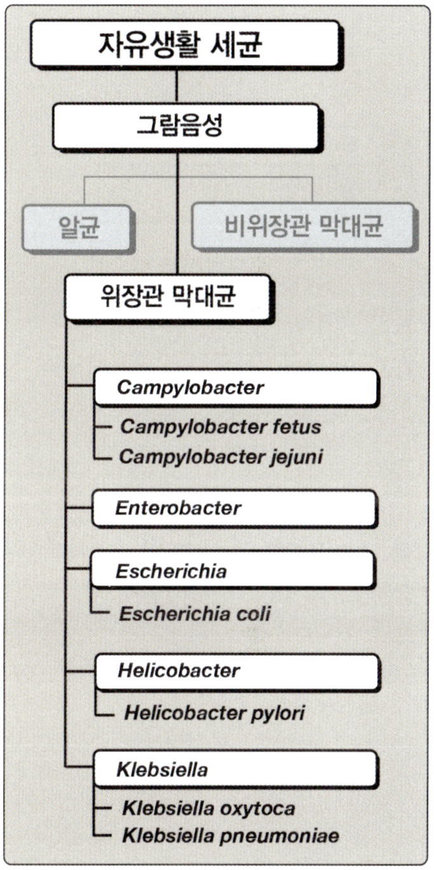

그림 13.1
위장관 그람음성 막대균의 분류(다음 페이지로 이어짐).

II. 대장균 *Escherichia coli*

대장균은 사람과 동물에서 대장의 정상균무리의 일부이지만, 위장관과 그 이외의 장소에서는 질병을 유발한다. [주: 여러 대장균 세균주에 따라 질병을 유발하는 정도가 다른 것은 각각의 균들이 플라스미드와 유전자에 삽입된 프로파지가 다르기 때문이다.] 대장균은 숙주의 점막에 붙을 수 있는 섬모를 가지며 있으며, 균주(strain)에 따라 운동성의 유무가 다르다. 대장균 균주들은 젖당을 분해할 수 있으며(Lac^+로 표기한다) 살모넬라균과 이질균과 같이 젖당을 이용하지 못하는 것(Lac^-로 표기한다)과 구분한다. 대장균은 탄수화물 발효과정에서 산과 가스를 생성한다.

A. 구조와 생리 Structure and physiology

대장균은 다른 장내세균(Enterobacteriaceae)들과 성질이 비슷하고, 조건 무산소균(facultative anaerobes)이다. 포도당을 분해하고 산소 또는 무산소 조건으로 에너지를 생성한다(nitrate, nitrite, fumarate를 최종 전자전달계로 사용한다). 이 균들은 모두 cytochrome oxidase가 없다(oxidase 음성이다). 세균주는 세 가지 세균 구조 항원으로 분류한다: O, H 및 K(**그림 13.2**). O 항원(세포질 또는 세포벽 항원)은 지질다당류(LPS)의 다당체 부분에서 관찰된다. 이 항원은 내열성이며 다른 장내세균들과 특성을 공유한다. O 항원은 장내 그람음성 막대균의 혈청학적 구분에 사용된다. H 항원은 편모와 관련이 있으며 편모를 가지는(운동성이 있는) 장내세균만이 H 항원 양성이다. K 항원은 협막이나 드물게는 섬모와 관련이 있다. 대장균은 세균주들은 혈청학적으로 분명한 O, H 및 K 항원이 며 혈청학인 분류와 특정질병과 연관성이 있다. 예를 들어, O157 항원과 H7 항원(O157:H7로 표기)을 가지는 대장균은 심각한 출혈성 대장염을 유발한다.

B. 임상적 중요성: 위장관 질환 Clinical significance: intestinal disease

전염성 위장관 질환은 분변-구강을 통해 오염된 음식이나 물을 매개로 전염된다. 최소 다섯 가지 양상의 위장관 감염이 알려졌다(**그림 13.3**): 장독소생성(enterotoxigenic, ETEC), 장병원성(enteropathogenic, EPEC), 장출혈성(enterohemorrhagic, EHEC), 장침투성(enteroinvasive, EIEC) 및 장응집성(enteroaggregative, EAEC) 대장균. 대장균은 기본적인 병인체는 같고 질병유발 특성의 차이가 있다. 장출혈성 대장균(EHEC *E.coli*) 감염은 급성 혈성 설사를 유발, 복부 통증이 있으나 고열이 없는 경우 관련이 있다.

1. **장독소생성 대장균(Enterotoxigenic *E. coli*, ETEC)**: ETEC는 여행자 설사의 중요한 원인이 된다. 음식물 쓰레기에 의해 감염된 음식과 물에 의해서거나 사람간 접촉을 통해서 전파가 이루어진다. ETEC는 소장에 정착한다(대장균의 섬모가 소장 점막에 결합하는 것을 도와준다). ETEC에서 유리되는 장독소는 장점막 세포에서는 염소 이온과 물의 분비가 과도하게 촉진되며 나트륨의 흡수가 억제된다. 장관이 체액으로 가득차게 되어 수일에 걸쳐서 물 설사(watery diarrhea)를 지속한. 장독소는 세포의 cyclic guanosine monophosphate (cGMP) 농도를 올리는 내열성 독소(heat stable toxin, ST)와 cyclic adenosine monophosphate (cAMP)의 농도를 올리는 이열성 독소(heat labile toxin, LT)가 있다(**그림 13.4**). [주: LT는 콜레라 독소와 본질적으로 동일하다.]

2. **장병원성 대장균(Enteropathogenic *E. coli*, EPEC)**: EPEC는 위생상태가 좋지 않은 환경에서 소아 설사의 중요한 원인이 된다. 신생아 출생과정이나 임신 시 감염된다. EPEC는 bundle 형성 섬모(BfpA)를 이용하여 소장 점막세포에 부착한다. 특징적인 병변은 부착 및 삭제(attaching and effacing, A/E) 병변으로 소장의 미세융모(microvilli)를 파괴, 제3형 분비계(type III secretion system, T3SS)를 효과 단백실을 숙주세포에 삽입하여 일으킨다. EPEC 세포는 T3SS 작동체에 의하여 세포골격의 재배열이 형성된 구조 끝에 위치한다. EPEC는 침습적이지 않고 혈성 설사를 하지 않는다. 독소는 EPEC 균에서 나오지 않고, 물 설사는 드물게 만성적이다.

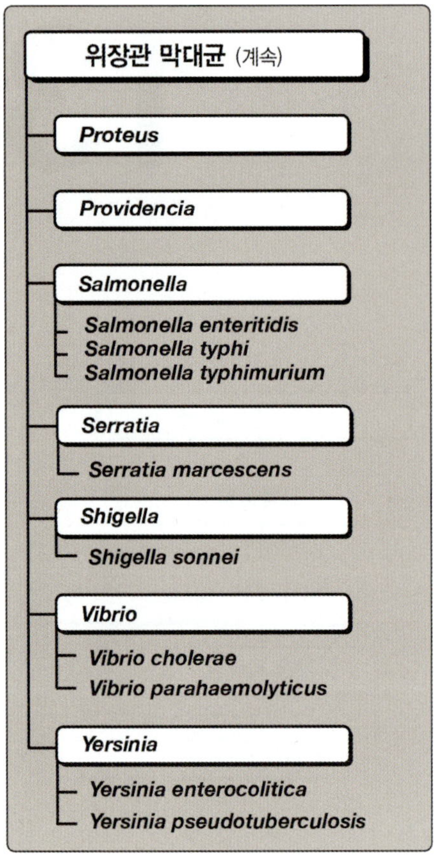

그림 13.1 (계속)
위장관 그람음성 막대균의 분류

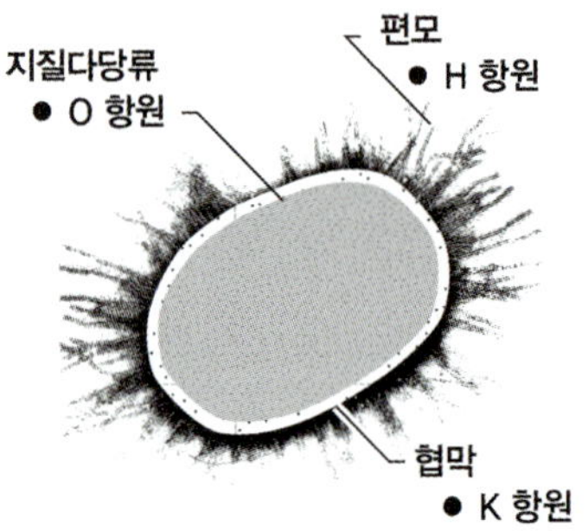

그림 13.2
대장균의 전자현미경 모습으로 독력인자를 보여준다.

대장균 균주	약자	증상	치료[a]
장독소생성 대장균	ETEC	물 설사	항균제 효과적
장병원성 대장균	EPEC	장기간의 수용성 설사, 주로 영유아, 개발도상국 호발	항균제 효과적
장출혈성 대장균	EHEC	혈성 설사, 출혈성 대장염, 용혈성 요독 증후군(HUS)	HUS를 심하게 할 수 있으므로 항생제 사용을 피해야 한다.
장침투성 대장균	EIEC	혈성 설사	수액보충과 전해질 불균형 조절
장응집성 대장균	EAEC	소아와 HIV 감염 환자에서 지속적인 수용성 설사	수액보충과 전해질 불균형 조절

그림 13.3

대장균에 의해 유발되는 위장관염들의 특징. 성인의 여행자설사에는 fluoroquinolone이 흔히 쓰이지만 소아에서는 권장되지 않는다.
[a] 모든 설사병에는 수분과 전해질 항상성 조절이 가장 중요하다.

3. **장출혈성 대장균(Enterohemorrhagic *E. coli*, EHEC)**: EHEC는 BfpA를 이용한 대장 점막세포에 부착하며 EPEC와 유사하게 A/E 병변을 형성한다. EHEC는 두 가지 외독소 중의 하나(유사이질독소 1 또는 2)를 분비됨으로써 점막의 침윤이나 염증이 없이 다량의 출혈성 설사(hemorrhagic colitis)를 유발한다. O157:H7 혈청형은 verotoxin을 만들어내는 가장 일반적인 대장균주이다. 이 균주는 또한 다섯 살에서 열 살 사이 소아에서 발열, 급성신부전증, 미세혈관 용혈성빈혈(microangiopathic hemolytic anemia), 혈소판감소증(thrombocytopenia)을 특징, 용혈성 요독 증후군(hemolytic uremic syndrome, HUS)의 발생과도 연관 있다. EHEC는 가축이 일차 보균원으로 소고기 조리와 우유의 저온살균(파스퇴리제이션)을 철저히 하면 질병의 감염을 방지할 수 있다.

4. **장침투성 대장균(Enteroinvasive *E. coli*, EIEC)**: EIEC는 고열과 혈변의 이질유사 증상을 유발한다. 플라스미드 부호화된 독성인자는 이질균(*Shigella*)과 유사하다. 이 독성인자(Ipa)는 상피세포의 침습을 유도하고 액틴에 기반한 이동성 세포 사이로 전파한다. 또한 EIEC 균주는 용혈소(HlyA)를 형성한다.

5. **장응집성 대장균(Enteroaggregative *E. coli*, EAEC)**: EAEC는 여행자 설사를 유발, 소아의 장기적인 설사의 원인이 된다. 소장 점막의 부착은 응집성 부착 섬모가 관여한다. 부착한 막대균은 벽돌쌓은 모양으로 미세융모가 짧아지게 된다. 2011년에 독일에서 유행한 대장균 감염은 용혈성 요독 증후군(HUS)과 사망을 초래한 혼성종이다. 원인균은 EAEC 균주로 유사이질균독소 2(Shiga-like

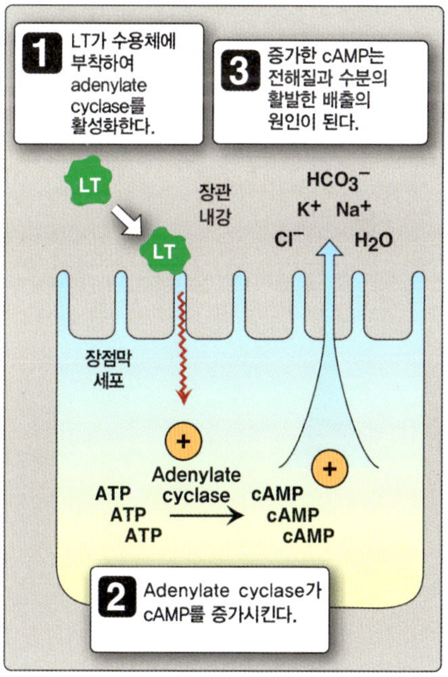

그림 13.4

대장균 이열성독소(LT)의 작용기전. [주: 내열성독소(ST)는 guanylate cyclase를 활성화시켜 cGMP를 생성하게 함으로써 분비를 촉진시킨다.]

toxin 2)를 파지를 통하여 획득하였다. 그러므로 이 균주는 HUS를 유발하는 독소 생산 외에 소장 점막에 단단히 결합하는 능력을 가지게 된다.

C. 임상적 중요성: 위장관 외 질환

Clinical significance: extraintestinal disease

대장균은 장내에서는 비병원성의 상재균이지만 무균상태인 장소, 예를 들어 방광이나 혈액으로 균이 들어가면 질병을 유발한다.

1. **요로 감염(Urinary tract infection, UTI):** 대장균은 방광염과 신장염을 포함한 요로감염의 중요한 원인이 된다. 여자가 감염 위험이 높다. 합병증이 없는 방광염(가장 일반적인 요로감염)은 요도독성이 있는 대장균이 원인이 되고 P 섬모(P fimbriae, 흡착인자)와 용혈소, colicin V를 가지고 있으며 혈청 보체에 의한 멸균기능에 내성을 가진다. 합병증은 요로감염(신우신염)은 주로 비병원성균 감염에 의해 요관이 막혀서 소변정체에 의해 야기된다.

2. **신생아 수막염(Neonatal meningitis):** 대장균은 생후 한 달 이내의 신생아에서 뇌수막염을 유발하는 중요 원인균이다. 신생아 수막염에는 특히 K1 협막항원(group B *Neisseria meningitidis*의 협막항원과 생화학적으로 동일)이 연관되어 있다.

3. **병원감염(Nosocomial infection, Hospital-acquired infection):** 패혈증, 세균혈증, 내독소형쇼크 및 폐렴이 포함된다.

D. 실험실 검사 Laboratory identification

1. **위장관 질환:** 분변 배양으로 질병의 원인균을 찾는 것은 어렵다. EIEC는 젖당을 이용하지 못하며 MacConkey 한천배지를 이용해서 확인할 수 있다. EHEC는 다른 대장균주와 달리 sorbitol을 천천히 분해하므로 MacConkey sorbitol 배지를 이용하여 동정한다. 중합효소연쇄반응(polymerase chain reaction, PCR)과 같은 분자생물학적 기법으로 유사이질 독소를 형성하는 대장균주를 확인한다.

2. **위장관 외 질환:** 균이 없는 체액(소변이나 뇌척수액)에서 대장균을 분리하는 것은 진단에 중요. 시료는 맥콘키 한천배지에서 배양한다. 대장균 세균주는 혈청학적 검사를 이용하여 추가로 동정한다.

E. 치료 및 예방 Prevention and treatment

위장관 질환은 무엇보다 음식과 물의 선택, 처리 및 사용을 조심함으로써 예방할 수 있다. 치료로 체액과 전해질 균형을 유지하는 것이 중요하다. 항생제 치료는 증상이 나타나는 기간을 줄이고는 있으나 내성균주가 만연되어 있다. 위장관 외 질환에는 항생체 치료가 필요하고(그림 13.5), 적절한 약제를 선택하기 위해서는 항생제 감수성

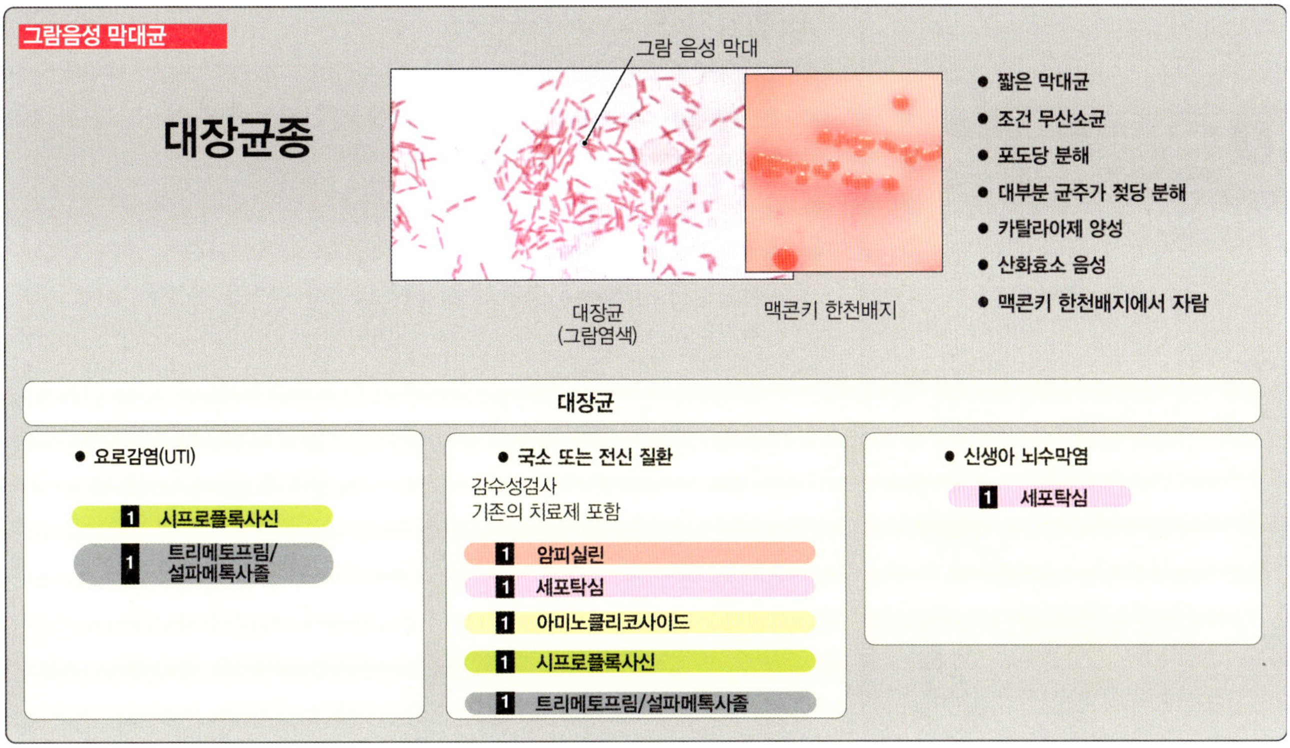

그림 13.5

대장균종의 요약. **1**은 초기선택 약제이다.

검사가 필요하다.

III. 살모넬라균 *Salmonella*

살모넬라균은 위장관염과 장열(enteric fever, typhoid fever)을 포함한 다양한 질병을 유발한다. 모든 살모넬라 균주는 하나의 속으로 분류되어 있다. *S. enteritidis*에는 대략 2,500개의 혈청형, 임상적으로 중요한 혈청형인 Typhimurium과 Typhi가 포함한다. 살모넬라 균주는 젖당을 이용하지 못하며(Lac$^-$) 포도당을 이용해서 산과 가스를 만들어낸다. 또한 황이 함유된 아미노산을 이용하여 H_2S를 생성한다.

A. 역학 Epidemiology

혈청형 Typhi는 사람에게만 질병을 유발하며 다른 세균주는 동물이나 음식과(예를 들어, 달걀과 가금류) 관련 있다. 분변-구강 전파가 일어나며 만성보균자가 되기도 한다. 애완 거북이가 오염되어 감염원이 될 수도 있다. 영유아와 노인에서 살모넬라균 감염이 많다. 인구밀도가 높은 지역에서 사는 사람도 살모넬라균에 전염될 가능성이 높다.

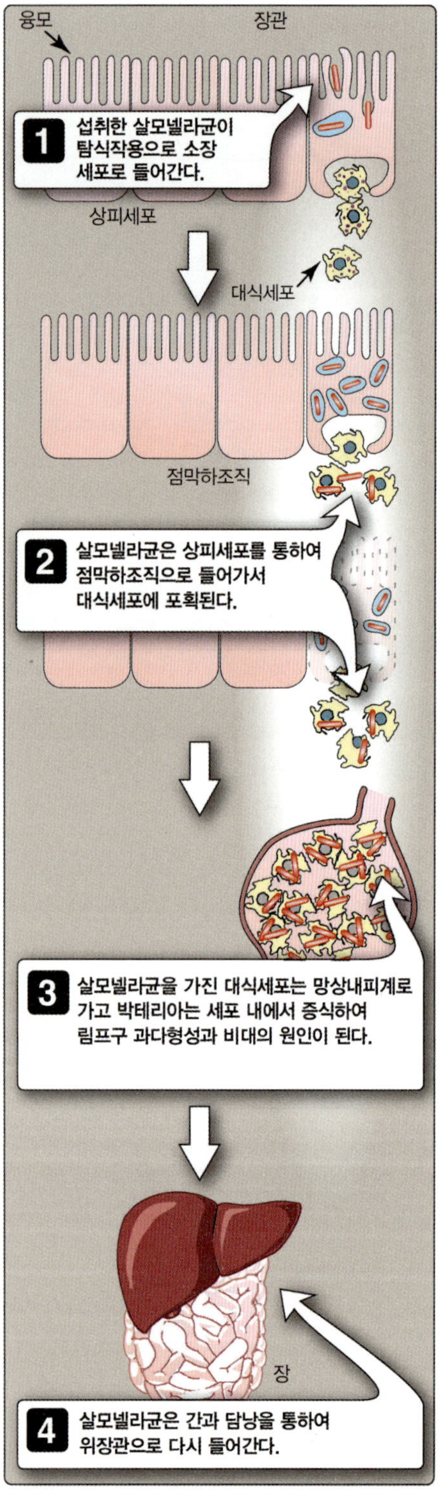

그림 13.6
장열을 유발하는 살모넬라 감염기전

B. 발병기전 Pathogenesis

살모넬라균은 소장 점막세포를 침습한다. 질병은 국소, 다병소에서 발생 전신증상을 나타낸다. 탐식세포에 기생하며 살 수 있다(**그림 13.6**).

C. 임상증상 Clinical significance

살모넬라 감염은 위장관과 위장관 외에서 질병을 유발한다(예: 장티푸스).

1. **위장관염(Gastroenteritis):** 이 국소성 질환은(salmonelosis로도 불린다) 주로 enteriditis 및 typhimurium(비장티푸스성 살모넬라)형에 의해 유발된다. 오심, 구토와 비혈변성 설사를 오염된 음식물을 섭취 후 48시간 이내에 증상이 나타난다. 일반적으로 열과 복부경련을 동반한다. 합병증이 없이 자연 회복되고(48~72시간) 회복기의 보균형태로 한 달 이상 지속되기도 한다. 살모넬라 감염의 95%는 음식에 원인이 있다. 미국에서는 식중독으로 인한 사망의 30%가 살모넬라 감염이 원인이다.

2. **장열(Enteric fever, typhoid fever):** 생명을 위협할 수 있는 중증 질환으로 고열과 복부 증상이 특징이다. 원인균은 Typhi 혈청형이다. 비특이적인 증상으로 오한, 땀, 두통, 구역질, 쇠약감, 인후통, 기침, 근육통 및 설사 또는 변비가 있다. 환자의 30%에서 몸통에 장미진(rose spots)이라 불리는 붉은 발진이 나타난다. 잠복기는 5~21일이다. 치료하지 않은 경우 15%가 사망하며 생존자의 경우 3주에서 4주 정도에 증세가 회복된다. 적절한 항생제 치료로 치사율은 1% 이하 발열기간을 줄여준다. 합병증으로 장출혈과 드물게 국소 염증 및 심내막염이 있다. 환자의 일부는 만성 보균자가 된다. [주: 담낭감염이 만성 보균의 주된 형태이다.] 장열은 전세계적인 보건문제이다. 그러나 미국에서는 빈번하지 않고 여행자와 이민자에서 중요한 질병이다.

3. **다른 장기에서의 살모넬라 감염:** 혈관 내의 혈전에 균이 감염이 되어서 살모넬라 세균혈증이 일어날 수 있다. 또한 살모넬라균은 복부감염(간담도계와 비장), 골수염, 세균성 관절염 등을 유발한다. 만성 보균자는 드물게 나타난다. 비장티푸스성 혈청형에서 드물게 만성보균자가 생긴다.

D. 실험실 검사 Laboratory identification

맥콘키 한천배지 또는 다른 선택배지를 이용하여 분변에서 살모넬라균을 분리한다(**그림 13.7**). 장열이 있는 환자에는 혈액, 골수, 소변, 대변과 장미진이 나타나는 경우 조직에서 검사한다.

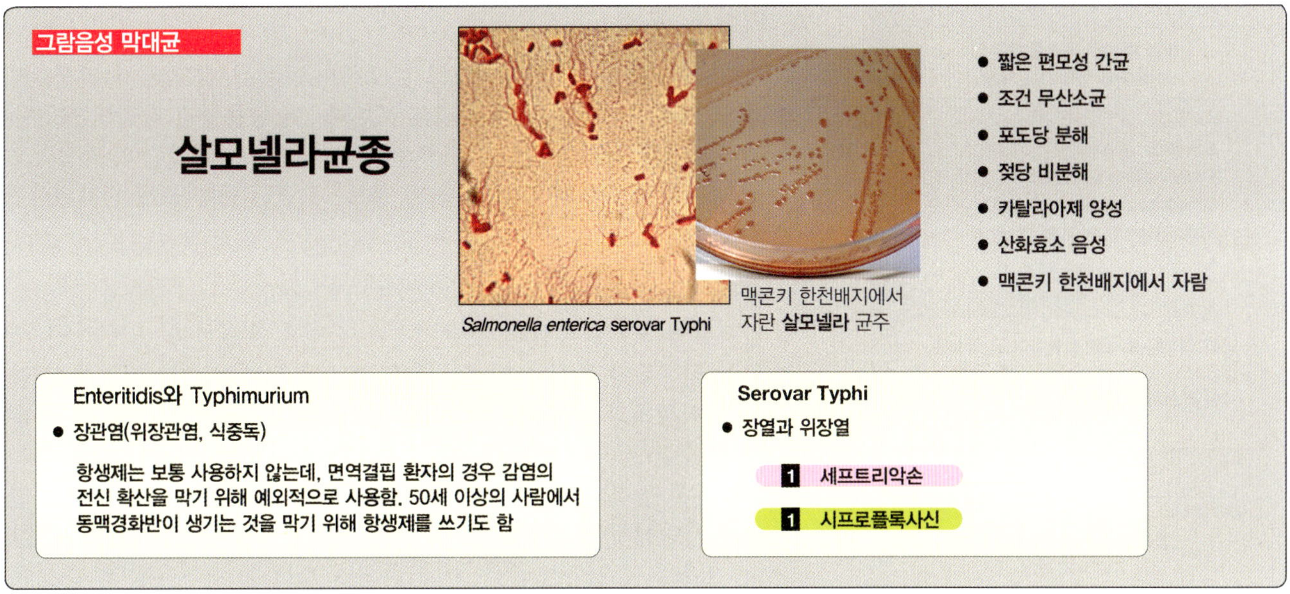

그림 13.7

살모넬라 질병의 요약. **1**은 초기선택 약제이다.

E. 치료 및 예방 Treatment and prevention

면역력이 정상인 숙주의 위장관염인 경우 항생제 치료가 필요하지 않고 회복기의 보균상태를 지속시킬 수 있다. 장열의 경우 β-락탐과 fluoroquinolone을 포함한 적절한 항생제 치료를 한다(그림 13.7 참조). 살모넬라 감염은 적절한 하수처리와 음식물 관리 및 개인위생관리로 예방할 수 있다. 장열에 대한 두 종류의 백신이 있다. 한 종류는 약독화한 *Salmonella* serovar Thyphi을 이용한 경구 백신이다. 다른 한 종류는 Vi 협막 다당으로 구성되어 있으며 비경구 투여 방식이다. 백신 접종은 선진국에서 아시아, 아프리카, 라틴아메리카 등의 호발지역으로 여행가는 사람에게 추천한다.

IV. 캄필로박터 *Campylobacter*

캄필로박터속의 세균들은 만곡형, 나선형 또는 S형의 세균이며 현미경상에서는 비브리오균과 비슷하다(그림 13.8). 단극편모, 화살 날아가는 특징적 형태의 운동성을 가진다. 세포질항원, 편모항원 및 협막항원에 의해 혈청형이 다양하다. 대부분의 캄필로박터는 미세산소균이다(microaerophilic; 산소를 필요로 하나 대기 중의 산소 분압보다 낮아도 된다). 이들 균은 산소호흡을 하지만 탄수화물을 이용하지는 않는다. 캄필로박터의 감염은 장에서 이루어지며 공장, 회장 및 대장에서 염증과 궤양성장염을 유발한다. 균혈증을 유발할 수도 있다.

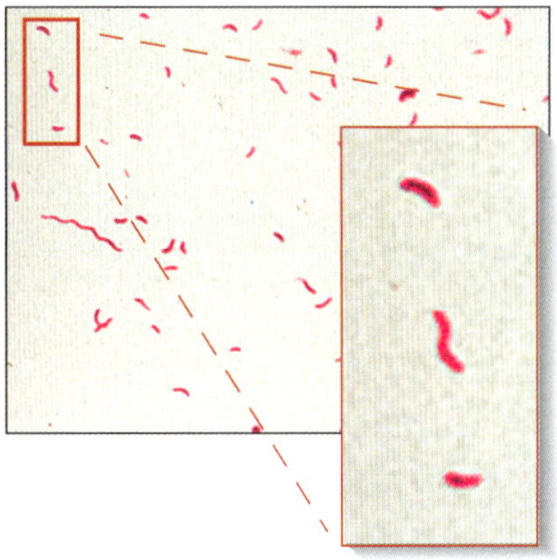

그림 13.8

확대구간은 S 형태의 *Camphylobacter jejuni* 이다.

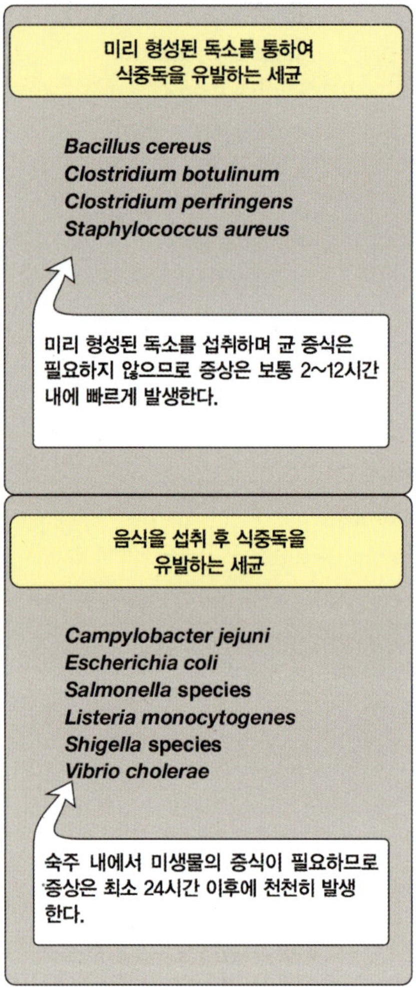

그림 13.9
흔한 세균성 식중독의 특징

A. 역학 Epidemiology

캄필로박터균은 전 세계적으로 분포하며 포유류 및 가금류(야생, 사육)를 포함한 척추동물에 널리 분포한다. 이 동물들이 감염의 보균원이 된다. 캄필로박터는 분변/구강 경로를 통하여 사람간에 직접적으로 전파되며 오염된 고기(식용 닭 등)나 오염된 물을 통해 전파된다.

B. 발병기전과 임상증상 Pathogenesis and clinical significance

캄필로박터균은 장관과 장관외에서 질병을 유발한다. 일반적인 세균성 식중독의 특징에 대해서 그림 13.9에 정리하였다. [주: 음식 감염은 식중독과 구별되어야 한다. 음식 감염(*Campylobacter*의 경우와 같이)은 장시간의 배양 기간으로 박테리아 군집 형성이 필요하다. 식중독은 잠복기가 짧으며 독소의 섭취가 필요하다.] *C. jejuni*는 건강한 사람에서 하루에서 7일의 잠복기를 거쳐서 급성 장염을 유발한다. 질환은 수일에서 수주 간 지속되며 보통 자가 치유된다. 증상은 전신적(발열, 두통, 근육통)이거나 국소적(복부 경련과 설사)이다. 설사는 혈변성과 비혈변성이 존재한다. *C. jejuni*는 여행자 설사와 위충수돌기염(pseudoappendicitis; 충수돌기의 염증이 없는 충수돌기염과 증상이 비슷함)을 유발할 수 있다. 균혈증이(일시적으로) 생길 수 있는데 소아와 노인에 많다. 지속적 균혈증은 숙주의 면역능이 저하되 있음을 의미한다. 균형증의 합병증으로는 패혈 유산(septic abortion), 반응성 관절염(reactive arthritis) 및 Guillain-Barré 증후군이 있다. 중요한 독성인자는 염증성 장염과 관련한 세포독소와 adenylyl cyclase 활성을 증가하는(콜레라 독소와 관련된) 내독소이며 전해질과 수액 불균형을 초래한다. 캄필로박터균은 현재 미국에서 발생하는 식품관련 질환의 중요한 원인 중 하나이다.

C. 실험실 검사 Laboratory identification

캄필로박터균은 선택배지와 미세산소 환경 조건하에서 분변에서 검출할 수 있다. 세균의 크기가 작아서 세균여과 장치로 걸러내면 다른 대부분의 세균들은 걸러져도 이 균은 걸러지지 않는다. 따라서 분변액을 세균여과 장치로 거른 통과액에서 회수율이 높다. 분변에서 만곡형의 세균이 빠르게 움직이는 것을 관찰하면 추정진단을 한다.

D. 치료 및 예방 Treatment and prevention

설사는 수액과 전해질 보충으로 증상을 치료한다. 증상이 심한 경우(예를 들어, 심한 고열, 혈성설사, 증상의 악화 또는 일주일 이상의 질병진행)에는 항생제를 투약해야 한다. *C. jejuni*는 시프로플록사신이 일차 선택 항생제이며 다른 항생제도 효과적이다(그림 13.10). *Campylobacter fetus*는 암피실린과 3세대 세팔로스포린이 효과적이다. 오염이 의심되는 음식(식용 닭 등)의 조리를 철저히 하거나 우유와 우유 가공물의 저온살균을 하는 것은 캄필로박터균을 예방하는데 중요하다. 또한 샐러드와 같이 조리하지 않은 음식에 사용되는 고

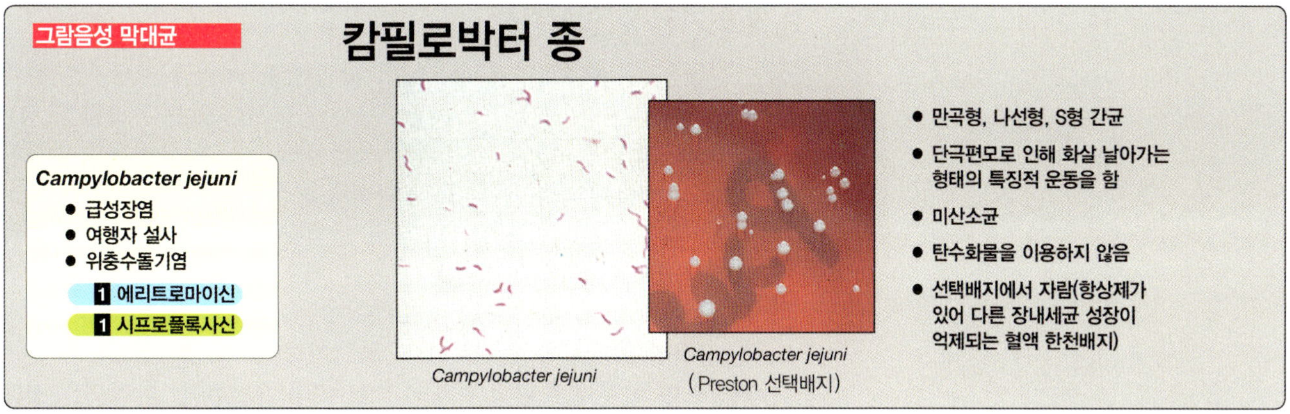

그림 13.10

캄필로박터 질병의 요약. **1**은 초기선택 약제이다.

기와 닭고기는 소독하여야 한다.

V. 이질균 *Shigella*

이질균은 이질(shigellosis, bacillary dysentery)을 유발하며 소아에서의 가장 흔한 장 질환이다. 이질균은 운동성, 캡슐이 없고 젖당을 사용하지 못한다(Lac^-). 포도당을 발효시켜 가스를 만들어내지 못한다.

A. 역학 Epidemiology

이질은 전형적으로 사람에서 사람으로 전파되며 오염된 분변이 주요한 원인매개체가 된다. 파리나 오염된 음식 및 물도 질병을 전파할 수 있다. 이질은 감염성립 균량(infectious dose)이 적어서 질병을 유발하는데 대략 10~100개의 균수로도 충분하다. 그래서 인구밀도가 높고 위생환경이 열악한 경우 가족구성원 간의 이차감염이 일반적이다. 약 40종 정도의 혈청형은 세포표면 O 항원에 따라 네 군으로 나뉜다(A, B, C 및 D). 미국에서는 D군(*S. sonnei*) 혈청형이 가장 많다. *Shigella flexneri*는 미국에서 두 번째로 많이 분리되는 종이며 성활동이 왕성한 남성이 남성과 성교할 경우 창궐될 수 있다. *Shigella dysenteriae*는 가장 심한 감염이며 EHEC에 의해 유발되는 HUS을 동반한다. *S. dysenteriae* type 1는 *E. coli* 변종이 형성하는 유사이질독소 1과 2와 구조와 유전적으로 유사한 이질독소를 형성한다. 모든 이질 및 유사이질독소는 감수성이 있는 환자에게 HUS를 유발할 수 있다.

B. 발병기전 및 임상증상 Pathogenesis and clinical significance

이질균은 대장의 점막에 침투해서 파괴한다. 이질균은 대부분 장벽 깊이 침투하지는 못하기에 균혈증을 야기하지는 않는다(그림 13.11). 이질균은 플라스미드에 부호화된 독성유전자인 제3분비계를 발현하여 대장 점막에 침투한다. 효과 단백질을 삽입하면 박테리아가 탐식된다. 같은 플라스미드에 부호화된 단백질은 이질균이 액틴을 한쪽 극에 중합하여 세포질 내에서 인접한 세포로 이동하는 추진력을 갖는다. 이 독성 플라스미드는 EIEC도 갖는. *S. dysenteriae* type 1에서는 장독성와 세포독성을 가진 외독소(이질독소, shiga toxin)가 분리되었으며 이것이 출혈성 대장염과 HUS를 유발한다. 이질균은 점액질의 혈성 설사(건포도 젤리 분변)와 복부 경련 증상이 있는 전형적인 세균성 이질의 원인이 된다. 이 질환은 소아와 노인이나 영양결핍이 있는 사람에서 심한 탈수를 유발하며 사망에 이를 수 있다. 면역능이 정상인 사람에서는 치료하지 않더라도 수주 내에 회복되지만 더 오래 지속될 수도 있다.

C. 검사실 진단 Laboratory identification

급성 질환이 진행될 때 분변에서 선택 헥톤 한천배지나 장내 병원균에 특이한 배지를 이용하여 분리 배양한다.

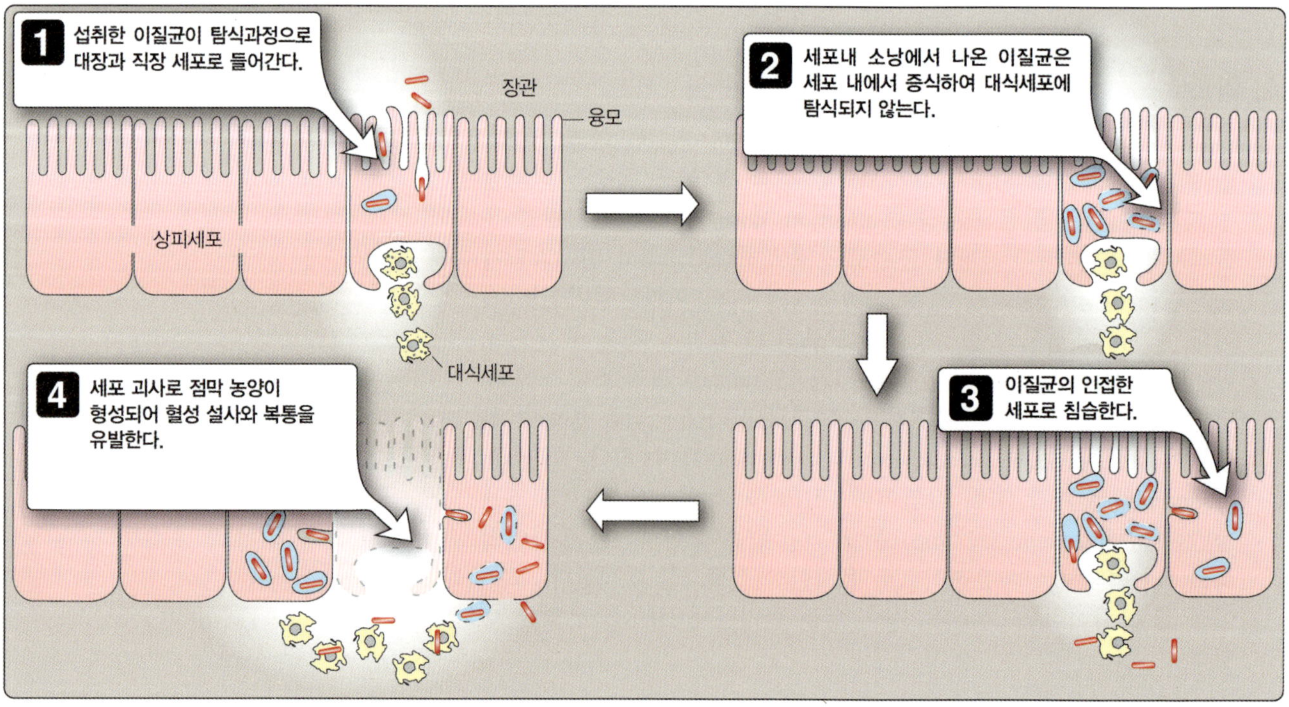

그림 13.11
이질균에 의한 설사의 기전

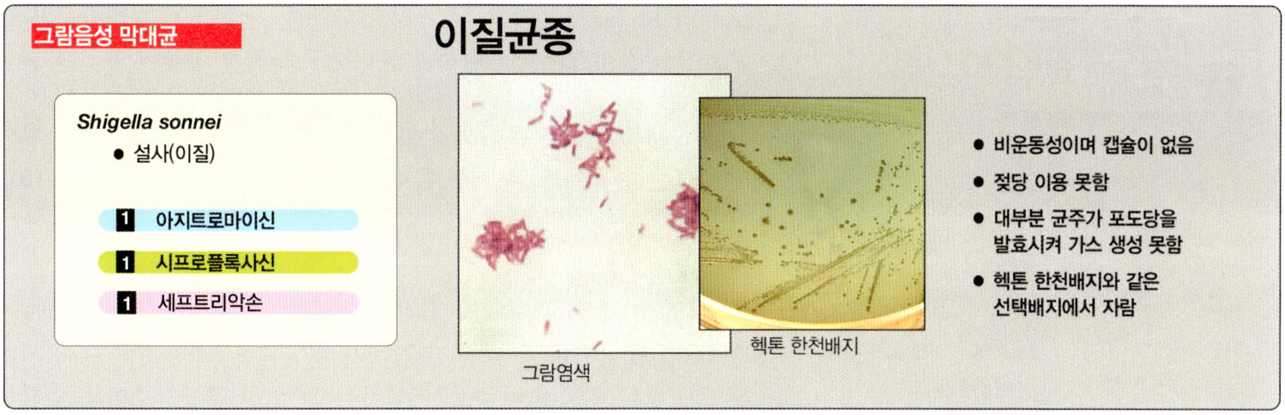

그림 13.12

이질균 질병의 요약. **1**은 초기선택 약제이다.

D. 치료 및 예방 Treatment and prevention

항생제(예를 들어, 시프로플록사신과 아지트로마이신 또는 세프트리악손)는 유병기간과 균의 전파를 줄일 수는 있지만 광범위한 내성균주 때문에 실효성은 확실치 않다(그림 13.12). 물과 음식을 주의하고 위생상태를 개선으로 이질의 감염을 예방할 수 있다. 추천 백신은 이질균의 O 항원 다당류로 구성된 접합 백신과 약독화 생백신이 있다.

VI. 비브리오 *Vibrio*

비브리오(*Vibrio*)속에 속하는 균들은 작고 구부러져 있으며 막대 모양이다. 비브리오균은 장내세균과(Enterobacteriaceae family)의 균들과 밀접 연관, 이 균은 단극성 편모, 빠른 운동성을 가진다. [주: 운동성이 있는 장내세균의 주모성 편모(peritrichous flagella, 균 표면에 편모가 골고루 분포하고 있음)와 비교된다.] O 항원과 H 항원을 다 가지고 있지만 O 항원만이 유행성 비브리오균의 혈청형을 분류하는 데 유의하라. 비브리오균은 조건 무산소균(facultative anaerobe)이다. 많은 비브리오 균주의 성장에는 NaCl이 필요하다. 병원성 비브리오로는 (1) 콜레라균(*V. cholerae*), 혈청형 O1은 유행성 콜레라를 유발한다; (2) 비-O1 콜레라균(non-O1 *V. cholerae*) 및 관련 균주, 유사 콜레라와 그 외의 질병을 유발한다; (3) 장염비브리오균(*V. parahaemolyticus*)과 다른 호염성(halophilic) 비브리오균, 위장관염과 그 외의 기관에서 감염을 유발한다.

A. 역학 Epidemiology

콜레라균은 오염된 물과 음식을 통해 전파된다. 수인성 환경에서 갑각류, 식물성 플랑크톤, 원생동물의 숙주가 확인되었다. 사람에서는 만성 보균자는 드물다. 콜레라균은 전형적 콜레라균(classic *V. chol-*

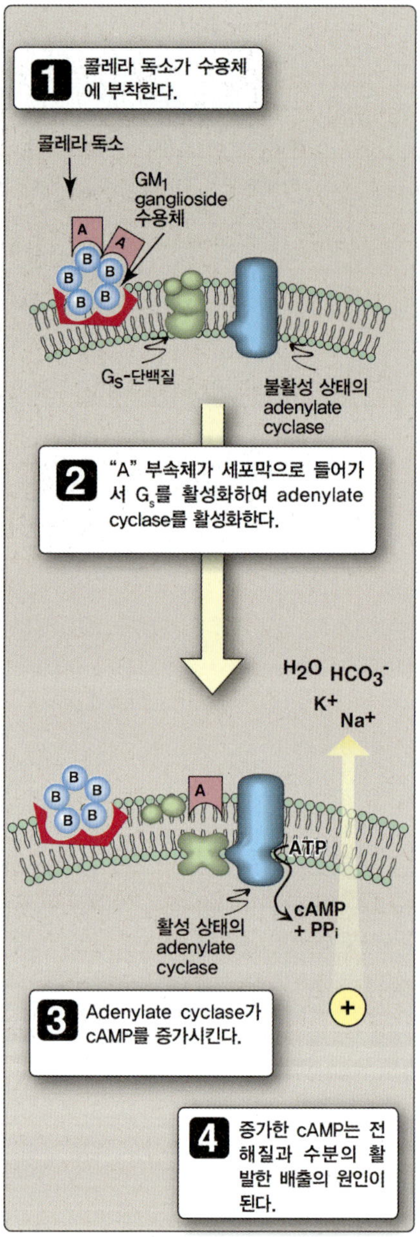

그림 13.13

콜레라 독소의 작용기전

cAMP = cyclic adenosine monophosphate, PP_i = pyrophosphate

erae)과 El Tor 콜레라균 두 가지로 나눈다. 전형적인 콜레라균과 달리 El Tor 콜레라균은 용혈소를 분비하고 보균자 비율이 높으며 물속에서의 생존기간이 길다. 이 두 콜레라균의 유행은 오염된 물에서 채취한 어패류를 날로 조리하지 않고 섭취하는 것과 관련이 있다. 자연재해(혹은 인재에도) 후에는 콜레라 창궐이 있다. 예를 들어, 2010년 아이티의 지진 후에 여러 번의 콜레라 창궐이 있었다.

B. 발병기전 Pathogenesis

콜레라균은 음식물 섭취 후 소장에서 감염된다. 부착소는 균의 집락형성과 병독성을 갖는 중요한 인자이다. 위산 무생산증이나 위산이 중화되는 약을 복용하는 경우 비브오균 감염이 훨씬 용이해진다. 이 세균은 침습성이 없으나 Tcp(toxin-coregulated pili)라 불리는 섬모를 발현하여 상피세포에 부착한다. 이 섬모는 체액의 배출을 항진하는 장독소인 콜레라 독소와 같이 발현한다(그림 13.13). 콜레라 독소는 A와 B 소단위로 구성된 여러 단백질로 이루어져 있다. 5개의 이성질체(isomer)로 이루어진 B 소단위는 소장 점막세포 표면의 GM_1 ganglioside 수용체에 부착한다. A 소단위는 A1,2 두 성분으로 나누어지는데 A2는 A1과 B 소단위를 결합하며 A1은 ADP-ribosyl transferase로 세포막결합 G_s 단백질1을 ADP-ribosylate시킨다. 변형된 G_s 단백질은 adenylate cyclase의 활성 조절에 관여하여 세포 내의 cAMP의 농도를 올린다. 그 결과로 장관 내로 전해질과 수분의 분비를 촉진시킨다.

C. 임상증상 Clinical significance

콜레라 증상이 심할 때에는 신체의 체액과 전해질의 급격한 소실을 동반한다. 수시간에서 수일 간의 잠복기를 거친 다음 다량의 쌀뜨물 같은 설사(rice-water stools)가 시작된다. 치료하지 않으면 심한 탈수에 의해서 저혈성 쇼크가 수시간에서 수일 내에 발생하며 치사율은 50%에 이른다. 적절한 치료를 하면 1% 이내로 사망률을 줄일 수 있다. [주: 비-O1 혈청형(non-O1 *V. cholerae*)에 의한 콜레라 증상은 O1 혈청형(*V. cholerae* O1 serotype)에 의한 질환과 구분하기 힘들다. 이 균은 또한 장독소생성 대장균(enterotoxigenic *E. coli*)과 증상과 유사한 경증의 질환을 유발하기도 한다.] 콜레라가 의심되는 환자는 수시간 내에 탈수로 사망할 수 있으므로 실험실 검사를 하기 전부터 치료를 해야 한다.

D. 실험실 진단 Laboratory identification

콜레라는 혈액한천배지와 맥콘키 한천배지에서 자란다. 선택배지로 thiosulfate-citrate-bile salts-sucrose (TCBS) 배지가 있다. 이 세균은 oxidase 검사 양성이며 *V. cholerae*로 확진하기 위해서는 생물학적인 검사를 추가로 더 해야 한다.

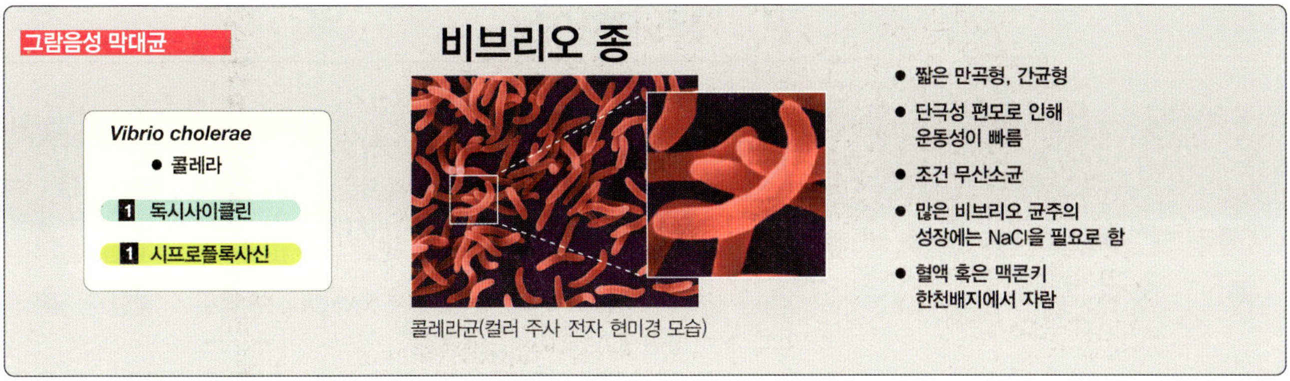

그림 13.14
비브리오 질병의 요약. **1**은 초기선택 약제이다.

E. 치료 및 예방 Treatment and prevention

수액과 전해질 공급은 쇼크를 예방하기 위해서 중요하며 실험실 검사와 상관없이 진행한다. 항생제(doxycycline이 일차선택 항생제이다) 치료는 설사의 기간과 세균 배출 기간을 줄여준다(그림 13.14). 예방은 일차적으로 물과 음식이 분변에 오염되지 않도록 한다. 음식의 적절한 조리는 질병의 확산을 막아준다. 약간의 예방효과가 있는 백신은 여러 나라에서 사용되지만 미국은 아니다.

F. 장염비브리오균과 그 외의 호염성 비콜레라 비브리오균

Vibrio parahaemolyticus and other halophilic, noncholera vibrios

이 균은 염분(NaCl) 농도가 정상보다 높아야 하며 10% NaCl에서도 증식한다. 이 균들은 연안의 바닷물에 존재한다. 장염비브리오균(*Vibrio parahaemolyticus*)은 조개나 갑각류와 같은 해산물이 오염, 적절히 조리하지 않았을 경우 창궐하는 위장관 질환과 관련되어 있다. 대부분 자연치유 과정을 거치며 항생체 치료로 질병 양상을 바꾸지는 못한다. 사람과 포유류에서의 보균원은 확인되지 않았다. 그 외의 호염성 비콜레라 비브리오균은 감염된 해산물을 통하여 연부조직의 감염이나 균혈증을 유발한다. 연부조직 감염은 tetracycline이나 cefotaxime와 같은 항생제로 치료하는 것이 중요하며 외과적 배농이나 절제술이 필요하다. 특히 *Vibrio vulnificus*에 의한 균혈증은 치사율이 높다.

VII. 예르시니아 *Yersinia*

*Yersinia*균속에는 인체에 질병을 유발하는 세 가지 세균주가 있다. *Y. enteroolitica*와 *Y. pseudotuberculosis*는 위장관에서 질병을 유발하는 병원균으로 이 장에서 설명하며, *Y. pestis*는 페스트를 유발하는 원인균으로 14장에서 논의될 것이다. *Y. enteroolitica*와 *Y. pseudotuberculosis*는 25°C에서는 운동성을 가지지만 37°C에서는 가지지 않는다. 다양한 혈청형이 존재하며 *Y. pestis*와 같이 제3분비계와 Yop 단백질은 백혈구 탐식을 억제하는 병원성 인자이다. 대부분의 병원성 Enterobacteriaceae와 달리 *Yersinia*균은 상온과 37°C에서 잘 자란다. 대부분의 혈청형은 젖당을 사용하지 못한다(Lac$^-$).

A. 발병기전과 임상증상 Pathogenesis and clinical significance

애완동물이나 도살장 및 살코기(주로 돼지)가 오염될 경우 음식을 통하여 감염된다. *Y. enteroolitica*는 미국에서 드물게 장관염을 유발하며 *Y. pseudotuberculosis*는 더 드물다. 감염으로 인하여 회장 말단의 괘양과 Peyer's patch의 괴사 및 장간막 림프절의 비대를 유발한다. *Yersinia*균에 의해 유발된 장관염은 열과 복통 및 설사를 유발한다. 우측 하복부의 통증과 혈중 백혈구의 증가가 동반할 경우 임상적으로 맹장염과 구분하기 어렵다. 증상은 1~3주 사이에 완화된다. 동반 질환으로 활동성 관절염과 결정성홍반이 있다. 또한 드물게 삼출성 인후염과 면역이 약화된 경우 폐혈증을 유발한다.

B. 실험실 진단 Laboratory identification

*Yersinia*균은 맥콘키 한천배지나 cefsulodin-irgasan-novobiocin(CIN, *Yersinia*균의 선택배지) 한천배지에서 배양한다. 동정은 생화학적 검사를 기초로 한다. 배양결과가 나오지 않을 때 항-*Yersinia* 항체를 이용한 혈청학적 검사를 사용하여 진단한다.

C. 치료 및 예방 Treatment and prevention

감염을 줄이고 확산을 막는 것은 오염된 고기를 적절히 다루고 처리하는 데 달려 있다. 항균제 치료(예를 들어, ciprofloxacin 또는 trimethoprim-sulfamethoxazole)는 전신질환(패혈증)의 치료에 유효하지만 장관염의 치료에는 효과가 확실하지 않다(**그림 13.15**).

VIII. 헬리코박터 *Helicobacter*

*Helicobacter*균속은 만곡형 또는 나선형의 세균이다(**그림 13.16**). 이 균은 다극형 편모를 갖고 있어서 빠르고 나선형의 운동성을 보여준다. 위염균은 사람에게 특이성이 있으며 미세산소균으로 urease를 생성한다. 이 균은 급성 위염 및 위, 십이지장 궤양을 유발한다. *H. pylori*(그 외의

그람음성 막대균

예르니시아 종

Yersinia enterocolitica
- 장관염
- 폐혈증

1 시프로플록사신[1]

1 트리메토프림/셀파메톡사졸

[1] 전신감염시 항생제 치료 필수적임.

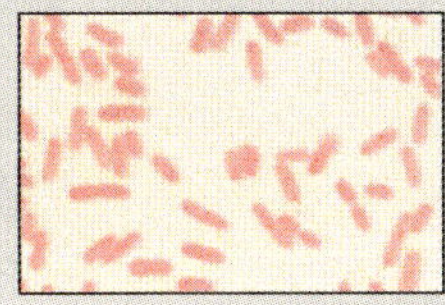

*Yersinia enterocolitica*의 그람염색

- 운동성
- 캡슐 없음
- 오염된 물, 음식 또는 저온살균하지 않은 우유에서 발견됨

그림 13.15

Yersinia enteroolitica 질병의 요약. **1**은 초기선택 약제이다.

Helicobacter 균주를 포함하여)균은 강산성이어서 세균증식이 억제되어 있는 환경인 위점막에서 증식할 수 있는 특성을 가지고 있다. *H. pylori* 감염은 전 세계에 걸쳐 분포하고 있다.

A. 발병기전 Pathogenesis

*H. pylori*의 전파는 사람과 사람 간의 접촉, 음식과 물에서는 검출되지 않는다. 치료하지 않으면 감염은 일생에 걸쳐 만성적으로 진행된다. 위염균은 위의 위점막세포에서 증식하며 십이지장과 식도에도 전파가 되지만 소장에는 자라지 않는다. 이 세균은 상피세포를 덮고 있는 점액층에서 자라 점막의 만성 염증을 유발한다(그림 13.17). 비록 이 균이 침습적이지는 않아도 염증세포를 모으고 활성화시킨다. 요소분해효소를 분비하는 *H. pylori*는 암모니아 이온을 유리하여 위에서 분비되는 산을 중화시키며 세균의 증식에 유리한 조건을 만든다. 암모니아는 위에 직접적으로 손상을 주기도 하며 *H. pylori*에서 만들어진 세포독소의 효과를 강화시킨다.

B. 임상증상 Clinical significance

*H. pylori*에 감염 초기에는 급성 위염을 유발 때때로 일주일 설사를 동반한다. 감염은 대부분 상복부의 불쾌감을 동반하는 위점막 표층부의 광범위하고 만성적인 위염으로 확산된다. 십이지장 궤양과 위궤양은 *H. pylori* 감염과 상관이 있다. [주: *H. pylori* 감염은 십이지장 궤양 환자의 95% 이상과 위궤양을 유발할 수 있는 아스피린이나 비스테로이드성 항염증제를 사용하지 않는 거의 대부분의 위궤양 환자에서 발견된다.] *H. pylori* 감염은 위암과 위의 B 세포 림프종(mucosa-associated lymphoid tumors, MALTomas)의 발생과 관련이 있는 것으로 생각된다.

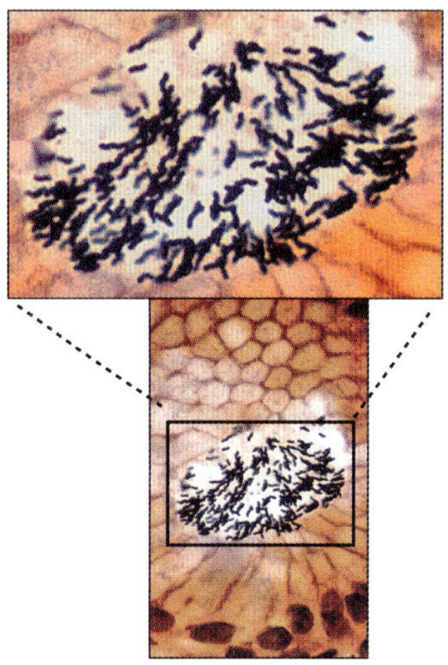

그림 13.16

위샘의 *Helicobacter pylori*

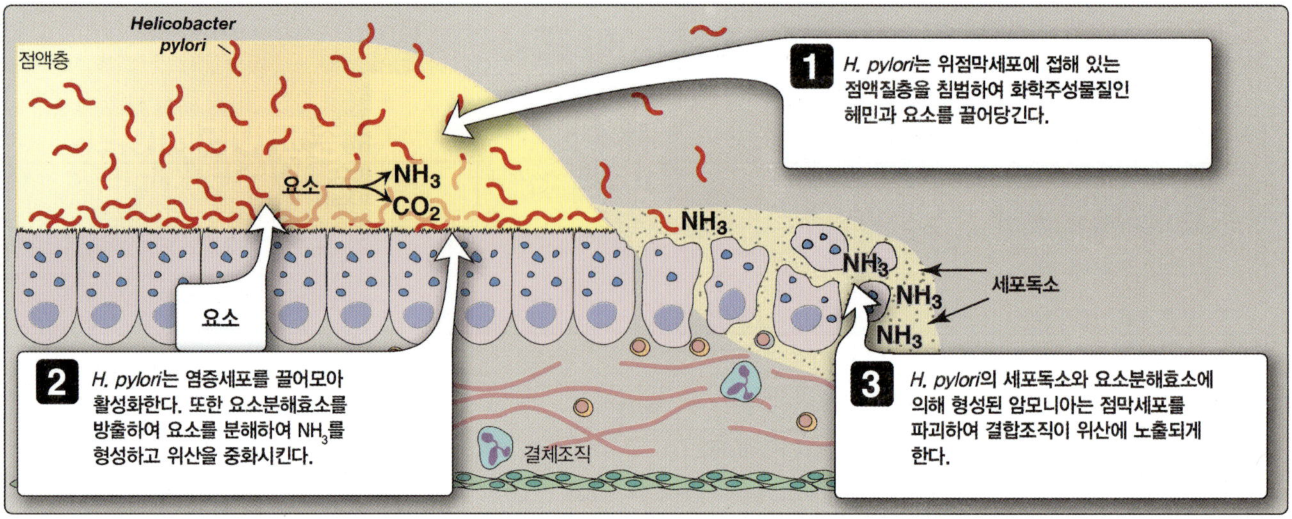

그림 13.17
Helicobacter pylori 감염에 의한 위궤양 발생기전

C. 실험실 진단 Laboratory identification

비침습적인 진단 방법으로 혈청학적 진단(*H. pylori*의 혈청 항체에 대한 ELISA)과 요소분해효소 호흡법 검사가 있다. [주: 호흡법은 방사성 동위원소로 활성화된 요소분해효소를 경구 투여한다. *H. pylori*가 환자의 위에서 증식하고 있으면 요소분해효소가 요소를 CO_2(방사성 표지되어 호흡 시 배출됨)와 NH_3로 분해한다.] 침습적인 검사 방법으로는 내시경 검체를 얻는 방법이 있다. 조직학검사와 배양 및 요소분해효소 검사를 이용하여 *H. pylori*를 확인한다.

D. 치료 및 예방 Treatment and prevention

효과적으로 *H. pylori*를 치료하기 위해서는 두 가지 또는 세 가지의 항균제를 병용한다. 비록 *H. pylori*가 여러 항생제에 감수성이 있지만 내성균주가 생겨난다. 일반적인 처치는 ampicillin 및 clarithromycin과 함께 omeprazole과 같은 양성자 펌프 억제제를 병용한다(그림 13.18)

IX. 다른 장내세균들 Other Enterobacteriaceae

장내세균과의 다른 세균들, 예를 들어 *Klebsiella*, *Enterobacter*, *Proteus*와 *Serratia*는 대장에서 정상적으로 검출되는 세균이며 기회감염이나 병원감염을 유발시킬 수 있다. 이 세균들의 항균제 내성이 증가하고 있어서 적절한 항균제 치료를 위해서는 감수성 검사를 시행하여야 한다.

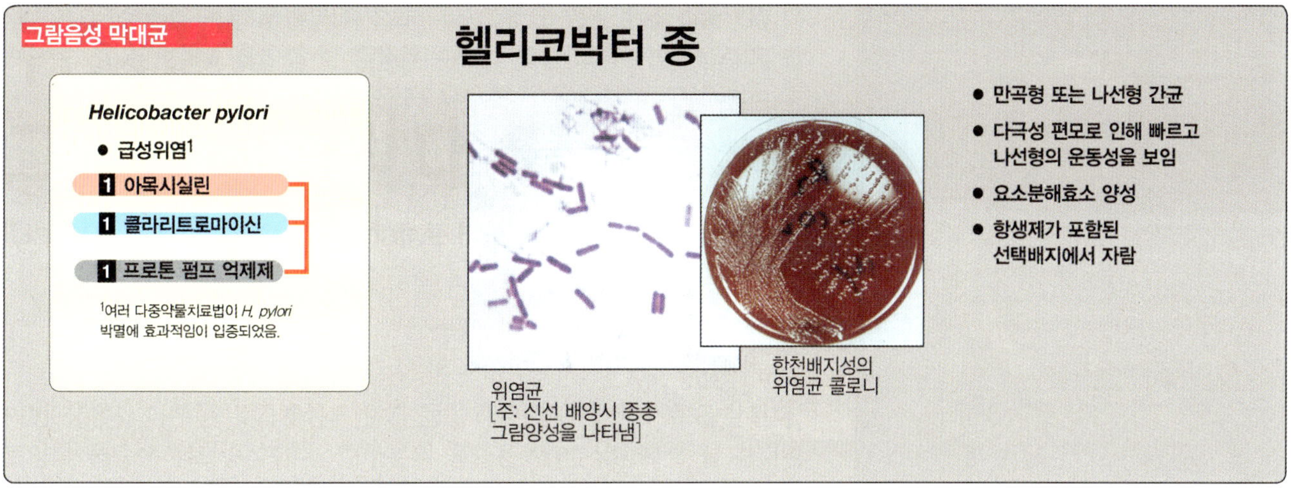

그림 13.18

헬리코박터 질병의 요약. **1**은 초기선택 약제이다.

A. *Enterobacter*

Enterobacter 세균들은 운동성이 있으며 젖당을 사용할 수 있다(Lac$^+$). 이 균이 사람에게 일차적인 질병을 유발하는 것은 드물지만 항균제 치료를 받거나 카테터를 착용하고 있거나 침습적인 치료를 받고 있는 입원환자에서 증식한다. 화상부위와 상처부위 및 호흡기도(폐렴을 유발한다)와 요관에서 감염을 유발할 수 있다.

B. *Klebsiella*

*Klebsiella*는 크고 운동성이 없으며 캡슐이 있는 막대균이다(그림 13.19). 이 균은 젖당을 이용할 수 있다(Lac$^+$). *K. pneumonia*와 *K. oxytoca*는 알코올중독 환자와 당뇨환자 및 만성 폐쇄성 폐질환(chronic obstructive pulmonary disease) 환자에서 괴사성 대엽성 폐렴(necrotizing lobar pneumonia)을 유발한다. *K. pneumonia*는 또한 입원환자에서 요로감염과 균혈증을 유발한다. 이전에 *Calymmatobacterium granulomatis*로 명명한 균이 염기서열 분석을 토대로 *Klebsiella granulomatis*로 재분류하였다. *K. granulomatis*는 서혜부육하종(donovanosis 또는 granuloma inguinale)을 유발하며 미국에는 드물지만 아프리카, 인도, 남아메리카, 오스트리아에는 풍토병이다. 이 질환은 오랜 잠복기를 거쳐 피하조직의 결절을 형성하여 하나나 여러 개의 토증이 없는 육아종병변을 만든다. 병변의 경계에서 얻은 시료를 염색하여 그람음성 간균을 단핵세포에서 확인할 수 있다.

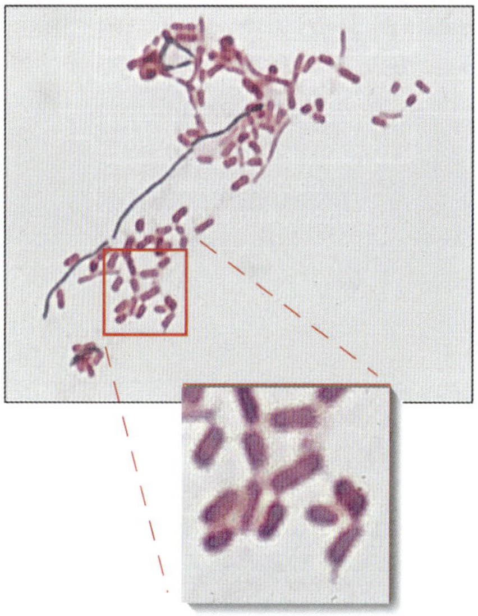

그림 13.19

확대구간은 막대형 *Klebsiella pneumoniae* 모습

C. *Serratia*

*Serratia*는 운동성이 있으며 젖당을 천천히 이용한다. 가장 일반적인

Serratia 감염균은 *S. marcescenes*이다. *Serratia*는 입원환자에서 하기도 감염 및 요도감염과 같은 위장관 외 감염을 유발한다.

D. *Proteus, Providencia* 및 *Morganella*

이 균들은 요도감염과 위장관 외 감염을 유발한다. *Proteus*균은 합병증을 유발하지 않는 병원 요도감염의 원인이 된다. 다른 위장관 외 감염으로 상처감염, 폐렴 및 혈균증이 면역저하환자에서 발생한다. *Proteus* 세균은 요소를 가수분해하여 암모니아를 만드는 요소분해효소를 생성한다. 그 결과로 세균주위를 알칼리화시켜 마그네슘과 인산의 불용성 인산화를 유도하여 결석의 응결을 유도한다.

기타 그람음성 막대균

Other Gram-Negative Rods

14

I. 개요 Overview

이 장에서 두 가지 중요한 특성, 즉 구조와 생리학적 면에서 공유한다. 첫째, 모든 그람음성 세포막은 지질다당질(lipopolysaccharide, LPS)과 같은 독성인자를 가지고 있다. 둘째, 산소가 있는 곳에서 자라 산소가 분압이 높은 곳에서 감염이 일어난다(예: 폐나 생명에 필요한 조직). 이에 관련된 미생물은 다음과 같다. (1) 특히, 호흡기에 존재하여 증상을 나타내는 균(헤모필루스, 보르데텔라, 레지오넬라), (2) 기회감염을 일으키는 병원균(녹농균), 그리고 (3) 동물들에게 해를 끼치는 병원균(브루셀라, 프란시셀라와 파스퇴렐라)이 이에 속한다. 또한 페스트균(*Yersinia pestis*)은 장내세균과로 분류되지만(13장), 비위장관 그람음성 알균으로 이번 장에 포함시켰다. 바르토넬라(*Bartonella*)는 보통 그람음성 막대균으로 참호열과 고양이 발톱병증의 원인균이다. 이번 장에서 다루게 될 미생물은 그림 14.1에서 보는 것과 같다.

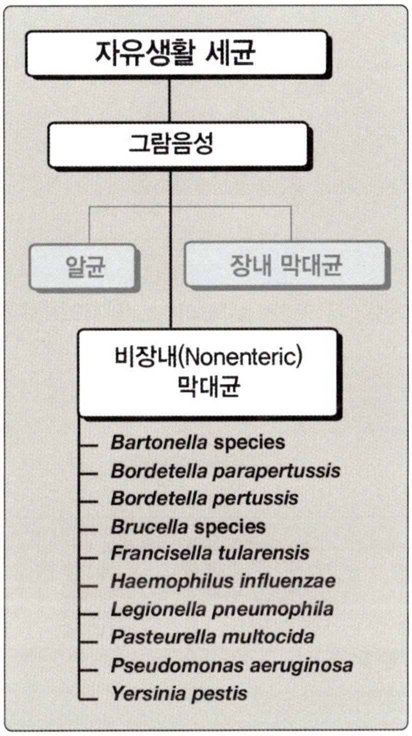

그림 14.1

기타 그람음성 막대균의 분류

II. 헤모필루스 *Haemophilus*

헤모필루스속 중 주요 인체 병원체인 인플루엔자균(*Haemophilus influenzae*)은 다형태성으로 긴 알막대균 또는 가는 실모양으로 보인다. 인플루엔자균은 협막(총 6개의 다른 협막들이 발견되었다)을 형성하거나 아예 협막을 형성하지 않는다(그림 14.2). 또한 협막은 주요 병원성인자이다. 침습성 인플루엔자균 감염은 폴리리보스 인산염(polyribose phosphate)으로 만들어진 협막 b형(capsular type b, Hib)와 관계가 있으며, B형 인플루엔자균(Hib)은 특히 어린아이들에게 병을 유발하는 중요한 균이지만, 어른들에게는 해를 끼칠 수 있는 병균이다. 형을 확인할 수 없는 비협막 균주들도 중증을 유발하며, 만성 폐질환 환자들에게 폐렴의 주요 원인균이다.

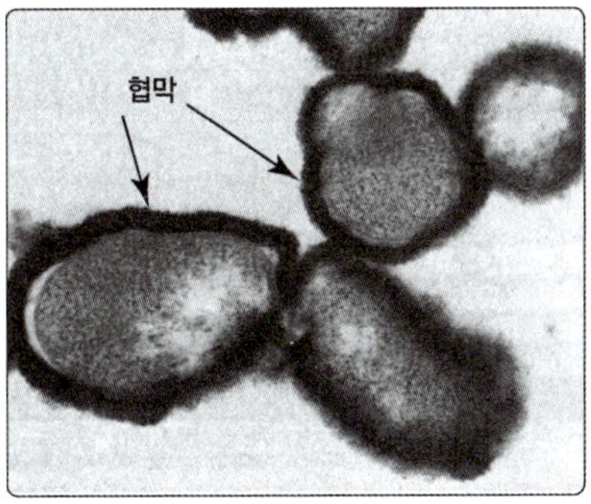

그림 14.2

인플루엔자균의 두꺼운 협막(전자현미경 형태)

A. 역학 Epidemiology

인플루엔자균(*H. influenzae*)은 인간 상기도에 정상적으로 머무르며 또 결막과 생식기관에 집락을 이룬다. 사람은 자연숙주이며, 출생 후 바로 집락을 이루며, 비협막 인플루엔자균과 혈청형 b가 가장 흔한 원인이다. 인플루엔자증은 대부분 산발적으로 일어난다.

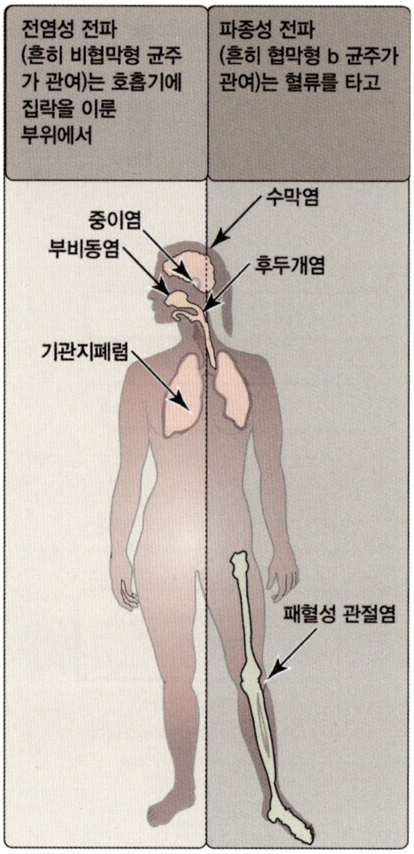

그림 14.3

인플루엔자균 감염

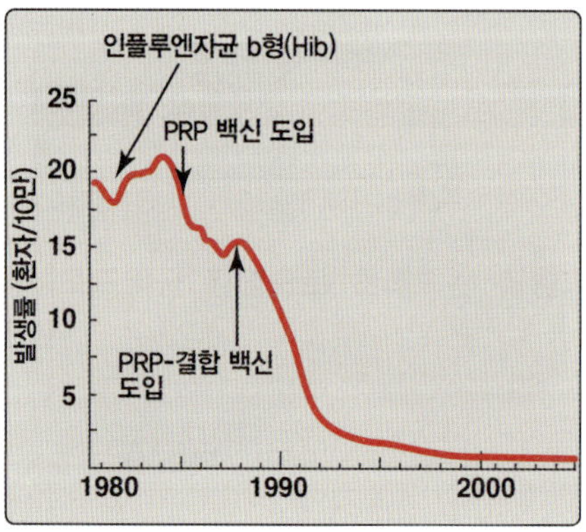

그림 14.4

미국 내 소아인구에서 인플루엔자균 b형 수막염의 발생수. PRP = 폴리리보스 인산

B. 발병기전 Pathogenesis

인플루엔자균(*H. influenzae*)은 호흡 방울(비말)로 인해 전염된다. 미생물에서 생산되는 lgA 프로테아제가 lgA 분비물을 감소시킴으로, 상기도의 점막에 감염이 진행된다. 여기서 인플루엔자균은 혈류를 타고 다른 곳들로 이동한다(**그림 14.3**). 첫째, 이런 균들이 기도 안에 전파되어 중이염(otitis media), 부비동염(sinusitis), 후두개염(epiglottises)과 기관지폐렴(bronchopneumonia)의 병을 일으킨다. 둘째, 수막염(meningitis), 패혈성 관절염(septic arthritis), 봉와직염(cellulitis) 등은 균이 혈류로 침입하며 발생하며, 인플루엔자균은 해당 부위와 체내 다른 부위에 감염된다.

C. 임상적 중요성 Clinical significance

인플루엔자균은 유아와 소아들에게 발생하는 세균성 수막염(bacterial meningitis)의 주요 원인, 중이염을 자주 동반한다. 인플루엔자균 항혈청 b에 대한 백신으로 인해 감염은 많이 줄었다(**그림 14.4**). 임상적으로, 인플루엔자균 수막염은 화농성 수막염과 구별할 수 없고, 점진적 혹은 급성으로 발병이 가능하다. 인플루엔자균 수막염은 치료받지 않으면 사망률이 높으며, 적절한 치료 시 5%로 준다. 생존자들은 영구적인 신경학적 손상, 특히 청각을 잃을 수 있다.

D. 실험실 동정 Laboratory identification

정확한 진단을 위해서 미생물을 동정을 한다[예: 초콜릿 한천배지(chocolate agar)에서 배양]. 인플루엔자균은 천천히 자라며 헤민, X 인자, 니코틴아마이드 아데닌 디뉴클레오티드, V 인자 등의 성장인자를 더해야 자란다. 인플루엔자균은 혈액이나 맥콘키 한천배지에서는 자라지 않고, 초콜릿 한천배지처럼 용해된 적혈구에서 나온 위의 성장인자들이 있어야 자란다. 무균지역인 혈액, 뇌척수액(cerebrospinal fluid, CFS)과 활액과 같은 가검물을 분리하여 배양하고, 반면에 인두에서 분리하여 배양하는 것은 꼭 필요치 않다. 급성 b형 감염이 급격한 진행이 우려되어 신속하게 진단해야 한다. 수막염일 경우, 주로 뇌척수액(CSF)의 그람염색에서 그람음성의 다형태성(여러 모양의)의 막대균을 나타낸다(**그림 14.5**). b형 협막은 곧 바로 뇌척수액 안에서 협막 팽창 반응(quellung)이나 면역형광염색으로 증명할 수 있다. 협막항원은 뇌척수액이나 다른 체액들에서 탐지할 수 있으며, 라텍스응집시험(latex agglutination), 면역전기영동, 엘리자 및 방사선면역측정법(radioimmune assay)과 같은 면역검사를 한다.

E. 치료 Treatment

침습성 인플루엔자균 감염이 의심되면 배양할 적절한 검체를 얻으면서 바로 걸맞은 항생제를 예로 세프트리악손이나 세포탁심과 같은 제3세대 세팔로스포린을 투여해야 한다(그림 14.5). 인플루엔자균 치료에 사용되는 항생제에 내성 균이 생길 수 있어 항생제 감수성 검사가 필요하다(예: 베타-락탐분해효소 매개 암피실린 내성 균주). 부비동염, 중이염과 상기도에 발생하는 감염은 트리메토프림-설파메톡사졸(trimethoprim-sulfamethoxazole)이나 클라부라네이트(clavulanate)를 첨가한 암피실린(ampicillin)으로 치료한다.

F. 예방 Prevention

인플루엔자균 혈청형 b에 대한 능동면역은 질병 예방에 효과적이며, 호흡기관(구인두)에 사는 인플루엔자균 혈청형 b의 보균을 줄인다(그림 14.4). 인플루엔자균 항혈청 b에 의한 감염을 예방하기 위하여 현재 2세 미만 유아들에게 PRP 백신이 사용되며, 이것은 협막 탄수화물과 결합된 운반단백질복합체로 되어 있다. 예방제로 사용되는 리팜핀(rifampin)은 인플루엔자균에 감염된 환자들과 접촉하는 사람에게 투여되며, 특히 고위험군 환자에게 사용된다(예: 인플루엔자균 뇌막염).

그람음성 막대균

헤모필루스균종

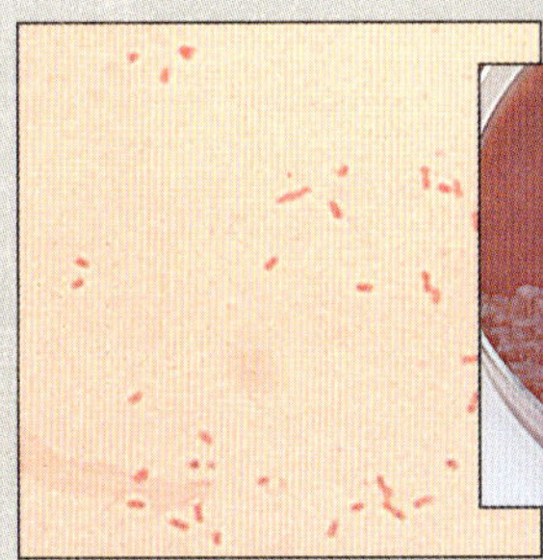

인플루엔자균의 그람염색

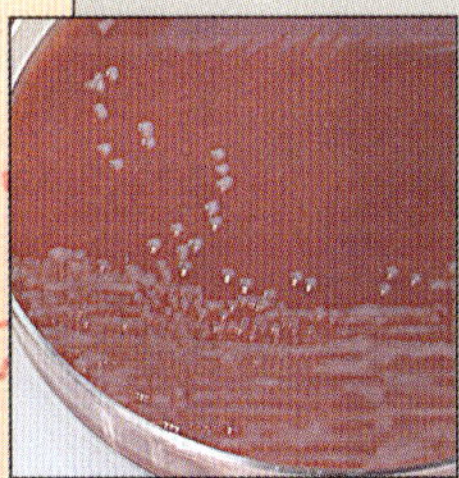

초콜릿 한천배지에서 인플루엔자균 집락

- 모양의 다양성(알막대에서 길고 가는 실모양)
- 절대 기생균(성장인자로 헤민과 NAD^+가 필요)
- 헤민과 NAD^+가 든 초콜릿 한천배지에서 배양됨

인플루엔자균

- 중이염
- 부비동염
- 폐렴
- 세균성 수막염
- 후두개염
- 패혈성 관절염

1 암피실린/클라부라네이트[1]

1 세포탁심[2]

1 세프트리악손[2]

2 트리메토프림-설파메톡사졸[3]

[1]생명에 지장없는 질환
[2]수막염, 후두개염 및 생명에 지장있는 질환
[3]호흡기 감염 및 이염: 수막염은 아님

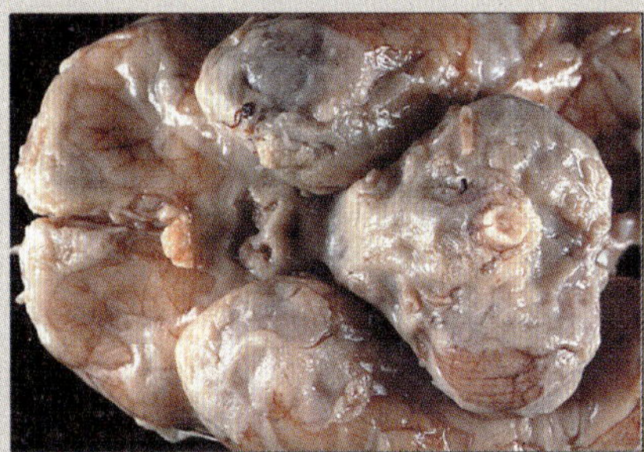

세균성 수막염 환자의 육안소견. 뇌 기저부에 화농성 삼출물로 많이 덮여 있음.

그림 14.5

헤모필루스 질병의 요약. **1** 일차 약, **2** 대체 약. NAD = 니코틴아미드 아데닌 이인산

III. 보르데텔라 *Bordetella*

백일해균(*Bordetella pertussis*)과 파라백일해균(*B. parapertussis*)은 보르데텔라속의 인간 병원체이다. 백일해균은 백일해(pertussis)의 원인균이고, 파라백일해균은 백일해와 비슷한 병의 원인균이다. 백일해는 전염성이 높으며 세계적으로 사망률이 높다(매년 240만 명의 환자가 발생하고, 16만 명이 죽는다). 보르데텔라속은 산소균이며, 하나 또는 쌍으로 자라며 작은 협막을 지닌 알막대균(coccobacilli)이다. "응집원"이라는 세포표면 분자를 기준으로 혈청형을 결정할 수 있다.

A. 역학 Epidemiology

전염 경로는 기침 작은 물방울(비말)을 통한 전파이다. 그러나 이 균은 기도를 벗어나면 오래 살아 있지 못한다. 연령별 백일해의 발생률은 매우 다양하며 발생 지역에 소아들에게는 능동면역 시행에 따라 발병률의 차이가 난다. 백신으로 능동면역을 시행하지 않았을 때 어린 유아들(1세부터 5세까지)에게서 가장 흔한 질환이다. 가족내 청소년과 어른들은 면역이 사라져 어린이에 백일해를 퍼뜨리는 병원소(보유숙주)가 된다.

B. 발병기전 Pathogenesis

백일해균(*B. pertussis*)은 상기도 섬모상피세포(ciliated epithelium)에

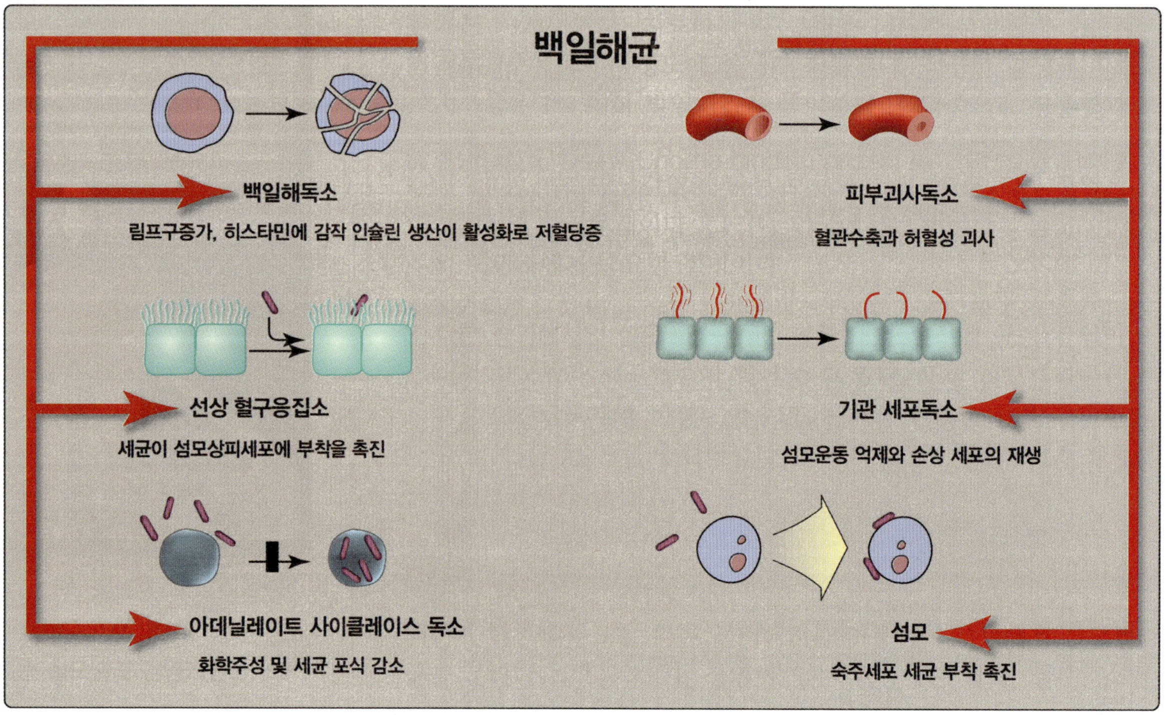

그림 14.6
백일해균 독소와 병원성 인자

잘 붙는다(그림 14.9 참조). 그곳에서 세균은 여러 독소와 다른 병원성 인자를 분비하여 섬모운동을 억제하여, 결국 이들 세포를 죽인다(그림 14.6).

C. 임상적 중요성 Clinical significance

백일해(pertussis)의 잠복기는 1주에서 3주 정도 된다(그림 14.7). 백일해는 카타르기와 발작기의 2단계로 구분된다.

1. **카타르기(Catarrhal phase):** 이 단계는 비특이적인 증상, 즉 콧물, 결막감염[충혈(hyperemia/bloodshot)], 불쾌감이나 경미한 발열로 시작되어 급격히 진행하여 마른 기침도 일으킨다.

2. **발작기(Paroxysmal phase):** 기침이 악화되면서 발작기 단계가 시작된다. 백일해라는 용어는 환자가 기침을 하게 되면서 급하게 숨을 들이쉴 때 나오는 “whoop” 소리에서 유래한다. 다량의 점액이 만들어지며, 백일해는 청색증 및 구토까지 진행될 수 있다. 백일해균은 일반적으로 백혈구증가증(leukocytosis)을 일으키는데, 이때 백혈구가 50,000 세포수/μL를 넘으면서(정상 = 4,500~11,000 세포/μL) 림프구가 확실히 많아진다. 발작기 단계를 넘어서면 회복까지는 3주에서 4주 정도가 걸린다. 이 기간 도중, 감염[예: 중이염(otitis media)이나 폐렴(pneumonia)]과 같은 이차 합병증과 중추신경계의 장애[뇌병증(encephalopathy]나 간질(seizure)을 일으킨다. 질병은 유아에게 가장 심하다.

D. 실험실 동정 Laboratory identification

예비진단은 임상적 근거로 발작기 단계에 전형적인 백일해 징후가 시작된다. 백일해를 앓고 있는 환자와 접촉으로부터 1주에서 3주 사이에 카타르성 증상을 보일 때 백일해를 의심할 수 있다. 증세가 있는 환자의 코인두 도말에서 선택 영양배지인 보르데-장구(Bordet-Gengou)나 레간-로위(Regan-Lowe) 배지에 백일해균이 자라면 진단이

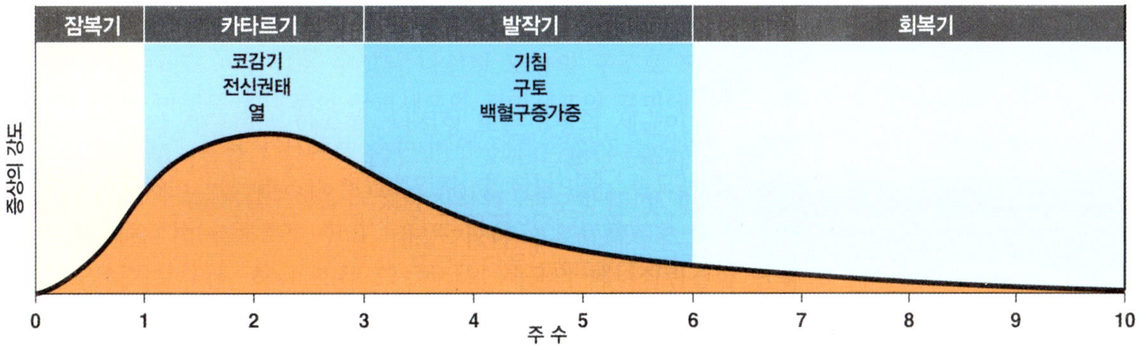

그림 14.7
백일해 임상 양상

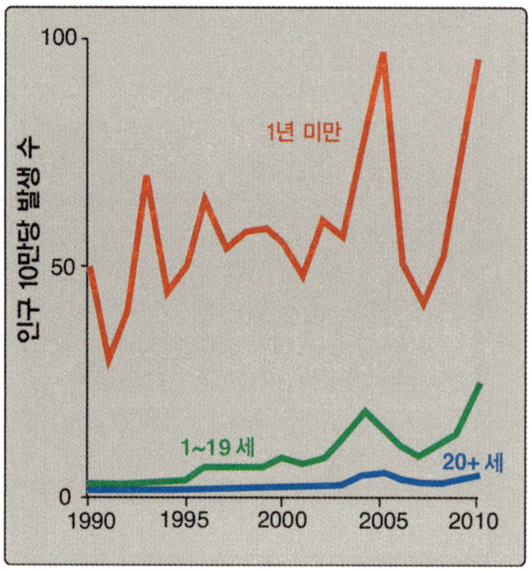

그림 14.8

미국내 연령별 백일해 발병 수

가능하다. 대체로 이 선택배지는 혈액과 숯을 포함하여 억제물질을 중화하고 흡착하며, 항생제 첨가로 정상균 무리의 성장을 억제하며, 3~6일 안으로 아주 작은 백일해균 집락을 관찰할 수 있다. 직접형광항체 검사로 코인두 검체에서 백일해균을 신속하게 진단할 수 있다. 백일해균 항체 탐지를 위한 혈청 검사는 역학조사 시 우선 사용된다.

E. 치료 Treatment

백일해균(*B. pertussis*)의 감염 시 일차선택약(drug of choice)은 에리트로마이신(erythromycin)이다. 이것은 화학요법과 화학예방요법 때도 쓰인다(그림 14.9). 에리트로마이신(erythromycin)으로 치료가 되지 않을 시에는 트리메토프림-설파메톡사졸(trimethoprim-sulfamethoxazole)로 대체한다. 환자가 가장 전염성이 높을 때는 카타르기며 기침 개시 2주간이다. 이때 치료해야 가족내 감염이 차단된다.

F. 예방 Prevention

백일해 백신은 백일해 발생률을 낮추는 데 매우 효과가 있다. 백신 성분에는 백일해균에서 뽑은 단백질과 디프테리아와 파상풍 변성독소/유독소(toxoid)도 포함된다. 생명을 위협하는 백일해(그림 14.8)에 가장 위험한 유아를 보호하기 위해서는 일반적으로 생후 2달째 예방접종을 시행한다. 미국에서는 효과적인 백신의 사용으로 21세기 초에는 발생이 크게 줄었다. 그러나 질병이나 백신에 의한 면역이 지속이 안되어 1950년 이래로 최근 2010년에 다시 창궐하여, 가장 많이 발생하였다. 청소년과 어른, 임산부(3기)에 사용 가능한 백신이 나와 미국에서 발생을 감소시킬 수 있었다.

IV. 레지(기)오넬라 *Legionella*

레지오넬라는 주로 기도(respiratory tract) 감염 조건(통성) 세포내 기생세균(facultative intracellular parasites)이다. 협막이 없고 비교적 가는 막대모양이다(그림 14.11). 레지오넬라과에 속한 균들은 호기성이며 배양조건이 어렵고 특히 L-시스테인(cysteine)을 필요로 한다.

A. 역학 Epidemiology

레지오넬라과는 34개 종이 있으며 주요 서식지는 흙이나 물이며, 냉각탑이나 상수도 시스템이다. 인간에 감염 중 85~90%는 레지오넬라균(*Legionella pneumophila*) 한 종만이 일으킨다. 대부분의 감염은 분무 균을 흡입 시 생기나, 때로는 이외에 균에 노출 시(예: 오염된 물에서 수영) 감염된다. 산발적, 국지적으로 발생한다. 1976년 미국 재향군인 회의에서 발생한 것인데, 미국에서는 2000년도에서 2015년 동안 5배나 발생하였다. 레지오넬라라는 이름도 이에 유래된 것이다. 이 균은 염소 내성이 있어 수처리 과정에서도 살아남는다. 사람끼리는 전파되지 않는다. 외부

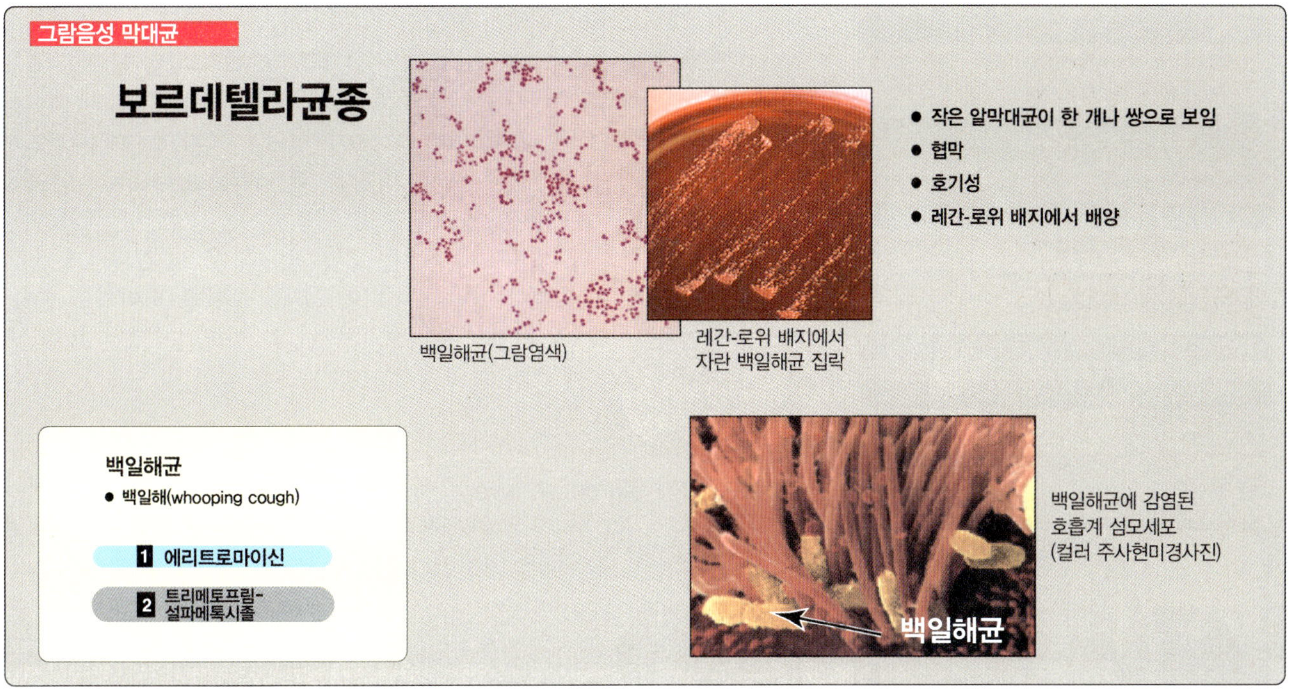

그림 14.9
보르데텔라 질병의 요약. **1** 일차 약, **2** 대체 약

환경의 아메바 내에서 자라면 핵심 병원성 인자를 발현하여 인체 대식세포 감염이 좀 더 잘 된다.

B. 발병기전 Pathogenesis

물을 흡인(aspiration), 오염된 분무/에어로졸(aerosol)을 통해 상기도로 침입한다. 폐포대식세포(alveolar macrophages)는 침입하는 이 균을 제거하는 데 중요하다. 대식세포가 균을 포식, 이로 생기는 포식소체(phagosome)는 용해소체(lysosome)과 합쳐지지 못한다. 대신 이 균은 이 포식소체 내에서 오히려 보호받으며 증식한다. 이 소체가 터져야 비로소 새로 증식한 균이 나온다.

C. 임상적 중요성 Clinical significance

주로 기도 감염을 일으킨다. 레지오넬라병(legionnaires disease, LD)이고 다른 하나는 폰티악 열병(Pontiac fever)이다. 비록 숙주의 상태가 임상 양상을 결정하는 데 역할을 한다.

1. **레지오넬라병/증(LD: 재향군인병)**: 이 질환은 비정형적, 급성 엽 폐렴(lobar pneumonia)으로 여러 장기에 증상을 동반한다. 산발적 또는 집단적으로 발병[예: 병원내 유행병(nosocomial outbreak)으로 발생하기도 했다]한다. 일반적으로 이 질환은 흔한 감염원에 노출

세균	
• *Streptococcus pneumoniae*	50%-60%
• *Haemophilus influenzae*	5%-10%
• *Staphylococcus aureus*	2%-5%
• Gram negative bacilli	2%
• Miscellaneous	3%-5%
비정형 세균	**10%-20%**
• Legionella pneumophila	2%-5%
• *Mycoplasma pneumoniae*	5%-10%
• *Chlamydia pneumoniae*	5%
바이러스	**2%-15%**
흡인	**5%-10%**

그림 14.10

지역사회형 폐렴의 흔한 원인균

된 개인 중 1~5%에서 발생한다. 이 균들은 성인에서 지역사회형 폐렴 발병의 2~5%를 차지하는 것으로 추산된다(**그림 14.10**). 입원 환자의 사망률이 50%로 상당이 높은데 이는 LD 환자들이 폐질환 또는 면역손상과 같은 악화 요인을 가진다. 증상은 2~10일간의 잠복기를 거쳐 발생한다. 초기 증상은 열, 권태감(malaise), 근육통(myalgia), 식욕부진(anorexia) 및 두통 등이 발생한다. 처음에는 아주 간헐적인 기침이 나중에는 호흡 장애가 올 수 있다. 25~50% 정도의 환자는 설사(혈변이 아니라 물똥) 증상을 보이기도 한다. 현기증, 구토 및 신경성 증상도 나타난다. 위험인자로는 고령, 흡연이나 만성 폐질환, 면역억제(암환자, 신장질환 및 당뇨 환자) 등을 들 수 있다.

2. **폰티악 열(Pontiac fever):** 이는 인플루엔자 증세와 비슷하며 특징적으로 건강한 사람에 감염된다. 흔한 감염원에 노출된 사람 중 감염자는 보통 90% 이상이다. 보통 1주일이면 회복된다.

D. 실험실 동정 Laboratory identification

LD는 임상 증세나 폐의 방사선 소견만 가지고 확진이 어렵다. 이 균은 그람염색이 되나 김자염색에서 잘 볼 수 있다. 확진은 호흡기 분비물에서 균을 배양하는 것이며 배지에 포함되는 성분으로 L-시스테인(cysteine), 철, 그리고 α-케토글루타르산(ketoglutarate)이 풍부한 완충(pH 6.9) 숯 효모 추출물(**그림 14.11**)을 사용한다. 3~5일이면 집락이 보인다. 효소 면역분석법을 사용한 소변항원검사(urinary antigen test)도 가능하며 이 방법은 배양법보다 여러모로 장점이 있다. 예를 들어, 양성반응이 항생제 치료 중에도 수일간 지속되어 진단전 미리 항레지오넬라 치료를 받는 환자들에게 유용하다. 나아가 소변항원검사는 몇 시간 내에 결과를 알 수 있는 데 반해 배양검사는 3~5일 소요된다. 따라서 항원검사가 음성이라 해서 감염을 배제할 수 없다. LD가 의심되면, 소변항원검사와 호흡기 분비물에 대한 균 배양검사를 모두 실시한다.

E. 치료 Treatment

에리트로마신 또는 아지스로마이신과 같은 마크로리드(macrolide)는 재향군인병(Legionnaires disease)의 일차선택약이다. 플로로퀴놀론(fluroquinolone)도 효과가 있다(그림 14.11). 폰티악 열병은 보통 항생제 없이 대증요법을 한다.

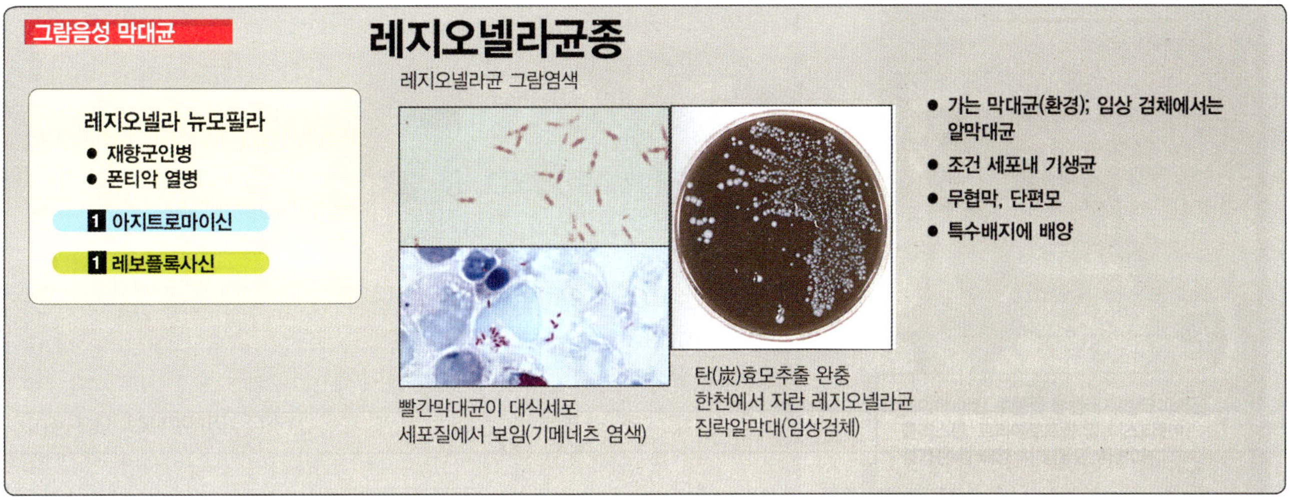

그림 14.11

레지오넬라 질병의 요약. **1** 일차 약

V. 슈도모나스 *Pseudomonas*

슈도모나스과 중 유일한 인간 감염 병원체인 녹농균(*Pseudomonas aeruginosa*)은 자연에 널리 퍼져 있다(이는 흙, 물, 식물과 동물 모두에서 발견된다). 질병을 일으키지 않고 건강한 사람에게 서식할 수 있지만, 기회감염 병원체로 원내감염(병원감염)의 주요 원인균이다. 또한 녹농균은 병원내 폐렴, 병원내 요로감염, 수술 부위 감염, 중화상 감염, 종양 치료나 항생제 치료를 받고 있는 환자들의 감염을 일으킨다. 녹농균은 운동성[극성 편모(polar flagella)를 지님]이 있고, 협막을 지니며, 절대 산소성균이다(탄수화물을 산화하지만 발효는 못한다). 영양소는 최소량만 필요하고, 다양한 종류의 유기성 기질(organic substrate) 위에 자란다. 녹농균은 실험실 수욕조(water bath), 온수 욕조, 혈관내 삽관(IV tubing)과 이외의 물이 든 용기에서 번식할 수 있다.

A. 발병기전 Pathogenesis

녹농균 감염은 숙주 조직에 붙어 집락을 이루며 시작한다. 균의 섬모로 세포에 부착하고, 점액선 균주는 낭성섬유증(cystic fibrosis, CF) 환자에서 잘 자란다. 점액성 협막은 알기네이트(alginate)로 부르는 만누로닉산(mannuronic acid)과 글루쿠로닉산(glucuronic acid)의 연속중합체로 구성된다. 알기네이트 협막은 균 제거를 위한 정상 방어기작 활동을 방해한다. 숙주 조직의 손상으로 균의 부착과 집락화가 빨라진다. 녹농균은 많은 독소 외에 세포외 물질을 만들어 균이 국소적으로 침투하고 퍼지게 한다.

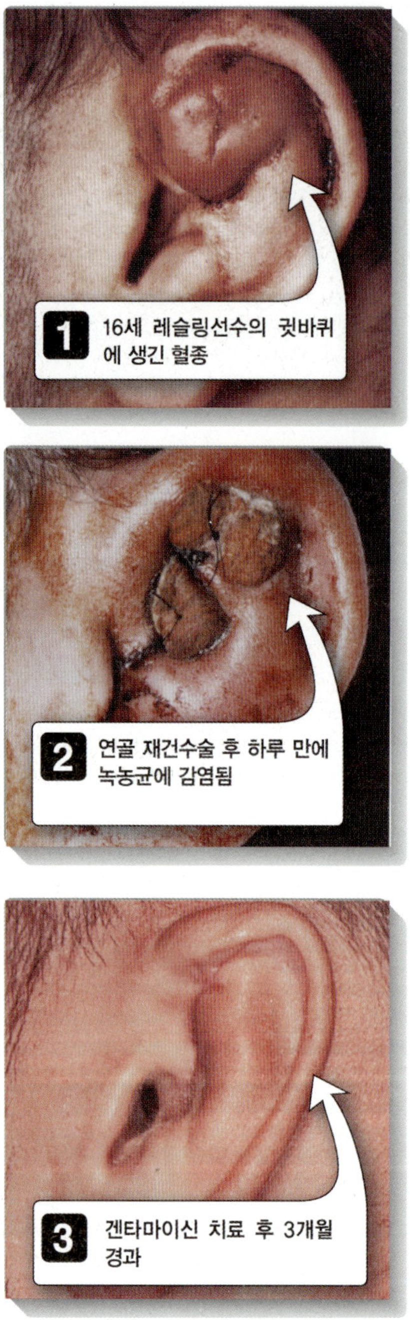

그림 14.12
귓바퀴의 슈도모나스 감염

B. 임상적 중요성 Clinical significance

녹농균은 국소적, 전신적 감염을 일으킨다. 실제로 어떤 조직이나 장기에 손상을, 감염에 특히 취약한 사람들은 면역방어 기능이 손상된 사람들이다.

1. **국소적 감염:** 눈에 감염[외상 후에 오는 각막염(keratitis)과 내안구염(endophthalmitis)] 및 귀 감염[외이염이나 수영자 외이염; 나이 많은 당뇨병 환자나 외상 환자 사이에서 특히 자주 발생하는 괴사성의 외이염(otitis externa)]이 올 수 있고, 피부 감염(**그림 14.12**에 나온 것처럼, 상처패혈증은 오염된 와류탕, 대중탕의 온수 욕조와 수영장 이용과 연관된 유행병에서 보이는 농포성의 발진이다), 요로 감염(특히 카테터 삽입이나 기계사용, 수술, 신장 이식 수술을 한 사람들에게서 특히 자주 나타난다), 기도 감염(만성 폐질환이 있는 사람들의 폐렴, 울혈심부전증, 낭성섬유증, 그리고 특히 삽관 치료를 받거나 인공호흡기에 의존해 살아가는 사람), 위장관 감염[소아에서 가벼운 설사 증세에서부터 영아와 암 환자의 괴사소장대장염(necrotizing enterocolitis)까지], 그리고 중추신경계[CNS; 특히 머리나 목 부분의 외상, 수술, 종양과 관련되어 있는 수막염(meningitis)과 농양(abscesses)] 등이 올 수 있다. 국소적인 감염은 언제든지 전신에 퍼질 수 있다. [주: 균은 혈관벽에 침투하는 경향이 있다.]

2. **전신 감염:** 균이 전신적으로 퍼지는 감염으로 균혈증(bacteremia; 면역체계가 손상된 환자들에서 가장 흔한 현상), 이차 폐렴, 뼈와 관절 감염(IV 약품 사용자와 요로나 골반 감염을 앓는 환자들에게서 나타남), 심장내막염(endocarditis) (혈관 약품 사용자들과 인공 심장 판막을 사용하는 환자들에게서 나타남), 중추신경계 감염(주로 수막이 파손되었을 때), 그리고 피부/연한 조직 감염을 들 수 있다. 녹농균은 특히 면역기능이 약화된 환자들에게 중증의 원내 감염을 일으킬 수 있어 주의를 요한다. 흔히 항생제 내성으로, 치료제 선택이 어렵다.

C. 실험실 동정 Laboratory identification

녹농균은 다양한 배지, 즉 비선택배지(예: 혈액한천배지) 및 적정한 선택배지(예: 맥콘키 한천배지, **그림 14.13**)를 이용하여 평판배양 시 분리된다. 생화학적 검사와 이외 진단 검사를 조합하여 균을 동정한다. 혈청학 형결정(typing)은 공동 감염원에 노출로 인해 생긴 환자군을 조사 시 사용된다. [주: 균이 있는 단서로 실험실과 환자 병상에서 특징적인 과일향을 풍긴다.] 녹농균은 파이오시아닌(pyocyanin)이라는 청녹색 색소를 띤다.

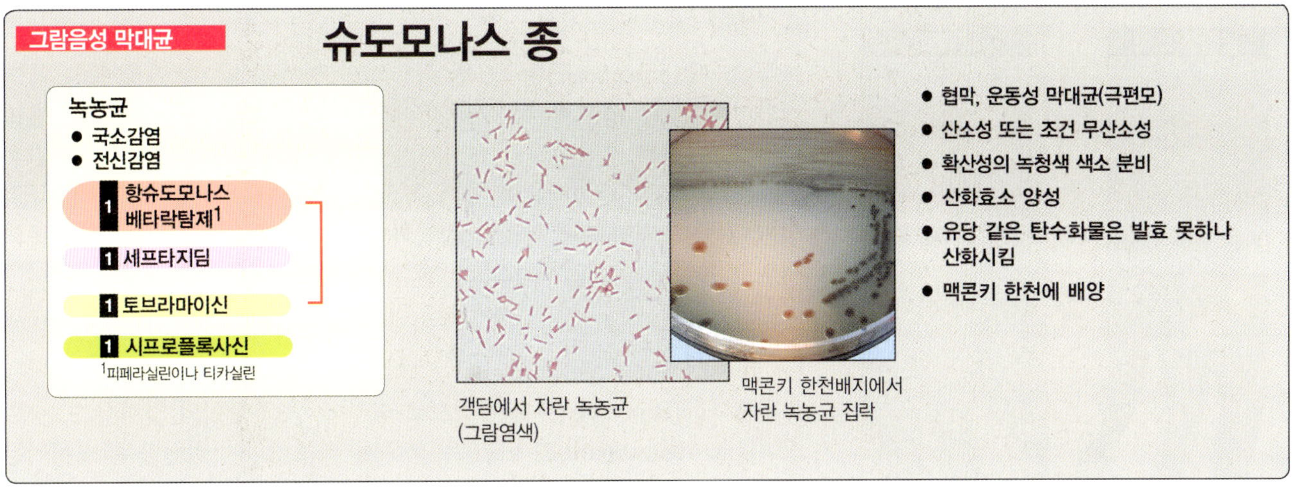

그림 14.13

슈도모나스 질병의 요약. **1** 일차 약

D. 치료와 예방 Treatment and prevention

항생제 내성을 가진 돌연변이주가 빨리 발현하고 녹농균 특유의 항생제 내성으로 효능있는 항생제 선택이 어렵다. 감염은 전형적으로 저항력이 약화된 환자들에게서 발생한다. 따라서 강력한 항생제 치료[흔히 두 종류의 살균 항생제, 즉 아미노글리코사이드(aminoglycoside, 항슈도모나스 베타 락탐제(antipseudomonal, β-lactam) 또는 퀴놀론(quinolone)]가 대체로 필요하다(그림 14.13).

VI. 브루셀라 *Brucella*

대부분 동물의 병원균이다(가축과 야생동물 모두 포함). 따라서 브루셀라증(병)/파상열(brucellosis)은 동물원성 감염증/인수공통전염병(zoonosis; 동물 사이에서 발생하는 질병으로 자연 상태에서 인간에게 전염될 수 있다)이다. 브루셀라균의 종들은 특정 동물종과 관련되어 있다. 예로 브루셀라 아보르투스(*B. abortus*; 가축), 브루셀라 멜리텐시스(*B. melitensis*; 염소와 양), 브루셀라 수이스(*B. suis*; 돼지), 브루셀라 카니스(*B. canis*; 개)와 브루셀라 오비스(*B. ovis*; 양)를 들 수 있다. 브루셀라 오비스를 제외한 종들은 모두 사람에게서도 발병할 수 있는 것으로 알려져 있다. 브루셀라는 조건 산소성균이며, 세포 내에 기생체로 숙주 포식세포 안에서 살아남아 증식한다. 브루셀라균은 협막이 없고 작은 알막대균(coccobacilli)으로서 단독 또는 쌍으로 보인다(그림 14.15 참조). 지질다당질은 주요 병원성 인자이며, 주요 세포벽 항원이다.

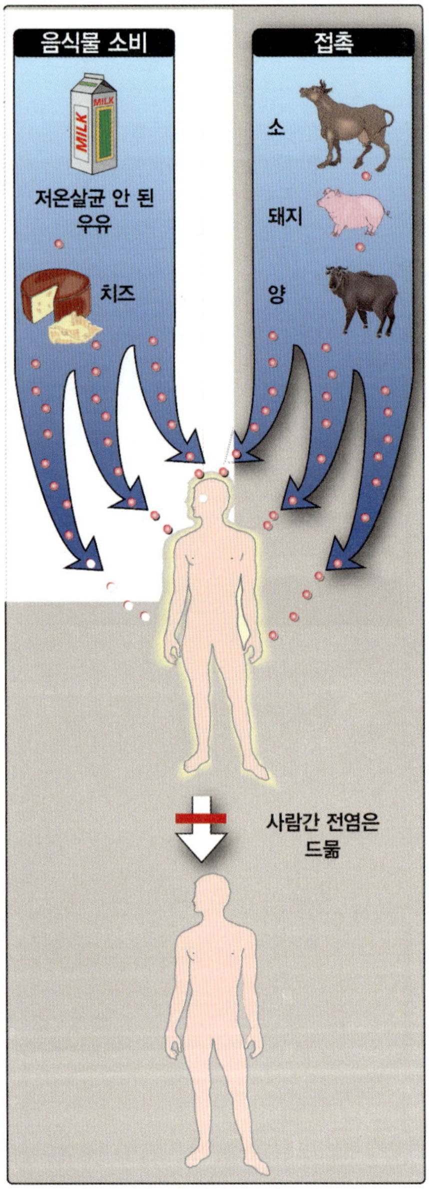

그림 14.14
브루셀라의 전염

A. 역학 Epidemiology

브루셀라증(brucellosis)은 한 번 감염되면 평생을 앓는, 만성 동물 감염 질환이다. 균은 생식기(수컷, 암컷)에 서식하여, 우유, 소변에 많이 흘러나오며, 태반과 출산이나 자연 유산을 통해 배출된 조직에도 많이 있다. 동물 감염의 일차 증세는 불임과 유산이다. 인체 감염은 특징적으로 오염된 동물 조직과의 직접적인 접촉이나 살균되지 않은 우유나 유제품의 섭취로 일어난다(**그림 14.14**).

B. 발병기전 Pathogenesis

브루셀라균(Brucellae)은 전형적으로 피부에 생긴 상처와 찰과상 또는 위장관[gastrointestinal(GI) tract]을 통해서 침입한다. (위산을 감소시키는 약품은 위장경로를 통한 감염을 증가시킬 수 있다.) 감염된 분무(aerosol)를 흡입 시 도살장 일꾼들이 감염될 수 있다. 몸에 침투하면, 림프계를 통해 부위림프절(*regional lymph nodes*)로 전달, 증식한다. 그 후 이 균은 혈액을 따라 그물내피계(reticuloendothelial system)와 관련된 장기들, 즉 간, 비장, 신장, 골수와 기타 림프절로 퍼진다.

C. 임상적 중요성 Clinical significance

브루셀라(*Brucella*) 감염의 잠복기는 5일에서 수개월에 이르나, 전형적으로 몇 주간이다. 증상은 비특이적으로 독감과 유사하며(권태감, 고열, 발한, 식욕부진, 위장관 증상, 두통과 요통), 우울증 증세가 나타난다. 갑작스럽게 또는 서서히 발병할 수 있다. 환자의 주관적인 판단과는 달리 객관적인 임상소견은 적고 뚜렷하지 않다. 치료가 이루어지지 않을 시, 환자들은 기복이 큰 고열(파상열)에 시달릴 수 있다[체온이 반복적으로 오르내려 '파상열(undulant fever)'은 브루셀라증의 전통적인 명명이다]. 무증상의 감염도 생긴다. 브루셀라병의 증세는 여러 기관계 즉 위장관(GI tract), 골격(skeletal), 신경(neurologic), 심혈관(cardiovascular) 및 폐(pulmonary)에 나타날 수 있다. 산업화된 나라에서 브루셀라병(brucellosis)은 대부분 농장주, 낙농가, 도살장 일꾼, 수의사들이 걸리는 직업병이다.

D. 실험실 동정 Laboratory identification

비특이적 증상들로 브루셀라병을 진단할 수 없으나, 상세한 병력 조사, 즉 환자의 직업, 동물들에 노출, 브루셀라 감염이 빈번한 나라로의 여행, 오염 위험이 높은 음식의 섭취 등이 필수적이다. 균은 혈액이나 기타 체액 또는 조직 검체에서 배양할 수 있다. 평판배양 시, 4~5일이면 집락이 보이기도 한다. 그러나 혈액배양 시 더 오래 걸리며, 음성으로 판정하려면 1개월까지 보통 검사한다.

E. 치료 Treatment

독시사이클린(doxycycline)과 겐타마이신 또는 스트렙토마이신(streptomycin)으로 구성된 병용치료가 브루셀라병(brucellosis)의 치

그람음성 막대균

브루셀라균종

브루셀라균종
- 브루셀라증(파상열)

1 독시사이클린 / 스트렙토마이신

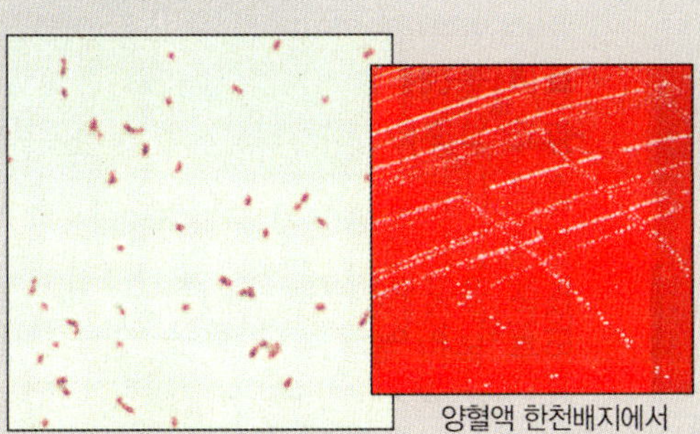

브루셀라 멜리텐시스(그람염색)

양혈액 한천배지에서 자란 브루셀라균 집락

- 작은 알막대균이 하나 또는 쌍으로 보임
- 무협막
- 호기성
- 세포내 기생균
- 혈액 한천배지에서 배양

그림 14.15

브루셀라 질병의 요약. **1** 일차 약

료에 일반적으로 권장된다(**그림 14.15**). 장기적인 치료(예를 들어, 6주)가 재발과 합병증의 발생을 줄이기 위해 필요하다.

VII. 야토(병)균 *Francisella tularensis*

야토(병)균(*Francisella tularensiss*)은 우선 동물의 병원체이다. 야토병(토끼열과 사슴파리열로 알려진)은 인수공통감염증이다. 균은 작으며 여러 모양의 알막대균으로 지질이 풍부한 협막을 갖으며 이는 독성은 없다(**그림 14.16**). 조건 세포내 기생체로 숙주의 대식세포 및 이외의 세포 안에서 생존하며 증식한다.

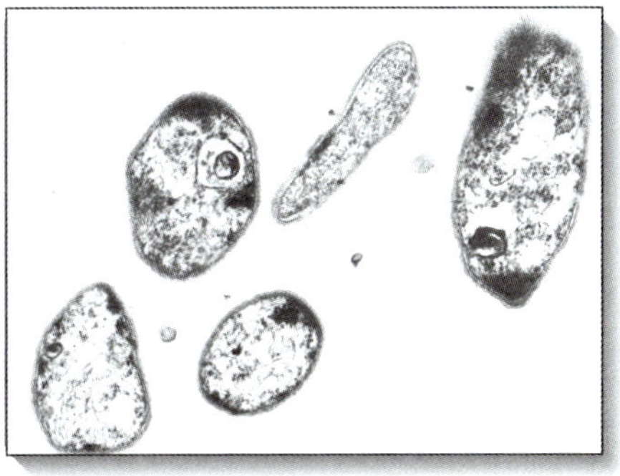

그림 14.16

전자현미경으로 관찰한 야토병균의 여러 모양

A. 역학 Epidemiology

숙주의 범위는 광범위하며 야생동물, 가축, 포유류, 조류, 애완동물 등이 포함된다. 절지동물(예: 진드기, 이, 좀진드기)들이 매개체가 된다. 인간에서의 감염은 감염된 동물과의 접촉, 감염된 절지동물에 물려 생긴다. 특정한 지리적 장소에는 특정 척추동물과 무척추동물 매개체가 전파와 관련된다. 예를 들어, 미국의 주요(그러나 유일하지는 않은) 풍토성 야토병은 알칸사스(Arkansas), 미주리(Missouri)와 오클라호마(Oklahoma) 지역에 퍼져 있다. 발생은 여름 시기에 가장 빈번하며, 이 같은 현상은 절지동물에 의한 병의 전파를 시사한다. 즉 겨울 몇 달간 발생빈도가 높은 시기가 있는데, 이는 사냥꾼들이 감염된 동물들의 시체에 노출되어 있음을 보여준다. 감염은 남성에게서 더 흔하며, 그 이유는 남성들이 더 많이 노출되기 때문이다. 야토병은 군인, 사냥꾼, 덫 사냥꾼, 축산업자, 육류업자에게 직업병으로서 위험이 도사리고 있다(그림 13.18 참조). 레크리에이션 활동도 진드기와 사람을 무는 파리에 노출이 잦아 야토병에 걸릴 위험이 크다.

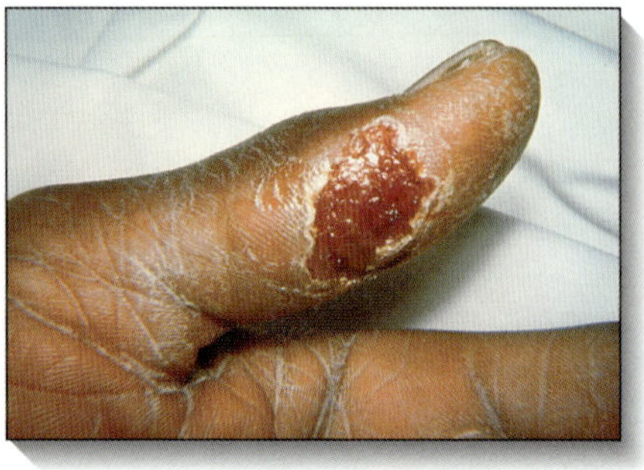

그림 14.17

야토병균에 의한 엄지손가락의 피부궤양

B. 발병기전 Pathogenesis

피부로 침입 시 균은 3~5일 동안 국소적으로 증식된다. 전형적으로 며칠 후 궤양성 구진(papule)이 생기고 수 주 또는 그 이상 지속될 수 있다. 균체는 국소 병변에서 부위림프절로 퍼져 크기가 커지고 통증이 오며 곪을 수 있다. 림프절에서 림프계통을 거쳐 여러 장기와 조직, 즉 피부, 폐, 간, 췌장, 신장, 중추신경계로 퍼진다. 야토균(*F. tularensis*)은 가장 감염성이 높은 병원성 세균으로, 균 수 10개 이내로 접종 및 흡입 시 감염이 될 정도이다. 고도의 감염력, 살포가 쉽고, 상당한 살상용 효능으로 위험한 잠재적 생물 무기이다.

C. 임상적 중요성 Clinical significance

야토병은 질병의 중증도 면에서 가볍거나 전격성이며 치명적일 수 있다. 임상 증세, 감염 균량 및 잠복기간의 길이는 균의 독성, 침입 경로, 그리고 숙주의 면역에 따라 결정된다. 증상은 대개 갑자기 나타난다. 가장 흔한 증상들은 독감과 비슷하고(오한, 고열, 두통, 권태감, 식욕부진, 피로), 호흡기 및 위장관 증세가 나타난다.

1. **궤양성 선종형/궤양샘(Ulceroglandular) 야토병(tularemia):** 야토병의 가장 흔한 임상형은 궤양샘이다(그림 14.17). 궤양은 오염된 동물 관련 제품과의 접촉(전형적으로 손이나 팔뚝 부분)이나 곤충에 물려(흔히 몸통과/또는 두 다리) 생긴다. 병변이 다수 발생하기도 한다. 감염된 림프절의 위치로 노출 부위를 알 수 있다. 림프절병증이 그 특징이다.

2. **야토병의 기타 형태:** 샘형(glandular) 야토병은 궤양이 없는 림프절병증이 특징이다. 안선종형/눈샘 야토병(oculoglandular tularemia)에서는 균이 결막을 통해 침투하여 눈이 충혈된다. 인두 야토병(pharyngeal tularemia)에서는 균이 인두를 통해 침투하며, 심한 인후염/목앓이를 일으키기도 한다. 폐렴 야토병의 경우, 초기 발병 증세는 폐에서 나타난다. 감염성 분무/에어로졸(aerosol)의 흡입을 통한 폐렴이 직접 오며, 또는 신체의 폐 이외의 일차 감염소에서 균이 혈액을 통해 폐로 침입하여 오는 이차성 폐렴이 올 수 있다. 림프절병증(lymphadenopathy)이나 궤양을 동반하지 않은 전신 질환은 "장티푸스 야토병"으로 불린다.

D. 실험실 동정 Laboratory identification

균은 궤양 찰과표본/작은 조각, 림프절의 생검, 위세척액, 가래 등에서 배양 가능하며 혈액에서는 배양이 잘 안 된다. 야토병균(*F. tularensis*)은 배양이 매우 까다로우며 시스테인(cysteine)과 같은 -SH기(sulfhydryl)가 든 영양소를 요한다. 이 균은 감염력이 매우 높아, 실

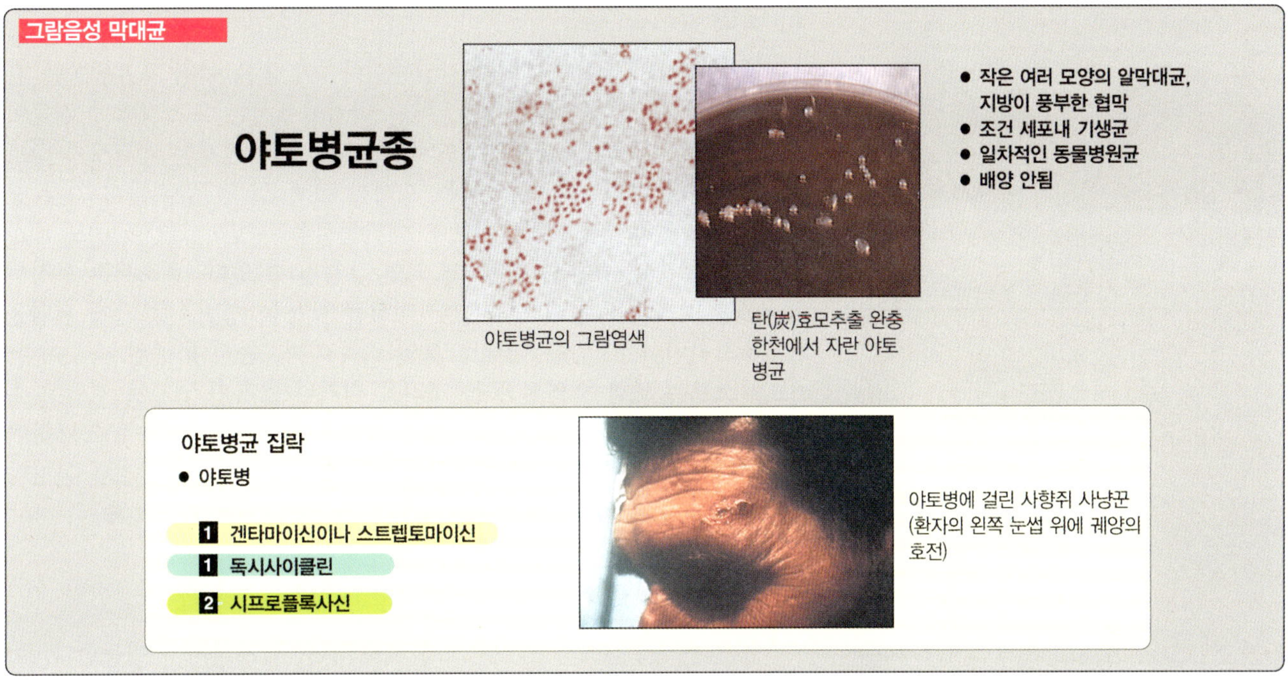

그림 14.18

야토병균종의 요약. **1** 일차 약, **2** 대체 약

험실 전염을 방지하기 위해 야토균(*F. tularensis*)을 배양하는 실험실은 특히 주의해야 한다.

E. 치료 Treatment

일차선택약으로 스트렙토마이신, 대체 약으로 겐타마이신을 사용한다(그림 14.18).

VIII. 페스트균 *Yersinia pestis*

예르시니아속(*Yersinia*)은 13장에 제시된 장내세균과에 속한다. 이들 중 의학적으로 가장 악명 높은 균은 페스트균(*Yersinia pestis*)인데 이것은 장 질환보다 페스트를 일으키기 때문에 나머지 균들과는 따로 논의할 것이다. 다른 예르시니아와 같이 페스트균(*Y. pestis*)은 양극 염색을 보이는 작은 막대균이다(그림 14.21 참조). 페스트균은 플라스미드에 부호화된 독성인자를 만들며, 이들은 면역억제능이 있거나 항포식작용이 있다. 이들 독성인자 중에 Yop 단백이 있다. 이는 3형 분비계에서 나오며, 다른 독성인자로 Pla 프로테아제는 플라스미노겐 활성제로 혈액 응고를 막으며, 마지막 독성인자로 단백질 협막(F1 항원)은 항포식작용을 한다.

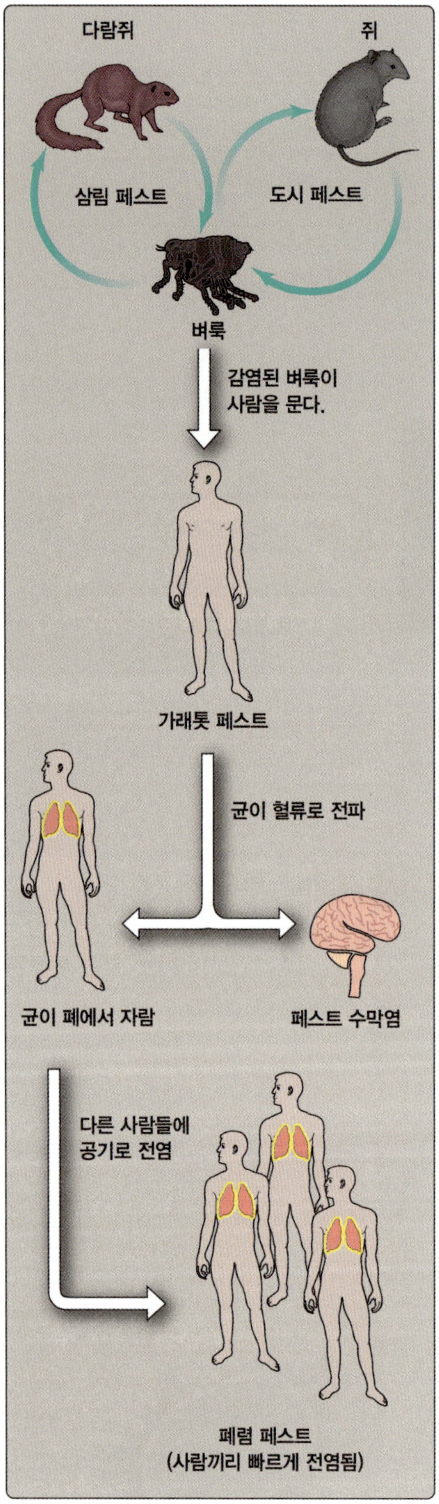

그림 14.19
패스트의 역학 및 병리

A. 역학 Epidemiology

페스트(흑사병)는 인수공통감염증이다. 이 균은 여러 포유동물을 감염시킬 수 있다. 예를 들어, 어떤 국가들에서는 도시지역이 쥐들이 흔한 병원소(reservoir)이다(도시 페스트). 미국에서는 페스트가 주로 야생에서 발견된다. 여기에는 프레리 독과 얼룩다람쥐들이 가장 중요한 병원소이다(삼림 페스트). 애완동물들(특별히 고양이들)도 페스트가 유행한 곳에 돌아다니게 되면 감염될 수 있다. 페스트는 특징적으로 벼룩들을 통해 전파된다. 벼룩들은 동물 병원소들 간에 전염을 유지시킨다. 사람은 대체로 우연 숙주이며, 동시에 종말 숙주이다. 페스트는 또한 오염된 동물 조직을 먹거나 호흡기 경로로 전염될 수 있다(폐렴 페스트/흑사병). [주: 폐렴페스트는 균이 폐에 도달하여 제2의 폐렴을 유발시키거나 이미 페스트에 의한 폐렴에 걸린 환자나 동물의 호흡기 분비물에 노출되었을 때 일어난다(그림 14.19).]

B. 발병기전 Pathogenesis

균은 침입부위에서 림프관계에 의해 부위 림프절까지 이동한다. 이 림프절에서 균을 포식세포가 삼킨다. 그러나 이 균은 포식세포에 의한 세포내 살균에 저항하여 오히려 이 세포들 내에서 증식할 수 있다. 게다가, 파괴된 포식세포들로부터 방출된 균은 3형 분비계를 발현하여, 즉 숙주세포를 마비시키는 주효단백질(Yops)을 내어 포식작용을 억제한다. 감염된 림프절에는 출혈성 괴사(사멸)가 보이며 다형핵 백혈구와 세포 밖에 세균들이 밀집해 있다. 혈액을 통하여 다른 기관에나 조직으로 균이 전파될 수 있고, 추가적인 출혈성 병변이 이곳에서 생길 수 있다.

C. 임상적 중요성 Clinical significance

페스트는 임상적으로 다양하게 나타날 수 있다. 가장 흔한 임상형은 가래톳/패혈증 형이다. 폐렴 페스트는 병이 유행할 때 생길 수 있다. 덜 흔한 임상형으로 수(뇌)막염 질병(전형적으로 균이 혈행성 전파로 생긴 제2의 병소), 피부 페스트 및 인두염(피부페스트와 인두염은 오염된 동물 조직을 만지거나 먹어 감염된다) 등이 있다.

1. **가래톳/패혈증(Bubonic) 페스트:** 감염고리의 시작은 균에 감염되어 균혈증이 있는 동물로부터 벼룩이 혈액을 섭취했을 때 비롯된다. 페스트균(*Y. pestis*)은 혈액이 벼룩의 앞창자/전장(foregut)에 피를 응고시키는 응고효소를 만든다. 벼룩이 다시 섭취 시, 벼룩은 앞창자에 있는 균을 동물의 피부에 토해낸다. 잠복기(벼룩에게 물리고부터 증상이 발현 시)는 대체로 2일에서 8일이다. 비특이성 증상들로 고열, 오한, 두통, 근육통 그리고 탈진로 이어지는 쇠약등이 갑작스럽게 나타나는 것이 특징이다. 짧은 시간 내에 특징적이고 통증을 동반하는 가래톳(bubo)이 생긴다(그림 14.20). 가래톳[하나 이상의 감염된 결절 및 그 주변의 부종(여기에서 가래톳페스트가 유래됨)으로 구성된 현저한 종창을 이름]은 전형적으

로 사타구니에서 발견되나 겨드랑이나 목에 생길 수도 있다. 감염이 진행 시 혈압은 대체로 떨어져 패혈성 쇼크 및 사망으로 이어질 수 있다. 치료받지 않은 가래톳페스트(bubonic plague)의 사망률은 50%를 넘으며, 전염성이 높은 폐렴 페스트를 치료받지 않고 방치 시 신속히 치료하지 않으면 치명적이다. 가래톳 전염병과 관련된 다른 증세로 페스트균과 백혈구가 든 농포(pustule)와 소포(vesicle) 등을 볼 수 있다. 팔다리의 자색반(purpura)과 극심한 괴사(necrosis)가 질병이 전신적으로 진행한다. [주: 오염된 육류를 먹거나 공기감염 시 인두에 일차병변이 생길 수 있다. 이 균은 심한 편도선염과 목(경부) 가래톳을 일으킬 수 있다.] 패혈성 페스트는 페스트의 변이형으로 특징적인 가래톳이 발생하기 전에 환자가 심한 균혈증을 앓는다.

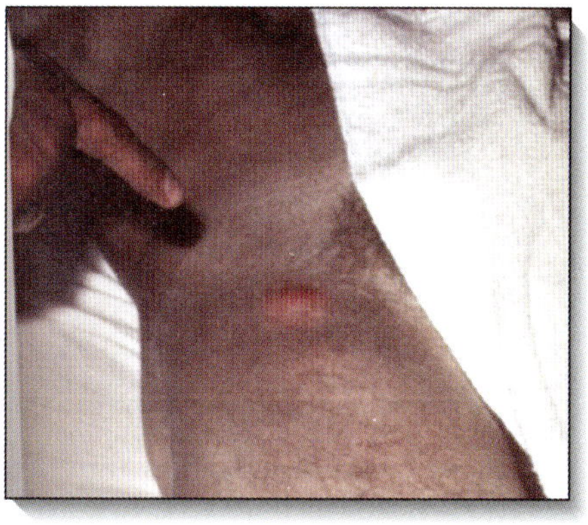

그림 14.20
패스트 감염 시 특징적인 가래톳

2. **폐렴 페스트:** 페스트균이 폐에 이르면 치명적인 화농성의 폐렴을 일으킨다. 치료를 받지 않을 시 치명적이다. 매우 전염성이 높고, 균체는 흡입될 경우 직접적으로 폐렴 페스트를 일으킨다.

3. **페스트 수(뇌)막염:** 균이 혈액에서 퍼져 수막에 감염 시 생긴다. 이 질환은 가래톳 페스트를 충분히 치료가 안되어 생기거나 또는 패혈증의 페스트처럼 가래톳 없이, 아니면 가래톳이 생긴 직후에 생길 수 있다. 균은 뇌척수액에서 증명할 수 있다.

D. 실험실 동정 Laboratory identification

페스트(*Y. pestis*) 감염의 진단은 그람염색(gram-stained)하고 가래톳에서 흡입물을 배양한다[또는 수(뇌)막염이나 폐렴 증세가 있을 시 뇌척수액이나 가래에서]. 혈액 배양은 진단검사 실험실에 보내야 한다. 이 균은 맥콩키와 혈액 한천배지에서 모두 자란다.

E. 치료와 예방 Treatment and prevention

일차선택약은 스트렙토마이신이다. 겐타마이신과 독시사이클린은 대체 약이다(그림 14.21). 페스트 수(뇌)막염에는 클로람페니콜이 뇌척수액 내로 잘 침투한다. 중증의 패혈증을 우려하여 항생제 치료는 신속하게 한다. 쇼크 증상이 나타나는 환자들에게는 지지 요법이 꼭 필요하다. 페스트에 걸릴 고위험군에게는 포르말린-사백신이 유용하다. 페스트 유행지역에 있는 사람들은 설치류나 벼룩에 대한 노출을 최소화한다. 병들었거나 죽은 설치류는 절대로 맨손으로 만져서는 안 된다.

그람음성 막대균

페스트균종

페스트균
- 가래톳(패혈증) 페스트
- 폐렴 페스트

1 독시사이클린

1 스트렙토마이신이나 겐타마이신

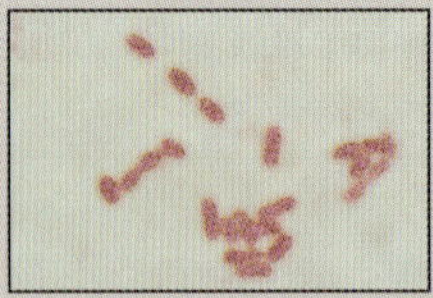

페스트균의 그람염색

- 작은 막대균으로 양끝이 염색됨
- 비운동성
- 협막
- 혈액한천이나 CIN(선택) 한천배지에서 자람

그림 14.21

페스트의 요약. 1 일차 약, CIN = 세프술로딘-일가산-노보비오신

IX. 바르토넬라 *Bartonella*

세포 내에 기생하는 바르토넬라(*Bartonella*; 예전에는 *Rochalimaea*라고 불렸던)군의 균은 특수 배지를 사용하여 실험실에서 배양할 수 있다.

A. 바르토넬라 퀸타나 *Bartonell quintana*

바르토넬라 퀸타나(*Bartonella quintana*)는 참호열(trench fever), 즉 반(점)구진(maculopapular) 발진을 동반한 약한 회귀열(relapsing fever)을 일으킨다. 인간의 머리카락에 서식하는 이를 매개로 하며, 사람이 병원소이다. 따라서 불결한 곳에서 거주하는 사람들과 질병이 연관이 있다. 임상검체 배양과 혈청 검사로 특이 진단이 가능하다. 광범위 항생제가 질병 치료에 효과적이다(그림 14.22).

B. 바르토넬라 헨셀라 *Bartonella henselae*

바르토넬라 헨셀라(*Bartonella henselae*)는 최근 들어 고양이발톱병(catscratch disease)과 연관이 있음이 밝혀졌다. 고양이발톱병은 의사들 사이에서 수십 년간 친숙한 질환이나, 그 원인은 몰랐다. 질병은 특징적으로 고양이(다른 애완동물은 그 예가 적다)가 할퀸 곳이나 물은 곳 근처에 생기는 작은 농양이나 고름집이 생긴다. 이어 고열과 국소적인 림프절병증(lymphadenopathy)이 생긴다. 이 균은 이외에 여러 감염을 일으킨다. 즉 AIDS를 앓는 면역손상 환자들에서 우선적으로 보이는 세균성 혈관종증(bacillary angomatosis;피부와 내장의 미세혈관 질환)과 같이 유발한다. 이 균 감염 시 리팜핀과 독시사이클린을 병용투여하면 치료가 잘 된다(그림 14.22 참조).

1 아지트로마이신

1 독시사이클린

1 리팜핀

그림 14.22

바르토넬라 감염 시 치료 항생제. 1 일차 약

X. 파스퇴(테우)렐라 *Pasteurella*

파스퇴(테우)렐라(*Pasteurella*)속에 속하는 균들은 우선적으로 가축과 야생동물 모두를 포함한 포유류나 조류에 서식한다. 따라서 파스테우렐라 감염은 인수공통감염증(zoonoses)으로 생각된다. 파스퇴렐라속에서 인체 병원균은 파스퇴렐라 말토시다(*Pasteurella multocida*)이다. 이 균은 질병이나 무증상 감염을 일으킨다. 파스퇴렐라는 알막대균 또는 막대균으로 자주 양극성 염색을 보이며 몇 균주는 협막이 있다(그림 14.23). 병원성 인자는 협막과 내독소(endotoxin)다. 파스퇴렐라(Pasteurellae)는 산소성균/조건 무산소성균이다.

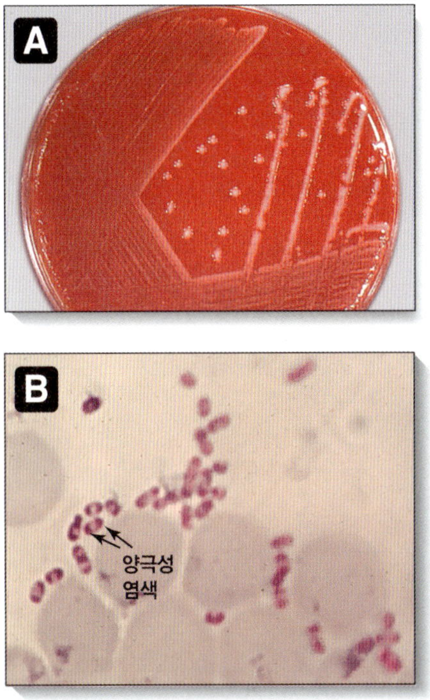

그림 14.23

파스퇴렐라 말토시다. **A.** 혈액 한천배지에 배양된 작고, 반투명한 비용혈성 집락. **B.** 혈액도말표본 라이트(Wright) 염색. [주: 양극성 염색]

A. 역학 Epidemiology

파스퇴렐라의 사람 감염 대부분은 동물이 물거나 고양이에 할켜 사람의 연부 조직이 감염되어 일어난다. 파스퇴렐라의 사람 감염에서 적은 빈도로 일어나는 경우는 물림 없이 동물에 노출되었거나, 동물에 대한 노출이 없었을 때이다. 후자(적은 빈도 감염)의 경우 파스퇴렐라균의 침투 원인은 환자의 코인두에 생긴 균집락으로 의심된다.

B. 임상적 중요성 Clinical significance

파스퇴렐라 말토시다 감염은 동물에게 물렸거나 고양이에게 할퀸 뒤, 또는 벌어진 상처를 감염된 동물이 핥은 후 24시간 이내에 발생하는 급성 통증성 연조직염/봉소염(cellulitis)이 있을 경우에 의심해 보아야 한다. 연한 조직 감염의 특징으로 물리거나 할킨 뒤에 몇 시간 내로 급성 국소 염증이 나타난다. 병변은 1~2일 내에 배농된다. 파스퇴렐라 말토시다 감염의 증세로는 림프관염(lymphagitis), 림프절염(lymphadenitis), 발열, 그리고 국소 합병증으로 골수염(osteomyelitis)이나 관절염(arthritis) 등이 있고, 이는 퍼져 불구가 될 수 있다.

C. 실험실 동정 Laboratory identification

실험실 진단(물림이나 할퀌이 없는 경우의 감염에는 필수적)은 혈액 한천배지에 균을 배양한 후 적절한 생화학 실험을 거친 후에 가능하다.

D. 치료 Treatment

연조직 감염의 경우, 상처를 깨끗이 하고, 씻고, 소독하며, 죽은 조직을 제거해야 한다. 심부 감염은 수술로 배농하고 항생제 치료를 오래 해야 한다. 페니실린은 일차선택약이다(그림 14.24). 치명적인 감염은 드물고, 있다면 대체로 선행 질환이 있다.

- **1** 페니실린 G
- **1** 암피실린
- **2** 아목시실린-클라부라네이트
- **2** 독시사이클린[1]

[1] 페니실린에 알러지가 있는 환자에

그림 14.24

파스퇴렐라 말토시다 감염 치료 항생제.
1 일차 약, **2** 대체 약

클로스트리디아 및 기타 혐기성 막대균

15

Clostridia and Other Anaerobic Rods

I. 개요 Overview

이 장에서 다루는 유기체는 모두 절대 혐기성균이다. 미생물은 발효 또는 혐기성 호흡에 의해서만 에너지를 얻고 산소 존재로 성장이 억제된다. 유기체가 인체에 서식하거나 질병을 일으킬 때 산소 민감도는 성장 조건을 제한한다. 절대적 혐기성 속인 클로스트리디움(*Clostridium*)은 연조직 및 피부 감염(예: 연조직염 및 근막염) 및 항생제 관련 대장염 및 설사와 관련된 그람양성 포자형성 막대균이다. 이 유기체는 가장 강력한 외독소 중 일부를 합성한다. 예를 들어, 특정 클로스트리듐 종의 독소는 보툴리누스 중독, 파상풍, 가스 괴저 및 위막성 대장염(pseudomembranous colitis, PMC)을 유발한다. 박테로이드(*Bacteroides*)와 관련 속과 같은 다수의 혐기성 그람음성 간균은 내장과 다른 농양에 관련되며, 일반적으로 일부 통성 박테리아도 관여하는 혼합(polymicrobic) 감염이다. 이 장에서 논의된 유기체는 그림 15.1에 나열되어 있다.

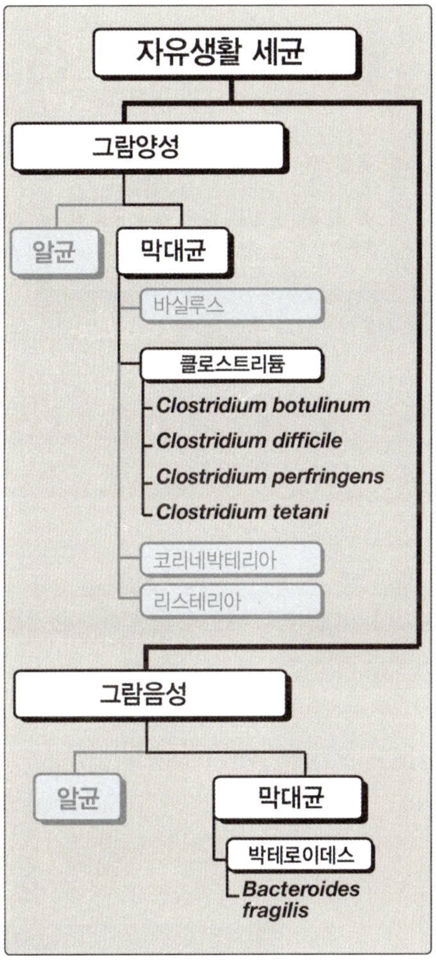

그림 15.1
이 장에 있는 세균 분류

II. 클로스트리디아 *Clostridia*

클로스트리디아(*Clostridia*)는 임상에서 가장 중요한 혐기성 그람양성 간균이다. 또 다른 임상적으로 중요한 그람양성 막대균은 호기성이다. 임상적으로 중요한 클로스트리디움 종에는 조직독성(조직파괴) 감염(근괴사증) 및 식중독을 유발하는 클로스트리디움 퍼프린젠스(*Clostridium perfringens*); 항생제 사용과 관련된 위막성 대장염(PMC)을 유발하는 클로스트리디움 디피실리(*Clostridium difficile*); 파상풍("lockjaw")을 유발하는 클로스트리디움 테타니(*Clostridium tetani*); 및 보툴리누스 중독을 일으키는 클로스트리디움 보툴리눔(*Clostridium botulinum*)이 포함된다.

A. 클로스트리디아의 일반적인 특징 General features of Clostridia

클로스트리디아는 크고 그람양성이며 끝이 무딘 간균이다. 내부포자를 형성하고 영양세포 내에서 발생하는 포자의 위치는 종을 식별하는 데 유용하다(그림 15.10 참조). 대부분의 종은 운동성이 있다.

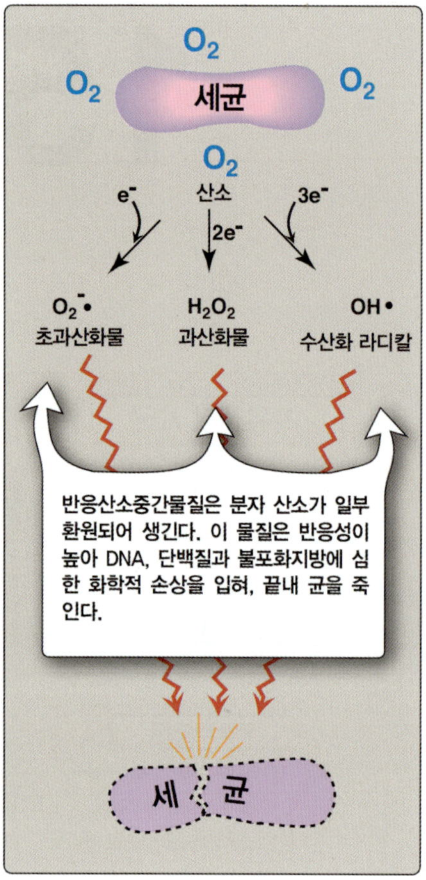

그림 15.2
혐기성 박테리아에 대한 반응성 산소 중간체의 독성 영향

1. **생리학:** 클로스트리디아(*Clostridia*)는 호기성 유기체처럼 에너지 생산에 최종 전자 수용체로 자유 산소를 사용할 수 없다. 대신 그들은 에너지 생성에서 최종 전자 수용체로 피루브산과 같은 다양한 작은 유기분자를 사용한다. 생장상태에 클로스트리디아는 또한 O_2에 의해 다양하게 억제되거나 손상된다(그림 15.2). [주: 이 손상의 이유는 완전히 명확하지 않다. 한 가지 설명은 일부 클로스트리디아에는 과산화효소, 카탈라아제 또는 슈퍼옥사이드 디스뮤타아제와 같은 효소가 부족하다는 것이다. 이러한 효소는 호기성 미생물이 과산화물 및 하이드록실 라디칼을 포함한 활성 산소 종을 해독할 수 있다. 이러한 해독 효소를 생산할 수 있는 능력이 없으면 클로스트리디아는 호기성 조건에서 손상되거나 성장이 억제된다.]

2. **역학:** 인간과 다른 포유동물의 장내 세균총의 일부인 클로스트리디아는 토양, 하수 및 수중 환경, 특히 유기물 함량이 높은 환경에서 발견된다. 다수의 클로스트리디움 종은 조직으로 들어가 파괴적이고 침습적인 감염을 일으킨다(예: 수술이나 외상으로 인한 피부 손상). 감염 과정에서 기회감염과 종종 환자의 정상적인 세균총에 기인한다. 내생포자 형성은 환경에서 지속적으로 이루어진다. 포자는 화학 소독제에 내성이 있으며 표준 고압 멸균 조건(121°C에서 15분 동안 고압에서)은 아니지만 한동안 자외선 조사 또는 끓는 온도를 견딜 수 있다.

B. 클로스트리디움 퍼프린젠스 *Clostridium perfringens*

클로스트리디움 퍼프린젠스(*Clostridium perfringens*)는 크기가 크고 운동성이 없으며 그람양성이며 피막에 싸여 있는 간균이다. 그것은 질과 위장관(GI)의 정상 식물상 일부로서 식물성 형태로 자연계 어디에나 존재한다. 포자는 토양에서 발견된다. [주: 포자는 체내에서 또는 체외 배양 후에 거의 볼 수 없다.] 그러나 클로스트리디움 퍼프린젠스(*C. perfringens*)가 조직에 도입되면 혐기성 봉와직염과 근괴사증(가스 괴저)을 유발할 수 있다. 클로스트리디움 퍼프린젠스의 일부 변종은 일반적인 형태의 식중독을 일으킨다.

1. **병인:** 클로스트리디움 퍼프린젠스는 질병 과정을 촉진하는 다양한 외독소, 장독소 및 가수분해 효소를 분비한다(그림 15.3).

   a. **외독소:** 클로스트리디움 퍼프린젠스는 그리스 문자로 지정된 최소 12개의 외독소를 정교하게 만든다. 이들 중 가장 중요하고 조직의 병독성에 필요한 것은 α 독소이다. α 독소는 포유류 세포막에서 레시틴을 분해하는 레시티나제(포스포리파제 C)로, 적혈구, 백혈구 및 혈소판뿐만 아니라 내피 세포의 용해를 유발한다. 다른 클로스트리디움 퍼프린젠스의 외독소는 국소적으로 또는 혈류에 분산될 때 용혈 또는 기타 세포 독성 및 괴사 효과를 나타낸다. Perfringolysin O 또는 세타(θ) 독소는 콜레스테롤

의존성 용혈소이며 중요한 독성 요인이다. 클로스트리디움 퍼프린젠스는 외독소 스펙트럼에 따라 A에서 E로 그룹화된다. α 독소와 엔테로톡신을 모두 생성하는 A형 균주는 대부분의 인간 클로스트리디움 감염의 원인이다.

b. **엔테로톡신(Enterotoxin):** 클로스트리디움 퍼프린젠스는 작고 열에 약한 단백질인 엔테로톡신으로 소장의 하부에 작용한다. 이 분자는 상피세포 표면의 수용체에 결합하고 세포막을 변경하여 이온 수송(주로 회장에서)을 방해하고 체액 및 세포내 단백질의 손실을 초래한다. 흥미롭게 엔테로톡신을 생성하는 균주는 일반적으로 내열성이 있어 포자가 100°C에서 1시간 이상 생존할 수 있어 식인성 병원균으로서의 위협이 높아진다.

c. **분해효소:** 클로스트리디움 퍼프린젠스는 조직을 액화시키고 감염 확산을 촉진하는 프로테아제, DNase, 히알루로니다아제 및 콜라게나아제를 비롯한 다양한 가수분해효소를 생산하는 유기체이다. 생성된 분해 산물은 이 균의 빠른 대사를 위한 발효 영양소 역할을 한다.

2. **임상적 중요성:** 클로스트리디움 퍼프린젠스에 의해 시작된 질병 과정은 감염과 외독소와 장독소 및 분해효소 생산의 조합으로 인해 발생한다.

a. **근괴사증(가스 괴저):** 클로스트리디움계(clostridial) 포자는 예를 들어 감염된 토양의 오염 또 장관으로부터의 내인성 전달에 의해 조직으로 들어간다. 복합 골절 및 기타 허혈 유발 손상(예: 짓눌림 손상)과 같은 중증 및 개방성 상처는 주요 소인이다. α 독소 및 기타 외독소가 분비되고 광범위한 세포 사멸이 발생한다. 세포외 기질을 분해하는 효소의 생성은 감염 확산을 촉진한다. 조직 탄수화물, 지질 및 아미노산의 발효는 가스를 생성하고 피하조직에 기포가 축적되면 촉진 시 주름진 느낌(염발음)이 발생하므로 명칭이 "가스 괴저"이다(그림 15.4). [주: 빠르게 축적되는 가스 자체는 조직 평면을 따라 해부되기 때문에 독성 요인이다. 이러한 잠재적인 공간을 넓히면 클로스트리디아는 가스로 인해 생성되는 저항이 감소되기 때문에 훨씬 더 빠르게 진행된다.] 근육 괴사를 초래하는 대부분의 감염은 클로스트리디움 종(가스 괴저) 및 그룹 A 연쇄상 구균에 기인한다. 삼출물은 풍부하고 악취가 난다. 질병이 진행됨에 따라 증가된 모세혈관 투과성은 외독소가 손상된 조직에서 다른 기관으로 운반될 수 있게 하여 쇼크, 신부전 및 혈관 내 용혈과 같은 전신 효과를 초래한다. 치료받지 않은 클로스트리디움 근괴사증은 괴저가 시작된 후 수일 이내에 치명적으로 나타난다.

b. **혐기성 봉와직염:** 이것은 근막면(근막염)을 따라 박테리아 성장이 확산되는 근육조직 침범을 수반하지 않는 결합조직의 클로

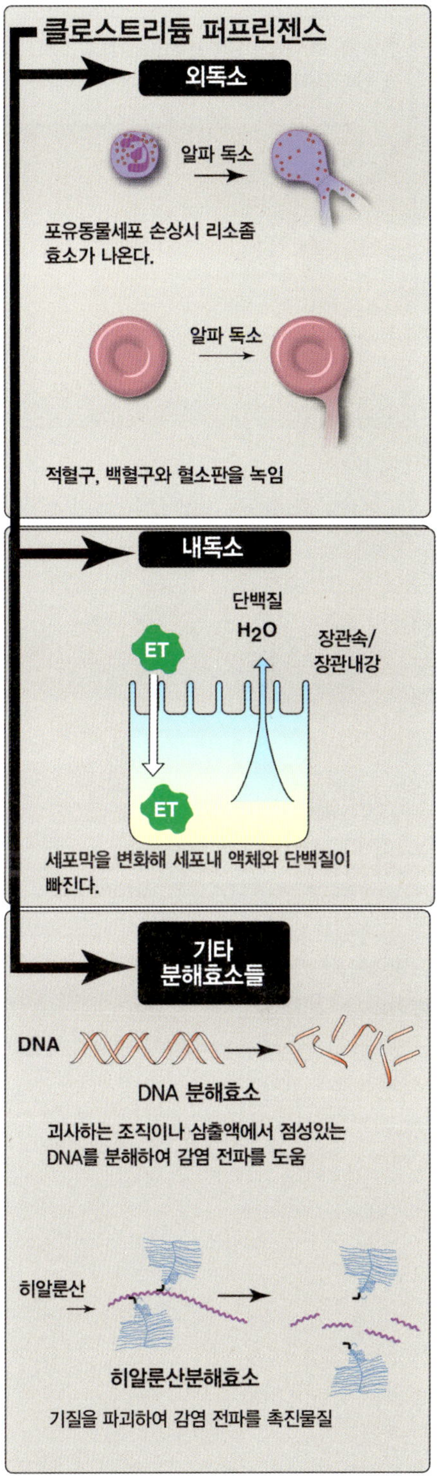

그림 15.3
클로스트리듐 퍼프리젠스(*Clostridium perfringens*)에 의해 생성되는 독소 및 분해효소. ET = 엔테로톡신

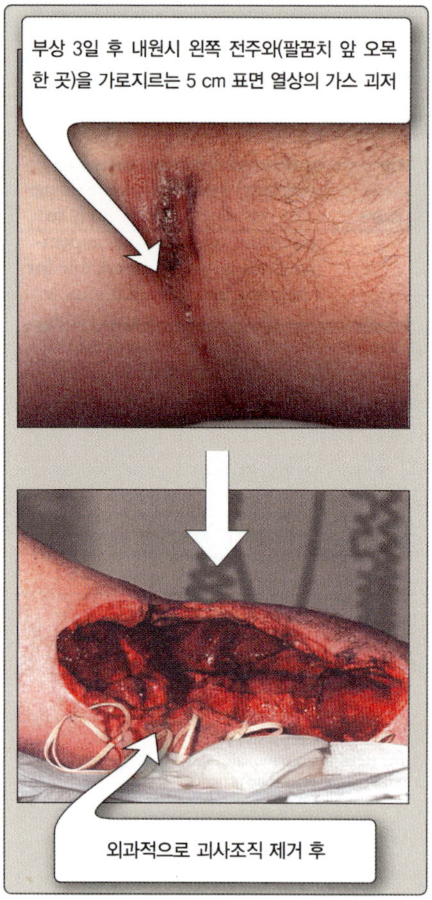

그림 15.4
팔의 가스 괴저

스트리디움 감염이다. 괴사 과정은 보다 제한적인 역할을 하지만, 감염의 급속한 확산과 단단한 근막 아래 부종으로 인한 혈액 공급의 손상 때문에 외과적 개입은 일반적으로 성공하지 못한다(매우 신속하고 적극적으로 수행하지 않는다면).

c. **식인성 감염:** 클로스트리디움 퍼프린젠스는 미국에서 식인성 감염의 일반적인 원인이다. 일반적으로 메스꺼움, 복부 경련 및 설사의 시작은 오염된 음식을 먹은 후 8~18시간 후에 발생한다. 열은 없고 구토는 드물게 한다. 공격은 일반적으로 자체 제한적이며 1~2일 이내에 복구된다. 임상 증상의 발생에는 10^8개 이상의 유기체의 대규모 접종이 필요하다. 따라서 클로스트리디움 장독소 식중독의 전형적인 경우는 포자를 비활성화하지 못하는 요리와 관련이 있으며, 이후 박테리아 발아 및 몇 번의 성장주기를 허용하는 조건에서 몇 시간 동안 음식을 보관한다. 오염된 제품에서 영양세포가 소모되며 그런 다음 섭취(식품 감염) 후 클로스트리디움 퍼프린젠스를 번식하고 생체 내에서 독소를 생성한다. 육류, 육류 제품 및 육즙은 클로스트리디움 퍼프린젠스 식인성 질환에 가장 일반적으로 관련된 식품이다.

d. **괴사성 장염(Necrotic enteritis):** 클로스트리디움 퍼프린젠스(*C. perfringens*)에 의해 유발된 높은 사망률(>50%)의 괴사성 장 질환의 발생이 산발적으로 보고되었다.

e. **클로스트리디움 자궁내막염(Clostridial endometritis):** 이 상태는 불완전 유산 또는 부적절하게 멸균된 기구의 사용으로 인한 중대한 합병증이다. 자궁 조직의 괴저성 감염은 독소와 균혈증 때문에 질병으로 이어진다.

3. **검사실 확인:** 클로스트리듐 근괴사증 또는 봉와직염의 진단은 주로 임상 증상에 달려 있다. 임상 재료에 *Clostridia*가 존재하는 것은 우발적일 수 있다(즉, 우발적인 치과 오염). 그러나 그람염색의 경우 병든 조직의 표본은 일반적으로 다른 박테리아 및 세포 잔해와 함께 식물성 클로스트리듐 형태(큰 그람양성 막대균)를 나타낸다. 혈액 한천에서 혐기 배양할 때 *C. perfringens* 빠르게 성장하여 **그림 15.5**와 같이 α 독소(부분 용혈) 및 퍼프린골리신 O(완전 용혈)의 생성으로 인해 독특한 이중 용혈 영역을 가진 집락을 생성한다. 식품 감염의 경우 의심되는 식품과 환자의 대변에서 유기체를 찾을 수 있다. 그람염색 및 기타 실험실 소견은 가스 괴저의 임상 증상이 있는 환자의 항생제 치료 계획에 큰 도움이 된다.

4. **치료 및 예방:** 가스 괴저의 예방 및 치료의 핵심은 즉각적이고 철저한 외부 물질 및 실명된 조직의 제거와 상처를 O_2에 노출시키는 것이다. 고압 산소 챔버는 조직의 O_2 장력을 증가시키고 병리학적 과정을 억제한다. 괴사 조직 제거가 괴저의 진행을 제어할 수 없는 경우, 해부학적으로 가능한 경우 괴저에서 절단이 필수적이다.

이것에 대한 대체는 고용량의 항생제 투여이다. 클로스트리디움 퍼프린젠스는 페니실린과 원핵 단백질 합성의 몇 가지 일반적인 억제제에 민감하다(그림 15.10 참조). 클로스트리디움 감염은 일반적으로 여러 종의 혼합을 포함하기 때문에 광범위 항생제를 사용하는 것이 적절하다.

C. 클로스트리디움 보툴리늄 *Clostridium botulinum*

클로스트리디움 보툴리늄(*C. botulinum*)은 여러 임상 형태로 발생하는 보툴리누스 중독을 유발한다. 보툴리누스 중독은 알려진 가장 강력한 독 중 하나인 신경독의 작용에 의해 발생하며 이완성 마비를 일으킨다. 유기체 자체와의 접촉은 필요하지 않으며 독소로 오염된 음식 섭취로 인해 질병이 발생할 수 있다.

1. **역학:** 클로스트리디움 보툴리늄은 전 세계적으로 토양 및 수생 퇴적물에서 발견되며 포자는 종종 야채와 고기 또는 생선을 오염시킨다. 중성 또는 알칼리성 pH의 엄격한 혐기성 환경을 포함한 적절한 조건에서 유기체는 발아하고 독소는 식물 생장 중에 생성된다. 독소는 종종 음식에서 정교해지기 때문에 함께 식사하는 가족이나 지역 사회에서 발병이 자주 발생한다.

2. **병인:** 보툴리늄 독소에는 A~G로 명명된 여러 유형이 있지만 인간의 질병은 거의 항상 유형 A, B 또는 E에 의해 발생한다. 보툴리늄 및 파상풍 독소는 신경독성이 프로 특정 시냅스 소포 펩티드의 분해성 절단으로 인해 신경전달의 후속 실패가 발생한다. 지속적인 수축(연축)을 유발하는 파상풍 독소와 달리 보툴리늄 독소는 신경근 접합부를 차단하고 신경전달물질인 아세틸콜린의 방출을 억제하여 수축을 방지하고 이완성 마비를 유발하여 말초 콜린성 시냅스에 영향을 미친다(**그림 15.6**). 보툴리늄 독소와 파상풍 독소는 활성 도메인(A)과 결합 도메인(B)으로 구성된 AB형 독소이다.

3. **임상적 의미:**

   a. **전형적 보툴리누스 중독:** 환자가 독소 포함된 음식을 섭취한 후 12~36시간 후에 처음으로 시력 집중, 삼킴 및 기타 뇌신경 기능에 어려움을 겪기 시작한다. 발열이나 패혈증의 징후는 없다. 가로무늬근육 그룹의 진행성 마비가 발생하고 사망률은 약 15%이며 환자는 일반적으로 호흡 마비로 사망한다. 손상된 신경의 재생을 포함하는 회복은 몇 주 동안 오래 지속된다.

   b. **영아 보툴리누스 중독:** 오늘날 미국에서 가장 흔한 형태의 보툴리누스 중독은 플로피 베이비 증후군의 원인인 영아 보툴리누스 중독이다(그림 15.10 참조). 영아는 아직 성숙한 결장 미생물군을 발달시키지 못했다. 그러므로 경쟁 없이, 클로스트리디움 보툴리늄은 영아의 대장에 서식하여 독소를 생성할 수 있다. 보툴리늄 독소는 생체 내에서 천천히 생성된다. 흡수, 변비, 수

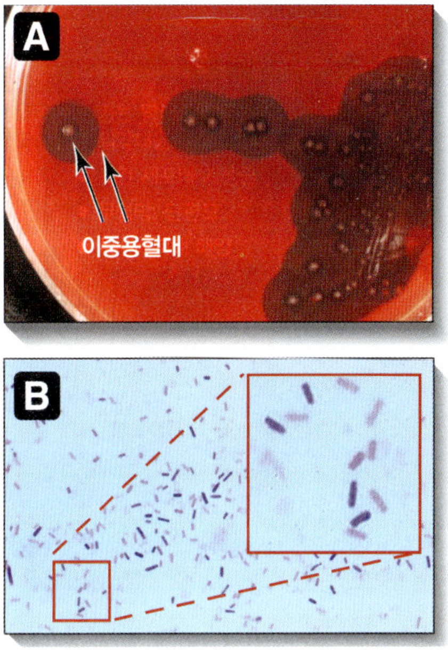

그림 15.5
클로스트리디움 퍼프린젠스(*Clostridium perfringens*). **A.** 이중 용혈 영역을 보이는 혈액 한천의 콜로니. **B.** 그람염색의 현미경 사진

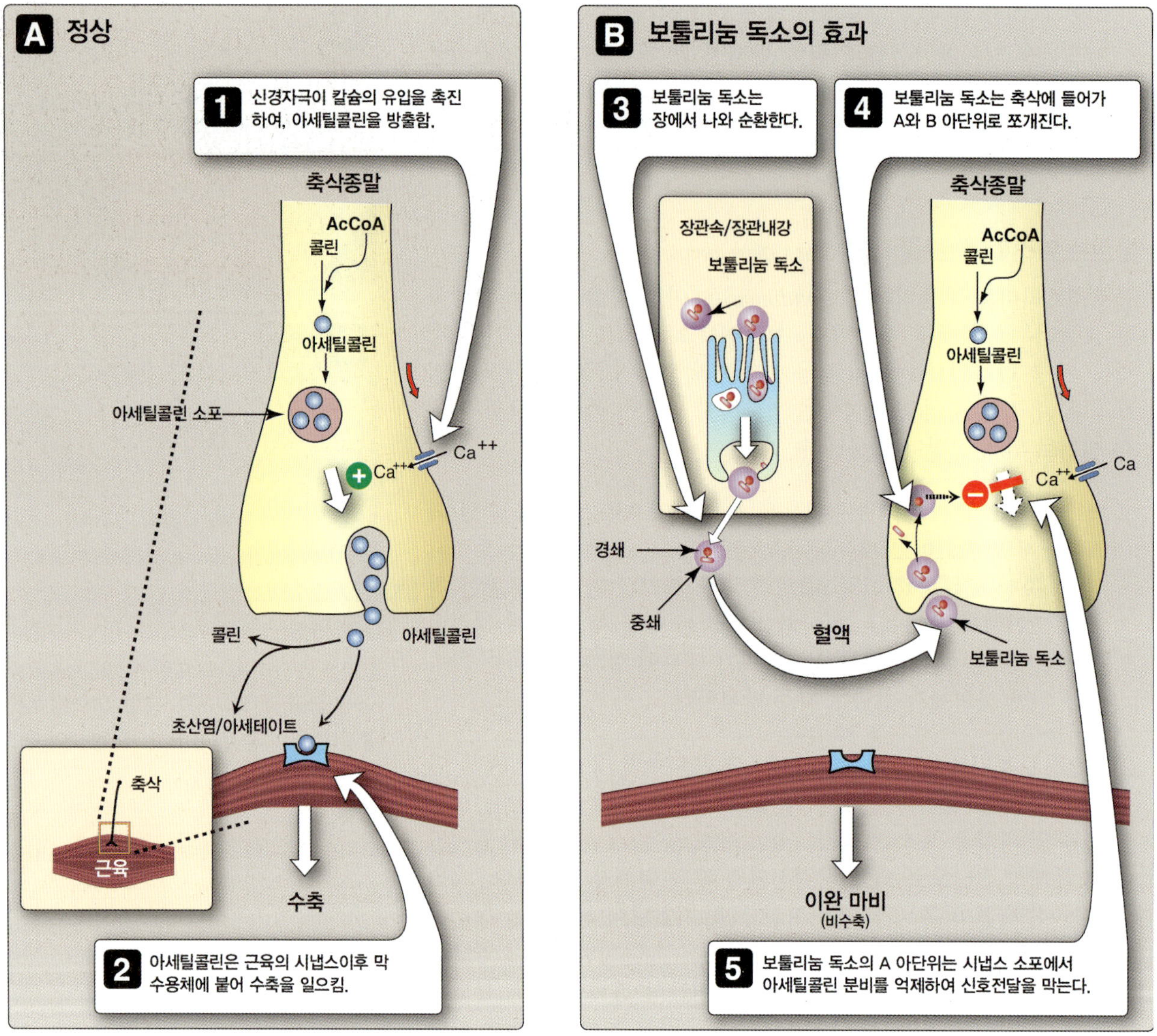

그림 15.6

보툴리눔 독소의 작용기전. AcCoA = 아세틸 CoA

유 문제, 무기력, 근육긴장저하는 일반적인 초기 징후이다. 클로스트리디움 보툴리눔 포자로 오염된 생꿀이 포함된 유아식(시리얼 또는 조제분유)은 기관을 전염시킬 수 있다. 이 상태는 영아 돌연사의 원인일 가능성이 있다. 그러나 회복은 대증 치료 후 시간이 오래 걸려 회복된다.

c. **창상 보툴리눔증후군:** 보툴리눔증후군(botulinum)은 드문 형태의 보툴리누스 중독으로 상처에 오염되고 그 부위에서 독소가 흡수될 때 발생한다. 이 감염의 분자 병인은 파상풍과 유사하다.

4. **실험실 동정:** 유기체는 표준 혐기성 방법으로 배양 및 동정될 수 있다. 독소는 혈청, 대변 및 음식에서도 식별할 수 있다.

5. **치료 및 예방:** 보툴리눔 중독이 의심되는 경우에는 결합되지 않은 보툴리눔 독소를 중화시키는 항독소를 가능한 한 빨리 투여해야 한다. 3가(A, B, E) 말 항혈청은 미국 질병통제예방센터에서 구할 수 있다. 기계적 환기를 포함한 지원 조치가 필요할 수 있다. 상처 및 영아 보툴리누스 중독에서 감염은 유기체가 민감한 페니실린 또는 기타 항생제로 치료할 수 있다. 독소는 끓는 온도에서 불활성화되지만 보툴리누스 포자를 죽이려면 압력 하에서 습열(오토클레이빙)이 필요하다. [주: 보툴리누스 중독의 가장 심각한 경우도 면역이 생기지 않는다.]

D. 클로스트리듐 테타니 *Clostridium tetani*

오염된 토양을 통해 작은 상처에도 클로스트리듐 테타니(*Clostridium tetani*) 포자가 도입되는 것은 아마도 흔한 일이다. 그러나 식물 클로스트리듐 테타니(*C. tetani*)의 극도의 O_2 민감성과 외독소에 대한 광범위한 면역 조합으로 인해 선진국에서는 파상풍 질병이 드물게 발생한다. 미국에서 이 질병은 예방 접종 부스터를 정기적으로 받지 않고 면역력이 약해진 노인에게서 가장 자주 나타난다. 클로스트리듐 테타니의 성장은 국소적이지만 병원균은 중추신경계로 운반되는 강력한 신경독을 생성하여 경련 마비를 일으킨다.

1. **역학:** 클로스트리듐 테타니 포자는 앞마당, 정원 및 기타 토양에 흔하다. 파상풍 감염의 가장 전형적인 초점은 예를 들어 파편에 찔린 상처이다. 예를 들어 심각한 화상, 수술 또는 허혈 후에 특별한 상황이 파상풍으로 이어질 수도 있다. 불법 약물을 주사할 때 감염된다.

2. **병인:** 파상풍 독소(tetanospasmin)는 매우 강력한 독소이다. 역행성 신경 흐름 또는 혈액에 의해 감염된 위치에 운반된다. 단일 항원 유형의 플라스미드 암호화 외독소는 이황화 결합에 의해 함께 유지되는 두 사슬의 성숙한 독소를 생성하기 위해 절단되는 단일 폴리펩티드로 생산된다. 무거운 단편(B 또는 결합 소단위)은 뉴런에 대한 결합 및 가벼운 단편(A 또는 활동 소단위)의 세포 침투를 매개한다. A 소단위는 억제성 시냅스에서 신경전달물질 방출을 차단하여 심각하고 지속적인 근육 경련을 일으킨다(**그림 15.7**). A 단편은 프로테아제가 되어 작은 시냅스 소포 단백질을 절단하고 글리신 및 γ-아미노부티르산을 포함한 억제성 신경전달물질의 분비를 제거한다.

3. **임상적 의미:** 파상풍의 잠복기는 4일에서 수주까지 다양하다. 더 짧은 기간은 일반적으로 더 심각한 질병 및 뇌에 더 가까운 상처와 관련이 있다. 파상풍은 근육 경련이 종종 먼저 감염 부위를 포

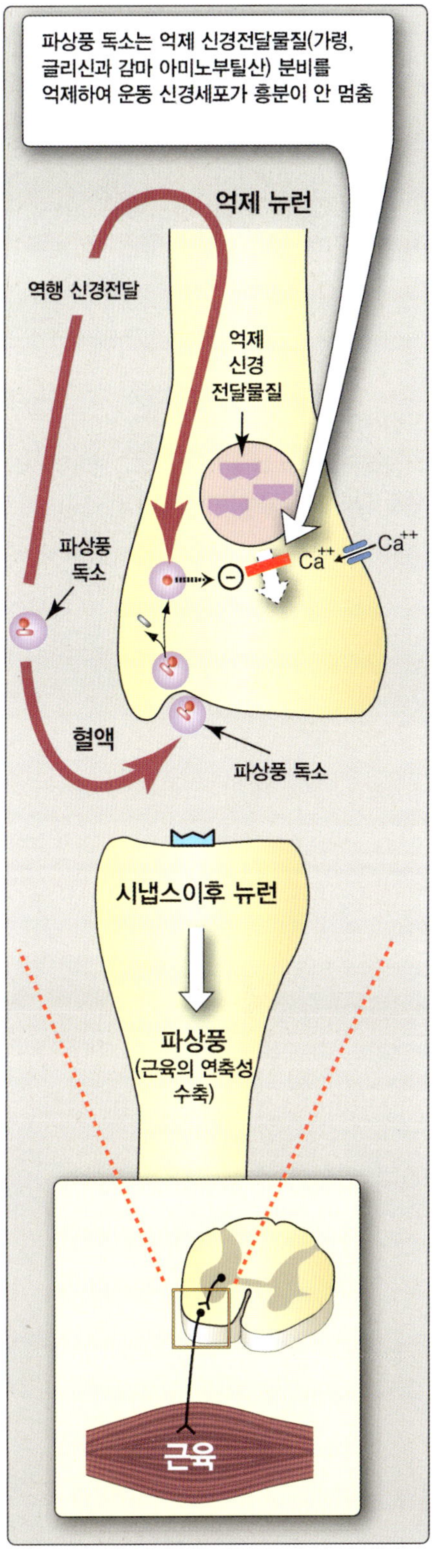

그림 15.7
파상풍 독소의 메커니즘

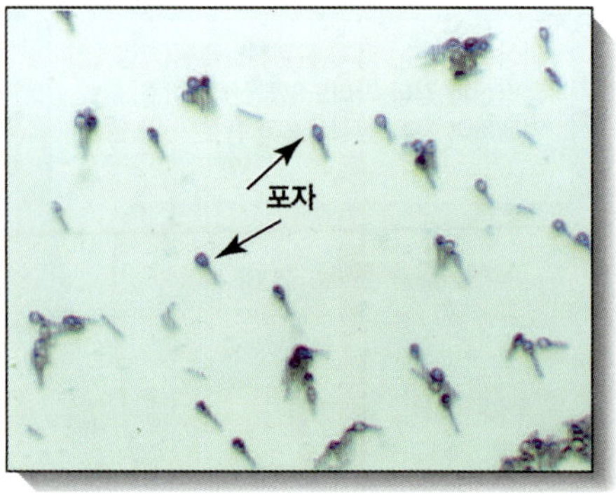

그림 15.8
파상풍균(*Clostridium tetani*)의 현미경 사진으로 말단 포자를 보여준다.

함하는 경련성 마비로 나타난다. 질병의 초기 단계에서는 턱 근육이 영향을 받아 입을 벌릴 수 없다(trismus 또는 "턱교정"). 점차적으로 다른 수의근이 관여하게 되고(그림 15.10 참조) 외부 자극(예: 소음 또는 밝은 빛)은 고통스러운 경련을 일으키기도 한다. 사례의 50~60%에서 발생하는 사망은 일반적으로 호흡 부전으로 이어지는 흉부 근육 마비의 결과이다.

4. **검사실 확인:** 치료를 즉시 시작해야 하므로 파상풍 진단은 주로 임상 소견에 근거한다. 감염의 초점은 종종 찾기 어려운 사소한 상처이다. 클로스트리듐 테타니(*C. tetani*)는 그림 15.8과 같이 길고 가느다란 막대와 둥글고 말단 포자(라켓 모양의 간균)가 있는 특징적인 형태를 가지고 있으며, 혐기성으로 배양된 혈액 한천 평판에서 특징적인 균집 성장을 한다.

5. **치료:** 아직 뉴런에 결합하지 않은 독소를 중화하기 위해 항독소를 즉시 투여하는 것이 치료의 첫 번째 순서이다. 인간 과면역 글로불린(파상풍 면역 글로불린)을 이용한 치료가 바람직하나, 이를 이용할 수 없는 국가에서는 말 항독소를 사용한다. 유기체는 페니실린에 민감하며 이 약물은 상처에서 괴사 조직의 제거와 함께 감염을 근절하는 데 사용할 수 있다. 치료에는 경련을 최소화하기 위한 진정제 및 근육 이완제를 사용한 환기 지원 및 치료가 포함된다.

6. **예방:** 파상풍 톡소이드(포르말린 불활성화 독소)로 능동 면역화하면 파상풍을 예방할 수 있다. 일반적으로 디프테리아 톡소이드 및 무세포 백일해 항원(DTaP)이 포함된 3중 백신으로 소아에게 투여된다. 최근 연구에 따르면 순환하는 항체 수준이 점차 감소하고 많은 노인들이 보호 기능을 상실한다는 사실이 확인되었다. 따라서 무세포 백일해 성분을 포함하거나 포함하지 않는 디프테리아 및 파상풍 변성독소 제제로 평생 10년마다 추가 접종하는 것이 좋다. 파상풍 면역글로불린은 예방 접종을 받지 않은 부상 피해자에게 즉각적인 수동면역을 제공하는 데 사용할 수 있다. 적극적인 예방 접종도 시작해야 한다. 신체의 다른 부위에 투여되는 항독소와 톡소이드는 동시에 투여될 수 있다.

E. 클로스트리디움 디피실리 *Clostridium difficile*

항균 약물 치료의 일반적인 합병증인 설사는 그림 15.10과 같이 묽은 변에서 생명을 위협하는 PMC에 이르기까지 다양하다. 클로스트리디움 디피실리(*Clostridium difficile*)는 입원 환자에서 항생제 관련 설사(AAD)의 최소 1/4을 담당하는 환자 및 거의 모든 PMC 사례에서 추정된다. 클로스트리디움 디피실리 오염 후 환경(예: 먼지, 침구, 화장실 등)은 지속적으로 세균 포자로 오염되고 새로운 환자나 거주자가 쉽게 집락화된다. 그런 다음 항생제 치료 후 부작용이 발생할 위험이 더 높다.

1. **병인:** 클로스트리디움 디피실리(*C. difficile*)는 대장 정상 세균총의 미량 성분이다. 항균 처리가 이 커뮤니티에서 더 우세한 종을 억제할 때 클로스트리디움 디피실리가 증식한다. 병원성 균주는 독소 A와 B로 지정된 두 개의 독성 폴리펩티드를 생성한다. 독소 A는 과도한 체액 분비를 유발하지만 염증 반응을 자극하고 조직 배양에서 약간의 세포변성 효과를 나타낸다. 독소 B는 세포 독소이다. 조직 배양에서 단백질 합성을 방해하고 세포골격의 해체를 유발한다. 독소 A와 B는 둘 다 글루코실화하고 Rho-계열 구아노신 트리포스페이트 결합 단백질을 비활성화하는 글루코실트랜스퍼라아제(glucosyltransferases)이다.

2. **임상적 중요성:** 거의 모든 항균 약물이 클로스트리듐 AAD 및 대장염에 걸리기 쉬운 것으로 보고되었다(그림 15.9). 가장 일반적으로 관련된 세 가지 약물은 클린다마이신, 암피실린 및 세팔로스포린이다. 질병의 중증도는 경미한 설사에서 대장염증의 다양한 정도를 통해 전격성 PMC에 이르기까지 다양하다. 점액, 피브린, 염증 세포 및 궤양 상피 위에 있는 세포 잔해로 구성된 위막성 삼출물은 내시경으로 가장 잘 입증된다. PMC는 종종 약물 치료 중단 후 얼마 후에 시작되거나 적절한 치료 후에 재발할 수 있다. 이것은 클로스트리디움 디피실리에 의해 형성된 포자의 안정성과 지속성의 결과이다.

3. **실험실 동정:** 클로스트리디움 디피실리는 대변에서 배양할 수 있고 일상적인 혐기성 절차로 동정할 수 있지만, 보다 신속하고 유용한 검사는 대변 추출물에서 독소 생성을 입증하는 것이다. 외독소 A 및 B에 대한 효소 면역분석법(ELISA)은 이전의 면역학 또는 조직배양 세포독성 분석법을 대체했다. 중합효소 연쇄 반응 기반 검출 전략도 널리 사용 가능하다.

4. **치료:** 소인이 있는 약물을 중단하고 체액을 보충하면 대개 증상이 해결된다. 그러나 재발하기 쉽다. 메트로니다졸 또는 반코마이신의 경구 투여가 일반적으로 추가된다(그림 15.10). 숙주의 정상적인 결장 세균총의 재구성은 회복에 도움이 될 수 있다.

자주 연관

Ampicillin
Amoxicillin
Cephalosporins
Clindamycin

가끔 연관

Penicillins other than ampicillin
Sulfonamides
Erythromycin
Trimethoprim
Quinolones

거의 또는 전혀 무관

Parenteral aminoglycoside
Tetracyclines
Chloramphenicol
Metronidazole
Vancomycin

그림 15.9
클로스트리듐 디피실리(*Clostridium difficile*) 설사 및 대장염을 유발하는 항균 약물의 가능성

무산소 미생물

클로스트리듐 종들

포자가 중앙에 있는 클로스트리듐 셉티쿰(그람염색)

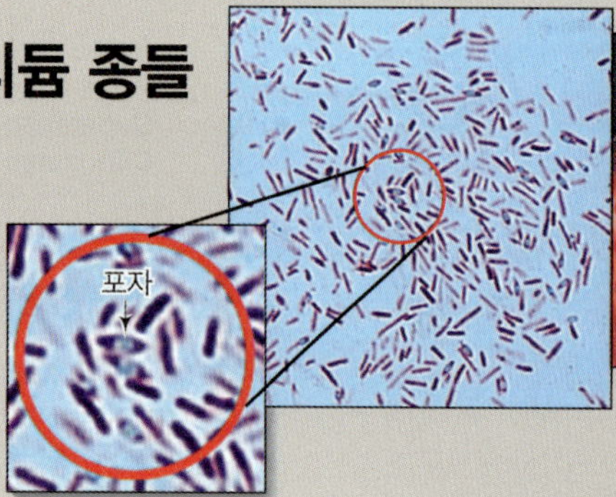

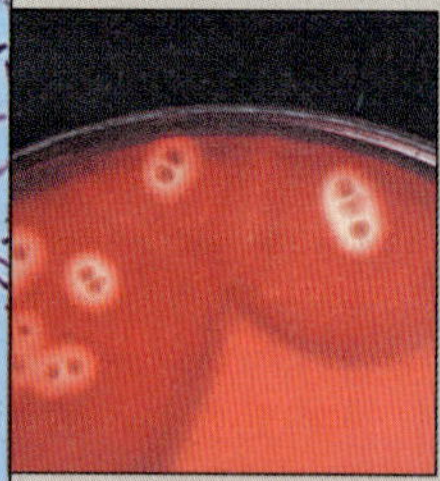

클로스트리듐 퍼프린젠스 (혈액한천상)

- 큰 그람양성 막대균으로 양끝이 무디며 내생포자(endospore)를 만든다.
- 대부분 종은 운동성이 있다.
- 절대 무산소균
- 혈액 한천배지에서 무산소 배양으로 자람

클로스트리듐 퍼프리젠스

- 근괴사
- 식중독[1]
- 무산소 봉와직염
- 괴사성 장염
- 클로스트리듐 자궁내막염

1 테트라사이클린

1 클린다마이신

[1]식중독은 항생제로 치료되지 않는다.

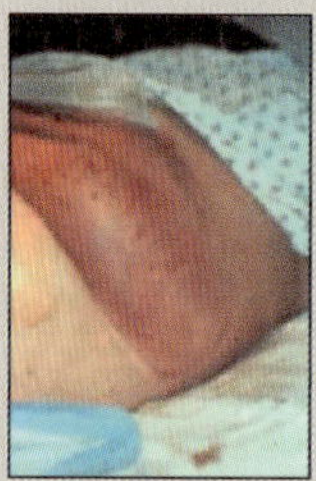

근괴사

클로스트리듐 테타니

- 파상풍[1]

1 메트로니다졸

2 독시사이클린

[1]안정제와 근이완제 투여 및 호흡 유지에 주의한다. 인간 고도 면역글로불린(파상풍 면역글로불린) 투여가 선호된다.

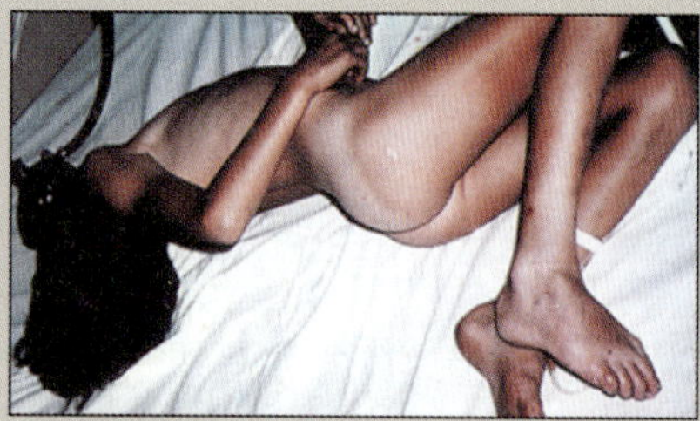

파상풍

클로스트리듐 디피실리

- 위막성 대장염

1 메트로니다졸[1]

2 반코마이신[1]

[1]경구 메트로니다졸이나 반코마이신을 대부분 경우에 투여한다.

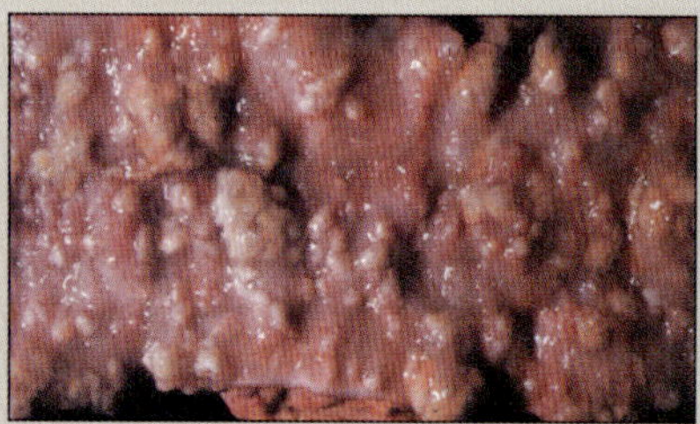

위막성 대장염

클로스트리듐 보툴리눔

- 보툴리즘(보툴리눔독소증)

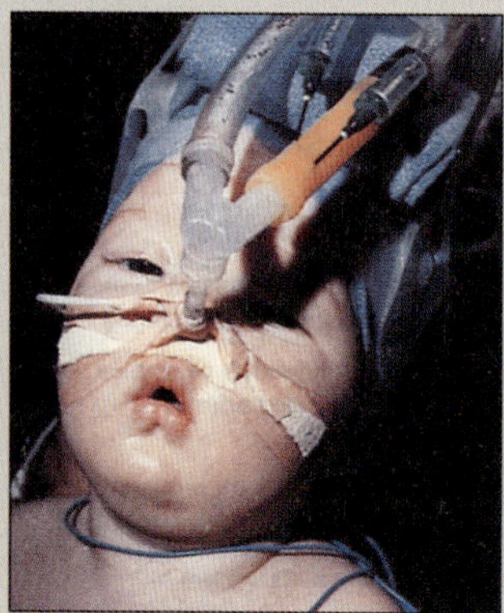

영아 보툴리즘

그림 15.10

클로스트리듐(*Clostridium*) 종의 요약. 1 일차 약물을 나타낸다. 2 대체 약물을 나타낸다.

III. 혐기성 그람음성 막대균

Anaerobic Gram-Negative Rods

혐기성 그람음성 막대균은 일반적으로 구강(특히 치은), 여성 생식관 및 하부 위장관에서 가장 흔한 기관이며 대장균보다 1,000:1로 많다. 따라서 이들은 신체의 여러 부분의 감염으로부터 자주 회복된다(예: 그람음성 혐기성 막대균은 균혈증의 약 10%에서 회복됨). 그람음성 막대균이 일반적으로 대다수를 구성한다. 혐기성 농양과 관련된 유기체. 이 그룹의 유기체는 숙주 상피 장벽을 뚫고 모든 신체 조직에 감염을 일으킬 수 있다. 이것은 일반적으로 외상, 맹장 파열과 같은 사건 또는 손상된 면역 상태 때문에 발생한다. 국소 농양이 가장 흔한 병변이며 감염 과정에는 종종 두 종 이상의 유기체가 관련된다. 예를 들어, 다양한 통성 유기체는 pO2를 낮추는 데 도움을 주어 동시 감염 그람음성 막대균에 필요한 혐기성 환경을 제공한다(그림 15.11).

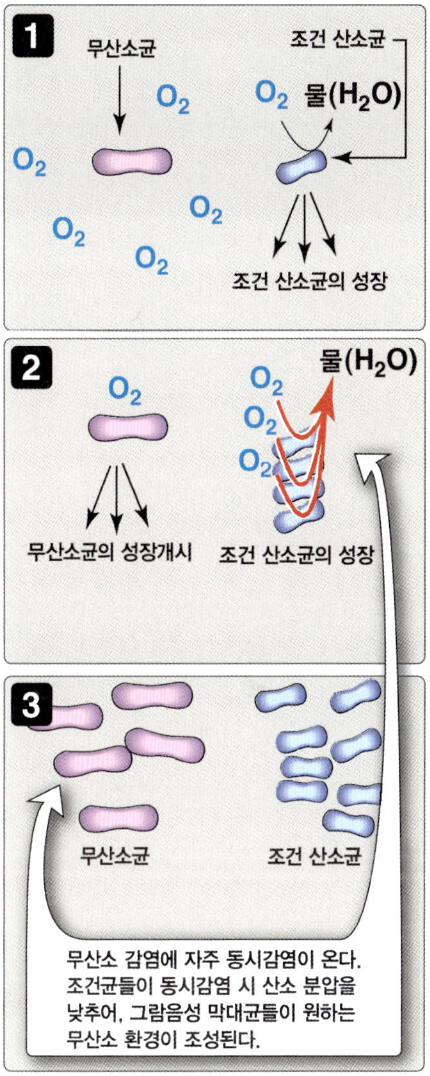

그림 15.11
무산소균 성장은 조건 산소균들이 촉진한다.

A. 박테로이데스 *Bacteroides*

박테로이데스(*Bacteroides*)속의 구성원은 인간 결장에서 발견되는 우세한 혐기성균이다. 그것들은 정상적인 세균총의 일부이며 장에 침투하는 동안(예: 수술 또는 외상 동안) 조직이나 혈액에 접근할 때만 질병을 유발한다. 그러나 이들은 혐기성 유기체에 의한 심각한 감염의 가장 흔한 원인이다.

1. **역학:** 박테로이데스는 복부 외상 후 결장에서 혈액 또는 복막으로 전염된다. 따라서 감염원은 내인성이다(사람에서 사람으로 전염되지 않음).

2. **병리학 및 임상적 중요성:** 주요 질병을 유발하는 박테로이데스종은 박테로이데스 프레질리스(*Bacteroides fragilis*)이다. 박테로이데스 프레질리스(*B. fragilis*)는 결장에서 혈액으로 방출되면 빠르게 증식하여 균혈증을 일으킨다. 복강으로 유입되면 박테로이데스 프레질리스는 복막염 및/또는 복부 농양을 유발한다.

3. **실험실 식별:** 혼합 혐기성 병변의 삼출물은 종종 풍부하고 눈에 띄게 악취가 난다. 그러한 삼출물의 그람염색은 일반적으로 혼합 식물상에서 다수의 희미하고 가느다란 그람음성 막대를 보여준다. 유기체는 파편 및 다형핵 백혈구에 의해 쉽게 가려진다. 박테로이데스 프레질리스는 혐기성 조건에서 혈액 한천에서 배양할 수 있다. 가스 크로마토그래피를 사용하여 유기체에서 생성된 특징적인 단쇄 지방산을 식별할 수 있으며 생화학 테스트를 통해 설탕 발효 패턴을 확인할 수 있다.

4. **치료 및 예방:** 약물 내성은 박테로이데스에서 나타난다. Metronidazole은 박테로이데스 프레질리스 감염에 선택되는 항생제이다. 대체 선택에는 ampicillin-sulbactam, imipenem-cilastatin 또는

ticarcillin-clavulanate가 포함된다. 아미노글리코시드는 혐기성 균에 대해 효과가 없다. 농양의 외과적 배액은 약물 침투를 보장하는 데 필수적이다. 수술 상처의 박테로이데스 오염을 방지하기 위해 수술 전후 항생제를 투여할 수 있다.

나선균(스피로헤타)

Spirochetes

16

I. 개요 Overview

스피로헤타는 길고, 가늘고, 운동성 있고, 유연한 그람음성 간균으로 특징적인 코르크 마개나 나선형 모양이다. 종에 따라 미세호기성, 호기성 또는 혐기성이다. 일부 종은 자유롭게 생활하며 일부는 인간과 동물의 정상균무리에 속한다. 중요한 인간 병원균인 스피로헤타(Spirochetes)는 3개 속으로 제한된다(그림 16.1): 트레포네마(*Treponema*; *Treponema pallidum*는 매독을 유발), 보렐리아(*Borrelia*; *Borrelia burgdorferi*는 라임병을 유발하고 *Borrelia recurrentis* 및 *Borrelia hermsii*는 재발열을 유발함) 및 렙토스피라(*Leptospira interrogans*)는 렙토스피라증을 유발한다.

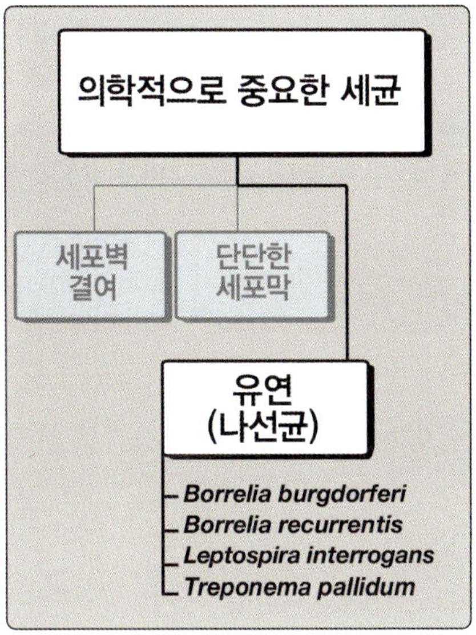

그림 16.1
나선균(스피로헤타)의 분류

II. 스피로헤타의 구조적 특징 Structural Features of Spirochetes

스피로헤타(spirochetes)는 운동성을 담당하는 독특한 구조를 가지고 있다. 그림 16.2에서 보면 스피로헤타 세포는 원형질막과 전형적인 그람음성 세포벽으로 둘러싸인 중앙 원형질 원통을 가지고 있다. 다른 간균과 달리 당지질과 지질단백질로 구성된 외막으로 둘러싸여 있다. 축 필라멘트(endoflagella)는 세포의 전체 길이에 걸쳐 있으며 양쪽 끝에 고정되어 있다. 스피로헤타는 고점도 용액을 통해 이동할 수 있으며 이러한 종류의 움직임이 코르크 마개가 코르크를 관통하는 것처럼 스피로헤타 병원균이 숙주 조직을 관통하여 침입하는 능력의 원인이 된다.

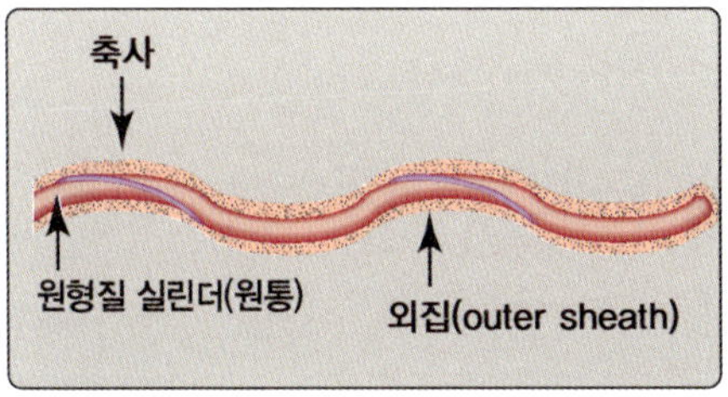

그림 16.2
나선균(스피로헤타) 형태

III. 트레포네마 펠리디움 *Treponema pallidum*

매독은 주로 스피로헤타 트레포네마 펠리디움(*T. pallidum*)에 의해 발생하는 성병이다. 작은 병변(경감)에서 시작하여 질병의 여러 진행 단계가 30년 이상의 기간에 걸쳐 매독성 치매 또는 심혈관이 손상된다. 매독 원인균은 매우 까다롭고 약하다. 시스템에서 배양할 수 없으며 소독제, 열 및 건조에 민감하다. 트레포네마 펠리디움(*T. pallidum*)은 너무 얇아서 기존의 광학 현미경으로는 관찰할 수 없지만 이를 위해서 면역 형광 또는

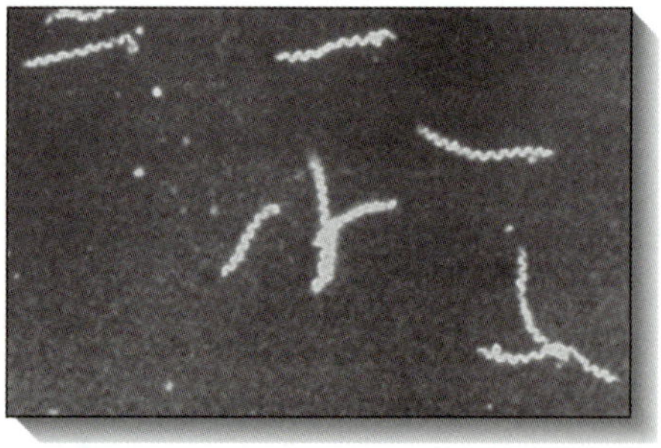

그림 16.3
매독균(*Treponema pallidum*)의 암시야 현미경

암시야 기술이 필요하다(그림 16.3). 스피로헤타의 외부 표면에 단백질이 희박하고 유기체의 항원성은 약하다. 트레포네마 펠리디움(*T. pallidum*)은 세포외 기질 물질을 파괴하고 유기체의 보급을 촉진하는 효소인 히알루로니다아제를 분비한다. 일반적인 그람음성균과 달리 트레포네마 펠리디움을 포함한 대부분의 스피로헤타는 외막의 외엽에 지질다당류(LPS) 또는 내독소를 가지고 있지 않다. 표면 단백질의 항원 변이는 면역 회피에 중요한 역할을 한다.

A. 병인 Pathogenesis

트레포네마 펠리디움의 전파는 거의 항상 성적 접촉이나 태반 경유(선천성 매독)를 통해 이루어진다. 이 균은 환경 요인에 매우 민감하고 숙주 밖에서 몇 분 이상 생존할 가능성이 없다.

B. 임상적 의의 Clinical significance

1. **매독:** 매독은 3단계로 발생한다(그림 16.4). 일차 매독의 첫 번째 증상은 접종 부위에서 발생하는 단단하고 통증이 없는 생식기 또는 구강 궤양이다. 감염과 궤양의 출현 사이 약 평균 기간 3주가 걸리지만 이는 감염 유기체의 수에 따라 다르다. 원발성 병변은 자발적으로 치유되지만 이 균은 림프와 혈액을 통해 몸 전체로 계속 퍼진다. 무증상 기간이 24주까지 지속되고 2차 단계로 이어진다. 이 단계는 손바닥과 발바닥을 포함하여 신체의 거의 모든 부분에 붉은 구진, 발진이 나타난다. 또한 주로 항문생식기 부위(대

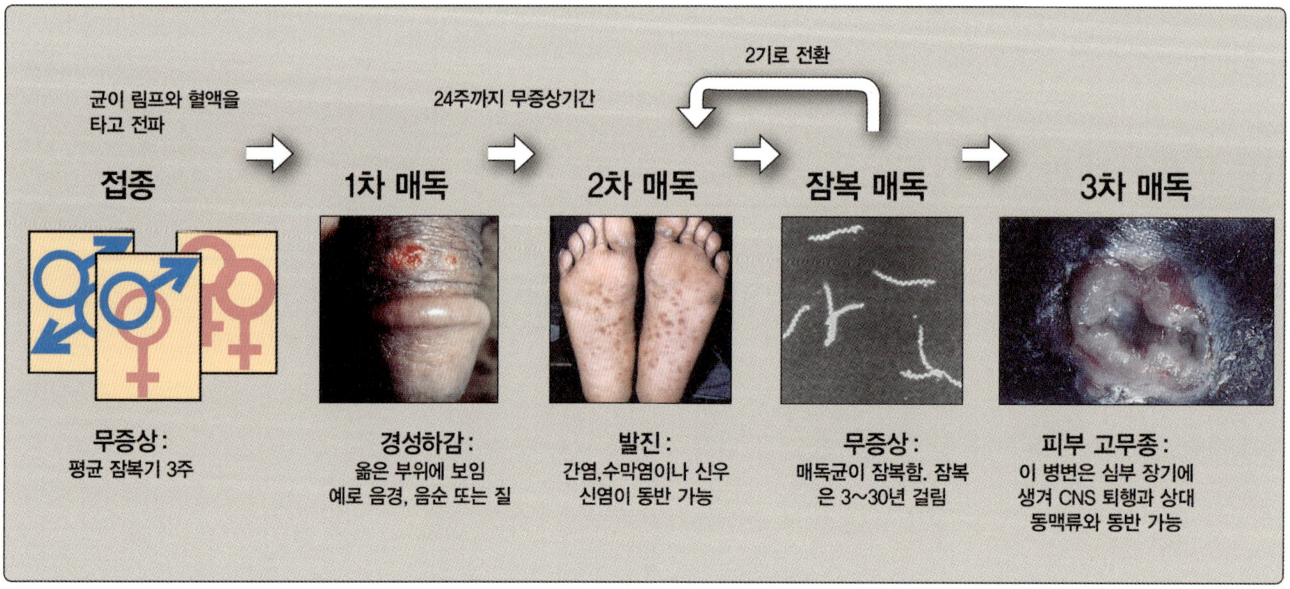

그림 16.4
치료 안한 매독의 임상 시기(단계). CNS = central nervous system(중추신경계)

퇴 콘딜로마타), 겨드랑이 및 입에서 볼 수 있는 창백하고 축축하며 편평한 구진이다. 1차 및 2차 병변 모두 트레포네마 펠리디움(*T. pallidum*)으로 가득 차 있으며 전염성이 강하다. 이차 단계는 간염, 수막염, 신염 또는 맥락망막염을 일으키는 다기관 침범을 동반할 수 있다. 2차 병변이 치유되면 질병은 수년 동안 지속될 수 있는 잠복기에 들어간다. 치료되지 않은 감염된 개인의 약 40%에서 질병은 신경계의 변성을 특징으로 하는 3기 단계로 진행한다. 상행 대동맥류와 같은 심혈관 병변이다; 간, 피부 및 뼈의 육아종성 병변.

2. **선천성 매독:** 트레포네마 펠리디움은 임신 10~15주 후에 태반을 통해 태아에게 전염될 수 있다. 감염은 태아 또는 영아 사망 또는 자연 유산을 유발할 수 있다. 살아 있는 감염된 영아는 다양한 중추신경계(CNS) 및 구조적 이상을 포함하여 2차 매독과 유사한 상태가 발생한다. 임산부를 적절한 항생제로 치료하면 선천성 매독을 예방할 수 있다.

3. **기타 트레포네마 감염:** 3개의 지리적으로 국한된 트레포네마병(*T. pallidum*의 아종 또는 근연종에 의해 유발되는 풍토성 트레포네마증)은 매독과 매우 유사하다. 매독과 달리 직접적인 피부 접촉, 밀집된 생활 환경, 열악한 위생 상태가 이러한 질병의 확산에 기여한다(그림 16.5). 성적 접촉은 일반적으로 전파 방식이 아니며 선천성 감염은 거의 발생하지 않는다. 세 가지 질병 모두 페니실린으로 치료할 수 있다.

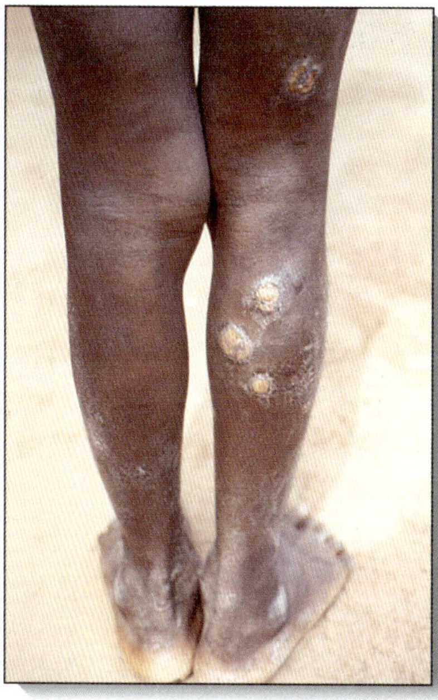

그림 16.5

여즈(Yaws): 초기 단계

C. 실험실 식별 Laboratory identification

1차 및 2차 병변의 트레포네말 스피로헤타는 면역형광 염색 또는 암시야 조명을 사용하여 현미경으로 검출할 수 있지만(그림 16.3 참조), 매독은 일반적으로 혈청학적으로 진단된다.

D. 치료 및 예방 Treatment and prevention

페니실린-G로 치료하면 1차 및 2차 매독을 치료할 수 있으며 페니실린 내성은 아직 보고되지 않았다. 환자가 페니실린에 민감한 경우 에리스로마이신 또는 테트라사이클린을 사용한 대체 요법도 효과적일 수 있지만 마크로라이드에 대한 내성이 나타났다(그림 16.7 참조). 저렴하고 매우 효과적인 치료법에도 불구하고 미국에서는 여전히 매년 30,000건 이상의 새로운 매독 사례가 발생한다(그림 16.6). 트레포네마 펠리디움에 대한 백신은 없으며 예방은 안전한 성행위에 달

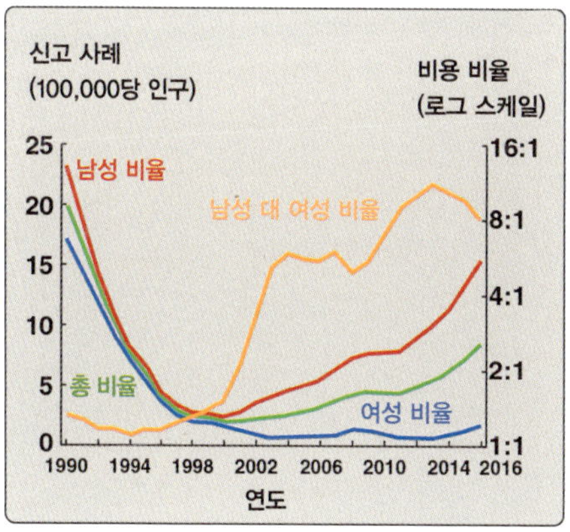

그림 16.6

1990~2016년 미국에서 보고된 1차 및 2차 매독 발병률

나선균

트레포네마 종

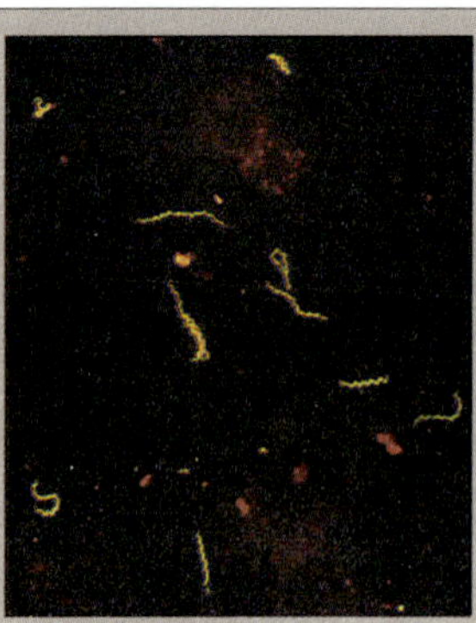

직접 면역형광법으로
보인 매독균

- 그람음성, 그러나 대부분 염색이 안되, 다른 방법으로 관찰이 필요
- 길고, 가는, 유연하고, 코르크 스크류 또는 나선형 막대균
- 운동성이 강함
- 배양 시 자라지 못함

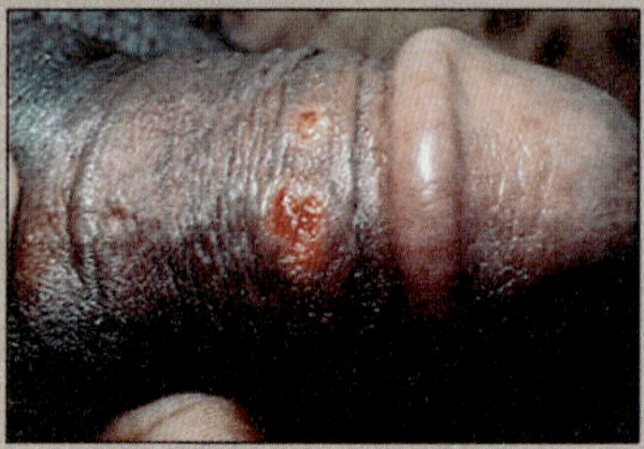

일차 매독으로 음경의 무통성
경성하감을 보임

매독균

- 매독

1 페니실린[1]

[1]페니실린에 과민한 환자는 대체 약으로 에리트로마이신이나 테트라사이클린도 매독의 특정 시기에 효과적이다

그림 16.7

트리포네마(*Treponema*) 종의 요약. **1** 일차 약물을 나타낸다.

려 있다. 한 가지 이상의 성병(STD)이 동시에 전염될 수 있다. 따라서 성병이 진단되면 감염된 개인이 매독을 가지고 있을 가능성을 고려해야 한다. 예를 들어, 수반되는 HIV 감염은 매독 치료를 더 어렵게 만들고 때로는 더 긴 치료 과정을 필요로 하며 확실히 더 길고 집중적인 추적 관찰이 필요하다.

IV. 보렐리아 종 *Borrelia* Species

보렐리아(*Borrelia*)속의 구성원은 상대적으로 큰 스피로헤타이며, *Treponema*와 마찬가지로 운동성이 높은 편모를 가지고 있다(그림 16.12 참조). 보렐리아 종은 게놈이 선형 염색체와 수많은 선형 및 원형 플라스미드로 구성되어 있다는 점에서 세균 중에서 특이하다. *T. pallidum*과 마찬가지로 *Borrelia*는 내독소 또는 외독소를 생성하지 않는다.

A. 병인 Pathogenesis

라임병은 스피로헤타 *B. burgdorferi*에 의해 발생하며, *Ixodes*속의 약충 진드기에 물려 전염된다(그림 16.8). [주: 진드기는 세균이 전염되기 전에 최소 24시간 동안 붙어 있어야 한다. 이 혈액 흡입으로 진드기가 심하게 부풀어 오른다.] 생쥐와 다른 작은 설치류는 스피로헤타의 주요 저장고 역할을 하지만 사슴과 다른 포유류는 진드기의 숙주 역할을 한다. 라임병은 현재 미국에서 연간 약 30,000건의 사례가 보고되는 가장 흔한 절지동물 전염 질병이다. 유럽과 아시아의 라임병은 다른 말기 증상과 관련된 보렐리아 가리니(*Borrelia garinii*) 및 보렐리아 아프젤리(*Borrelia afzelii*)를 포함한 다른 *Borrelia* 종에 의해 발생할 수 있다. [주: 모든 라임병 스피로헤타를 포함하는 속은 때때로 *Borrelia*가 아닌 *Borreliella*로 명칭된다.]

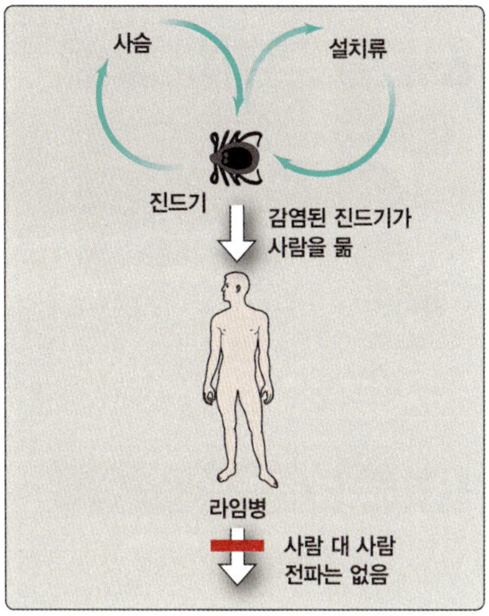

그림 16.8
라임병의 전파

B. 임상적 의의 Clinical significance

라임병의 첫 번째 단계는 진드기에 물린 후 3~32일에 물린 부위에 특징적인 빨간색의 원형병변(유동성 홍반)이 나타날 때 시작된다(그림 16.9). [주: 모든 사례에서 이 특징적인 증상이 나타나는 것은 아니다.] 독감 같은 증상이 종종 홍반을 동반한다. 유기체는 림프 또는 혈액을 통해 근골격 부위, 피부, CNS, 심장 및 기타 조직과 기관으로 퍼진다. 발병 후 몇 주에서 몇 달 후에 관절염, 관절통, 심장 합병증, 수막염을 포함한 신경학적 합병증과 같은 다른 증상이 발생할 수 있다. 라임병은 치명적인 경우는 드물지만 치료하지 않으면 삶의 질이 저하될 수 있다.

C. 치료 및 예방 Treatment and prevention

독시사이클린은 질병의 초기 단계에 가장 권장되는 치료법이다(그림 16.12 참조). 관절염 증상이 이미 나타난 경우 항생제(세프트리악손 ceftriaxone)를 사용한다. 감염 예방에는 방충제 사용과 진드기 물림으로부터 몸을 충분히 보호하는 옷을 입는 것이 포함된다. 현재 인간 라임병에 대한 백신은 없다.

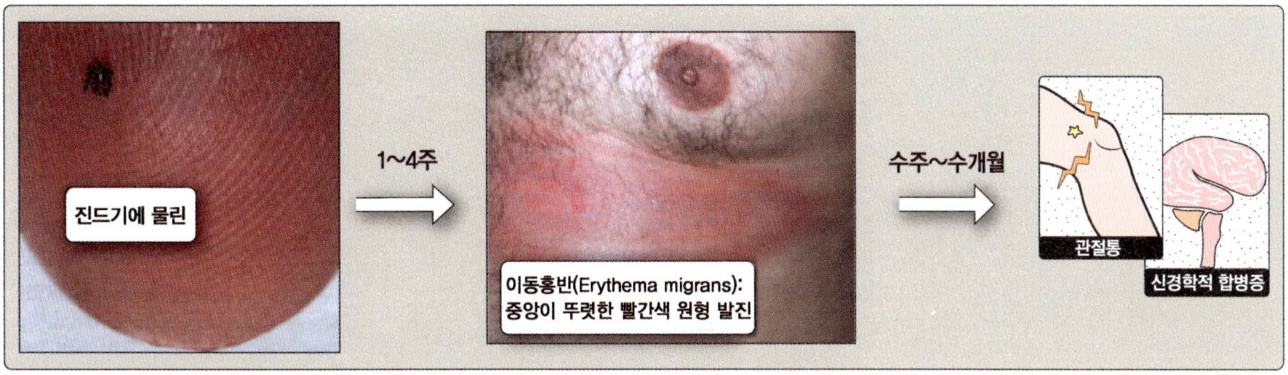

그림 16.9
치료되지 않은 라임병의 임상 증상

V. 재발열 스피로헤타 Relapsing Fever Spirochetes

유행성 재발열은 보렐리아 레큐렌티스(*B. recurrentis*)에 의해 유발되는 반면, 풍토성 재발열은 *B. hermsii, Borrelia turicatae* 및 *Borrelia parkeri*를 포함한 다양한 보렐리아 종에 의해 유발된다. 재발열 스피로헤타의 가장 놀라운 특성은 표면 단백질 항원을 변화시키는 능력이 있다. 이 능력은 각 재발과 함께 새로운 항원 변이가 발생하기 때문에 질병의 재발 특성이 있다.

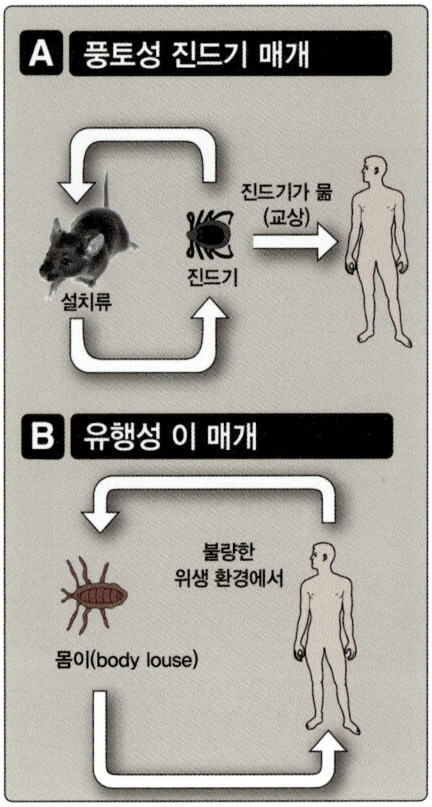

그림 16.10

A,B. *Borrelia recurrentis*에 의한 풍토병

A. 병인 Pathogenesis

풍토성 재발과 유행성 재발을 구별할 수 있다. 발열. 풍토성 재발열은 다양한 보렐리아(*Borrelia*)에 의해 발생할 수 있다. 종은 세계 대부분 지역에서 발생하며 연체 진드기에 의해 전염된다. 풍토성 재귀열은 인수공통전염병이다. 작은 포유동물 저장소에서 매개체를 통해 인간에게 전염된다. 그만큼 진드기 벡터는 또한 보렐리아 종이기 때문에 저장소 역할을 한다. 대조적으로, 유행성 재발열은 몸이(**그림 16.10**)에 의해 사람에서 사람으로 전염된다. 유행성 재발열은 혼잡하고 비위생적이며 이가 들끓는 환경과 관련이 있다. 치료받지 않으면 사망률이 30%까지 높아질 수 있다.

B. 임상적 의의 Clinical significance

재발열의 첫 증상은 감염된 절지동물에 노출된 후 3~10일 후에 나타난다(**그림 16.11**). 이러한 증상에는 심한 두통을 동반한 갑작스러운 고열, 근육통, 전반적인 불쾌감이 나타나며 3~5일 동안 지속되는 발열기간 동안 혈액에 스피로헤타가 존재한다. 열은 스피로헤타를 감소시킨다. 명백한 회복은 4~10일 동안이며 이후 초기 증상이 재발된다. 그러한 재발은 일반적으로 심각도가 감소하면서 10회 정도 있을 수 있다. 치명적인 경우 스피로헤타는 신체의 많은 기관(예: 심장,

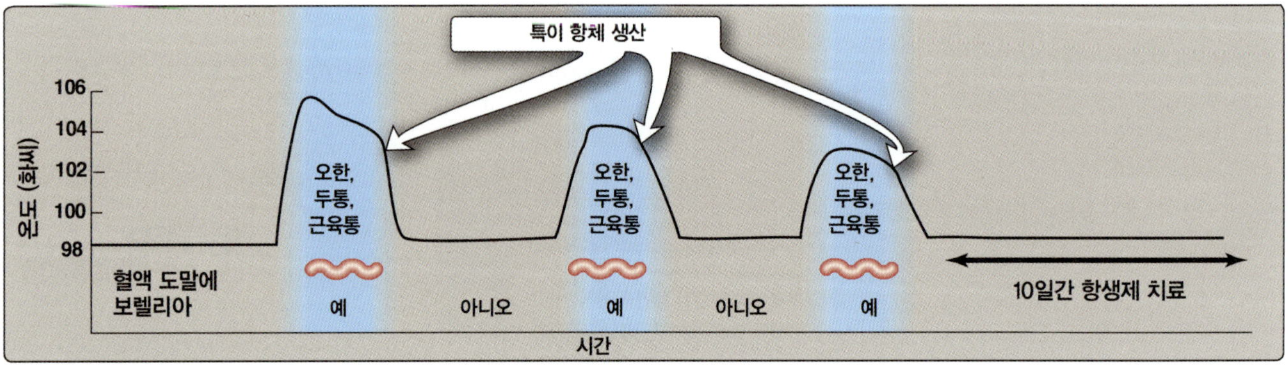

그림 16.11

재귀열균의 임상 시기(단계)

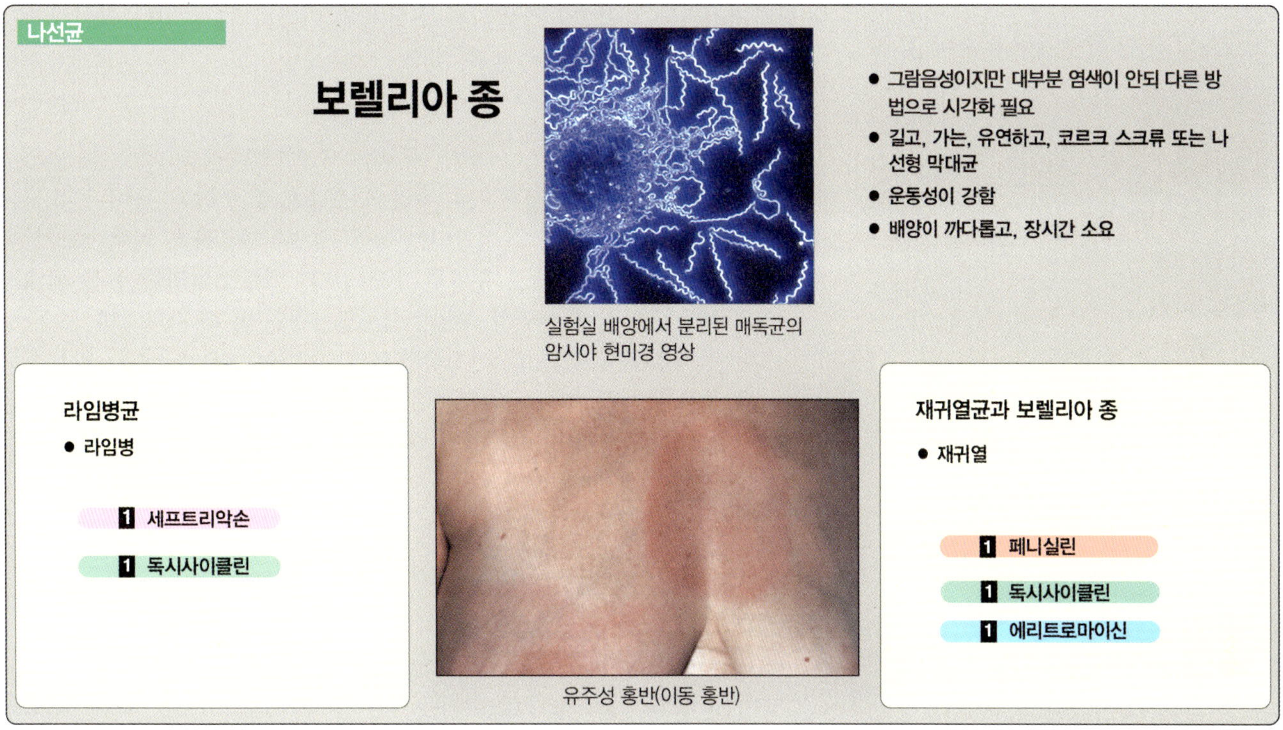

그림 16.12

보렐리아(*Borrelia*) 종의 요약. **1** 일차 약물을 나타낸다.

비장, 간 및 신장)을 침범하며 일반적으로 쇼크를 동반한 심근염으로 사망한다.

C. 진단 및 치료 Diagnosis and treatment

진단은 일반적으로 질병의 발열 단계 동안 혈액에서 느슨하게 감긴 스피로헤타(Giemsa 또는 Wright 염색으로 시각화)의 출현을 기반으로 한다. 테트라사이클린, 에리트로마이신, 페니실린은 효과적인 치료법으로 입증된다(그림 16.12). 그러나 질병의 재발 특성으로 인해 자발적 완화와 치료 반응을 구별하기가 어렵다. 사용 가능한 백신은 없다.

VI. 렙토스피라 인터로간스 *Leptospira interrogans*

렙토스피라 인터로간스(*L. interrogans*) 감염은 질병 렙토스피라증을 유발한다. 이 유기체는 가늘고(*lepto* = 날씬한) 단단하게 감겨 있으며 배양 가능한 단일 스피로헤타이며 얇은 단일 축 필라멘트와 갈고리 모양의 끝이 있다(그림 16.13). 렙토스피라 인터로간스는 절대호기성균이다. 많은 혈청형은 외막에 있는 LPS 성분의 다당류 차이를 기반으로 특성화되었으며 이러한 혈청형은 뚜렷한 지리적 위치에 따라 다르다. 렙토스피라

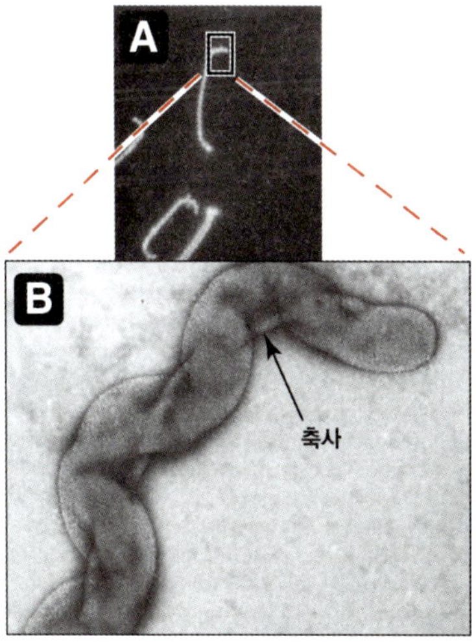

그림 16.13

A. 렙토스피라병균(*Leptospira interrogans*)의 암시야 현미경 사진. **B.** 음성으로 염색된 렙토스피라병균(*Leptospira interrogans*)의 한쪽 말단에 대한 축상 원섬유를 보여주는 전자현미경 사진

인터로간스는 건조 및 광범위한 소독제에 민감하다. 그러나 약알칼리성 물에서는 몇 주 동안 생존할 수 있다.

A. 역학 및 병인 Epidemiology and pathogenesis

렙토스피라증은 본질적으로 동물의 오줌으로 오염된 물이나 음식에 의해 우연히 인간에게 전염되는 동물 질병이다. 작은 피부 찰과상이나 결막을 통해 신체로 유입될 수도 있다. 렙토스피라증은 전 세계적으로 발생하지만(전염성 황달, 습지열, 웨일병, 돼지치기병 등 다양한 지역명으로) 오늘날 선진국에서의 발병률은 매우 낮다. 임상적으로 중요한 렙토스피라 인터로간스 감염 사례는 미국에서 매년 150건 미만으로 보고되며, 푸에르토리코에서 발생하는 사례의 비율이 가장 높다.

B. 임상적 의의 Clinical significance

열은 감염 후 1~2주 후에 발생하며 이때 스피로헤타가 혈액에 나타난다. 이러한 증상은 약 1주일 후에 감소한다. 그러나 이상성 질환(즉, 2단계 질환)의 경우 스피로헤타가 다시 나타나 간, 신장, 중추신경계 침범을 동반한다. 이로 인해 황달, 출혈, 조직 괴사 및 무균성 수막염이 발생한다. 3주 이상 지속되는 이 질병의 두 번째 단계는 순환하는 면역글로불린 M 항체의 증가를 수반한다. 질병이 심한 경우에는 사망률이 10%이다.

C. 진단 및 치료 Diagnosis and treatment

랩토스피라 인터로간스를 배양할 수 있지만 진단은 일반적으로 혈청학적 응집 검사와 소변, 혈액 또는 뇌척수액에서 스피로헤타의 시각적 증명을 기반으로 한다. 페니실린이나 독시사이클린은 질병의 첫 번째 단계에서 투여하면 유용하지만 둘 다 나중에는 효과가 없다(그림 16.14). 중증 렙토스피로증은 페니실린-G 또는 세프트리악손으로 치료한다. 현재 사용 가능한 백신이 없습니다. 잠재적으로 오염된 물과 음식에 대한 노출을 예방하면 랩토스피라 인터로간스의 전파를 제어하는 데 도움이 된다.

나선균

렙토스피라 종

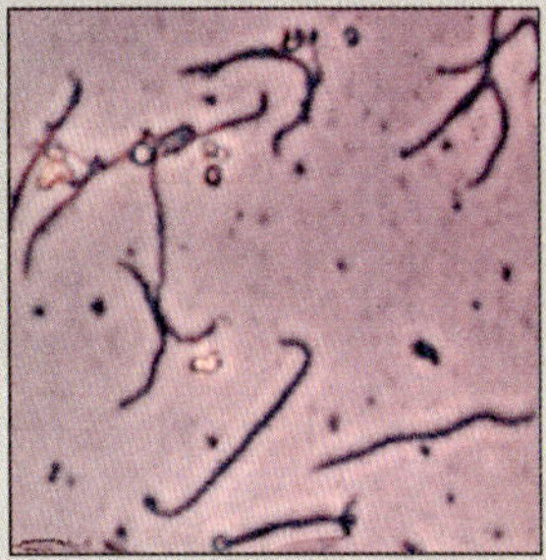

렙토스피라 인터로간스

- 그람음성, 그러나 대부분 염색이 안되, 다른 방법으로 관찰이 필요, 가령 습식표본의 암시야검사
- 길고, 가는, 유연하고, 코르크 스크류 또는 나선형 막대균
- 운동성이 강함

렙토스피라 인터로간스
- 감염성 황달
- 습지열
- 와일(씨)병
- 양돈가 병

1 페니실린

1 독시사이클린

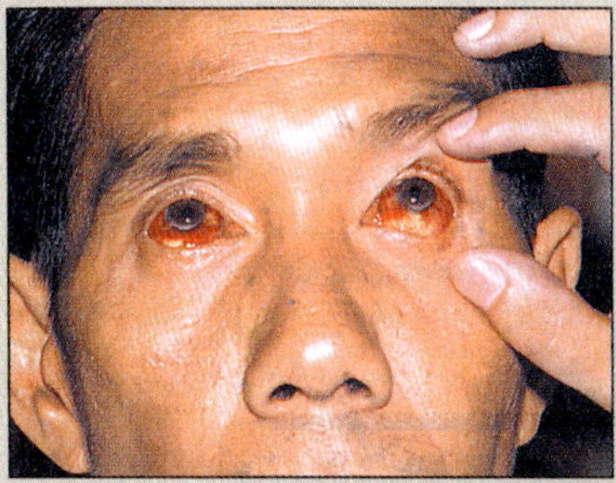

렙토스피라병이 앓는 황달 환자에서 공막 출혈

그림 16.14

렙토스페라(*Leptospira*) 종의 요약. **1** 일차 약물을 나타낸다.

마이코플라스마

Mycoplasma

17

I. 개요 Overview

마이코플라스마는 펩티도글리칸이 없는 작은 원핵생물이다. 세포벽 대신 단일 원형질막으로 둘러싸여 있다. 세포벽은 마이코플라스마는 매우 작은 크기 때문에 세균 필터를 통해 잘 통과한다. 마이코플라스마(*Mycoplasma*) 종은 자연계에 널리 분포되어 있으며 인간과 다른 포유동물의 입과 비뇨생식기(GU)관에 공생한다. 비정형 폐렴의 원인인 *Mycoplasma pneumoniae*와 요도염, 골반 염증성 질환(PID) 분만 중 감염 등과 연관된 다양한 GU 질환과 관련이 있는 *Mycoplasma hominis* 및 *Ureaplasma* 종이 원인균이다(그림 17.1).

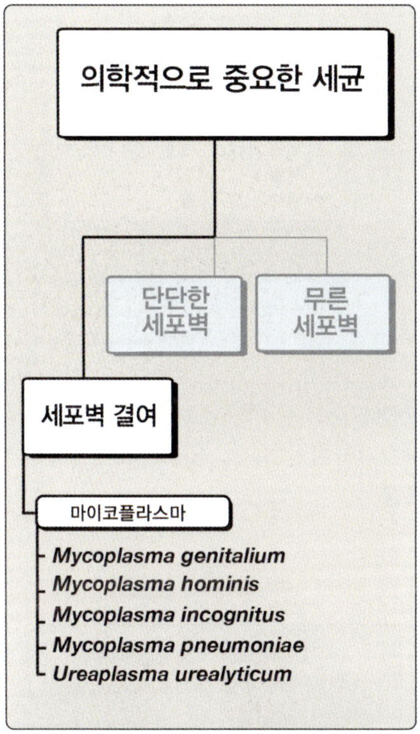

그림 17.1
마이코플라스마의 분류

II. 마이코플라스마의 일반적인 특징

General Features Of Mycoplasmas

세포벽이 없는 마이코플라스마는 대신 지질 이중층으로 구성된 막으로 둘러싸여 있다(그림 17.2). 따라서 다형성이므로 구균이나 막대균으로 분류할 수 없다. 또한 마이코플라스마는 알려진 자유 생활, 자가 복제 원핵세포 중 가장 작은 세포이다. 그들의 이중가닥 DNA 게놈은 1,200 kbs 미만을 포함하는 알려진 가장 작은 것 중 하나이다. [주: 이것은 자유 생활 상태에 필요한 최소 DNA 코딩 용량에 근접하다.]

A. 생리학 Physiology

마이코플라스마는 생합성 능력이 제한되어 있으며 성장을 위해 다양한 소형 유기 분자가 필요하다. 다른 원핵생물과 달리 마이코플라스마는 세포막에 스테롤을 함유하고 있다. 왜냐하면 대부분의 마이코플라스마 종은 스테롤 고리를 합성할 수 없기 때문에 혈청 또는 유사한 배지 보충제에서 콜레스테롤의 외부 공급원이 필요하다. 적절한 보충이 주어지면 무세포 배지에서 자랄 수 있다. 그러나 까다로운 성장 요구 사항 때문에 이러한 유기체는 임상 실험실에서 일상적으로 배양되지 않는다.

B. 콜로니 생성 Colony production

마이코플라스마는 수일 또는 수주 배양 후 특수 한천에 미세한 집락을 생성한다. 이들은 30배에서 100배 배율에서 가장 잘 보인다. 일부 종의 경우, 콜로니의 중앙 부분이 한천을 관통하는 반면, 주변부는

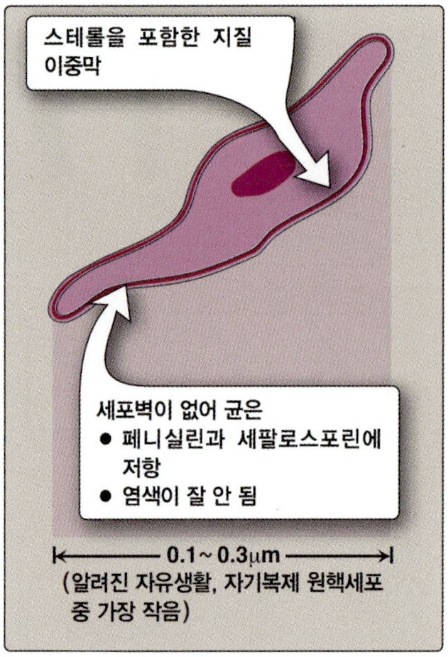

그림 17.2

마이코플라스마(*Mycoplasma*)의 구조적 특징

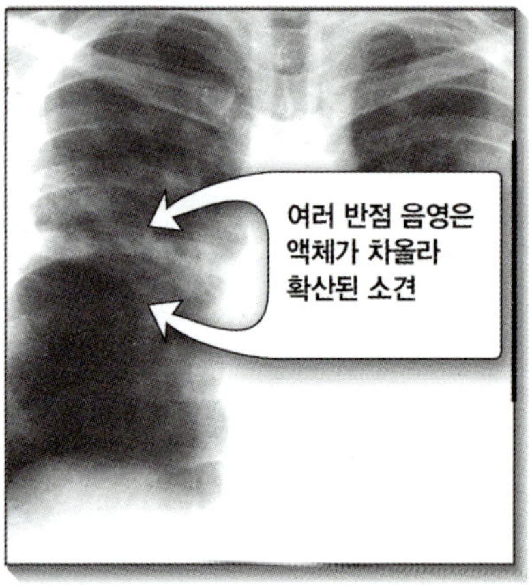

그림 17.3

마이코플라스마 폐렴(*Mycoplasma pneumoniae*) 유발 비정형 폐렴 환자의 폐 방사선 사진

인접한 표면에 퍼져서 어떤 경우에는 콜로니에 특징적인 "달걀 프라이" 모양을 제공한다.

III. 마이코플라스마 폐렴 *Mycoplasma pneumoniae*

마이코플라스마 폐렴(*M. pneumoniae*)은 호흡기 비말에 의해 전파되며 하기도 감염(비정형 폐렴, 징후와 증상이 전형적인 대엽성 폐렴과 다르기 때문에 이름이 붙여짐)을 일으킨다. 이 기관은 기관지염, 인두염 및 비화농성 중이염과 같은 가벼운 감염을 유발할 뿐만 아니라 폐렴 사례의 ~20%를 차지한다. 감염은 전 세계적으로 일 년 내내 발생하며 늦여름과 초가을에 발병률이 증가한다. 사례는 일반적으로 산발적이지만 밀접 접촉한 개인 사이에서 간헐적인 전염병이 민간 환경(예: 학교 및 교도소)과 군인 집단 모두에서 보고된다. 임상 질환의 발병률이 가장 높은 것은 나이가 많은 어린이와 젊은 성인(5~20세)에서 나타난다. 그러나 최근 몇 년 동안 65세 이상 성인의 발병률이 증가했다.

A. 병인 Pathogenesis

*M. pneumoniae*는 cytoadhesin으로 작용하는 막 결합 단백질 P1을 가지고 있다. 특정 숙주세포막에서 발견되는 시알산이 풍부한 당지질에 결합하는 전자 현미경으로 볼 수 있는 특수 소기관에 집중되어 있다. 감수성 있는 세포 유형 중에는 섬모 기관지 상피세포가 있다. 유기체는 숙주세포 내강 표면에 밀접하게 부착되어 성장하고 섬모 작용을 억제한다. 결국 영향을 받은 점막 박리의 패치와 림프구 및 기타 단핵 세포를 포함하는 기관지 및 인접 조직에서 염증 반응이 발생한다. *M. pneumoniae*에 백일해 독소와 유사한 외독소를 생성한다. 독소는 아데노신 이인산-리보실라아제(adenosine diphosphate-ribosylase)이며 광범위한 액포화 및 숙주세포의 사멸을 초래한다. 감염된 개체에서 유기체는 임상 질병이 시작되기 전 며칠 동안 타액으로 배출된다. 재감염이 일반적이며, 이전에 이 유기체를 접한 적이 있는 나이가 더 많은 소아와 젊은 성인에서 증상이 더 심각하다.

B. 임상적 의의 Clinical significance

비정형 폐렴(하기도 질환)은 *M. pneumoniae* 감염의 가장 잘 알려진 형태이다. 그러나 이 질병은 소수이며 상부 호흡기 및 중이 감염이 훨씬 더 자주 발생한다. 전형적인 폐렴이 아닌 것은 클라미디아 종과 같은 여러 바이러스 및 박테리아에 의해 발생하는 폐렴이 임상적으로 유사하다. 잠복기는 평균 3주이다. 발병은 보통 점진적이며 열, 오한, 불쾌감을 동반하며 끊임없는 두통과 같은 비특이적 증상으로 시작한다. 2~4일 후, 건조하거나 거의 생산되지 않는 기침이 발생한다. 귀앓이는 때때로 수반된다. 흉부 방사선 사진은 하나 이상의 엽을 포함하는 고르지 못한 미만성 기관지폐렴을 보여준다(그림 17.3). 환자는 질병이 진행되는 동안 종종 걸을 수 있다(따라서 "보행성 폐렴"). 기존의 손상(예: 면역결핍 또는 폐기종)이 없는 경우 질병은 특별한 치료 없이 3~10일 후에 완화된다. X-레이 이상은 2주에서 2개월 사이에 더 천천히 해결된다. 합병증은 드물지만 중추신경계(CNS) 장애를 포함한다; 발진(다형 홍반) 및 경미한 용혈성 빈혈(후자는 저온 응집소 생성과 관련됨, 아래 참조). 환자는 신체 검사에서 약간의 이상이 있음에도 불구하고 심각한 질병을 호소할 수 있다.

C. 면역 Immunity

*M. pneumoniae*에 감염되면 국소 및 전신 면역 반응이 모두 유발된다. 단 하나의 *M. pneumoniae* 혈청형만 기술되어 있다. 외막 당지질 및 P1 부착체에 대한 혈청 항체는 감염 후 2~4주에 최고조에 달하고 다음 해에 걸쳐 점차적으로 사라지는 것으로 입증될 수 있다. 한랭 응집소로 알려진 면역글로불린 M 항체는 감염된 환자의 ~60%에서 생성된다. [주: 이 항체의 이름은 인간 적혈구 항원 I과 반응하여 0~4°C의 온도에서 I^+ 적혈구를 가역적으로 응집하지만 37°C에서는 그렇지 않다는 사실에서 유래된다.] 일부 환자는 역가가 매우 높게 나타난다.

D. 실험실 식별 Laboratory identification

*M. pneumoniae*에 대한 임상 물질의 직접 현미경 검사는 제한적이다. 가래는 적고 화농성이 없으며 병원균은 표준 세균 염색을 사용하여 약하게 또는 전혀 염색되지 않다. 가래 검체 또는 인후 면봉은 특수 배지에서 배양할 수 있지만 유기체 분리에는 일반적으로 8~15일이 소요되기 때문에 조기 치료 결정에 도움이 되지 않는다. *M. pneumoniae*는 호기성 및 혐기성 조건 모두에서 자라며 혈청이 보충된 특수 배지에서 분리할 수 있다. 그러나 유기체는 까다로우며 임상 실험실에서는 분리가 일반적으로 수행되지 않는다. 혈청학적 검사는 마이코플라스마 폐렴균으로 인한 비정형 폐렴의 진단을 확립하기 위해 가장 널리 사용되는 절차이다. 특정 항체는 마이코플라즈마 당지질 추출물을 사용하여 ELISA로 검출할 수 있다. 질병의 증상이 천천히 진행되기 때문에 초기 혈청 검체가 양성일 수 있다. 중합효소 연쇄반응(PCR) 증폭을 포함한 분자 진단이 혈청 검사로 대체하고 있다. *M. pneumoniae*를 검출하기 위해 두 가지 FDA 승인을 받은 상업적으로 이용 가능한 분자 시험을 사용할 수 있다.

E. 치료 Treatment

*M. pneumoniae*는 독시사이클린, 아지트로마이신 또는 레보플록사신에 민감하다(**그림 17.4** 참조). 초기에 항생제를 투여하면 증상이 점차적으로만 제거될 수 있지만 항생제 치료는 질병의 경과를 단축시킨다. 그러나 유기체는 회복기의 상기도에서 몇 주 동안 지속될 수 있다. 항생제 감수성을 테스트하기 위해 유기체를 배양하는 것이 어렵기 때문에 *M. pneumoniae* 폐렴 치료는 종종 비정형 폐렴에 대한

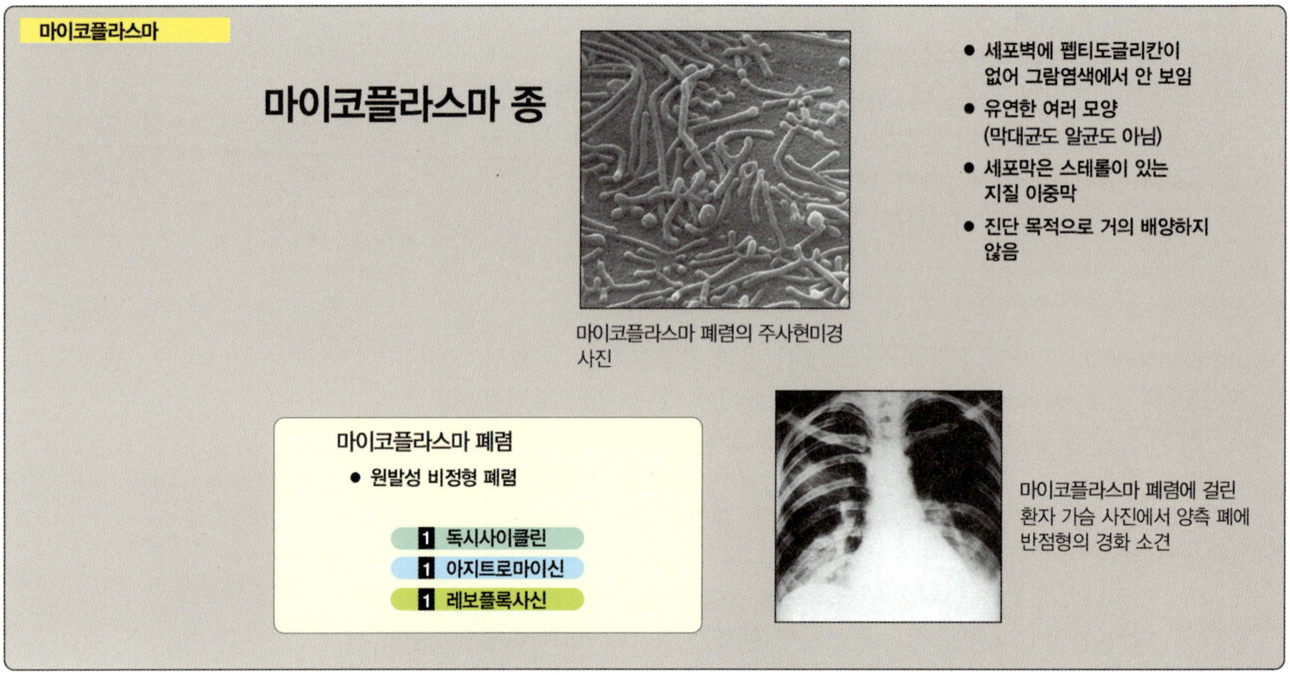

그림 17.4

마이코플라스마(*Mycoplasma*) 종의 요약. **1** 일차 약물을 나타낸다.

경험적 요법(대부분 macrolide 항생제 사용)으로 시작된다.

IV. 생식기 마이코플라스마 Genital Mycoplasmas

3개의 *Mycoplasma* 종, *M. genitalium*, *M. hominis* 및 *U. urealyticum*은 인간의 비뇨 생식기병원체이다. 이균은 종종 NGU 또는 산욕 감염(즉, 출산 중 또는 출산 직후 기간과 관련되거나 발생하는 감염)과 같은 성병과 관련이 있다.

A. *Mycoplasma hominis* 및 *Ureaplasma urealyticum*

M. hominis 및 *U. urealyticum*은 특히 성적으로 활동적인 성인에서 GU관의 일반적인 균이다. 일부 개체군에서 집락률이 50%를 초과하기 때문에 유기체와 관련된 다양한 질병 상태에서 명확한 원인 역할을 규명하기가 어렵다. 모두 배양할 수 있다. 이 균은 *M. pneumoniae*보다 더 빨리 자라며 탄소 이용 패턴으로 구별할 수 있다. *M. hominis*는 아르기닌을 분해한다. 반면 *U. urealyticum*은 요소를 가수분해한다. *M. hominis*와 관련된 주요 임상 상태는 산후 또는 산후열이다(그림 17.5). 유기체는 영향을 받은 여성의 최대 10%에서 혈액 배양으로부터 분리된다. PID의 경우에는 때때로 혼합 배양일지라도 국소적으로 회수된다. *M. hominis*의 여러 혈청 유형이있다. *M. hominis* 균주는 다른 마이코플라스마와 달리 에리트로마이신에 균일하게 내

성이 있다는 점에 유의하는 것이 중요하다. 독시사이클린과 같은 테트라사이클린은 특정 치료에 효과적이다. *U. urealyticum*은 특히 남성에서 임균이나 클라미디아가 입증되지 않을 때 요도염의 일반적인 원인이다. 여성의 경우, 유기체는 자궁내막염 환자의 자궁내막과 조산을 겪거나 저체중아를 분만하는 여성의 질 분비물에서 분리되었다. 영아는 종종 집락화되며 *U. urealyticum*은 염증 반응의 증거가 있거나 없는 영아의 하기도 및 CNS에서 분리되었다.

B. 마이코플라스마 제니탈리움 Mycoplasma genitalium

마이코플라스마 제니탈리움(*M. genitalium*)은 *Neisseria gonorrhoeae* 및 *Chlamydia trachomatis*에 의해 유발된 것과 유사한 일련의 증후군을 일으키는 성병으로 인식되었다. *M. genitalium*은 남성에서 NGU를 유발하고 여성에서 자궁경부염 및 PID와 관련 있다. 유기체는 *C. trachomatis*에 의해 발생하는 NGU에 대한 선택 치료제인 독시사이클린에 내성이 있는 것으로 보인다. 따라서 *M. genitalium*에 대한 검사 권장 사항에는 환자가 독시사이클린 치료에 반응하지 않는 경우가 포함된다. *M. genitalium* 감염의 특정 진단을 위해 핵산 증폭 검사가 권장된다. 아지트로마이신은 종종 *M. genitalium* 감염 치료에 권장된다. 그러나 마이크로라이드(macrolide) 내성 증가와 퀴놀론(quinolone) 내성증가는 이러한 항균제의 지속적인 유용성을 위협한다.

V. 기타 마이코플라스마 Other Mycoplasmas

다른 여러 종의 마이코플라스마는 인간 소스에서 복구할 수 있다. 현재까지 이러한 유기체에 대한 병원성 역할은 명확하게 확립되지 않았다.

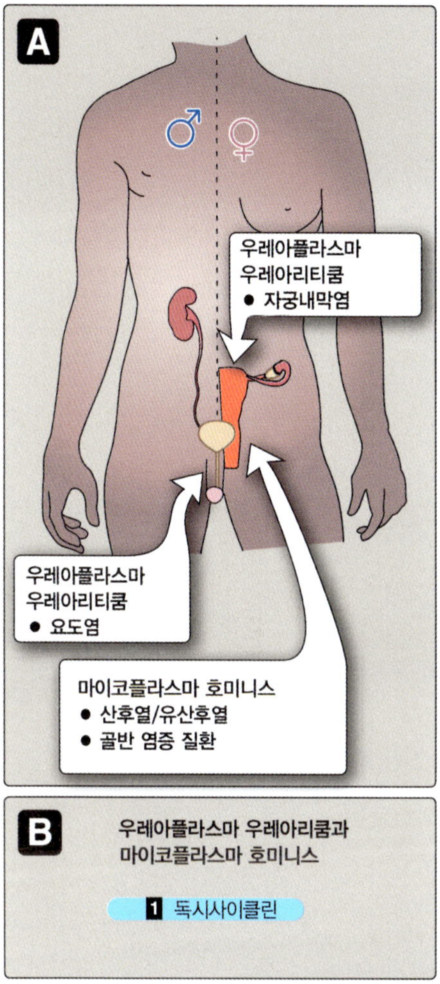

그림 17.5

A. 마이코플라스마 호미니스(*Mycoplasma hominis*) 및 우레아플라스마 우레아티쿰(*Ureaplasma urealyticum*)에 의한 질병. B. 이들을 치료하는 데 사용되는 항생제 감염. **1** 일차 약물을 나타낸다.

클라미디아

Chlamydiae

18

I. 개요 Overview

클라미디아과(*Chlamydiaceae*)는 adenosine triphosphate(ATP) 및 nicotinamide adenine dinucleotide(NAD+) 형태의 에너지를 필요로 숙주세포에 의존하는 절대 세포내 기생충인 작은 세균으로 구성된다. 그들은 여러 숙주세포 유형의 세포질 액포 또는 봉입체에서 자라며 봉입막에 여러 숙주에서 유래된 지질을 보충한다. 이 family에는 *Chlamydia trachomatis*, *Chlamydophila psittaci* 및 *Chlamydophila pneumoniae*의 세 가지 중요한 인간 병원체가 있다. [주: 이러한 병원체를 두 개의 다른 속(*Chlamydia* 및 *Chlamydophila*)으로 구분하는 최근에 기술된 명명법은 널리 채택되지 않았다. 완전한 유전자 서열 분석은 이들 세균을 두 속으로 분리하는 것이 그들의 진화 역사와 일치하지 않는다는 것을 시사한다.] *C. trachomatis* 감염은 비임균성 요도염(NGU)의 많은 사례를 포함하여 비뇨생식기(GU) 기관 및 눈같은 기관에 질병을 유발한다. *C. psittaci*는 앵무병을 일으키고 감염된 새 배설물이나 호흡기 분비물의 흡입을 통해 사람의 호흡기로 퍼진다. *C. pneumoniae*는 비정형 폐렴을 일으키고 호흡기 비말을 통해 사람 사이에 퍼진다. 그림 18.1은 임상적으로 중요한 Chlamydiae를 요약한 것이다.

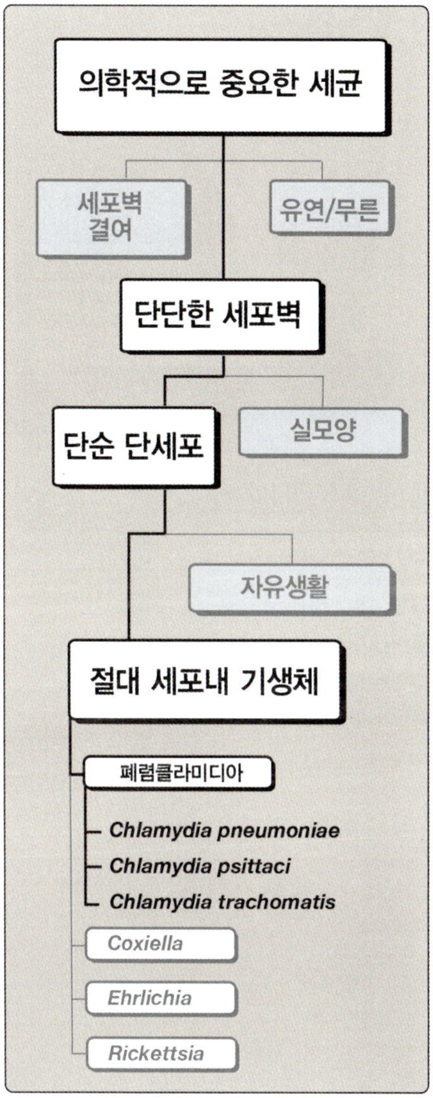

그림 18.1
클라미디아의 분류

II. 클라미디아의 일반적인 특징 General Features of Chlamydiae

클라미디아(Chlamydiae)는 복제 주기의 여러 단계에서 크기가 달라지는 작은 원형에서 난형 유기체이다(그림 18.2). 클라미디아 세포 외피는 그람음성 외피와 유사한 두 개의 지질 이중층으로 구성된다. 전형적인 펩티도글리칸은 분리된 유기체에서 직접적으로 입증되지 않았지만, 펩티도글리칸의 생합성을 위한 대부분의 유전자는 존재한다. 역사적으로 클라미디아에는 펩티도글리칸이 전혀 없는 것으로 생각된다. 주머니(세균 세포를 둘러싼 펩티도글리칸 네트워크)가 형성되지 않은 것으로 보이지만 진핵세포 내부에서 성장하는 클라미디아의 분열면에서 펩티도글리칸 성분을 검출할 수 있다. 이러한 최근 관찰은 암피실린과 같은 세포벽 활성 약물에 대한 클라미디아 민감성이 일치한다. 세포벽 활성 항미생물은 클라미디아의 수명 주기에 부정적인 영향을 미쳐 감염의 만성화에 기여할 수 있는 지속적인 상태를 유도한다. 클라미디아 DNA 게놈은 작다. 예를 들어, *C. pneumoniae*의 게놈은 1,230 kbs로 구성되어 있어 원핵세포에서 발견되는 가장 작은 것 중 하나이다. Chlamydiae는 리보솜을 가지고 있

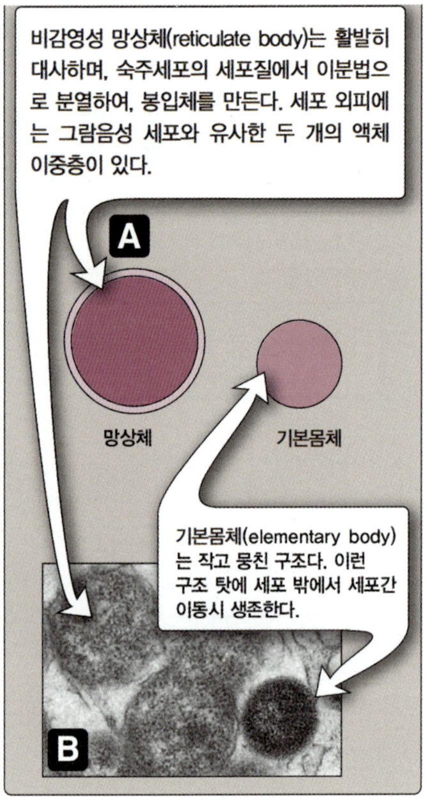

그림 18.2

클라미디아(*Chlamydiac*)의 구조적 특징.
A. 개략도. B. 전자 현미경 사진

고 자체 단백질을 합성하므로 테트라사이클린과 마크로라이드와 같은 이 과정을 억제하는 항생제에 민감하다.

A. 생리학 Physiology

클라미디아는 성장을 위해 살아있는 세포가 필요한 에너지 기생충이다. 그들은 자신의 ATP 를 합성하거나 산화를 통해 NAD+를 재생성할 수 없다. 이러한 고에너지 분자가 외인성으로 공급되면 *Chlamydiae*는 포도당, 피루브산 및 글루타메이트와 같은 화합물로부터 CO2를 생성하고 일반적인 세균 대사 활동을 수행한다.

B. 병인 Pathogenesis

Chlamydiae는 형태학적으로 구별되는 감염성 및 생식 형태를 가진 고유한 생활 주기를 가지고 있다(그림 18.3). 세포외 감염 형태인 기본몸체는 세포외 통로에서 생존할 수 있고 새로운 세포나 새로운 숙주에서 감염을 시작할 수 있는 작고 응축된 명백한 불활성 구조이다. 기초몸체는 식균작용에 의해 감수성 숙주세포로 흡수되며, 이 과정은 숙주세포막의 당지질 또는 당지질 또는 당다당류 수용체에 대한 부착을 지시하는 접착체 역할을 하는 클라미디아 세포 외피의 단백질에 의해 촉진된다. 일단 세포 내부로 들어가면 기본몸체는 포식체와 리소좀의 융합을 방지하여 효소적 파괴로부터 자신을 보호한다. 입자는 다음 8시간 동안 더 크고 감염되지 않는 망상체로 재구성되며, 이는 대사적으로 활성화되고 숙주세포의 세포질에 포함된 내부에서 이분법에 의해 반복적으로 분할된다. 망상체는 분열하면서 엔

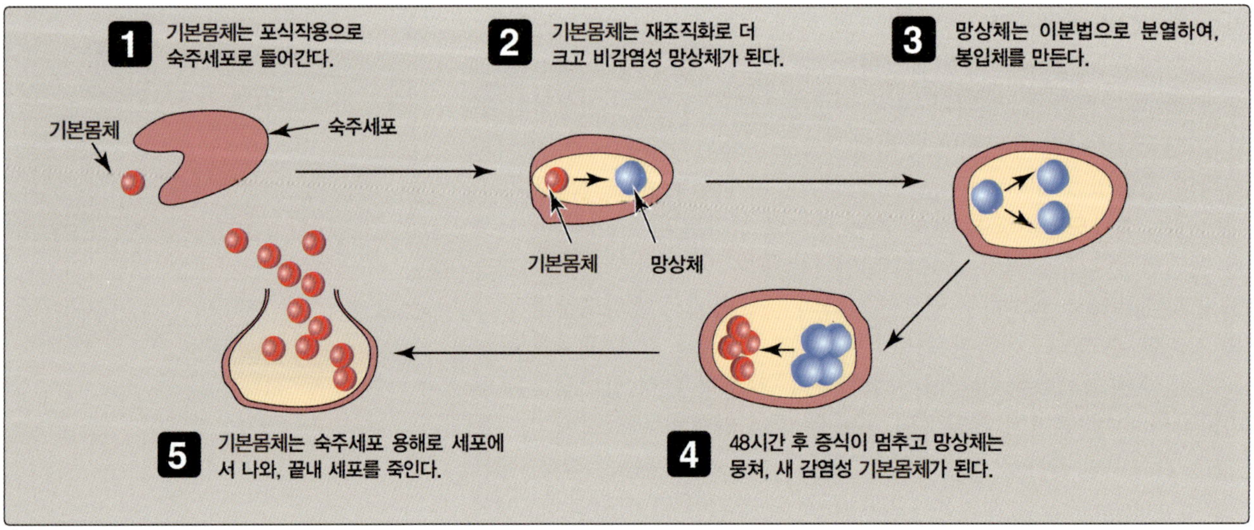

그림 18.3

클라미디아(*Chlamydiaceae*)의 생식 주기

도솜을 자손으로 채우고 봉입체를 형성한다. 48시간이 지나면 증식이 멈추고 망상체가 응축되어 새로운 감염성 소체가 된다. 그런 다음 기본몸체는 세포에서 방출되어 숙주세포 사멸로 끝난다.

C. 실험실 식별 Laboratory identification

1. **유용한 염색:** Chlamydiae는 그람염색을 사용하여 염색되지 않지만 숙주세포 구조를 보존하는 염색으로 광학 현미경으로 볼 수 있다. 직접 면역형광법도 일반적이고 유용한 절차이다. *C. trachomatis*에서만 글리코겐 유사 물질의 매트릭스가 내포물에 축적되며 이는 요오드로 염색하여 확인할 수 있다. 다른 종은 이 반응을 일으키지 않는다.

2. **클라미디아(Chlamydial) 항원:** *Chlamydiaceae* 계통의 DNA 동일성은 30% 미만이지만 lipopolysaccharide 항원을 공유한다. 또한 종 또는 아종 특이성이 있고 보호 항체를 유발할 수 있는 풍부한 외막 단백질 부류가 있다. 이 속의 항원 분류는 일반적으로 단일 클론 항체를 사용하는 면역형광에 의해 수행된다.

III. 클라미디아 트라코마티스 *Chlamydia trachomatis*

클라미디아 트리코마티스(*C. trachomatis*)는 그들이 유발하는 임상적 증후군과 관련된 여러 혈청형으로 나뉜다(그림 18.4). 예를 들어, 남성의 NGU 및 여성의 자궁경부염의 주요 원인 인자인 클라미디아 트리코마티스 생식기 혈청형(DK)에 의한 감염은 현재 미국에서 보고 가능한 가장 흔한 전염병이다. 클라미디아 트리코마티스 안구 혈청형(AC)은 자극에서 실명에 이르는 증상과 함께 안구 감염을 유발한다. 고대 질병인 트라코마는 기원전 3800년경 이집트 문헌에 잘 기술되어 있다. 그것은 세계의 개발도상국에서 널리 퍼져 있다.

A. 임상적 의의 Clinical significance

*C. trachomatis*는 다양한 GU 및 눈 감염을 유발한다.

1. **비임균성 요도염 및 자궁경부염:** 매년 거의 160만 건의 비뇨생식기 클라미디아 트리코마티스 감염 사례가 미국에서 모든 사회경제적 그룹의 젊고 성생활을 하는 사람들 사이에서 보고된다. 남성의 경우 요도가 감염의 초기 부위이다. 여성은 자궁경부염 및/또는 요도염이 나타날 수 있다. 감염은 전염성이 있지만 종종 무증상이다. [주: 여성의 경우 무증상 비율이 50% 이상이다.] 국소적으로 증상이 있든 없든, 자궁경부 감염은 남성의 부고환과 여성의 나팔관 및 인접 조직을 침범하기 위해 상부 생식관으로 올라갈 수 있다(골반 염증성 질환). 클라미디아 요도염(chlamydial urethritis)은 나르시아 임질(*Neisseria gonorrhoeae*)로 인한 감염과 증상이 유사하지만 평균 잠복기 기간이 더 길고(2~3주) 분비물이 더 점액질이

종과 혈청형	질병/질환
트라코마균 A, B, C	• 트라코마
D–K	• 자궁경부염 • 자궁내막염 • 부고환염 • 신생아나 어른의 봉입체결막염 • 영아 폐렴증후군 • 비임균성 요도염 • 직장염 • 자궁관염
L_1, L_2, L_3	• 성병림프육아종
앵무생병균 많은	• 폐렴(앵무생병)
클라미디아 폐렴 한 개	급성 호흡기 질환: • 기관지염 • 인두염 • 폐렴 • 부비동염

그림 18.4
클라미디아(chlamydia4) 종간 상관관계/혈청형 및 질병

고 화농성이 적은 경향이 있다(백혈구 수가 적음). NGU는 *C. trachomatis*의 혈청형 DK에 의해 발생한다(그림 18.4 참조). [주: 박테리아 *Mycoplasma genitalium*과 원생동물 기생충인 *Trichomonas vaginalis*를 포함한 다른 성병 병원균도 NGU의 원인으로 알려져 있다.] 생식기 클라미디아 혈청형도 눈 감염을 일으킬 수 있다. *C. trachomatis* 감염은 일반적으로 발생하는 재감염에 대한 보호를 거의 제공하지 않는다. 반복적이거나 만성적인 에피소드는 남녀 불임과 자궁외 임신으로 이어질 수 있다.

2. **성병 림프육아종(Lymphogranuloma venereum):** 클라미디아 트라코마티스 혈청형 L_1, L_2 및 L_3은 클라미디아 감염의 보다 침습적인 형태인 성병 림프육아종(lymphogranuloma venereum, LGV)을 유발한다. 미국에서는 비교적 드물지만 특히 HIV 감염 환경에서 남성과 성관계를 가진 남성 사이에서 성병으로 다시 나타났다. 아시아, 아프리카 및 남미에서 풍토병이다. 성병 림프육아종(LGV)은 외부 생식기의 일시적인 구진이 특징이며, 1~2개월 후에 사타구니 및 직장 주위 림프절의 고통스러운 종창이 나타난다. 선병증(adenopathy; 림프절의 종창)은 종종 가벼운 체질 증상을 동반한다. 사타구니 인대는 종종 사타구니 림프절 덩어리 사이에 "홈 징후(groove sign)"로 알려진 갈라진 틈을 형성한다. 영향을 받은 림프절은 (고름을 형성하거나 분비하기 위해) 화농, 만성 염증과 섬유증은 광범위한 궤양 형성과 국소 림프 배수의 막힘을 유발한다.

3. **트라코마(Trachoma):** 클라미디아 트라코마티스, 혈청형 A, B, B_a 및 C는 종종 실명을 초래하는 만성 각결막염을 일으킨다. 트라코마는 개인 접촉, 예를 들어 비말을 통해 눈에서 눈으로, 손으로 만지고 눈으로 전달되는 오염된 표면 또는 파리에 의해 전염된다. 수년에 걸쳐 지속되거나 반복되는 감염으로 인해 반흔을 수반하는 염증 반응은 영구적인 각막 혼탁과 눈꺼풀의 뒤틀림을 초래한다.

4. **신생아 결막염 및 기타 감염:** 클라미디아 트라코마티스, 혈청형 DK(그림 18.4 참조)에 감염된 여성에게서 태어난 영아의 50% 이상이 산도를 통과할 때 증상성 감염에 걸릴 것이다. 가장 흔한 증상은 신생아 봉입 결막염이디(그림 18.5 참조). 이 급성 화농성 결막염(감염된 결막 상피세포에서 보이는 봉입체의 이름을 따서 명명됨)은 일반적으로 눈에 영구적인 손상 없이 적절한 항균 요법 후에 치유된다. 치료하지 않으면 감염으로 인해 각막이나 결막에 영구적인 흉터가 남을 수 있다. 감염된 영아 10명 중 약 1명은 에리트로마이신으로 치료할 수 있는 폐렴을 나타내거나 발병할 것이다.

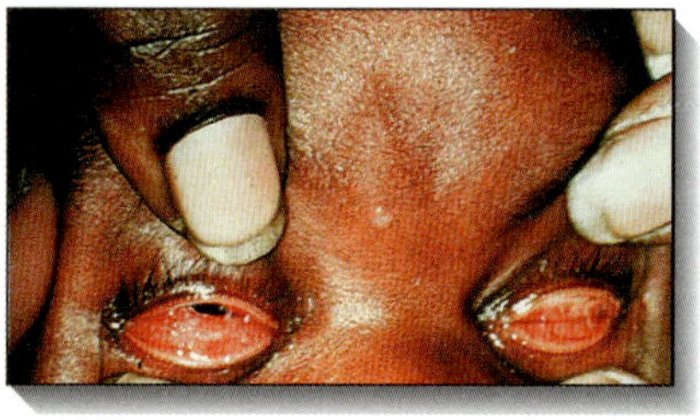

그림 18.5
클라미디아(*Chlamydiaceae*) 감염으로 인한 신생아 결막염

5. **성인의 봉입체 결막염:** 연령에 상관없이 *C. trachomatis*에 의한 일시적인 화농성 결막염이 발생할 수 있다. 혈청형 DK(그림 18.4 참조). 이러한 개인은 종종 생식기 감염된 것으로 밝혀졌다.

B. 실험실 식별 Laboratory identification

클라미디아 트라코마티스는 여러 가지 직접적인 절차와 인간 세포주에서 배양하여 임상 물질에서 입증될 수 있다. 특히 GU 감염의 경우 요도와 자궁경부, 안구 질환의 경우 결막에서 채취한 샘플은 위에 있는 삼출물을 닦아내고 부드럽게 긁어내어 감염된 상피세포를 수집해야 한다.

1. **직접 검사:** 직접 형광 항체 염색을 사용한 현미경 검사는 특징적인 세포질 내포물을 나타낸다. 클라미디아 트라코마티스 감염은 소변이나 질 면봉 검체에서 수행되는 핵산 증폭 검사(NAAT)를 사용하여 높은 민감도와 특이도로 감지할 수 있다. 방문을 통해 의료 클리닉이나 골반 검사를 받을 필요 없이 많은 수의 개인을 효율적인 비용으로 검사할 수 있다. 그림 18.6은 젊은 여성의 높은 감염률을 보여준다.

2. **배양 방법:** *C. trachomatis*는 여러 인간 세포주에서 조직 배양을 통해 배양할 수 있다. McCoy 세포를 사용하는 표준 절차에서 cycloheximide와 같은 진핵생물 대사 억제제의 배양 배지에 추가하면 기생충의 성장이 향상됩니다. 클라미디아 내포물의 존재는 배양 2~7일 후에 입증될 수 있다.

3. **혈청형 검출:** *C. trachomatis*의 혈청형은 단클론항체를 이용한 면역형광염색으로 결정할 수 있다. 그러나 이 절차는 임상 관리에 거의 추가되지 않기 때문에 널리 사용되지 않는다. 특정 항체에 대한 혈청학적 검사는 유사하게 단일 고역가 반응이 진단인 LGV 감염이 의심되는 경우를 제외하고는 도움이 되지 않는다.

C. 치료 및 예방 Treatment and prevention

Chlamydiae는 다양한 범위의 항균제에 민감하다. 아지트로마이신과 독시사이클린은 숙주세포에 쉽게 침투하기 때문에 현재 선택되는 약물이다. 저항성 변종은 임상 환경에서 보고되지 않았다. 테트라사이클린이 치아와 뼈에 미치는 영향 때문에 에리트로마이신은 어린아이와 임산부에게 사용해야 한다(그림 18.7 참조). 성병 클라미디아 감염과 임질은 종종 함께 발생하기 때문에 둘 중 하나가 의심되거나 진단되면 두 감염의 치료가 권장됩니다. 동시 gonococcal 감염에 대해 권장되는 유일한 치료법은 세프트리악손이다. 에리트로마이신을 함유한 국소 안구 제제는 신생아에서 중간 정도의 효과적인 예방을 제공한다. 탐지(무증상 개인의 특정 문제)에 이은 특정 치료가 통제의 핵심 수단이다. 클라미디아 백신은 없다.

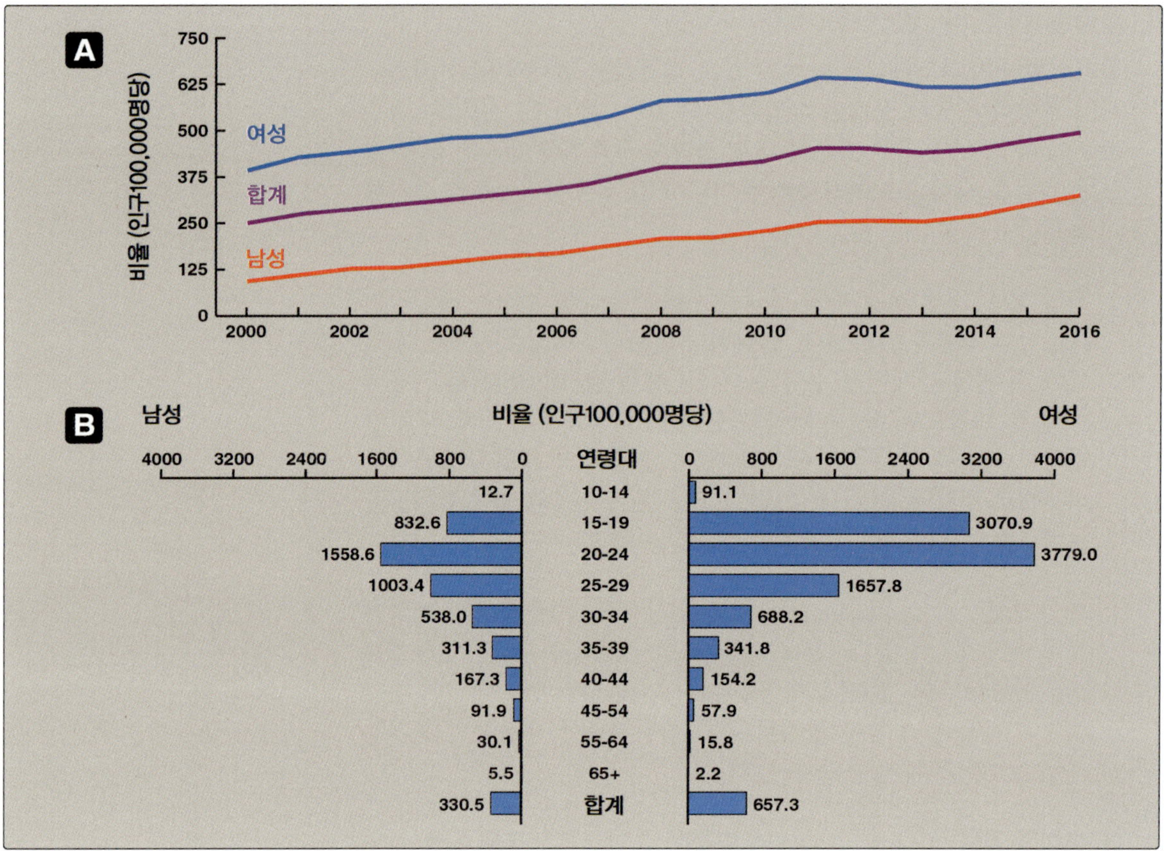

그림 18.6

A. 2000~2016년 미국에서 성별로 보고된 클라미디아(chlamydia) 발병률. **B.** 2016년 미국에서 보고된 연령별 클라미디아(chlamydia) 발병률

IV. 클라미디아 프시타시 *Chlamydia psittaci*

프시타코증(ornithosis)이라고도 알려진 프시타코시스(psitacosis)는 호흡기 분비물로 오염된 먼지나 감염된 새의 배설물을 흡입하여 인간에게 전염되는 동물성(동물) 질병이다. 인간의 질병은 보통 하기도를 표적으로 한다(**그림 18.8**). 급성 발열, 마른 기침, 독감과 유사한 증상이 나타낸다. 양측 고르지 못한 폐 침윤물이 관찰된다. 간과 비장의 확대는 빈번한 동반 기능이다. 간염, 뇌염 또는 심근염이 때때로 발생한다. 질병의 중증도는 본질적으로 무증상 감염에서 드물지만 일반적으로 고령 환자의 경우 치명적인 결과에 이르기까지 다양하다. 앵무새과(psittacine)를 포함한 다양한 조류 종은 *C. psittaci*를 종종 잠복적으로 옮기며 질병에 걸린 새와 건강한 새와의 접촉이 발생했는지 여부는 감별 진단을 공식화하는 데 중요한 요소이다. 정기적으로 새를 다루는 수의사, 사육사, 가금류 가공 작업자가 특히 위험하다. 보체 고정 또는 간접 면역형광 검사로 항체 역가가 4배 증가하는 것을 보여줌으로써 구체적인 진단을 내릴 수 있다.

클라미디아

클라미디아 종

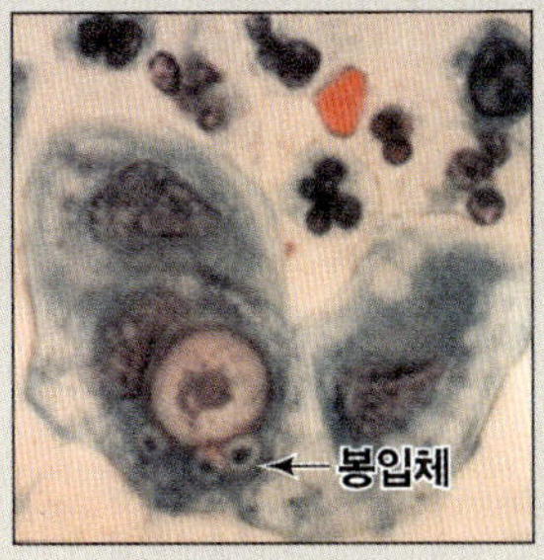

트라코마균 봉입체

- 그람염색으로 염색이 안됨
- 작고, 둥글거나 길쭉한 세균
- 외막(세포벽)은 두 개의 지질 이중막으로 구성
- 절대 세포내 기생균: 세포내 소포에서 증식하여 특징적인 세포질 봉입체를 형성

폐렴 클라미디아
- 지역사회형 호흡기 감염
- 감염된 사람에게서 획득

앵무새병균
- 앵무새병(조류병)
- 감염된 조류로부터 획득된 호흡기 감염

트라코마균
- 비임균성 요도염
- 트라코마
- 신생아의 봉입체 결막염
- 성병림프육아종

1 독시사이클린
1 아지트로마이신[1]
1 에리트로마이신[1]

[1]아지트로마이신이나 에리트로마이신은 어린이나 임산부에서 독시사이클린 대신 반드시 사용한다. 테트라사이클린은 치아와 뼈에 영향을 주기 때문이다.

비임균성 요도염

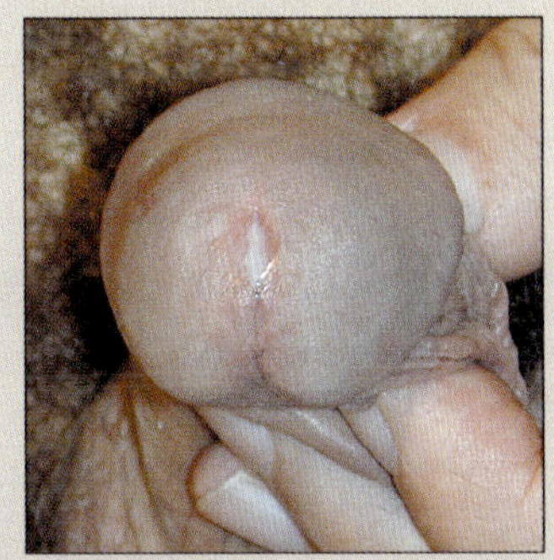

트라코마

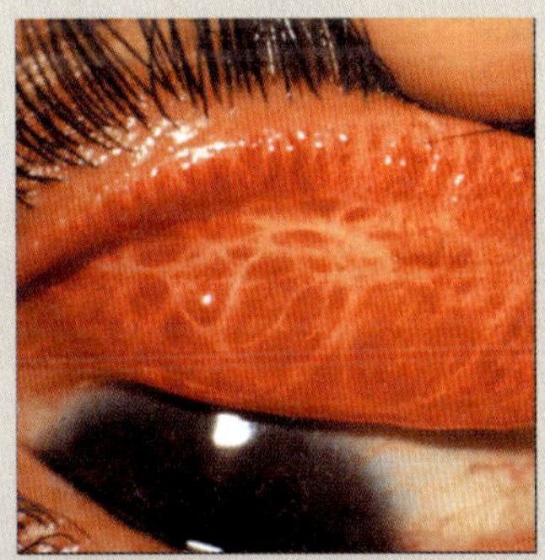

성병림프육아종

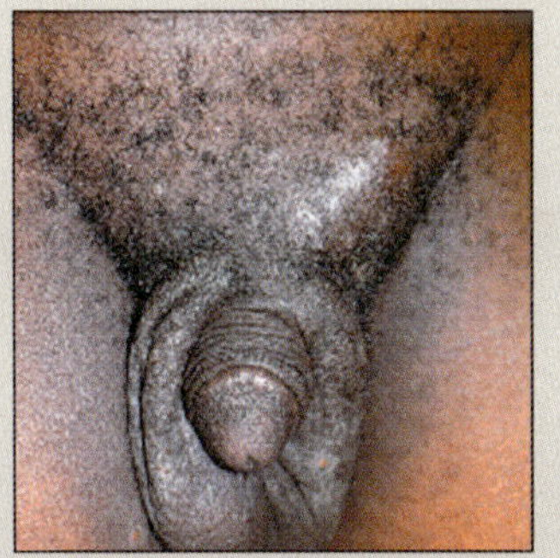

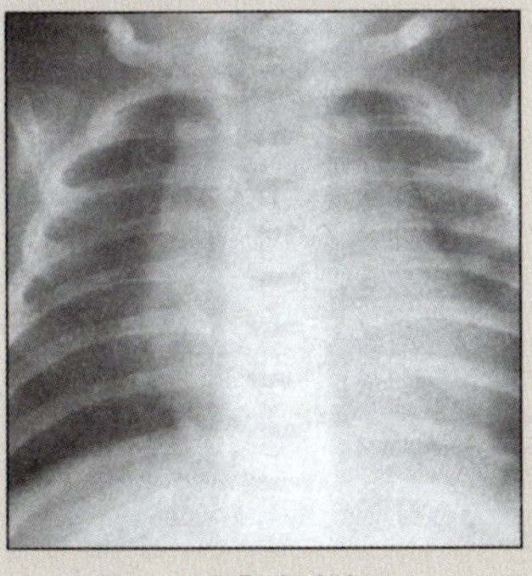

호흡기 감염

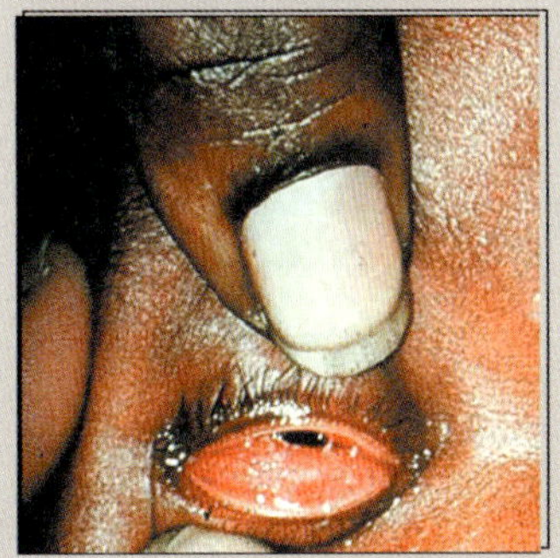

신생아의 봉입체 결막염

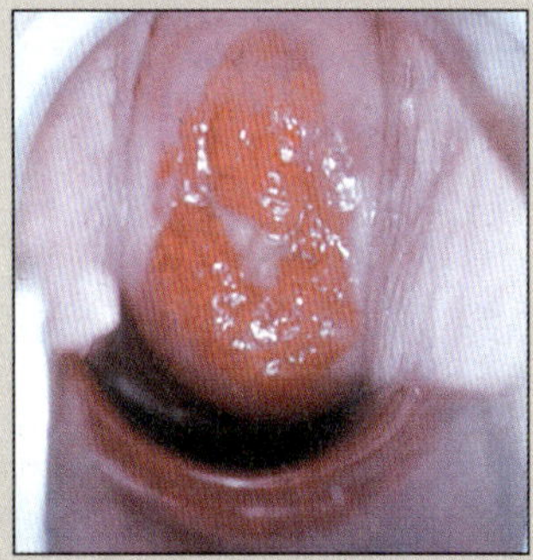

클라미디아 자궁경부염

그림 18.7

클라미디아 요약. 1 일차 약물을 나타낸다.

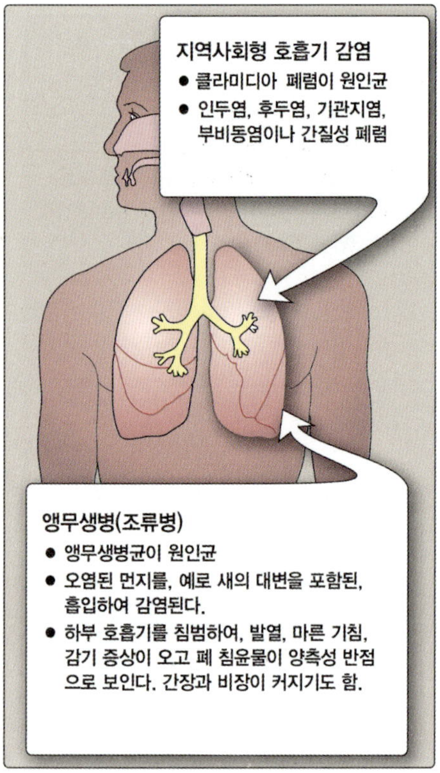

그림 18.8
Chlamydia psittaci 및 *Chlamydia pneumoniae*의 원인으로 인한 질병

유기체는 가래 및 기타 임상 물질의 조직 배양에서 성장할 수 있지만 일상적으로 시도되지 않는다. 일부 변종은 전염성이 매우 강하고 실험실에서 상당한 위험을 초래한다. 질병 초기에 투여하는 경우, 독시사이클린 또는 아지트로마이신은 증상을 근절하는 데 효과적이지만, 이 약은 살균제가 아니라 정균제이기 때문에 유기체가 회복기까지 잘 지속되는 경우도 있다.

V. 클라미디아 폐렴 *Chlamydia pneumoniae*

클라미디아 폐렴균(*C. pneumoniae*)은 인두염을 일으키는 호흡기 병원체이며 때때로 후두염, 기관지염 또는 간질(비정형) 폐렴이 뒤따른다. 지역사회 획득 호흡기 감염의 중요한 원인이며 전 세계적으로 발생하며 계절성 발생률은 없다. 전염병 발생이 보고되었다. 미국 성인의 약 50%가 클라미디아 폐렴균에 대한 항체를 가지고 있다. 그럼에도 불구하고 재감염이 발생하는 것으로 알려져 있다. 일부 연구는 클라미디아 폐렴균 항원(또는 유기체에 대한 더 높은 항체 역가)을 죽상동맥경화 과정 및 천식과 연결한다. 그러나 이러한 질병에서 유기체의 결정적인 역할은 확립되지 않았다. 배양은 진단을 위해 일상적으로 수행되지 않지만 혈청학적 및 분자학적 검사가 모두 가능하다. [주: 비정형 폐렴의 감별진단에는 클라미디아 폐렴균(*C. pneumoniae*), 마이코플라즈마 폐렴균(*Mycoplasma pneumoniae*) 및 레지오넬라 뉴모필라(*Legionella pneumophila*); 이러한 병원체 중 하나를 검출할 수 있는 다중 NAAT를 사용할 수 있다. 클라미디아 폐렴균은 독시사이클린(doxycycline)과 에리트로마이신(erythromycin)에 민감하다. 일부 환자는 10~14일의 항생제 치료를 마친 후 임상적 재발을 겪을 것이다. 이러한 환자의 경우 두 번째 치료 과정이 보다 지속적인 개선을 달성하는 데 도움이 될 수 있다.

마이코박테리아 및 방선균

19

Mycobacteria and Actinomycetes

I. 개요 Overview

마이코박테리아(Mycobacteria)는 그람염색에 사용되는 화학 염료의 침투에 저항하는 지질이 풍부한 세포벽을 가진 가느다란 간균(막대)이다. 얼룩이 생기지 않으나 일단 얼룩지면 산성화된 유기 용제로 처리해도 쉽게 탈색되지 않는다. 따라서 "내산성"이라고 한다. 마이코박테리아는 세포 내에서 생존하고 복제된다. 마이코박테리아 감염은 일반적으로 주요 조직 파괴의 원인이 되어 천천히 자라는 육아종성 병변을 형성한다. 예를 들어, 결핵균은 결핵을 유발한다. 이 인간의 주요 만성 세균성 질병과 전 세계적으로 감염으로 인한 사망의 특별한 주요 원인으로 우려된다. 유기체는 면역 저하 환자, 특히 HIV에 감염된 환자에게 우려되며, 마이코박테리움 속의 구성원은 또한 다음과 같은 나병을 유발한다. 결핵과 유사한 여러 가지 인간 감염도 있다. 이 속은 다음에 속한다. 속(⊠)도 포함하는 유기체의 목(방선균)인 방선균(*Actinomyces*)과 노카르디아(*Nocardia*)은 육아종을 유발한다. 다양한 임상 증상을 보이는 육아종성 병변의 원인이다. 이 장에서 논의된 마이코박테리아 및 기타 임상적으로 중요한 방선균은 다음 목록에 그림 19.1에. 나열되어 있다.

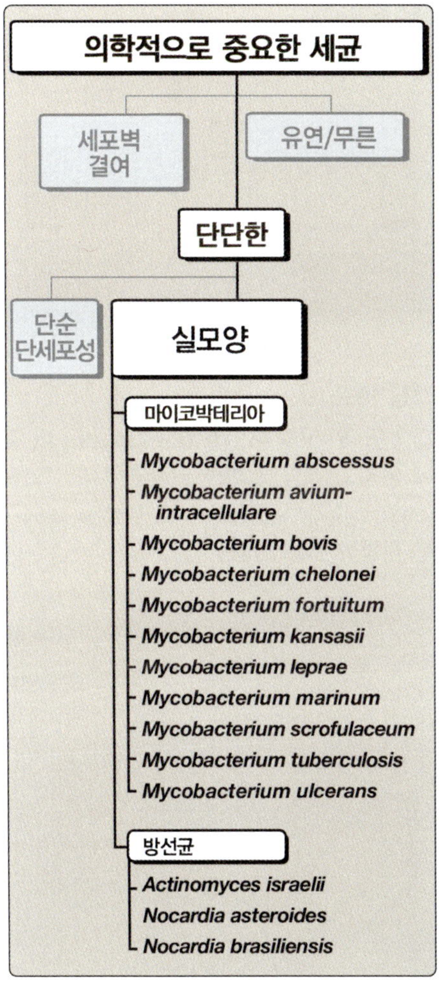

그림 19.1
마이코박테리아(*Mycobacteria*)와 방선균(*Actinomycetes*)의 분류

II. 마이코박테리아 Mycobacteria

마이코박테리아는 운동성이 없고 포자를 형성하지 않는 길고 가는 간상체이다(그림 19.2). 마이코박테리아 세포벽은 매우 긴 사슬(75~90개의 탄소), β-하이드록실화된 지방산(미콜산)의 독특한 클래스를 포함하여 ~60%가 지질이라는 점에서 특이하다. 이들은 다양한 다당류 및 펩티드와 복합체를 형성하여 마이코박테리아를 강하게 소수성으로 만들고 항산성 염색 특성을 설명하는 왁스 같은 세포 표면을 생성한다. 그들의 특이한 세포벽은 마이코박테리아를 많은 화학 소독제에 불침투성으로 만들고 강산 또는 강알칼리의 부식 작용에 대한 저항성을 전달한다. 객담과 같은 임상 검체를 제거하는데 이 사실을 사용하는데, 여기서 비공균 유기체는 그러한 처리에 의해 소화된다. 마이코박테리아는 또한 건조에는 내성이 있지만 열이나 자외선 조사에는 내성이 없다.

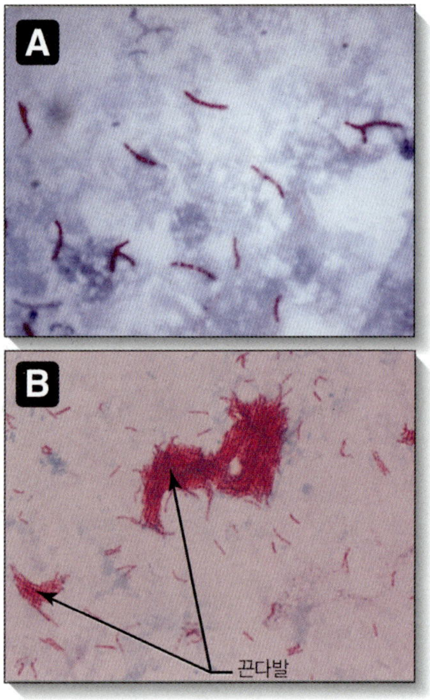

그림 19.2

결핵균(*Mycobacterium tuberculosis*). A. 결핵 환자의 객담의 빠른 산성염색. B. "코딩(cording)"[즉, 일열(string)로 성장]을 보여주는 전형적인 성장 패턴

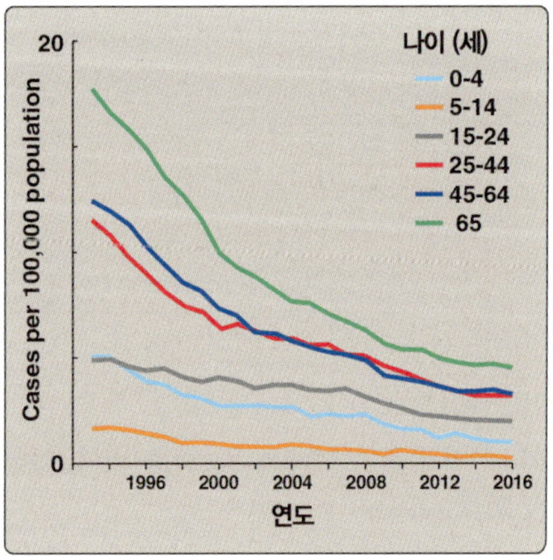

그림 19.3

1993~2016년 미국의 연령대별 결핵 발병률

A. 결핵균 *Mycobacterium tuberculosis*

현재 세계 인구의 약 1/3이 *M. tuberculosis*(결핵 간균)에 감염된 것으로 추정되며, 1,040만 명이 활동성 질병을 앓고 있고 170만 명이 사망했다. 미국에서 결핵(TB) 발병률은 수년 동안 감소했지만 여전히 모든 주, 지역 및 기타 관할지역에서 발견된다(**그림 19.3**). 서구에서 결핵이 감소한 것과는 대조적으로 일부 아시아 및 사하라사막 이남 아프리카 국가에서는 발병률이 극적으로 증가했다. 이들 국가 중 일부에서는 HIV 감염 인구의 거의 50%가 *M. tuberculosis*에 동시에 감염된다.

1. **역학:** 활동성 폐결핵 환자는 기침을 통해 많은 수의 유기체를 배출하여 에어로졸 비말핵을 생성한다. 건조에 대한 저항성 때문에 유기체는 최소 30분 동안 실내 공기에 부유하는 물방울 핵으로 생존할 수 있다. 주요 전파 방식은 에어로졸 흡입에 의한 사람 대 사람이다. 감염된 한 사람이 적절한 격리 없이 가족, 교실 또는 병원 병동과 같은 노출된 그룹의 수많은 사람들에게 유기체를 옮길 수 있다.

2. **병원성:** 마이코박테리아는 흡입된 후 폐포에 도달하여 폐 상피 또는 대식세포에서 증식한다. 2~4주 내에 많은 간균이 면역 체계에 의해 파괴되지만 일부는 살아남아 혈액을 통해 전파된다. *M. tuberculosis*의 독성은 숙주세포 내에서 생존하고 성장하는 능력에 달려 있다(**그림 19.4**). 유기체는 입증할 수 있는 독소를 생성하지 않지만 대식세포에 의해 삼켜지면 세균성 설포지질(sulfolipids)이 식세포 소포와 리소좀의 융합을 억제합니다. 결핵균의 능력이 면역학적으로 활성화된 대식세포에서도 성장하고 수십 년 동안 숙주 내에서 생존할 수 있는 것은 병원균의 독특한 특성이다.

3. **면역성:** *M. tuberculosis*는 체액성 면역 반응과 세포 매개성 면역 반응을 자극한다. 순환하는 항체가 나타나기는 하지만 유기체 제거에 기여하지는 않는다. 대신에 세포성 면역($CD4^+$ T 세포) 및 다수의 박테리아 단백질 항원에 대한 수반되는 지연성 과민증이 감염 과정에서 발생하고 질병의 병리 및 면역 모두에 기여한다.

4. **임상적 의미:** 원발성 결핵은 이전에 유기체와 접촉한 적이 없는 사람에게서 발생한다. 대부분의 경우(약 95%) 감염은 육아종에 포함되며 대부분의 사람들은 이 초기 발생을 인식하지 못한다. 결핵의 유일한 증거는 양성 투베르쿨린 검사일 수 있다. 그림 19.4는 잠복 상태로 남아 있거나 임상 질환으로 진행되는 결핵 감염 과정을 보여준다. 흉부 방사선 사진은 때때로 초기 폐 결절(치유 결절, 아래 참조)과 **그림 19.5**에서와 같이 약간의 섬유증을 보여준다. 1차 감염이 정지된 사람의 약 10%는 나중에 임상 결핵이 발생한다. HIV 동시 감염 환경에서 활성 질환으로의 진행은 연간 10%로 증가한다.

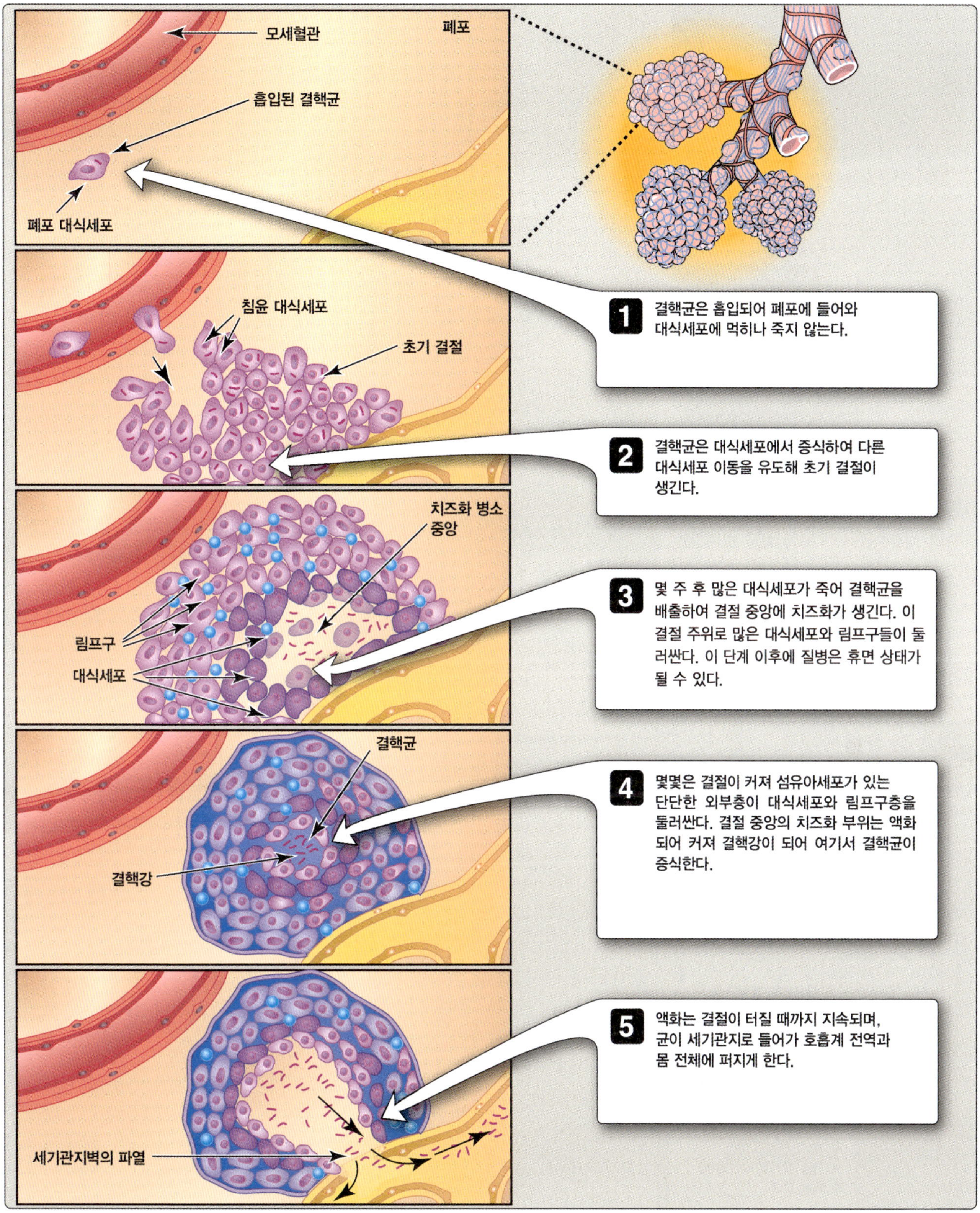

그림 19.4

활동성 결핵 감염의 진행

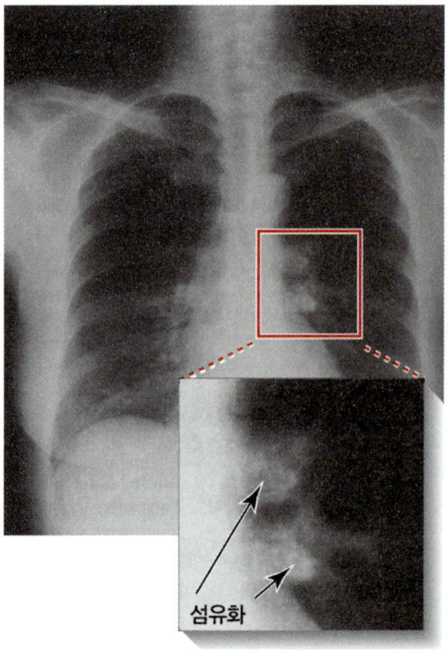

그림 19.5

약간의 섬유증(Ghon 복합체)을 보여주는 흉부 방사선 사진

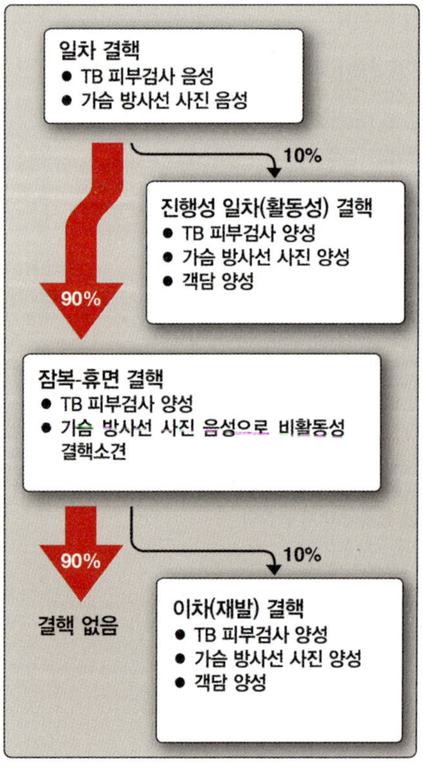

그림 19.6

결핵(TB)의 발병기전 단계

a. **원발성 질환 – 초기 단계:** 원발성 결핵은 일반적으로 기도를 통해 발생하기 때문에 초기병변은 중폐 주변의 작은 세기관지 또는 폐포에 발생한다. 유기체는 국소 단핵 식세포(폐포 대식세포)에 의해 염증 반응을 시작한다. 그러나 결핵균은 식세포에서 잘 자라기 때문에 박테리아가 증식하고 림프관 배수를 통해 림프절과 그 너머로 운반되어 추가 병소를 설정한다. 감염의 이 초기 단계는 일반적으로 경미하거나 무증상이며 액체 및 다형핵 백혈구가 간균 주위에 축적되는 삼출성 병변을 초래한다. 약 1개월 후에 특정 면역 반응이 나타나며 이는 병변의 특성을 변화시킨다. *M.tuberculosis*에 대한 세포매개면역 및 그 항원에 대한 과민성은 감염을 국소화하고 기관의 성장을 억제하는 향상된 능력을 부여할 뿐만 아니라 숙주를 손상시킬 수 있는 더 큰 능력을 유발한다. 특정 T 림프구에 의해 활성화된 대식세포는 간균을 축적하고 파괴하기 시작한다.

b. **1차 질환 – 결절 형성:** 발생하는 병변은 육아종 또는 결절로 알려져 있다(그림 19.4 참조). 이것은 결핵균을 포함하는 큰 다핵 거대세포(대식세포 합포체)의 중앙영역, 창백한 상피세포의 중간영역, 섬유아세포 및 단핵세포의 주변사슬로 구성된다. 조직 손상은 간균과 식세포의 파괴로 인해 발생하며, 이로 인해 분해효소와 슈퍼옥사이드 라디칼과 같은 활성 산소종이 방출된다. 결절의 중심은 특징적인 확장, 건피성 괴사를 발생시킨다(그림 19.4 참조).

c. **원발성 질병 – 과정:** 원발성 결핵은 두 과정 중 하나를 따른다. 병변이 멈추면 결핵은 섬유화와 석회화를 거쳐 생존가능하지만 증식하지 않는 유기체가 지속된다(그림 19.6). 또는 병변이 무너지면 건피질 물질이 배출되고 감염 확산을 촉진할 수 있는 공동이 생성된다. 유기체는 림프와 혈류에 의해 분산되며 폐, 국부 림프절 또는 간, 비장, 신장, 뼈 또는 수막과 같은 다양한 원거리 조직에 퍼진다. 진행성 질환에서 하나 이상의 결절이 확장되어 조직 파괴 및 임상 질환(예: 만성 폐렴, 결핵성 골수염 및 결핵성 수막염)을 유발할 수 있다. 극단적인 경우 활동성 결절이 몸 전체에 발생하는데, 이는 속립성(전파성) 결핵으로 알려진 심각한 상태이다.

박테리아가 활발하게 복제되어 공기가 채워진 구멍이 생긴다. 이러한 병변의 박테리아 개체군은 종종 상당히 커지며 많은 유기체가 배출된다(예: 객담). 환자는 다른 사람을 질병에 노출시킬 수 있게 된다. 재활성화는 종종 영양실조, 알코올 중독, 고령 또는 심각한 스트레스와 관련된 면역 상태의 장애로 인해 분명히 발생한다. 면역억제제 또는 질병(예: 당뇨병 및 특히 AIDS)은 재활성화로 이어지는 일반적인 전제 조건이다.

5. **투베르쿨린 반응:** 투베르쿨린 반응 검사는 결핵균의 단백질 항원

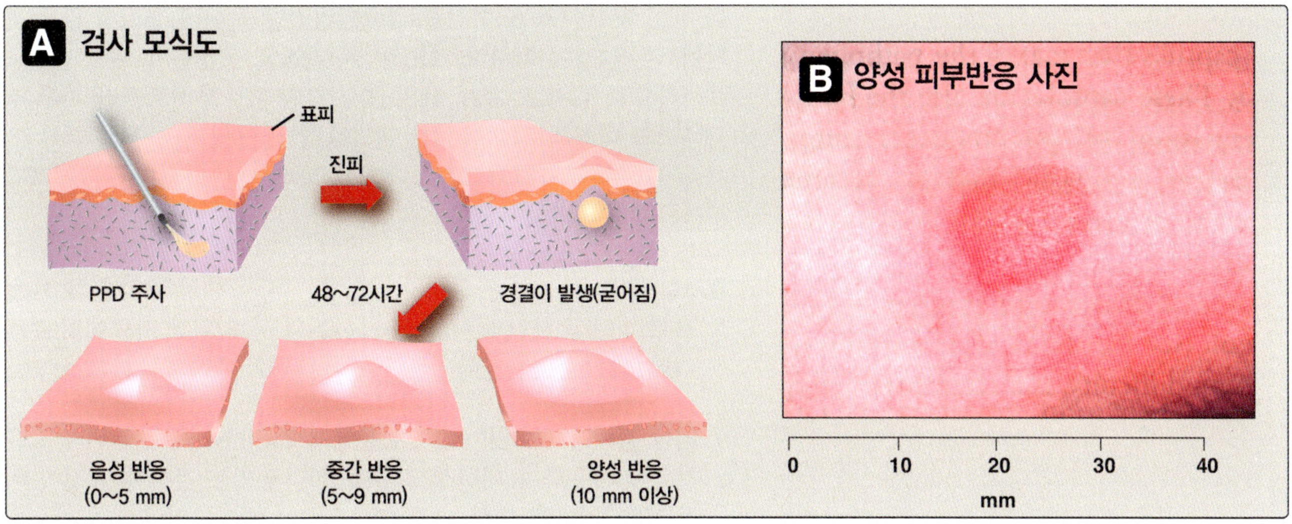

그림 19.7

결핵에 대한 Mantoux 피부 검사. A. 시험 절차 요약. B. 양성 반응의 경화특성의 예. [주: 어떤 사람들에게는 양성 반응의 결정이 더 엄격하게 해석될 수 있다(그림 19.8 참조).] PPD = 정제된 단백질 유도체

에 대한 지연성 과민증의 징후이다. 이러한 검사는 결핵균과의 접촉을 문서화하는데 사용할 수 있지만 환자가 현재 활동성 질병을 가지고 있는지 확인하지는 않는다. 맨톡스 검사(Mantoux test)에서 유기체의 배양 여과액에서 정제된 단백질 파생물(PPD)이 준비되고 생물학적으로 표준화된다. 활동은 투베르쿨린 단위로 표현된다. 일상적인 절차인 맨톡스 검사에서 측정된 양의 PPD가 팔뚝에 피내 주사된다(**그림 19.7**). 48~72시간 후에 주입 부위의 경결(경화) 영역의 존재와 크기를 판독하며, 검사가 양성이 되기 위해 관찰해야 한다(**그림 19.8**). 일반적으로 유기체와 처음 접촉한 후 4~6주 후에 양성 반응이 나타난다. 그것은 평생동안 양성으로 남아있지만 몇 년 후에 또는 약물이나 질병에 의한 면역 억제가 있는 경우 약해질 수 있다. 밀접하게 관련된 마이코박테리아 종 마이코박테리움 보비스(BCG로도 알려진 소 결핵의 원인 물질; 아래 "백신" 섹션 참조)의 약독화 제제로 이전에 백신을 접종한 경우에도 투베르쿨린 피부 검사에서 양성 결과가 나타난다. BCG 백신은 결핵 예방에 그다지 효과적이지는 않지만 미국 이외의 국가에서는 널리 사용되고 있다.

6. **인터페론 감마 방출 분석(IGRA):** 투베르쿨린 피부 검사의 대안인 IGRA는 환자의 혈액에서 분리된 T 세포로 수행되며 *M. bovis*가 공유하지 않는 *M. tuberculosis* 항원에 시험관 내에서노출된다. *M. tuberculosis*에 노출된 면역적격 환자의 T 세포는 분석에서 검출되는 인터페론 감마를 생성한다. 이 검사는 기존의 피부 검사보다

5 mm 이상의 경결이 생길 시 다음 사람들은 양성으로 해석된다.

- 감염자와 접촉했던 사람
- 가슴 사진에서 이상소견 있던 사람
- HIV 감염자 및 면역약화자

10 mm 이상의 경결이 생길 시 다음 사람들은 양성으로 해석된다.

- 높은 결핵 유병률 국가에서 태어난 사람
- 죄수, 방문간호 받거나 보호시설 거주자
- 보건요원
- 기타 의학적 위험인자가 있는 사람

15 mm 이상의 경결이 생길 시 다음 사람들은 양성으로 해석된다.

- 의학적 위험인자가 없는 사람

그림 19.8

결핵에 대한 Mantoux 피부 검사의 해석

더 특이적이며 BCG 백신을 접종받았지만 결핵에 걸리지 않은 개인에서는 양성이 아니다. 이 검사는 손상되지 않은 T 세포 반응을 요구하므로 T 세포 수가 적은 HIV 감염자는 투베르쿨린 피부 검사에서와 마찬가지로 위음성 결과를 얻을 수 있다. 양성 피부 검사와 마찬가지로 양성 IGRA 결과는 잠복성 결핵과 활동성 결핵을 구분하지 않는다.

7. **검사실 확인:** 활동성 폐결핵의 진단에는 임상 증상의 입증 및 비정상 흉부 방사선 사진과 *M. tuberculosis*의 관련 임상 자료에서 분리에 의한 확인이 포함된다.

   a. **임상 검체에서 확인:** 객담 샘플에서 Ziehl Neelsen 염색과 같은 기술을 사용하여 내산성 간균을 현미경으로 검색하는 것이 마이코박테리아에 대한 가장 빠른 검사이다. 그러나 *M. tuberculosis*는 속의 다른 병원체, 실험실에서 유리 제품과 시약을 오염시킬 수 있는 일부 부생성 마이코박테리아 종 또는 정상적인 식물상의 일부일 수 있는 마이코박테리아와 형태학적 근거에서 확실하게 구별할 수 없다. 따라서 *M. tuberculosis*의 확실한 동정은 유기체를 배양하거나 아래에 설명된 새로운 분자 방법 중 하나를 사용해야만 얻을 수 있다. 실험실 배지에서 느리게 자라기 때문에 결핵균을 배양하는 데 2~8주가 소요되지만 이러한 배양은 원래 샘플에서 적은 수의 유기체를 검출할 수 있다. 그림 19.9는 *M. tuberculosis*의 배양을 보여준다. 유기체의 분리는 성장 및 생화학적 특성에 의한 막대균(*Bacillus*)의 특정 정체성을 확인하는 것외에도 항생제 감수성을 결정하는 데 필수적이다.

   b. **핵산 증폭:** 분자 기술은 임상 검체에서 *M. tuberculosis*를 검출하고 식별하는 데 필요한 시간을 단축할 수 있기 때문에 결핵 진단에 점점 더 중요해지고 있다. 예를 들어, 증폭된 *M. tuberculosis* 직접 검사는 *M. tuberculosis* 16S 리보솜 RNA의 복제본을 빠르게 만드는 효소를 사용하며 유전자 프로브를 사용하여 검출할 수 있다

   c. **검사의 민감도:** 범위는 75~100%이며 특이도는 95~100%, 임상도말검사에서 항산균 양성으로 배양이 진행 중인 환자에게 사용한다. 두 번째 기술인 PCR(polymerase chain reaction)은 *M. tuberculosis* DNA의 미리 결정된 표적 영역의 작은 부분을 증폭한다. 사람의 가래를 이용하여 시판되는 PCR kit는 배양기술에 견줄만한 민감도와 특이도로 8시간 이내에 결핵진단을 확인할 수 있다. *M. tuberculosis*의 특정 검출과 리팜핀에 대한 감수성을 결합하는 분자 검사도 가능하다(감염 치료에 사용되는 1차 약물 중 하나, 아래 참조). 또한 PCR 분석은 특정 균주의 DNA 지문 채취를 용이하게 하여 전염병의 진행에 대한 연구를 가능하게 한다.

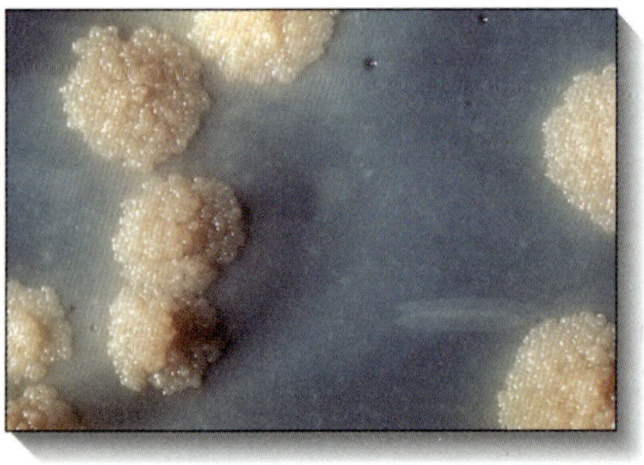

그림 19.9

Lowenstein-Jensen 배지에서 자란 결핵균(*Mycobacterium tuberculosis*) 콜로니

8. **치료:** 여러 화학요법제가 *M. tuberculosis*의 많은 변종에 효과적이다. 유기체는 치료 중에 특정 약제에 대한 내성을 빠르게 발달시키기 때문에 출현을 지연시키거나 예방하기 위해 다중 약물 요법을 사용한다. Isoniazid, rifampin, ethambutol, streptomycin 및 pyrazinamide는 그 효능과 허용가능한 독성 정도 때문에 주요 또는 "일차" 약물이다(그림 19.14 참조).

   a. **약물 내성:** 이러한 각 약제에 내성이 있는 돌연변이는 약물 치료 이전에도 분리된다. 따라서 표준 절차는 내성 균주의 증식을 방지하기 위해 두 가지 이상의 약물로 치료를 시작하는 것이다. 미국에서는 *M. tuberculosis* 균주의 9%가 새로운 결핵 사례에서 초기에 분리되었을 때 isoniazid에 내성이 있다(그림 19.10). 다제내성 변종(MDR-TB, 2개 이상의 1차 약제에 대한 내성으로 정의됨), 광범위 약제내성 변종(XDR-TB, 일부 2차 약제에 추가 내성이 있는 다제내성 변종으로 정의됨)의 발생률 증가), 일부 지역 및 환자 집단(예: 교도소)에서 완전히 약물 내성이 있는 변종(모든 항결핵제에 내성이 있는 TDR-TB)도 큰 우려의 원인이다.

   b. **치료 과정:** 임상 결핵은 유기체의 특성과 이들이 생성하는 병변 때문에 장기간의 치료 과정이 필요하다. 예를 들어, 세포내 병원체로서 간균은 숙주세포를 침투하지 않는 약물로부터 보호되고, 무혈관 중심을 갖는 큰 공동은 약물에 의해 침투되기 어렵다. 또한 만성 또는 정지된 결절에서 유기체는 비증식성이므로 많은 항균제에 민감하지 않다. 선호되는 치료 요법은 isoniazid, rifampin, pyrazinamide 및 etham butol로 2개월 후 isoniazid 및 rifampin으로 4개월이다. 간헐적 투여보다 매일 투여하거나 주 3회 이상 투여하는 것이 권장된다. 폐결핵에 효과가 있으면 객담 항산균 도말은 음성이 되고 환자는 2~3주 안에 비감염 상태가 된다.

   c. **직접 관찰 요법:** 여러 약물 일정이 6개월 이상 지속되는 경우 환자 순응도가 낮은 경우가 많다. 더 나은 치료 완료율을 달성하기 위한 성공적인 전략 중 하나는 환자가 감독과 관찰을 받는 동안 약물을 복용하는 "직접 관찰 요법"(그림 19.11)이다. 대부분의 의료 서비스 제공자는 직접 관찰 치료의 개념을 받아들였다.

9. **예방:** 투베르쿨린 검사, 흉부 방사선 사진, 사례 등록, 접촉 추적과 같은 공중 보건 조치는 인구 수준에서 결핵을 통제하는 데 많은 역할을 했다.

   a. **잠복기 질환 화학 요법:** 투베르쿨린 양성이지만 증상이 없는 개인의 경우 화학 요법이 여러 상황에서 일반적으로 단일 항생제 isoniazid와 함께 표시된다. 예를 들어, 최근 피부 검사 전환이

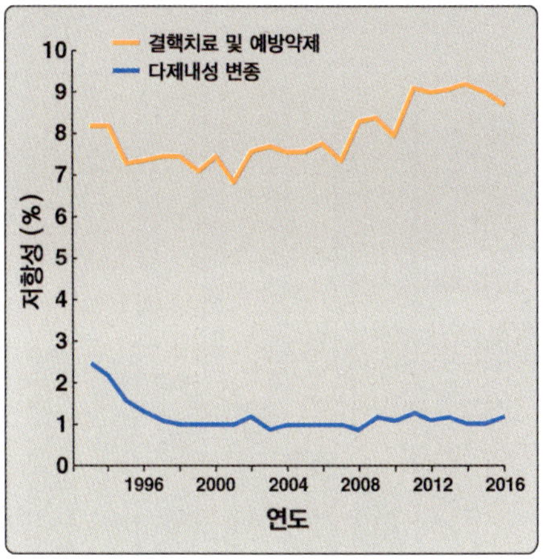

그림 19.10
미국의 1차 항결핵제 내성, 1993~2016

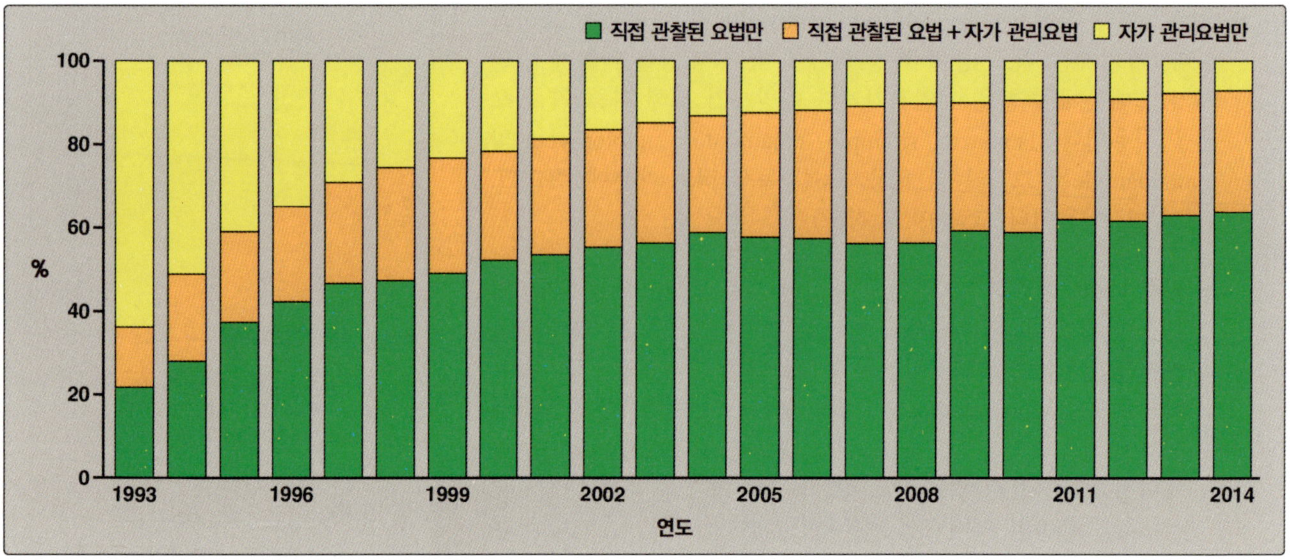

그림 19.11

1993~2014년 미국에서 보고된 결핵 환자의 치료 관리 방식

기록된 사람이나 다른 질병에 대한 면역 억제 요법이 필요한 투베르쿨린 양성 환자는 이 치료를 통해 활동성 결핵으로부터 보호할 수 있다.

b. **백신**: 결핵에 대한 백신은 20세기 초부터 이용 가능하다. 이는 *M. bovis*의 약독화 균주인 bacille Calmette-Guérin(BCG)에서 생산된다. 피내로 주사하면 투베르쿨린 과민성과 병원균을 죽이는 대식세포를 활성화하는 향상된 능력을 부여할 수 있다. 이 백신은 어린이의 수막염과 같은 심각한 형태의 결핵에 대해 약 80% 보호하며 세계보건기구와 여러 유럽 국가에서 대량 예방접종 캠페인에 사용된다. 그러나 미국의 공중보건 당국은 특수 집단의 의료 종사자 및 다제내성결핵이 흔한 지역의 고위험군과 같이 지속적으로 감염 위험이 높은 투베르쿨린 음성 개인에게만 백신 접종을 고려할 것을 권장한다(그림 19.12). 예방접종은 PPD 음성에서 PPD 양성으로 전환되어 사용 가능한 감시 방법의 유용성을 제거한다.

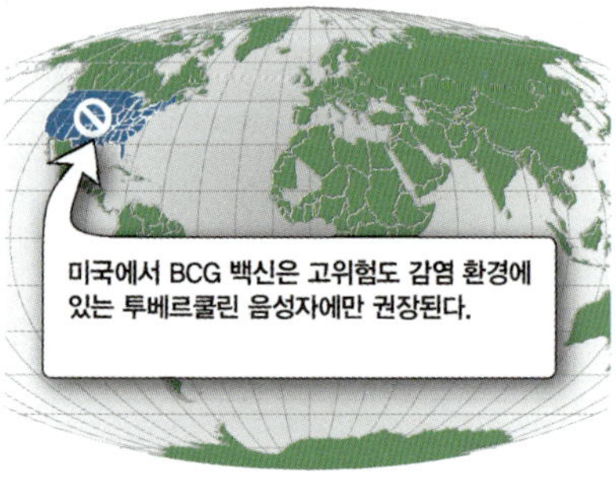

그림 19.12

Bacille Calmette-Guérin(BCG) 백신은 전 세계적으로 사용되지만 미국에서는 거의 사용되지 않는다.

B. 나병균 *Mycobacterium leprae*

미국 공중보건국의 간행물에서 한센병으로 불리는 나병은 이 나라에서는 드물지만 매년 국내 획득을 막론하고 적은 수의 사례가 보고되고 있다. 전 세계적으로 약 1000만~1200만 건으로 추정되는 훨씬 더 큰 문제이다. 미국에서 수십 건의 사례가 병원체의 알려진 저장소인 아르마딜로와의 접촉 또는 섭취와 관련이 있다.

1. **병원성:** *Mycobacterium leprae*는 예를 들어 나병 환자의 피부 병변의 삼출 날짜와 다른 개인의 벗겨진 피부 사이에 장기간 접촉을 통해 사람에서 사람으로 전염된다. *M. leprae*의 감염성은 낮고 잠복기가 길기 때문에 임상 질병은 유기체와 처음 접촉한 후 수년 또는 수십 년 후에 발생할 수 있다.

2. **임상적 의의:** 나병은 말초신경과 피부점막조직, 특히 코점막의 만성 육아종성 질환이다. 결핵나병과 나병이라는 두 가지 임상적 극단 사이의 연속체로 발생한다(그림 19.13). 결핵 나병에서 병변은 피부(특히 코, 외이 및 고환)와 같은 냉각된 신체 조직 및 표면 신경 종말에서 큰 황반(반점)으로 발생한다. 신경염은 피부에 마취 패치를 유발한다. 병변은 림프구, 거대세포 및 상피세포에 의해 심하게 침윤되지만 케이스화는 발생하지 않는다. 환자는 강력한 세포 매개 면역 반응을 일으키고 지연성 과민증이 발생하며, 이는 나병 조직의 투베르쿨린 유사 추출물인 레프로민을 사용한 피부 테스트에서 확인할 수 있다. 병변에는 박테리아가 거의 없다(pauci bacillary). 나병성 나병의 경과는 느리지만 점진적이다(그림 19.14). 많은 수의 유기체가 병변 및 세망내피계(다균)에 존재하며, 이는 심하게 저하된 면역 체계의 결과다. 잘 형성된 육아종은 나타나지 않는다.

3. **실험실 식별:** *M. leprae*는 내산성 간균이다. 그것은 인공 배양에서 성공적으로 유지되지 않았지만 병원균의 자연 숙주이자 저장고인 생쥐의 발바닥과 아르마딜로에서 자랄 수 있다. 유기체가 많은 나병성 나병의 검사실 진단은 비강점막 또는 기타 감염 부위의 검체를 내산성 염색하는 것과 관련된다. 결핵 나병에서 유기체는 극히 드물며 진단은 임상 소견과 생검 물질의 조직학에 달려 있다.

4. **치료 및 예방:** 답손(dapsone), 리팜핀(rifampin), 클로파지민(clofazimine)과 같은 설폰(sulfones)을 포함하여 몇 가지 약물이 나병 치료에 효과적이다(그림 19.15). 치료 기간이 길어지고 저항성 돌연변이를 확실히 억제하기 위해서는 병용 요법이 필요하다. BCG 백신이 나병에 어느 정도 보호 효과를 보였다는 사실은 백신 개발에 대한 관심을 더욱 불러일으켰다. 종양 괴사인자-α의 억제제인 탈리도마이드가 나병의 심각하고 심각한 피부 합병증인 결절성 홍반 치료제로 사용하기 위해 엄격한 제한하에 유통되고 있다.

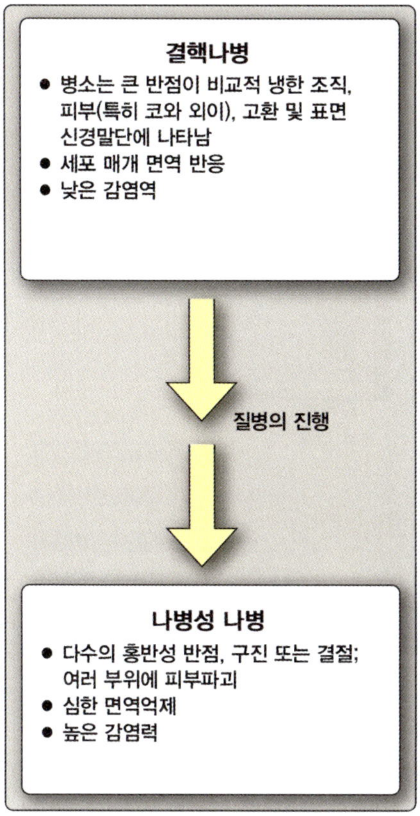

그림 19.13
나병의 분류

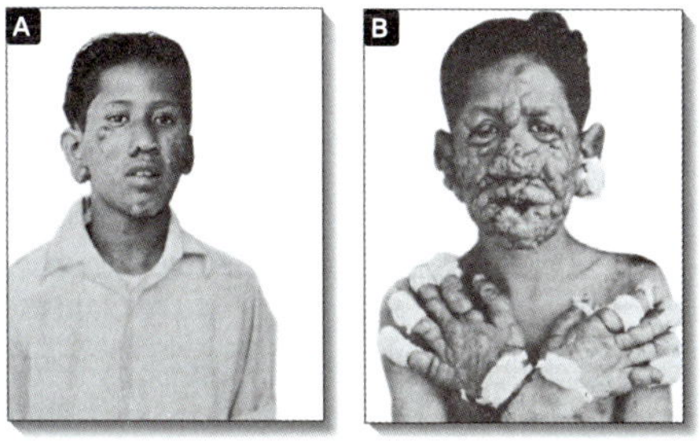

그림 19.14
A. 1931년 13세 하와이 소년의 나병. **B.** 2년 후 같은 소년. [주: 이 환자는 효과적인 항생제 시대 이전에 나병에 걸리는 불행을 겪었다.]

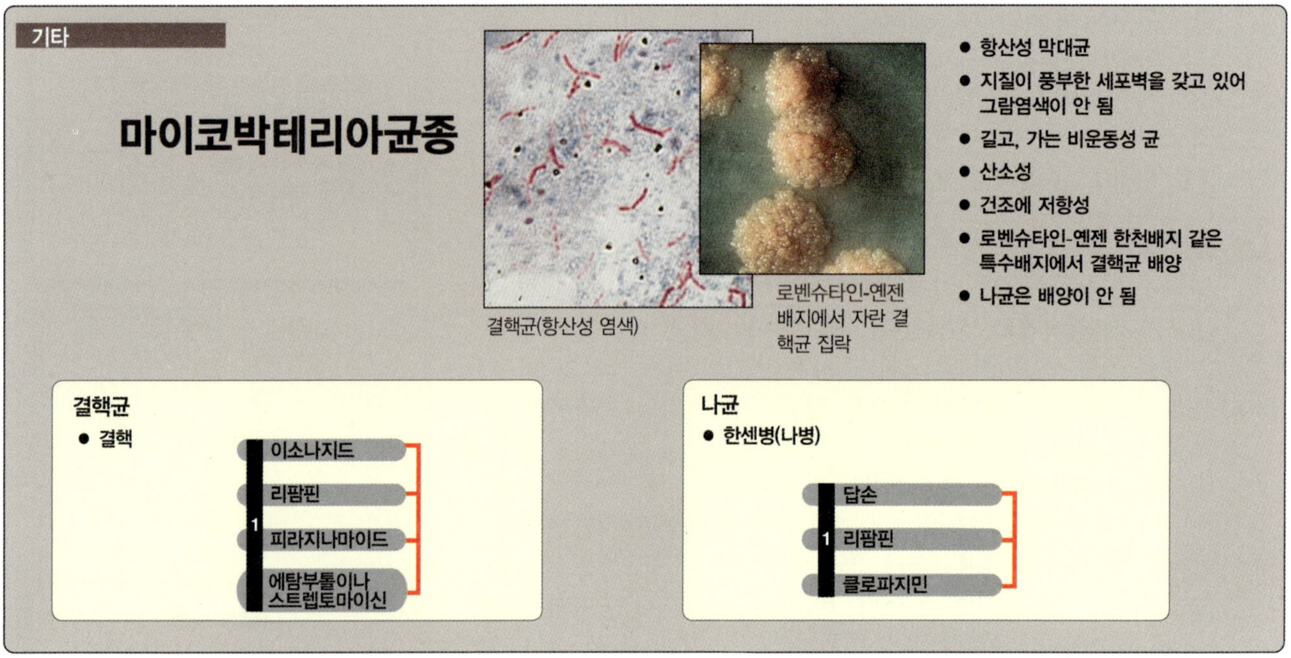

그림 19.15

Mycobacterium 종의 요약. 약물을 연결하는 빨간색 선은 여러 약물의 동시 사용을 나타낸다. **1** 일차 약물을 나타낸다.

III. 방선균 Actinomycetes

방선균은 가느다란 막대 모양으로 쉽게 조각나는 필라멘트형, 분지형, 그람양성 유기체 그룹이다(그림 19.16). 그들은 형태학적 근거에서 표면적으로는 균류와 유사하지만 박테리아 크기의 원핵생물이다. 그들은 자유 생활을 하며 대부분 코리네박테리아 및 마이코박테리아와 중요한 항생제의 공급원인 연쇄상구균과 관련된 토양 유기체이다.

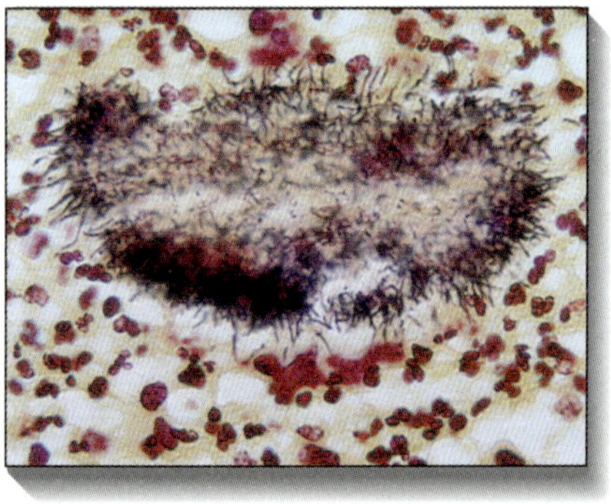

그림 19.16

Brown-Brenn 염색을 이용한 발의 방선균종. 방선균종은 방선균에 의해 발생하는 피부 및 피하 조직의 만성 육아종 감염이다.

A. 방선균 이스라엘 *Actinomyces israelii*

*Actinomyces israelii*는 인간의 정상적인 구강 및 장내 세균총의 일부이다. 유기체는 엄격한 혐기성 균이다.

1. **임상적 의의:** 방선균증은 만성 화농성 농양으로 인해 흉터와 외형이 변형되는 감염질환이다. 감염은 아마도 유기체의 성장을 지원하기에 충분한 혐기성 상태에서 하부 연조직으로 유기체가 우발적으로 도입됨으로써 시작되었을 것이다. 사례의 약 절반은 자궁경부 안면 위치를 가지며 열악한 치아 위생 및/또는 발치("볼록한 턱")와 관련이 있다. 다른 경우에는 폐와 흉벽, 맹장, 맹장, 복벽 및 골반 장기가 포함된다. 병변(진균종)은 단단하고 붉으며 상대적으로 압통이 없는 부종으로 시작하여 서서히 진행되어 액체로 가득 차게 되고 표면으로 파열되어 많은 양의 고름을 배출한다.

또한 측면으로 퍼져 여러 부비동관을 통해 고름을 배출한다.

2. **실험실 식별:** 방선균증에서 가장 전형적이고 진단적인 소견은 배액 고름에 "황(sulfur) 과립"이 존재한다는 것이다. 이들은 작고 단단하며 일반적으로 황색을 띠는 입자이며 실제로는 황을 포함하지 않는다. 현미경으로 검사할 때 황 과립은 항원-항체 복합체로 생각되는 무정형의 호산구성 물질에 박혀 있는 유기체의 필라멘트로 구성된 미세군락으로 나타난다. 유기체는 티오글리콜레이트(thioglycollate) 국물이나 혈액한천과 같은 농축 배지에서 혐기성으로 성장할 수 있다. 성장은 느리며 눈에 보이는 집락을 위해 종종 10~14일이 필요하다.

3. **치료:** 많은 항생제(클린다마이신, 에리트로마이신, 테트라사이클린)가 임상적 효과가 있는 것으로 나타났지만 페니실린 G가 방선균증에 대한 선택 치료법이다. 치료는 몇 주에서 몇 달 동안 유지되어야 하며 외과적 괴사 조직 제거 및/또는 배액이 동반될 수 있다. 페니실린 G에 대한 유의한 내성은 보고되지 않았다. [주: 좋은 구강 위생은 중요한 예방 조치이다.]

B. *Nocardia asteroides*와 *Nocardia brasiliensis*

노카르디아(Nocardiae)는 호기성 토양 유기체이다. 인간과 가축의 감염은 기회주의적이며 사람에서 사람으로 전염되지 않는다. 대신, 노카르디아는 흡입되거나 피부 상처의 오염에 의해 획득된다.

1. **임상적 의의:** 인간 노카르디아증의 가장 흔한 증상은 농양, 광범위한 괴사 및 공동 형성을 동반한 오히려 만성 경과의 폐렴이다. 장기가 전이될 수 있으며 뇌와 신장이 가장 흔한 이차 위치이다. 중요한 소인 조건은 림프종이나 기타 악성 종양 또는 약물과 관련된 면역억제이다. 미국에서는 *Nocardia asteroides*가 이 감염과 관련된 더 흔한 유기체이다.

2. **실험실 식별:** 노카르디아는 그람양성이지만 불규칙하게 염색되는 분지 필라멘트이다(그림 19.17). 그들은 일반적으로 임상 물질이 많고 유황 과립을 형성하지 않는다. 1% 황산 알코올로 탈색한 후 약산성으로 염색되지만 일상적인 Ziehl-Neelsen 절차로 완전히 탈색된다. 노카르디아는 엄격하게 호기성이다. 이들은 다양한 단순 배지(예: 항생제가 없는 진균 배지) 및 표준 혈액 한천에서 천천히 자란다.

3. **치료:** Trimethoprim-sulfamethoxazole(TMP-SMX)은 대부분의 임상의가 선택하는 약물로 간주된다. 일부 분리주가 TMP-SMX에 내성이 있다는 점을 감안할 때 최적의 항생제 치료를 위해서는 공식적인 항균제 감수성 검사가 항상 필요하다. 세프트리악손 및 미노사이클린과 같은 다른 항생제는 체외 감수성이 입증된 경우 효과적일 수 있다. 노르카디아는 페니실린에 비교적 내성이 있다.

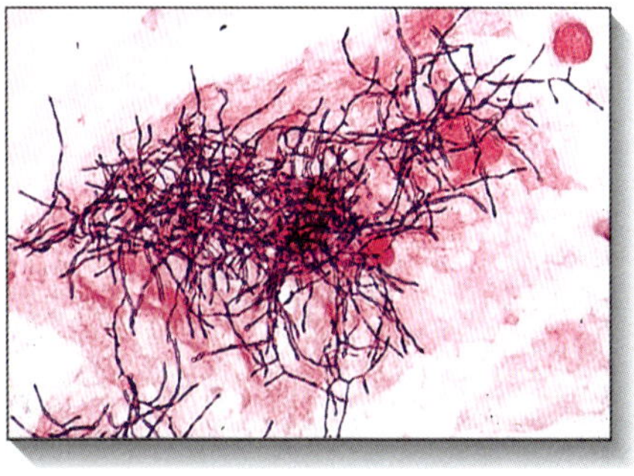

그림 19.17
노카르디아(Nocardiae)

병변의 외과적 배액이 중요하며 감염을 제거하기 위해 장기간의 치료가 필요할 수 있다.

IV. 비정형 마이코박테리아 Atypical Mycobacteria

비정형 마이코박테리아는 환경에 널리 퍼져 있고 설치류 동물 모델에서 병원성이 없다는 점에서 고전 마이코박테리아와 구별된다. 비정형 마이코박테리아는 색소 생산 및 성장 속도를 포함하는 몇 가지 표현형 특성에 따라 4개의 그룹(Runyon 그룹 I-IV)으로 분류된다. 그룹 I에는 빛에서 색소를 생성하는 광색소원이 포함되어 있다. 이 그룹은 매우 천천히 자라며 *Mycobacterium kansasii* 및 *Mycobacterium marinum* 종을 포함한다. *M. kansasii* 는 결핵과 유사한 방식으로 폐 내에서 퍼질 수 있는 만성 폐 질환을 일으킨다. 유기체는 주로 중서부 주와 텍사스에 국한된 수돗물에서 발견된다. *M. marinum*은 피부 감염을 일으키며 담수 및 해수 서식지에서 발견된다. 그룹 II에는 빛과 어둠 모두에서 색소를 생성하는 느리게 성장하는 비정형 Mycobacterium 종인 *Mycobacterium scrofulaceum*이 포함된다. 이 병원체는 어린이의 자궁 경부 선염을 유발하며 생우유, 유제품, 토양 및 물에서 발견된다. 이 병원체를 제거하려면 영향을 받은 림프절을 절제해야 한다. 그룹 III에는 마이코박테리움 아비움-인트라셀룰라레(*Mycobacterium avium-intracellulare*) 복합체 및 마이코박테리움 울세란스(*Mycobacterium ulcerans*)를 포함하여 느리게 성장하는 비인산화 색소원이 포함된다. *M. avium*과 *M. intracellulare*는 사실상 진단적으로 구별할 수 없다. 그들은 둘 다 환경에서 편재적으로 발견되며 특히 AIDS 환자와 같은 면역 저하 환자에서 결핵과 매우 유사한 심각한 전파성 질병을 유발한다. 이러한 비정형 마이코박테리아는 특히 항결절제에 내성이 있다. *M. ulcerans*는 아프리카를 포함한 열대 국가에서 부룰리 궤양으로 알려진 나태한 피부 감염을 일으킨다. 그룹 IV의 비정형 마이코박테리아는 빠르게 성장하지만 색소를 생성하지 않는다. 이 그룹에는 세 가지 잠재적 병원체가 포함되지만 모두 환경에서 유비쿼터스로 발견된다. *Mycobacterium abscessus*는 피부, 뼈 및 관절에 퍼질 수 있는 만성 폐 질환을 일으킨다. *Mycobacterium fortuitum* 및 *Mycobacterium chelonei* 주로 면역이 약화된 개인을 감염시켜 피부 및 연조직 감염을 유발한다.

리케차, 에를리키아, 아나플라즈마, 콕시엘라

20

Rickettsia, Ehrlichia, Anaplasma, and *Coxiella*

I. 개요 Overview

Rickettsia, Ehrlichia, Anaplasma 및 *Coxiella*(그림 20.1)에는 여러 가지 공통점이 있다. 예: (1) 살아 있는 숙주세포 안에서만 자란다. [주: 많은 병원성 박테리아는 특정 세포 유형 내에서 잘 자라지만 증식을 위해 이러한 환경을 필요로 하지 않는다. 이것들은 조건성 세포내 기생충으로 알려져 있다. 여기에서 논의된 유기체는 클라미디아와 같이 절대 세포내 기생충이다.] (2) 대부분의 감염은 감염된 절지동물 매개체(예: 이, 진드기, 벼룩 및 진드기)에 의해 전염된다. (3) 발진티푸스, 홍반열, 인간 에를리히증, Q열과 같은 이러한 유기체에 의해 유발되는 질병은 발진이 두드러지며 전신성 감염이다. 이러한 질병은 사망률이 다양하지만 적절한 치료가 없을 경우 사망률이 높을 수 있다.

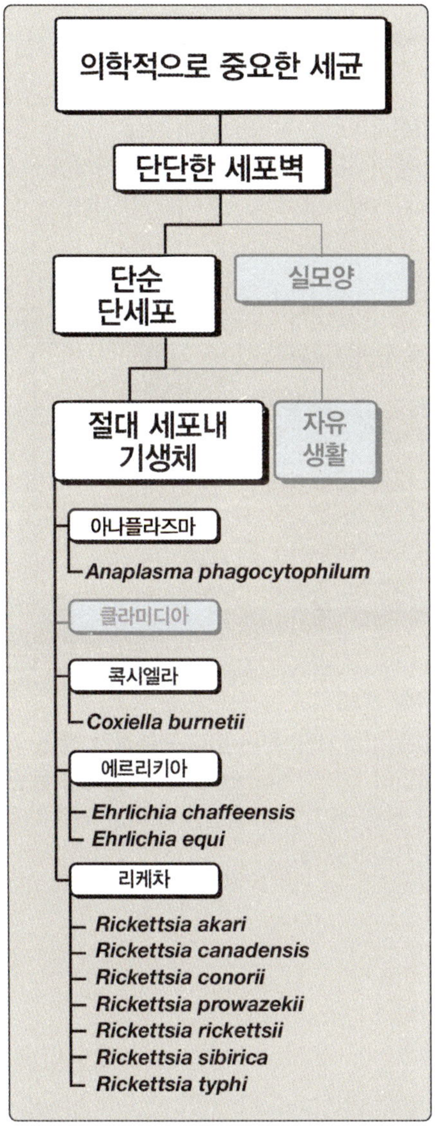

그림 20.1
절대 세포내 기생충의 분류

II. 리케차 *Rickettsia*

리케차(*Rickettsia*)는 전형적인 원핵세포의 구조적 특징을 가지고 있다. 그것들은 작거나 막대 모양이거나 구균성(coccobacillary) 모양이며(그림 20.2) 전형적인 이중층의 그람음성 세포벽을 가지고 있다. 그러나 그들은 잘 염색되지 않으며 숙주세포 내부에서 일반적으로 발생하기 때문에 Giemsa 또는 Macchiavello와 같은 다색 염색 중 하나를 사용하여 광학현미경으로 가장 잘 시각화된다.

A. 생리학 Physiology

리케차의 복제를 위한 세포내 환경에 대한 필수 요구 사항은 완전히 이해되지 않았지만 원형질막이 유출되기 때문에 숙주세포 영양분과 조효소에 쉽게 침투할 수 있다. 이러한 세포내 기생충은 자체 대사를 위해 숙주 유래 탄소 공급원, 아미노산 및 뉴클레오시드를 사용한다. 이들은 당분해 경로가 없지만 크렙스 회로에 필요한 효소는 유지된다. 이 속은 진핵세포 내에서 발견되는 미토콘드리아와 밀접한 관련이 있다. 리케차 전자 수송 사슬과 아데노신 삼인산(ATP) 생성 기관은 오늘날의 미토콘드리아에서 발견되는 것과 매우 유사하다. 리케차는 그룹 및 종 특이성을 모두 전달하는 여러 항원을 포함한다.

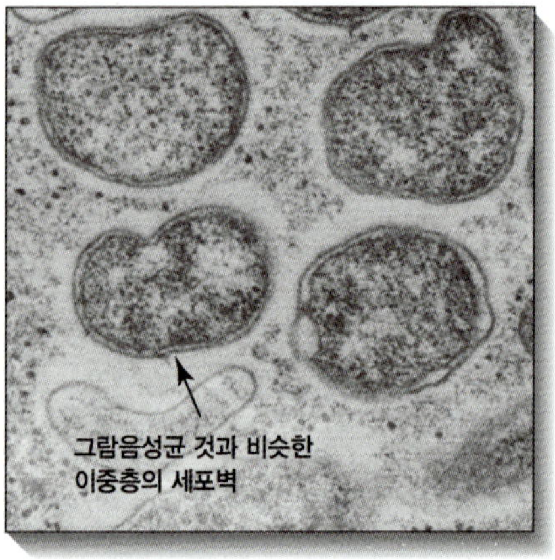

그림 20.2

실험적으로 감염된 진드기 조직에서 *Rickettsia prowazekii*의 전자 현미경 사진

B. 병인 Pathogenesis

리케차는 벼룩, 진드기, 이와 같은 절지동물에 의해 인간에게 전염된다. 리케차 종에 따라 설치류, 인간 또는 절지동물이 감염성 기관의 저장소 역할을 할 수 있다. 리케차 종은 순환계 전체에 위치한 내피세포에 대한 친화성을 가지고 있다. 감염된 절지동물에 물린 후 유기체는 식균작용과 유사한 과정을 통해 세포로 흡수된다. 이 유기체는 포스포리파제 C(phospholipase C)를 생성하여 포식소체 막을 분해한다. 홍반열 그룹의 리케차는 숙주세포의 핵과 세포질 모두에서 증식한다. 이들은 *Listeria* 및 *Shigella* 속의 것과 유사한 방식으로 인접 세포로의 배출을 용이하게 하는 숙주세포 액틴 원섬유를 동원하는 것으로 보인다. 발진티푸스 그룹 내의 리케차는 액틴 기반 운동이 불가능하고 세포질 확장을 통해 세포를 탈출할 수 없으므로 숙주세포가 결국 죽을 때까지 세포질 내 성장으로 제한되어 박테리아를 방출한다. 두 경우 모두 리케차는 혈류나 림프관을 통해 몸 전체로 퍼진다. 국소 혈전은 피부를 비롯한 여러 기관에서 형성되며(그림 20.3), 다양한 작은 출혈과 혈역학적 장애가 질병의 증상을 만든다.

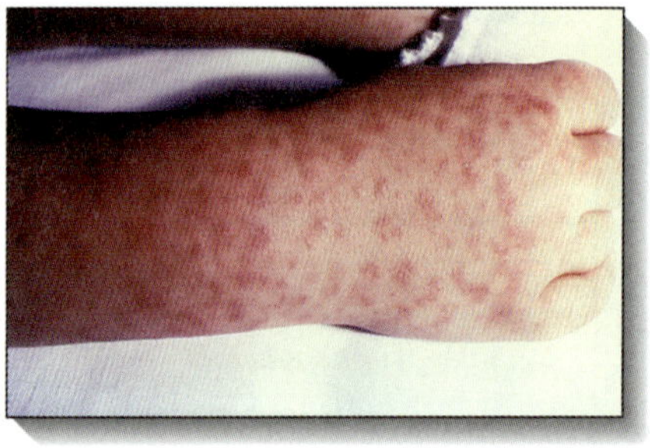

그림 20.3

혈관염(로키산 홍반열의 근본적인 병변)의 병인이 융기되거나 만져지는 자반병을 동반한 특징적인 반점 발진을 보이는 어린이의 오른손과 손목

C. 임상적 의미 — 홍반열군 Clinical significance–spotted fever group

1. **록키산 홍반열:** 록키산 홍반열은 잠재적으로 치명적이지만 일반적으로 치료가능한 진드기 매개 질병이며 미국에서 가장 흔한 리케차 감염이다. [주: 이 질병은 1920년대에 록키산맥에서 처음 인식되고 병인이 확인되었지만 록키산 홍반열은 미국 전역, 특히 남동부 지역에 널리 분포한다.] 이 질병은 *Rickettsia rickettsii*에 의해 발생한다. 인간 감염은 감염된 나무 또는 개 진드기에 물려 시작된다. 진드기는 유기체를 난소를 통해 자손에게 전염시킬 수 있으므로 특정 지리적 지역에서 수년 동안 포유류 숙주 없이 유기체를 유지할 수 있다. 현재 미국에서 이러한 감염된 진드기 개체군은 중남부주와 대서양 중부 해안을 따라 널리 퍼져 있다. 이 질병은 일반적으로 진드기 활동이 가장 활발한 따뜻한 달에 가장 높은 빈도로 발생한다. 감염 후 평균 7일이 지나면 증상이 나타나기 시작한다. 이 질병은 고열과 권태감이 특징이며, 초기에는 황반성이지만 점상출혈성 또는 명백한 출혈성으로 변할 수 있는 눈에 띄는 발진이 뒤따른다(그림 20.3 참조). 발진은 일반적으로 손바닥과 발바닥을 포함하는 사지에서 시작하여 몸 전체를 덮기 위해 빠르게 발생한다(구심 확산). 치료하지 않은 경우 조직 경색 및 심근 또는 신부전으로 이어지는 혈관 장애가 발생할 수 있다. 록키산 홍반열 사례의 2/3는 15세 미만의 어린이에게서 발생하며 5세에서 9세 사이에 가장 많이 발생한다. 발진이 발생하지 않는 감염된 환자(~10%)에서 잠재적 진단 문제가 발생한다. 이러한 "점 없는" 록키산 홍반열의 경우는 심각하고 치명적일 수 있다.

2. **기타 홍반열:** 록키산 홍반열과 유사한 진드기 매개 홍반열은 세계 여러 지역에서 발견된다. 중증도는 다양하며 *Rickettsia conorii*,

Rickettsia canadensis 및 *Rickettsia sibirica*와 같은 유기체에 의해 발생한다. 임상적으로 다른 질병인 리케차두창은 *Rickettsia akari*에 의해 발생된다. 미국과 구소련에서 보고된 바 있다. *R. akari*의 매개체는 응애이며 그 저장고는 일반 집쥐나 유사한 작은 설치류이다. Rickettsialpox는 진드기에 물린 부위에 가피가 선행되고 수일 동안 경미한 체질 증상이 나타나는 산재된 구진 낭포가 특징이다. 그림 20.4는 구루병에 의해 발생하는 반점열을 보여준다.

D. 임상적 의미 — 발진티푸스군 Clinical significance–typhus group

1. **이(Louse) 매개(유행성) 티푸스**: 이 매개 티푸스는 *Rickettsia prowazekii*에 의해 발생한다. [주: 유행성 발진티푸스는 살모넬라 유발 장티푸스와는 다른 질병이다. 둘 다 원래 "무감각"을 의미하는 그리스어 단어를 따서 "typhus"라고 불리는 동일한 질병의 변형으로 생각된다. 두 질병이 서로 다른 유기체에 의해 발생하는 것으로 확인되었을 때 살모넬라로 유발된 질병은 "장티푸스 유사"를 의미하는 "장티푸스"로 명명된다.] *R. prowazekii*는 대변으로 유기체를 배설하는 감염된 인체 이에 의해 사람에서 사람으로 전염된다. 이(louse)에 물린 곳을 긁으면 이 배설물에서 물린 상처로 병원균이 유입될 수 있다. 감염된 머릿니(lice)는 결국 감염 박테리아에 의해 죽는다. 따라서 이 질병은 이 개체군에서 유지되지 않고 오히려 이가 벡터 역할을 하여 인간 사이에 유기체를 전염시킨다.

   a. **발진티푸스 전염병**: 발진티푸스는 사람들이 이동하고 밀집해 있으며 열악한 위생 환경에서 발생하는 대규모 전염병에서 가장 일반적으로 발생한다. 현재 이러한 발병의 주요 초점은 아프리카 북동부에서 발견된다. 발진티푸스의 유행성 형태는 20세기 초 이후로 미국에서 발생하지 않는다. 그러나 발진티푸스의 산발적 사례는 저수지가 날다람쥐로 보이는 미국 동부 절반에서 발생했다. 병원균은 아마도 체외 기생충에 물려 날다람쥐에서 인간에게 전염되었을 것이다. 발진티푸스의 임상 증상은 감염 후 평균 8일에 발생하며 고열, 오한, 심한 두통, 종종 상당한 정도의 쇠약과 혼미가 포함된다. 발진이 관찰될 수 있지만 로키산 홍반열과 관련된 발진과 달리 발진티푸스 발진은 몸통에서 사지로 퍼진다. 이 질병은 2주 이상 지속되며 고령자에서 더 심한 경향이 있다. 발진티푸스의 합병증에는 중추신경계 기능부전, 심근염 및 사망이 포함될 수 있다.

   b. **Brill–Zinsser 질병(재발성 발진티푸스)**: 이것은 이전에 1차 감염(10~40년 전)에서 회복된 사람에게서 발생하는 일반적으로 더 가벼운 형태의 발진티푸스이다. 잠복 감염은 세망내피계에서 유지되는 것으로 생각되며 아마도 전염병 간 기간에 유기체의 저장고 역할을 할 것이다.

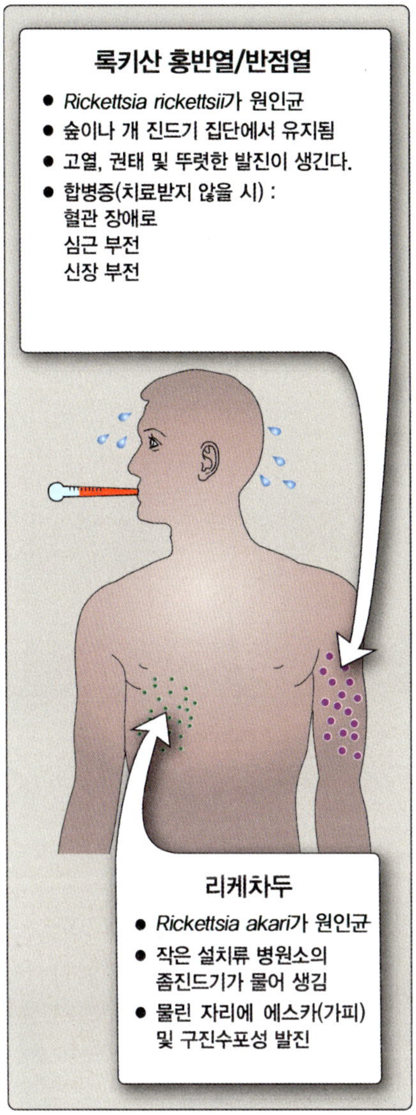

그림 20.4
리케치아(*Rickettsia*)로 인한 발진열

기타

리케차 종

- 그람음성이나 염색이 잘 안됨
- 작은 막대균과 비슷하거나 알막대균 모양
- 살아 있는 숙주세포 안에서만 자람
- 감염진드기가 옮김
- 통상적으로 배양 안함, 이유는 절대 세포내 기생체로 검사 시 감염의 위험으로

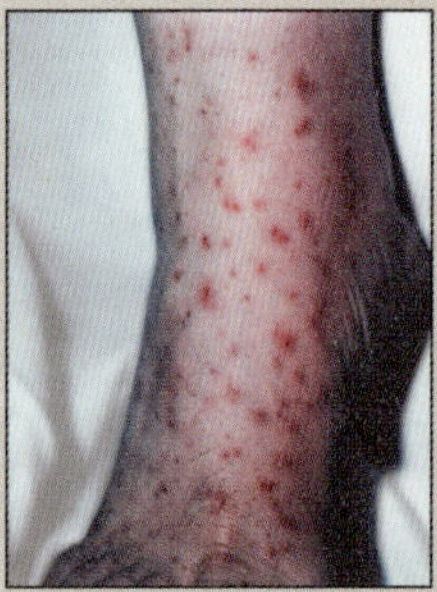

록키산 홍반열의 발진

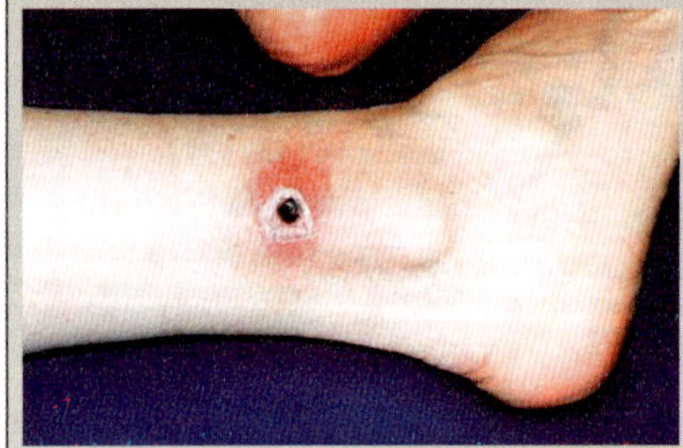

리케차두

Rickettsiaa rickettsii

- 록키산 홍빈열

1 독시사이클린

2 클로람페니콜[1]

[1]임산부의 치료

그림 20.5

리케차병 요약. **1** 일차 약물을 나타낸다. **2** 대체 약물을 나타낸다.

2. **발진티푸스 유사 열의 다른 형태:** *Rickettsia typhi*에 의해 발생하는 쥐과(풍토성) 발진티푸스는 임상적으로 유사하지만 일반적으로 *R. prowazekii*에 의해 유발되는 질병보다 경증이다. 인간 감염은 감염된 쥐벼룩에 물림으로써 시작되며 *R. typhi*의 전 세계적 저장소는 도시 설치류에 존재한다. 티푸스는 쥐가 많은 지역, 특히 미국 남동부와 멕시코만 지역에서 풍토병이었다. 그러나 설치류 통제가 개선되면서 국내에서는 드물어졌다. [주: 스컹크, 주머니쥐, 너구리에도 기생하는 고양이 벼룩은 여전히 미국에서 발진티푸스의 중요한 매개체이다.]

E. 실험실 식별 Laboratory identification

다양한 혈청학적 절차가 개발되었으며, 그 중 대부분은 감염 과정 동안 리케차 특이 항체 반응의 입증에 의존한다. 리케차의 현탁액 또는 가용성 추출물을 간접적인 면역형광에 의해 그룹 및 종특이적 항체를 입증하는 데 사용된다. 대안적으로, 널리 사용되지는 않지만 감염된 세포는 발진 부위의 펀치 생검과 같은 일부 임상 샘플에서 면역형광 또는 조직화학적 절차에 의해 검출될 수 있다. 중합효소 연쇄반응(PCR) 증폭은 또한 리케차성 질환의 특정 진단을 위해 사용될 수 있다.

F. 치료 Treatment

독시사이클린은 클로람페니콜로 치료해야 하는 임산부를 제외하고 성인과 어린이 모두에서 록키산 홍반열 치료를 위한 선택 약물이다(그림 20.5). 독시사이클린으로 인한 치아 변색의 위험은 단기간 투여하는 경우 최소화된다. 치료에 대한 결정은 혈청전환 데이터를 사용할 수 있기 전에 적절한 절지동물 벡터와의 접촉 이력 또는 의심과 함께 임상적 근거에서 내려야 한다. 록키산 홍반열에 대한 조기 치료는 질병 발병 5일 이후로 지연되는 것은 사망률 증가와 관련되기 때문에 중요하다.

G. 감염예방 Prevention of infection

예방은 매개체 제어에 따라 달라진다. 예를 들어, 설치류 방지 건물 또는 진드기 또는 진드기가 많은 지역의 덤불 청소가 적절하다. 개인 보호에는 노출된 피부를 덮는 의복 착용, 진드기 기피제 사용, 몸을 자주 검사하고 부착된 진드기를 제거하는 것이 포함되어야 한다. 감염된 진드기가 먹이를 먹은 지 몇 시간이 지날 때까지 감염을 전파하지 않는다는 사실이 흥미롭다. 발병 지역의 진드기 중 1% 미만이 *R. rickettsii*에 감염되기 때문에 진드기에 노출된 후 독시사이클린 또는 다른 테트라사이클린을 사용한 예방 요법은 권장되지 않는다. 진드기에 물린 환자는 다음 14일 이내에 전신 증상, 특히 열과 두통이 나타나면 치료를 받아야 한다. 백신은 현재 미국에서 사용이 허가되지 않는다.

III. 에를리키아와 아나플라즈마 *Ehrlichia* and *Anaplasma*

에를리키아(*Ehrlichia*)와 아나플라즈마(*Anaplasma*)는 외형과 활동이 *Rickettsia*와 유사하다. 그러나 이들 유기체는 각각 단핵구와 호중구에 기생하며 숙주 유래 세포질 액포 내에서만 독점적으로 성장하여 상실배라고 하는 특징적인 내포물을 생성한다.

A. 임상적 의의 Clinical significance

인간 단핵구성 에를리키아증(human monocytic ehrlichiosis, HME)은 *Ehrlichia chaeensis*에 의해 발생한다. 인간 과립구 아나플라즈마증(HGA)은 기관인 *Anaplasma phagocytophilum*에 의해 발생한다(그림 20.6). HME와 HGA의 증상은 유사하고 종종 비특이적이다. 일반적인 증상으로는 열, 오한, 두통, 근육통 및 관절통이 있다. HME는 종종 메스꺼움을 나타내지만 HGA에서는 드물다. HME의 보다 심각한 징후로는 뇌수막염, 심근염 및 급성 신부전이 있다. HGA의 심각한 징후는 감염된 세포 집단의 손상으로 인한 심각한 백혈구 감소증 및 혈소판 감소증을 포함한다. 발진은 HME 또는 HGA에서 거의 나타나지 않으며 HGA 및 HME로 인한 사망이 발생했다. HME는 미국 남동부 및 중남부의 약 30개주에서 확인되었으며 가장 일반적으로 Lone Star 진드기에 물린 것과 관련이 있다. HGA는 사슴과 개 진드기에 물린 것과 관련이 있으며 북미와 남미, 유럽 및 아시아에서 보고되었다.

B. 실험실 식별 Laboratory identification

항체 분석 및 PCR 방법은 조사 실험실에서 진단적으로 유용하다. 때때로 특징적인 상실배는 급성질환 동안 말초혈액 도말에서 볼 수 있다.

C. 치료 Treatment

선택 치료는 독시사이클린이다.

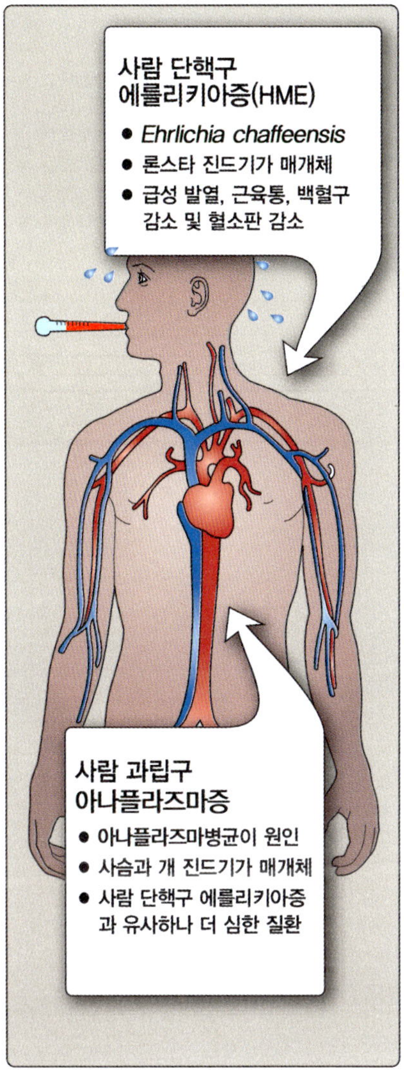

그림 20.6
Ehrlichia 및 *Anaplasma*로 인한 질병

IV. 콕시엘라 *Coxiella*

Q 열병의 원인균인 *Coxiella burnetii*는 전 세계적으로 발견된다(수년 동안 열병의 원인이 알려지지 않았기 때문에 "Q"는 "query"를 의미함). 그것은 다른 *Rickettsia*와 구별되는 몇 가지 기능이 있다. 예를 들면: (1) 세포질 액포에서 자라며 포식용해소체의 낮은 pH에 의해 자극을 받는 것으로 보이며, 그 구조 내에서 숙주 분해효소에 저항성을 가진다. (2) 열과 건조에 극도로 강하고 숙주 외부에서 오랫동안 지속될 수 있다. (3) 소와 같은 가축과 다른 포유류에 질병을 일으키지만 절지동물에 의해 인간에게 전염되지는 않는다. 유기체가 진드기로부터 회수된 것으로 보고되었

지만, 인간 감염은 일반적으로 예를 들어 앞마당 및 도축장(건조를 견딜 수 있는 *C. burnetii*의 능력으로 인해 가능한 전염 경로)에서 감염된 먼지를 흡입한 후 발생한다. [주: *C. burnetii*는 또한 다른 점막, 찰과상 및 감염된 동물의 우유 섭취를 통해 위장관을 통해 체내로 유입되는 것으로 알려져 있다.]

A. 임상적 의의 Clinical significance

*C. burnetii*는 호흡기에서 번식한 다음 (치료가 없을 경우) 다른 기관으로 퍼진다. 임상 질병은 여러 형태를 취한다. 고전적인 Q열은 간질성 폐렴(일부 바이러스성 또는 마이코플라스마 질병과 다름)으로 간염, 심근염 또는 뇌염으로 인해 복잡해질 수 있다. *C. burnetii*도 배양 음성 심내막염의 잠재적인 원인균으로 간주되어야 한다. 감염은 일반적으로 자가 제한적이지만 드물게(특히 심내막염) 만성화될 수 있다.

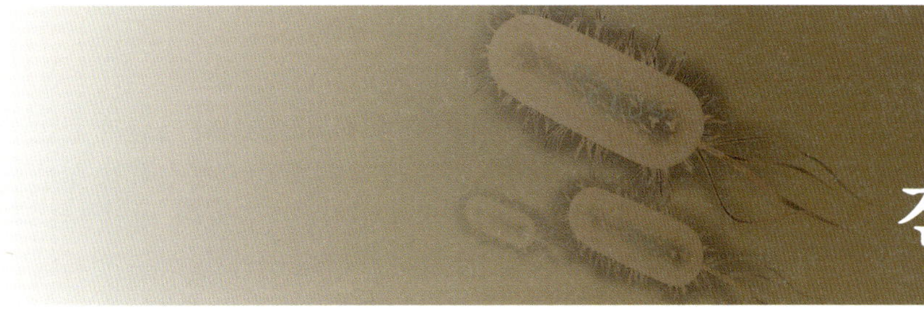

제 3 단원 진균과 기생충

진균류

Fungi

21

I. 개요 Overview

균류(Fungi)는 부생생물(죽은 유기물에서 영양분을 얻음)과 기생 진핵생물의 다양한 그룹이다. 식물로 간주되지만 동일 계인 Mycota에 속한다. 사실상 모든 유기체는 곰팡이 감염의 대상이다. 약 200,000종의 진균종 중에서 약 100종만이 인간에게 병원성을 나타낼 수 있다. 이 중에서 임상적으로 가장 중요한 진균 감염은 소수의 종만이 설명한다(그림 21.1). 진균증은 감염이 발생하는 신체 또는 신체의 위치에 따라 분류된다. 인체 진균병 감염이 표피에 국한된 경우 피부 감염, 감염이 피부 아래로 상당히 침투한 경우 피하 감염, 감염이 체내 깊숙이 있거나 내부 장기로 퍼진 경우 전신 감염이라고 한다. 전신성 진균증은 건강한 개인을 감염시킬 수 있는 진정한 병원성 진균에 의해 진균증이 생기고 면역결핍 또는 쇠약한 상태에 개인 감염우려가 있다(예: 당뇨병, 백혈병 및 호지킨 과 기타 림프종). 진균은 다양한 특이한 대사 산물을 생성하고 분비하며, 그 중 일부는 섭취 시 인간을 포함한 동물에게 매우 독성이 있다. 따라서 곰팡이는 감염뿐만 아니라 중독을 일으킬 수 있다. 마지막으로 곰팡이의 분산 및 전파에 중요한 곰팡이 포자는 인간 알레르기 유발 물질이다.

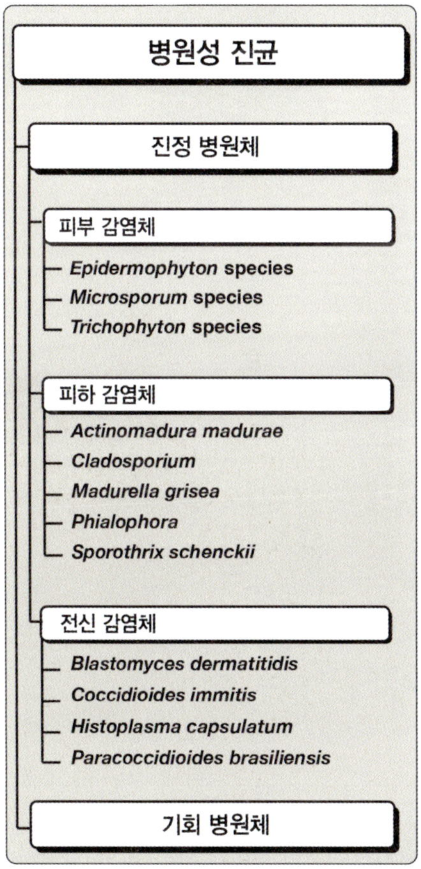

그림 21.1

병원성 진균의 분류(그림은 다음 페이지로 이어짐)

II. 주요 곰팡이 그룹의 특성

Characteristics of Major Fungal Groups

진균은 진핵생물(즉, 막으로 둘러싸인 핵 및 기타 내부 소기관을 가짐)이기 때문에 박테리아 또는 바이러스와 같은 다른 감염성 유기체와 구별될 수 있다. 균류는 엽록소나 엽록체가 없기 때문에 식물과 구별된다. 그들의 특징적인 구조, 서식지, 성장 및 번식 방식은 균류 사이에서 서로 다른 그룹을 구별하는 데 사용된다.

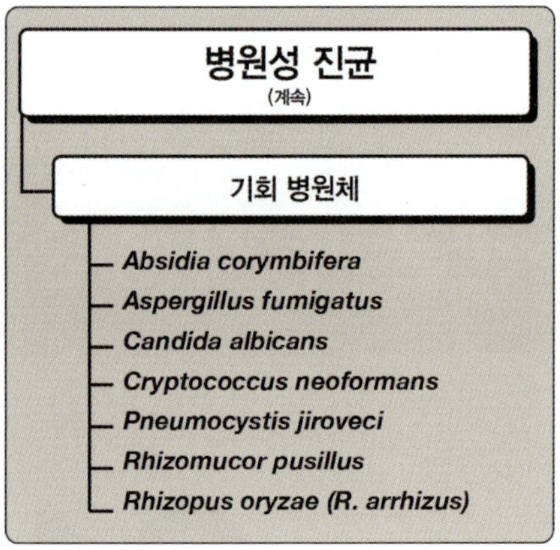

그림 21.1 (계속)
병원성 진균의 분류

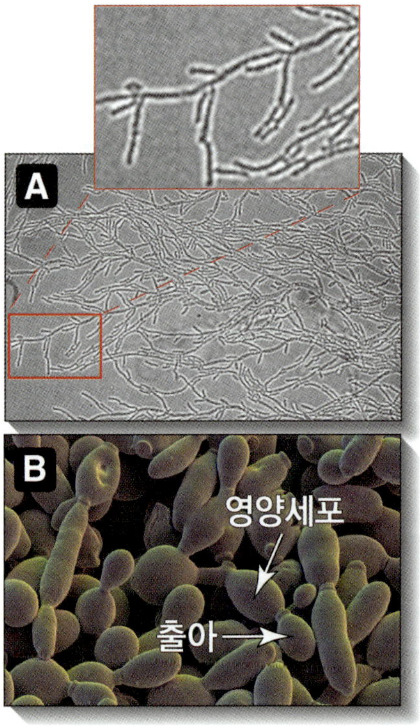

그림 21.2
A. 사상균(광학 현미경 사진) **B.** 출아하는 효모양 진균(주사 현미경 사진)

A. 항진균제의 진균 구조 및 표적

Fungal structures and targets of antifungal agents

진균의 세포벽과 세포막은 다른 진핵생물이나 세균과 근본적으로 다르다. 곰팡이 세포벽은 박테리아 세포벽의 특징적인 성분인 펩티도글리칸보다는 *N*-아세틸글루코사민의 중합체인 키틴으로 주로 구성되어 있다. 따라서 곰팡이는 펩티도글리칸 합성을 억제하는 세포벽 활성 항생제(예: 페니실린)의 영향을 받지 않는다. 곰팡이 막은 포유류 막에서 발견되는 콜레스테롤이 아닌 에르고 스테롤을 포함한다. 이러한 화학적 특성은 진균 감염에 대한 화학요법제를 표적으로 삼는 데 유용하다. 그러한 많은 제제는 진균 막 합성 또는 기능을 방해한다. 예를 들어, amphotericin B와 nystatin은 곰팡이 세포막에 존재하는 에르고스테롤(ergosterol)에 결합한다. 그곳에서 그들은 막 기능을 방해하는 기공을 형성하여 세포 사멸을 초래한다. 이미다졸 약물(클로트리마졸, 케토코나졸, 미코나졸) 및 트리아졸 항진균제(플루코나졸, 이트라코나졸, 보리코나졸, 포사코나졸 및 이사부코나졸)는 P450 효소 14 α-스테롤-데메틸라제와 상호작용하여 라노스테롤이 에르고스테롤로 탈메틸화되는 것을 차단한다. 에르고스테롤은 곰팡이 세포막의 중요한 구성 요소이기 때문에 생합성이 중단되면 세포가 죽게 된다.

글루칸은 곰팡이 세포벽의 주요 다당류 성분이다. 다양한 화학적 결합으로 결합된 포도당 잔기로 구성된 중합체는 곰팡이 세포막에서 합성된 다음 세포벽의 외부 부분으로 내보내진다. 세포벽 글루칸의 대부분은 β-1,3 연결 패턴에 있지만 다른 글루칸도 다양한 곰팡이 세포벽에서 발견된다. β-1,3-글루칸은 다른 세포벽 성분의 부착을 위한 중요한 구조적 성분이다. 에키노칸딘계 항진균제(카스포퍼진, 미카펀진 및 아나퉅라펀진 포함) β-1,3-글루칸 합성을 억제하여 세포벽 불안정과 곰팡이 세포 사멸을 초래한다.

곰팡이 DNA 및 단백질 합성은 피리미딘 유사체인 5-플루오르시토신(플루시토신 또는 5FC)에 의해 억제된다. 약물은 시토신 투과효소를 통해 진균 세포에 들어가고 포유류 세포에서는 발견되지 않는 진균 효소 시토신 데아미나제에 의해 활성 형태인 5-플루오로 우라실(5FU)로 전환된다. Flucytosine은 cytosine permease 및/또는 deaminase의 돌연변이로 인해 내성이 빠르게 발생하기 때문에 난일 요법으로 사용되지 않는다.

B. 서식지와 영양 Habitat and nutrition

모든 균류는 성장을 위해 약간의 유기 탄소원을 필요로 하는 화학적 종속영양생물이다. 균류는 원생동물과 같은 유기체처럼 음식물 입자를 섭취하지 않지만 세포막을 통한 수용성 영양소의 운반에 의존한다. 이러한 가용성 영양소를 얻기 위해 곰팡이는 분해효소(예: 셀룰라아제, 프로테아제, 뉴클레아제)를 주변 환경으로 분비하여 유기 폐기물에서 부생적으로 살 수 있게 한다. 따라서 거의 모든 균류의 자연 서식지는 썩어가는 유기물이 포함된 토양이나 물이다. 일부 진균은 살아 있는 유기체에 기생할 수 있다. 그러나 이러한 기생충 감염은 일반적으로 곰팡이로 오염된 토양과 개인의 접촉에서 발생하며 예외적으로 칸디다균은 정상적인 인간 점막 세균총의 일부이다.

C. 곰팡이 성장 방식 Modes of fungal growth

대부분의 균류는 두 가지 기본적인 형태(즉 사상형 또는 단세포 효모) 중 하나로 존재한다. 그러나 일부 균류는 이형이며 환경 조건에 따라 이 두 가지 형태 사이를 전환할 수 있다.

1. **사상(곰팡이 같은) 균류:** 곰팡이 같은 균류의 식물체 또는 엽체는 일반적으로 가지가 많은 실 덩어리이다(그림 21.2A). 이 덩어리를 균사체라고 하며 가지를 치고 끝이 늘어나 성장한다. 실(균사)은 실제로 일부 균류에서는 세그먼트(격벽)로 분할되는 관 모양의 세포인 반면, 다른 균류에서는 균사가 교차 벽(무격벽)에 의해 중단되지 않는다. 그러나 격벽균류에서도 격벽에 구멍이 뚫려 있어 균사의 세포질이 연속적이다. 균사 필라멘트가 빽빽하게 채워지면 균사체는 응집 조직의 모양을 가질 수 있다(예: 버섯 몸체에서 볼 수 있음).

2. **효모 유사 균류:** 이 균류는 일반적인 박테리아 세포보다 약 10배 더 크지만 많은 박테리아와 다르지 않은 하나의 연결되지 않은 회전 타원체 세포 집단으로 존재한다(그림 21.2B). 효모 유사 진균은 일반적으로 발아에 의해 번식한다.

3. **이형 진균:** 일부 진균 종, 특히 전신 진균증을 유발하는 진균 종은 이형이며 한 환경에서는 효모와 유사하고 다른 환경에서는 곰팡이와 유사하다. 형태에 영향을 줄 수 있는 조건에는 온도와 이산화탄소 수준이 포함된다.

D. 포자 형성 Sporulation

포자 형성은 곰팡이가 환경을 통해 번식하고 퍼지는 주요 수단이다. 진균 포자는 대사적으로 휴면 상태이고 보호된 세포이며 균사체에 의해 엄청난 수로 방출된다. 그들은 공기나 물을 통해 새로운 장소로 전파될 수 있으며, 그곳에서 발아하여 군집을 형성한다. 포자는 무성 또는 유성으로 생성될 수 있다(그림 21.3).

1. **무성 포자 형성:** 무성 포자(분생포자)는 그림 21.3A와 같이 특화된 균사(분생자포자) 내부 또는 위의 유사분열에 의해 형성된다. 빵, 과일 또는 배양 접시에서 볼 수 있는 전형적인 곰팡이 군락의 색은 분생포자에 의해 발생하며, 이는 표면 1 cm^3당 수천만 개에 달할 수 있다. 분생포자는 밑에 있는 균사체 매트에서 쉽게 분리되기 때문에 공기 중에 떠다닐 수 있으므로 곰팡이 감염의 주요 원인이 된다.

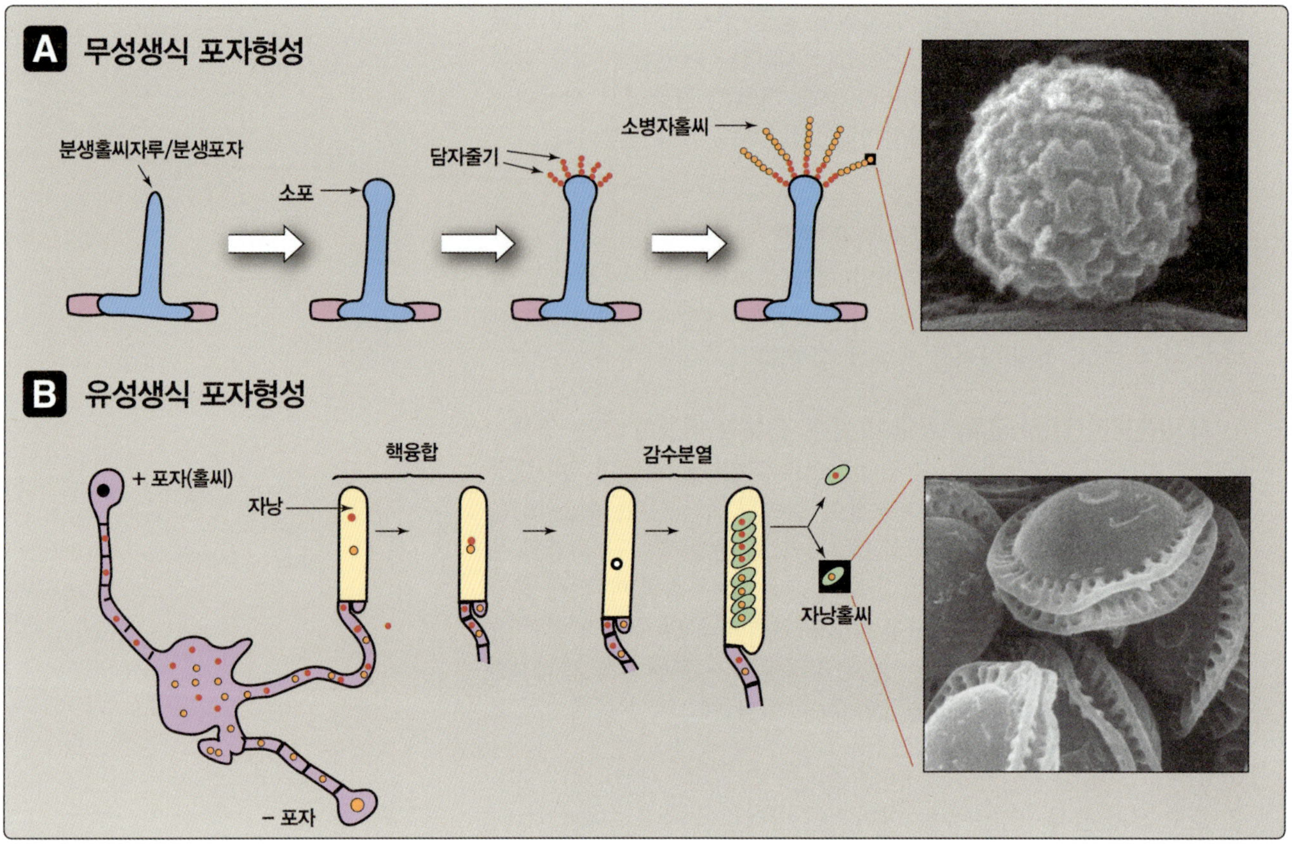

그림 21.3
아스레리길루스 니둘란스(*Aspergillus nidulans*) 사이의 포자. A. 무성. B. 유성

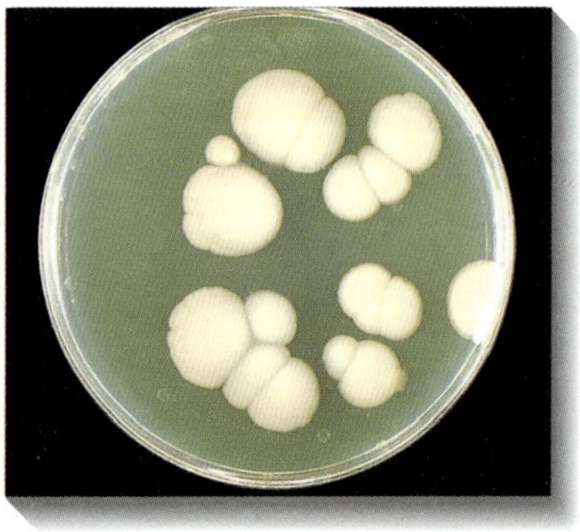

그림 21.4
사브로 포도당 한천배지(Sabouraud dextrose agar)에서 성장한 칸디다 알비칸스(*Candida albicans*)의 콜로니

2. **유성 포자형성:** 이 과정은 같은 종의 호환 가능한 두 계통의 두 반수체 핵이 융합하여 일시적인 이배체를 형성할 때 시작된다(그림 21.3B 참조). 이 일시적 이배체의 감수 분열 산물은 유성 포자(자낭포자)가 된다. 무성 포자형성에 비해 유성 포자형성은 인간 진균 병원체에서 비교적 드물다. 포자, 특히 유성 포자는 종종 종식별의 주요 또는 유일한 수단으로 작용할 수 있는 특징적인 모양과 표면 장식 패턴을 가지고 있다.

E. 실험실 식별 Laboratory identification

대부분의 진균은 영양 한천 표면에서 번식할 수 있다. 표준 배지는 사브로 포도당 한천배지(Sabouraud dextrose agar)로, 낮은 pH(5.0)로 인해 세균 성장을 억제하고 진균 집락이 형성되도록 한다(그림 21.4). 세균성 콜로니 형성을 더욱 억제하기 위해 다양한 항박테리아 항생제를 배지에 첨가할 수도 있다. 배양은 포자 또는 균사 조각에서 시작할 수 있다. 식별은 일반적으로 분생포자 구조의 미세한 형태를 기반으로 한다. 임상 검체는 고름, 혈액, 척수액, 가래, 조직 생검 또는 피부 긁기일 수 있다. 이 표본은 또한 균사 또는 효모 형태를 식별하기 위해 직접 염색 기술로 조직학적으로 신속하게 평가할 수 있다. 혈청학적 검사 및 면역형광 기술은 또한 임상 분리주에서 진균을 식별하는 데 유용하다.

III. 피부(표재성) 진균증

Cutaneous (Superficial) Mycoses

피부사상균증이라고도 하는 이 일반적인 질병은 피부사상균이라는 관련 진균군에 의해 발생한다. 피부사상균(Dermatophytes)은 *Trichophyton*, *Epidermophyton* 및 *Microsporum*의 세 가지 속에 속하며 각각 많은 종이 있다.

A. 역학 Epidemiology

피부사상균증의 원인 유기체는 자연 서식지에 따라 종종 구분된다: 인류성(인간 피부에 서식), 동물성(가축 및 농장 동물의 피부에 서식) 또는 지성(토양에 서식). 대부분의 인간 감염은 인류애 및 동물성 유기체에 의한 것이다. 인간에서 인간으로 또는 동물에서 인간으로의 전염은 무생물의 감염된 피부 비늘에 의해 이루어진다. 병원성 진균만이 인간 간 전파가 가능하다.

B. 병리학 Pathology

피부사상균의 특징은 케라틴을 영양 공급원으로 사용한다. 이 능력을 통해 피부, 머리카락, 손톱과 같은 각질화된 조직과 구조를 감염시킬 수 있다. 그러나 약간의 특이성이 있다. 세 속 모두 피부를 공격하지만 *Microsporum*은 손톱을 감염시키지 않으며 *Epidermophyton*은 모발을 감염시키지 않는다. 어떤 것도 밑에 있는 비각화 조직을 침범하지 않는다.

C. 임상적 의의 Clinical significance

피부사상균증(dermatophytoses)은 염증이 생기고 눈물을 흘릴 수 있는 가려움증, 비늘 피부 패치가 특징이다. 특정 질병은 일반적으로 감염된 조직(예: 두피, 음부 또는 발)에 따라 식별되지만 특정 질병은 여러 유기체 중 하나에 의해 발생할 수 있으며 일부 유기체는 예를 들어 감염 부위 또는 피부 상태에서 다음과 같은 두 가지 이상의 질병을 일으킬 수 있다. 다음은 가장 일반적으로 발생하는 피부사상균증이다.

1. **족부백선("무좀"):** 가장 흔히 분리되는 유기체 감염된 조직에는 *Trichophyton rubrum, Trichophyton mentagrophytes* 및 *Epidermophyton floccosum*이 있다. 감염된 조직은 처음에는 발가락 사이에 발생하지만 손톱까지 퍼질 수 있다. 노랗고 부서지기 쉽다. 피부

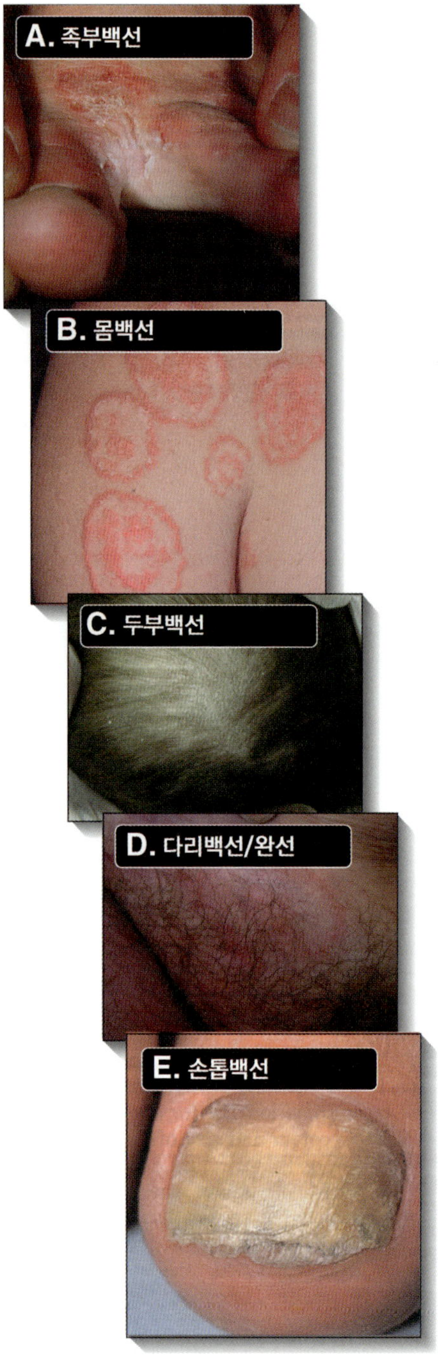

그림 21.5
A~E. 피부 진균증

균열로 인해 2차 화상이 발생할 수 있다. 결과적인 림프절 염증으로 인한 2차적인 세균 감염이 일어난다(그림 21.5A).

2. **몸백선("백선"):** 가장 자주 분리되는 유기체는 *E. floccosum*과 여러 종의 *Trichophyton* 및 *Microsporum*이다. 병변은 비늘 중심이 있는 전진하는 고리로 나타난다(그림 21.5B 참조). 활성 진균 성장 부위인 고리 주변은 일반적으로 염증이 생기고 수포가 형성된다. 신체의 모든 부위가 영향을 받을 수 있지만 병변은 몸통의 털이 없는 부위에서 가장 자주 발생한다.

3. **두부 백선("두피 백선"):** *Trichophyton*의 여러 종 및 *Microsporum*은 환자의 지리적 위치에 따라 우세한 감염 종인 두피 백선 병변에서 분리된다. 예를 들어, 미국에서 지배적인 감염 종은 *Trichophyton tonsurans*이다. 질병 징후는 작은 인설 패치에서 광범위한 탈모가 있는 전체 두피의 침범에 이르기까지 다양하다(그림 21.5C 참조). 모간은 장파 자외선(목재 램프)에서 녹색 형광으로 입증된 것처럼 *Microsporum* 균사에 의해 침범될 수 있다.

4. **다리백선(Tinea cruris)["완(jock itch)"]:** 원인균은 *E. floccosum*과 *T. rubrum*이다. 질병 징후는 백선과 유사하지만 병변이 허벅지 위쪽에서 생식기로 퍼질 수 있는 축축한 사타구니 부위에 발생한다는 점이 다르다(그림 21.5D 참조).

5. **손톱 백선(Tinea unguium)(조갑진균증, onychomycosis):** 원인균은 대부분 *T. rubrum*이다. 손톱이 두꺼워지고 변색되고 부서지기 쉽다. 치료는 손발톱의 모든 감염된 부분이 자라서 잘릴 때까지 3~4개월 동안 계속되어야 한다(그림 21.5E 참조).

D. 치료 Treatment

감염된 피부를 제거한 다음 미코나졸 및 클로트리마졸과 같은 항진균성 항생제를 국소 적용하는 것이 첫 번째 치료 과정이다. 불응성 감염은 일반적으로 경구 griseofulvin 및 itraconazole에 잘 반응한다. 머리카락과 손발톱의 감염에는 일반적으로 전신(경구) 치료가 필요하다. Terbinafine은 손발톱 진균증에 대한 선택 약물이다.

IV. 피하 진균증 Subcutaneous Mycoses

피하 진균증은 진피, 피하 조직 및 뼈의 진균 감염이다. 원인 유기체는 토양과 썩거나 살아있는 식물에 상주한다.

A. 역학 Epidemiology

피하 진균 감염은 거의 항상 외상성 열상이나 찔린 상처를 통해 발생한다. 예를 들어, 스포로트리쿰증(sporotrichosis)은 종종 가시에 찔려 발생한다. 예상대로 이러한 감염은 토양 및 초목과 자주 접촉하고 부적절한 보호복을 착용하는 개인에게 더 흔하다. 피하 진균증은 사람에서 사람으로 전염되지 않는다.

B. 임상적 의의 Clinical significance

미국에서 광범위한 지리적 분포를 보이는 스포로트리쿰증을 드물게 제외하고 아래에서 논의되는 일반적인 피하 진균증은 열대 및 아열대 지역에 국한된다.

1. **스포로트리쿰증(Sporotrichosis)**: 천자 부위의 육아종성 궤양을 특징으로 하는 이 감염은 배액 림프관을 따라 이차 병변을 생성할 수 있다(그림 21.6A). 원인 유기체인 *Sporothrix schenckii*는 감염된 조직에서 효모 형태(그림 21.7)와 실험실 배양 시 균사 형태를 나타내는 이형 진균이다. 대부분의 환자에서 이 질병은 자가 제한적이지만 만성 형태로 지속될 수 있다. T 세포 기능이 결핍된 환자(예: 후천성 면역결핍 증후군[AIDS] 및 림프종)에서 원거리 전파가 가능하다. 경구 이트라코나졸이 선택 약물이다.

2. **색소진균증(Chromomycosis)**: chromoblastomycosis라고도 하는 이 감염은 림프관을 따라 천천히 퍼지고 딱딱한 농양이 발생하는 사마귀 결절이 특징이다(그림 21.6B 참조). 이 진균증을 일으키는 병원균에는 여러 종의 색소 토양 진균(예: *Phialophora* 및 *Cladosporium*)이 포함되며 감염은 열대 지방에서 가장 흔히 볼 수 있다. 치료가 어렵다. 작은 병변의 외과적 제거는 효과적이지만 전이를 방지하기 위해 조심스럽게 그리고 넓은 여백으로 형성되어야 한다. 질병의 더 진행된 단계는 이트라코나졸과 테르비나핀으로 치료한다.

3. **진균종(Mycetoma)("Madura foot")**: 진균종은 일반적으로 발에 국한된 농양으로 나타나지만 다리에 국한되지는 않는다(그림 21.6C 참조). 농양은 부비동을 통해 고름, 혈청 및 혈액을 배출한다(이 용법에서 부비동은 "비정상적인 채널"을 의미함). 감염은 밑에 있는 뼈로 퍼질 수 있으며 심각한 기형을 초래할 수 있다. 병원체는 다양한 토양 진균이다. 가장 흔한 것은 *Madurella grisea*와 *Exophiala jeanselmei*이다. 진균종은 색소진균증의 병변과 유사하게 보이지만, 진균종의 특징은 삼출물에 압축된 균사로 구성된 유색 알갱이의 존재이다. 알갱이의 색(검은색, 흰색, 빨간색 또는 노란색)은 원인균의 특징이므로 특정 병원체를 식별하는 데 유용하다. 곰팡이 진균종에 대한 효과적인 화학 요법은 없다. 치료는 대개 외과적 절제이다.

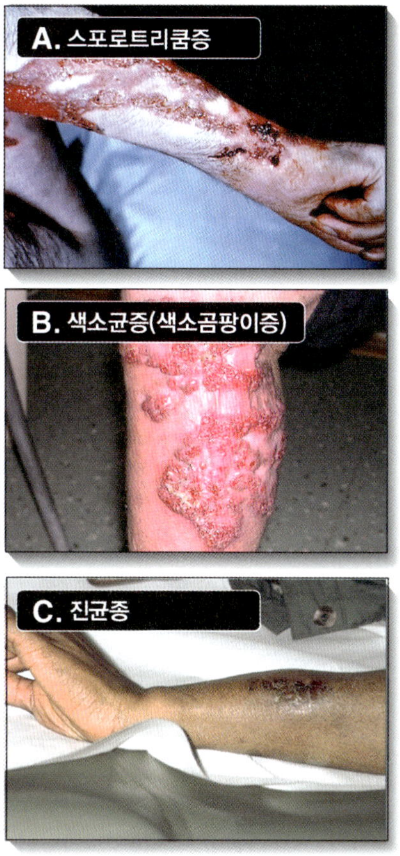

그림 21.6

피하 진균증. A. 스포로트리쿰스증(Sporotrichosis). 스포로트리쿰증의 피부 림프 형태를 나타내는 정원사의 팔뚝. B. 다리 아래쪽에 여러 개의 플라크를 보이는 색진균증. C. 팔의 진균종(Mycetoma)

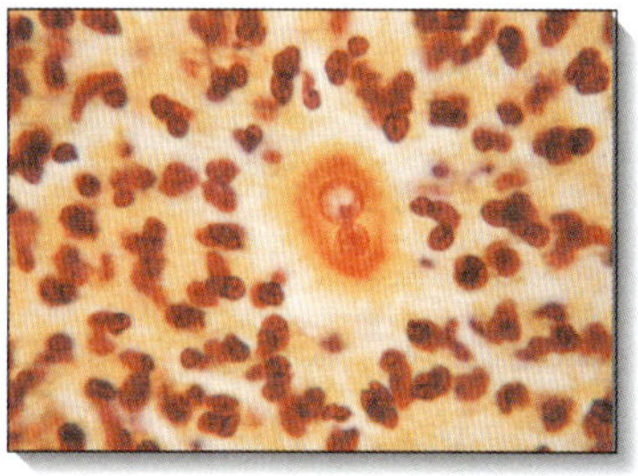

그림 21.7

발아 효모(*Sporothrix schenckii*)를 보여주는 조직 섹션

V. 전신성 진균증 Systemic Mycoses

전신 진균증의 원인이 되는 유기체는 두 가지 일반 범주로 나뉜다: (1) 정상적이고 건강한 사람에게 감염되는 것("진짜" 병원체) 그리고 (2) 주로 쇠약한 사람을 감염시키는 병원체 및/또는 면역력이 저하된 개인("기회감염성 병원체" 참조). 미국에서 콕시디오이데스진균증, 히스토플라스마증 및 분아균증은 면역적격 숙주에서 가장 흔한 전신 진균 감염이다. 이러한 감염은 곰팡이 병원균이 토양에서 발견되고 에어로졸화될 수 있는 한정된 지리적 영역에서 발생한다. 임상 증상은 무증상 일차 폐 감염이 흔한 반면, 만성 폐 감염 또는 파종 감염은 드물다는 점에서 결절에서 보이는 것과 매우 유사하다. 이러한 질병을 일으키는 균류는 균일하게 이형이며, 감염된 조직에서는 효모 형태를 나타내고 배양 또는 자연 환경에서는 균사 형태를 나타낸다.

A. 역학 및 병리학 Epidemiology

숙주에 들어가는 것은 폐에서 발아하는 공기 중의 포자를 흡입하는 것이다. 폐에서 신체의 모든 기관으로 퍼질 수 있으며, 곰팡이는 조직에 침투하여 파괴할 수 있다(그림 21.8).

B. 임상적 의의 Clinical significance

잠재적인 전신 질환의 외견상 심각한 특성에도 불구하고, 건강한 환자의 콕시디오이데스진균증, 히스토플라스마증 및 파라콕시디 이도진균증의 대부분의 경우는 가벼운 증상만 나타내며 자기 제한적이다. 그러나 면역 억제 환자의 경우 동일한 감염이 생명을 위협할 수 있다.

1. **콕시디오이드진균증(Coccidioidomycosis)**: *Coccidioides immitis*에 의해 발생하며 대부분의 콕시디오이드진균증은 미국 남서부(그림 21.9)와 중남미의 건조 지역에서 발생한다. *C. immitis*의 초기 감염은 다양한 정도의 호흡기 질환을 동반한 열을 유발할 수 있다(미국 남서부의 San Joaquin Valley에서 유행하기 때문에 "계곡열"이라고 함). 토양에서 곰팡이는 균 필라멘트(분절포자)의 격벽에 의해 포자를 생성한다. 이 포자는 쉽게 공기 중이 되어 폐로 들어가 발아하여 많은 내생포자로 채워진 큰(20~40 μm) 소구로 발달한다. 소구의 파열은 내생포자를 방출하고, 각각의 내생포자는 혈류에 의해 퍼진 다음 새로운 소구를 형성할 수 있다. 파종성 질환의 경우 병변은 뼈와 중추신경계에서 가장 흔하게 발생하여 뇌수막염을 일으킨다. 균사 필라멘트의 포자는 쉽게 퍼지므로 배양은 실험실 직원의 우발적 감염 위험이 크다.

2. **히스토플라스마증(Histoplasmosis)**: 히스토플라스마증은 *Histoplasma capsulatum*에 의해 발생한다. 토양에서 이 균류는 분생포자를 생성하는데, 이는 공기 중에 떠오를 때 폐로 들어가 효모와 유

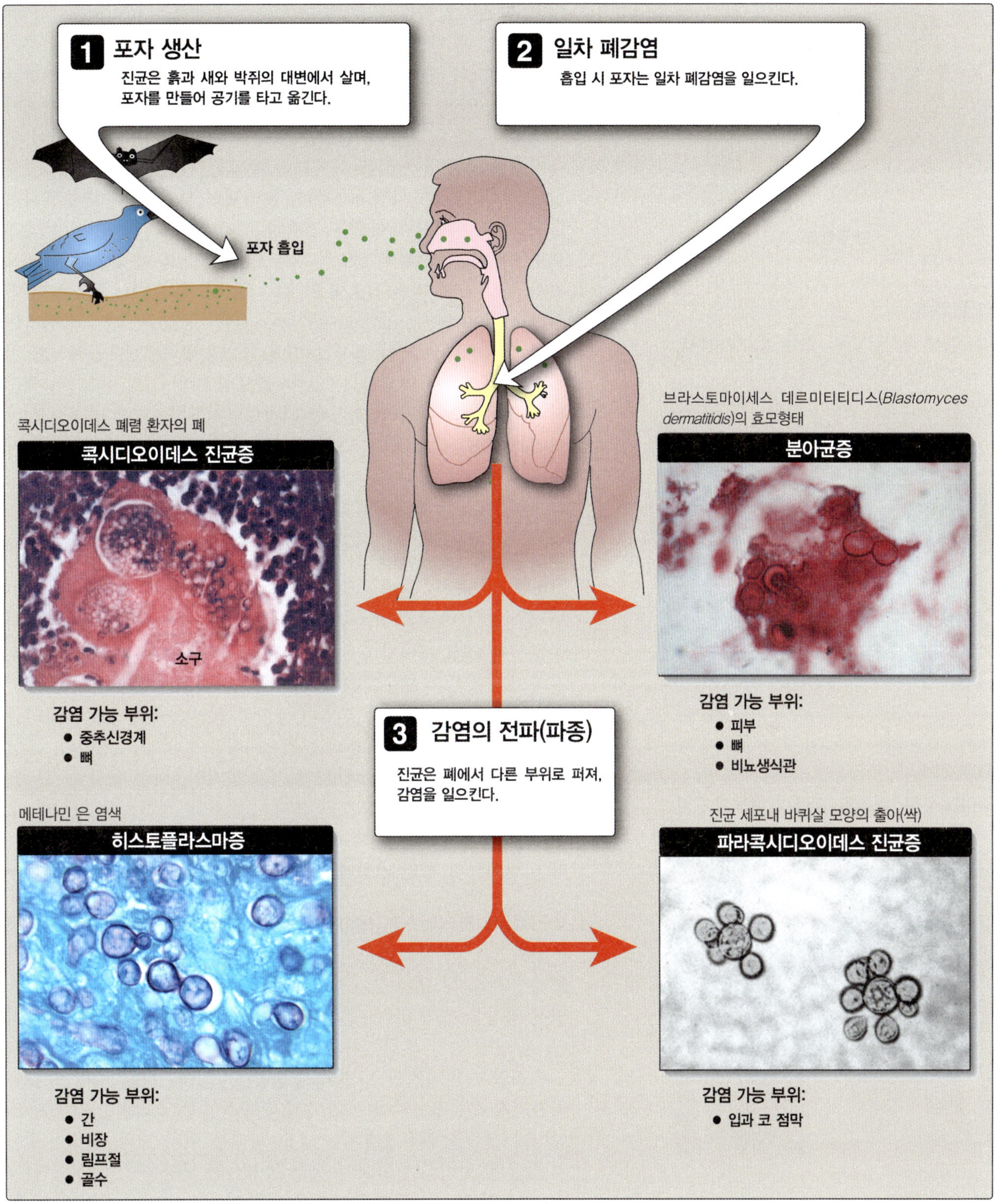
1 포자 생산
진균은 흙과 새와 박쥐의 대변에서 살며, 포자를 만들어 공기를 타고 옮긴다.
2 일차 폐감염
흡입 시 포자는 일차 폐감염을 일으킨다.
포자 흡입
콕시디오이데스 폐렴 환자의 폐
콕시디오이데스 진균증
소구
감염 가능 부위:
● 중추신경계
● 뼈
브라스토마이세스 데르미티티디스(Blastomyces dermatitidis)의 효모형태
분아균증
감염 가능 부위:
● 피부
● 뼈
● 비뇨생식관
3 감염의 전파(파종)
진균은 폐에서 다른 부위로 퍼져, 감염을 일으킨다.
메테나민 은 염색
히스토플라스마증
감염 가능 부위:
● 간
● 비장
● 림프절
● 골수
진균 세포내 바퀴살 모양의 출아(싹)
파라콕시디오이데스 진균증
감염 가능 부위:
● 입과 코 점막

그림 21.8

전신 진균증

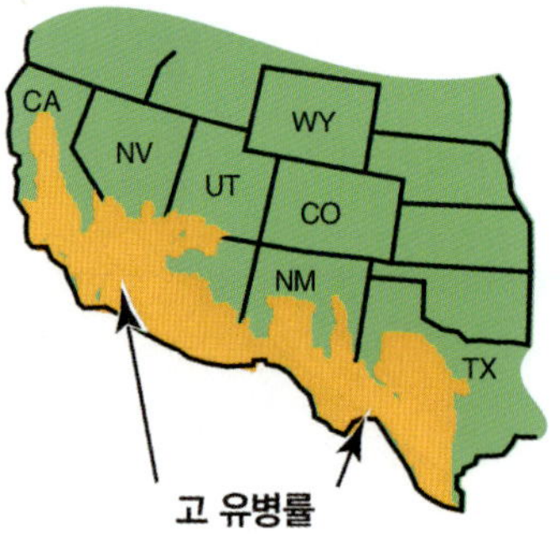

그림 21.9
미국에서 콕시디오이드진균증(coccidioido-mycosis)의 지리적 유병률

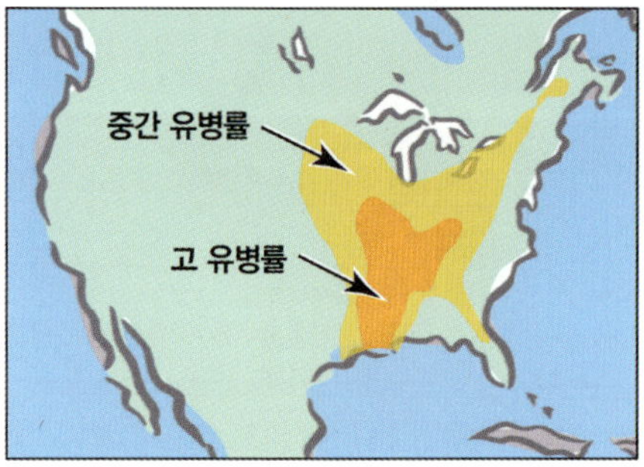

그림 21.10
북미에서 히스토플라스마증의 풍토병 지역

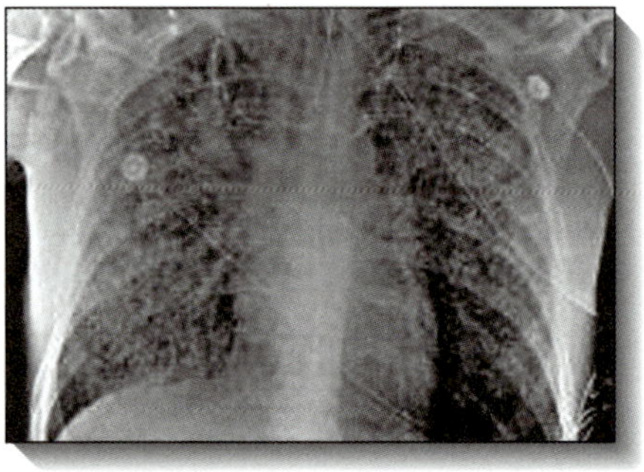

그림 21.11
남성 조경사에서 폐의 미만성 세망결절 침윤을 보여주는 흉부 방사선 사진. 기관지폐포 세척으로 *Blastomyces dermatitidis*가 회수되었다.

사한 세포로 발아한다. 이 효모 세포는 증식하는 대식세포에 의해 삼켜진다. 폐 감염은 급성일 수 있지만 상대적으로 양성이며 자기 제한적이거나 만성적이고 진행성이며 치명적일 수 있다. 전파는 드물지만 노인, 아주 어린 환자, T 세포 기능이 결핍된 환자에서 발생할 수 있다. 파종성 질병은 세망내피계의 세포에 침입하여 이 유기체를 세포내 기생을 나타내는 유일한 진균으로 구별한다. 확실한 진단은 느린 과정(4~6주)인 유기체의 분리 및 배양에 의하거나 소변 표본에서 외항원을 검출하는 것다. 이 질병은 전 세계적으로 발생하지만 북미 중부, 특히 오하이오 및 미시시피 강 계곡에서 가장 널리 퍼진다(**그림 21.10**). 새, 닭 또는 박쥐 배설물이 가득한 토양은 *H. capsulatum* 포자의 풍부한 공급원이다. 이 질병의 지역적 전염병은 특히 공사로 인해 새, 닭 및 박쥐 보금자리가 방해받은 지역에서 발생할 수 있다. 풍토병 지역에 거주하거나 해당 지역을 여행하는 면역 저하 환자(치료받지 않은 인간 면역결핍 바이러스[HIV] 감염 환자 포함)가 특히 위험하다. 히스토플라스마증의 광범위한 임상 증상은 히스토플라스마증을 종종 결핵과 유사한 특히 복잡한 질병으로 만든다.

3. **분아균증(Blastomycosis)**: *Blastomyces dermatitidis*는 분아균증을 유발한다. 히스토플라스마(*Histoplasma*)와 마찬가지로 이 곰팡이는 대부분 토양에서 미세 분생포자를 생성하며, 이는 공기 중으로 이동하여 폐로 들어간다. 초기 폐 감염(**그림 21.11**)이 다른 부위로 전파되는 경우는 드물지만 전파가 발생하면 피부(70%), 뼈(30%), 비뇨생식기(20%)에 2차 부위가 생기며 궤양성 육아종으로 나타난다. 확실한 진단은 유기체의 분리 및 배양에 의해 수행된다. 식별 가능한 콜로니는 1~3주 내에 얻을 수 있지만, 어린 균사 콜로니를 외항원 검사에 적용함으로써 보다 신속하게 정체성을 확립할 수 있다. 감염은 미국 중남부 및 남동부에서 가장 일반적이며 여성이나 어린이보다 성인 남성에서 훨씬 더 흔하다.

4. **파라콕시디오이데스진균증(Paracoccidioidomycosis)**: 남미 모낭균증이라고도 하는 파라콕시디오이드진균증은 파라콕시디오이데스 브라실리엔시스(*Paracoccidioides brasiliensis*)에 의해 발생한다. 임상 양식은 그의 히스토플라스미증 및 분아균증과 매우 유사하지만, 감염의 가장 흔한 2차 부위는 입과 코의 점막이며, 그곳에서 고통스럽고 파괴적인 병변이 발생할 수 있다. 다른 이형 균류와 마찬가지로 분생포자를 통한 형태학적 동정은 느리지만 감염된 조직이나 삼출물에서 관찰되는 효모 형태는 여러 개의 싹이 존재하기 때문에 선박의 핸들과 유사한 특징적인 모양을 가지고 있다(그림 21.8 참조). 이 질병은 남미에 국한되어 있으며 증상이 있는 환자의 90% 이상이 성숙한 남성이다. 에스트로겐이 효모 형태의 형성을 억제할 수 있는 것으로 추측된다.

C. 실험실 식별 Laboratory identification

이러한 질병은 한 사람에게서 다른 사람으로 전염되지 않는다. 그러나 실험실 배양, 특히 *C. immitis*의 배양은 조심스럽게 다루어야 한다. 배양 조건에서 균류는 포자를 가진 감염성 형태로 되돌아가기 때문이다. 이러한 유기체는 성장 속도가 느리기 때문에 특징적인 분생포자를 형태학적으로 식별하는 데 몇 주가 걸릴 수 있다. 효모, 균사 또는 분생포자의 존재에 대한 체액(가래, 고름, 누공)의 조직학적 검사를 통해 배양 결과를 얻기 전에 진균 병인을 신속하게 식별할 수 있다. 위에서 논의한 4가지 전신 병원체를 식별하는 신속한 방법은 어린 균사체 콜로니(또는 액체 배양)에서 생성된 무세포 항원을 면역확산 분석법으로 검출하는 외항원 검사이다. 외항원 검사는 히스토플라스마증 환자에게서 채취한 소변 검체에도 적용할 수 있다. 중합효소 연쇄 반응은 특정 진균 DNA 서열을 감지하는 또 다른 신속하고 정확한 진단 방법이다.

D. 치료 Treatment

전신성 진균증은 보통 암포테리신 B로 치료하며, 때로는 플루시토신과 병용하기도 한다. 케토코나졸, 플루코나졸 및 이트라코나졸도 감염 유기체, 질병의 단계 및 부위에 따라 사용된다.

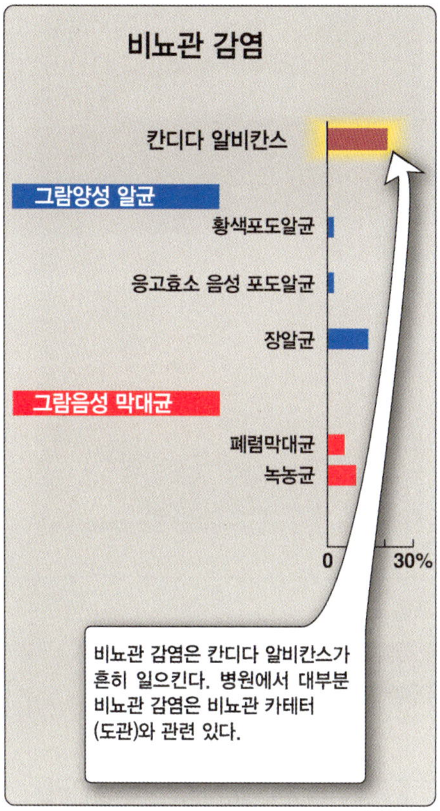

그림 21.12
성인 의료 중환자실 환자의 요로 감염으로 인해 흔히 보고되는 병원체

VI. 기회성 진균증 Opportunistic Mycoses

기회성 진균증은 쇠약하거나 면역력이 약화된 개인을 괴롭히지만 건강한 개인에서는 드물다. 암 치료에서 장기 이식 및 화학요법을 위한 면역억제 약물의 사용 및 치료되지 않은 HIV 감염의 지속성은 상당한 면역저하 인구뿐만 아니라 기회성 진균 병원체의 스펙트럼 증가에 기여한다. 진균 감염은 미국의 중환자실에서 발생하는 모든 병원 감염(병원 치료의 결과인 감염)의 ~15%를 차지하며 칸디다 종은 가장 흔히 발생하는 진균 병원체이다(그림 21.12). 오늘날 가장 흔하게 접하는 기회감염 진균증은 아래에서 논의된다.

A. 칸디다증 Candidiasis (candidosis)

칸디다증(candidiasis)은 효모 칸디다 알비칸스(*Candida albicans*) 및 기타 칸디다 종에 의해 발생하며, 이는 피부, 입, 질 및 장에서 발견되는 정상적인 체내 세균총이다. 효모로 간주되지만 *C. albicans*는 기술적으로 이형이며 실제 균사체(그림 21.13)뿐만 아니라 가성균사를 형성할 수 있다. *C. albicans* 감염은 예를 들어 항생제에 의해 경쟁 세균총이 제거되어 효모가 과도하게 성장할 때 발생한다. 칸디다 감염은 부위와 환자의 면역 기능 저하 정도에 따라 다양한 증상을 보인다. 예를 들어, 구강 칸디다증(아구창)은 구강 점막, 혀 또는 잇몸에 융기된 흰색 판으로 나타난다(그림 21.14). 플라크는 융합되고 궤양화되어 인후로 퍼질 수 있다. 대부분의 HIV 양성인 사람들은 결국

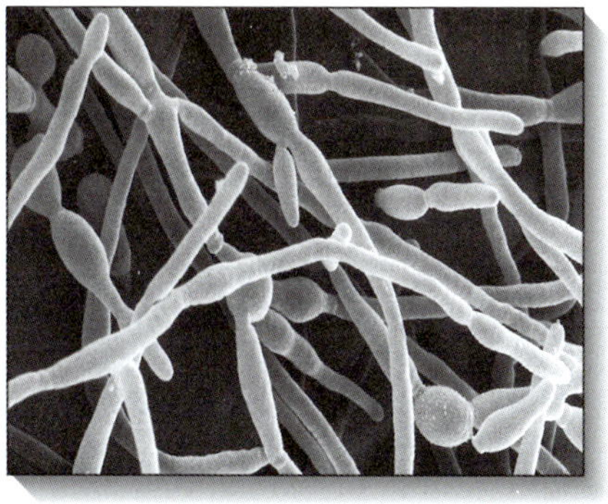

그림 21.13
칸디다 알비칸스(*Candida albicans*)

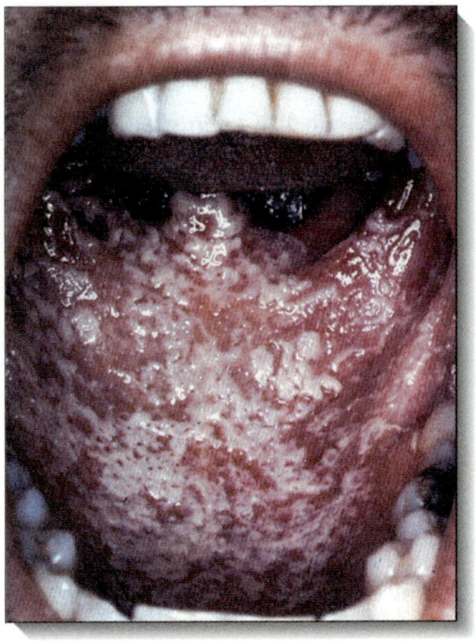

그림 21.14
구강 칸디다증(oral candidiasis)(아구창, thrush).

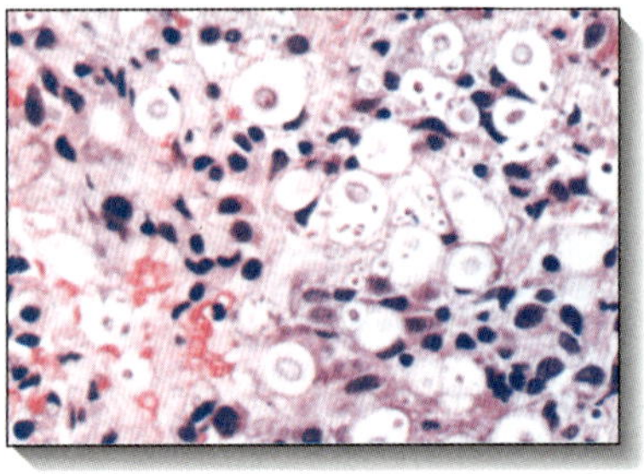

그림 21.15
크립토코쿠스 네오포르만스(*Cryptococcus neoformans*). [주: 캡슐은 헤마톡실린과 에오신 염색을 흡수하지 않기 때문에 눈에 보인다.]

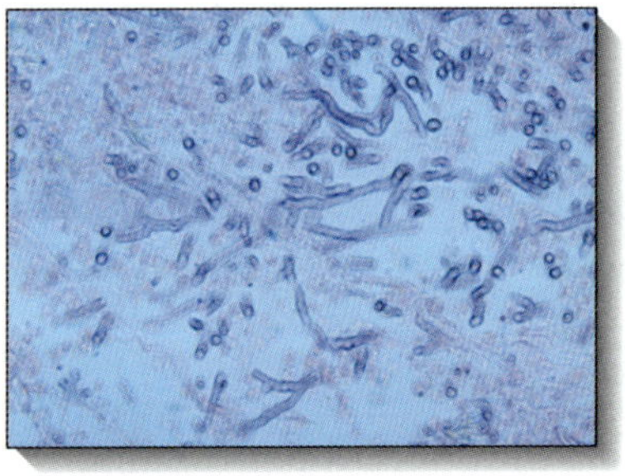

그림 21.16
아스페르길루스종(*Aspergillus* species).

구강 칸디다증에 걸리며 종종 식도로 퍼진다. 식도 아구스의 칸디다증은 AIDS 정의 상태로 간주된다. 질 칸디다증은 백색 분비물과 함께 외음부와 질에 가려움증과 타는 듯한 통증이 나타난다. 전신성 칸디다증은 쇠약한 개인, 암 환자(화학 요법에 부차적인 호중구 감소증이 있음), 전신 코르티코스테로이드를 사용하는 개인, 특히 긴 정맥 카테터를 사용하는 환자와 같이 광범위 항생제로 치료받는 환자에서 발생하는 잠재적으로 생명을 위협하는 감염이다. 전신 칸디다증은 위장(GI)관, 신장, 간 및 비장을 포함할 수 있다. 구강 및 질 감염 모두 니스타틴 또는 클로트리마졸로 국소적으로 치료된다. 칸디다 감염의 중증도와 정도에 따라 케토코나졸, 플루코나졸, 이트라코나졸과 같은 아졸 약물로 치료할 수 있다. 암포테리신 B는 단독으로 또는 플루시토신과 함께 전신 질환에 사용된다. Caspofungin, micafungin, anidulafungin과 같은 에키노칸딘은 *Aspergillus*와 대부분의 *Candida*(아졸에 내성이 있는 종 포함)에 대해 활성을 가지고 있다.

B. 크립토코쿠스증 Cryptococcosis

크립토코쿠스증(cryptococcosis)은 효모 *Cryptococcus neoformans*(**그림 21.15**)는 전 세계적으로 발견된다. 이 유기체는 새가 감염되지는 않았지만 새(특히 비둘기) 배설물이 포함된 토양에 특히 많다. 유기체는 인디아 잉크의 배경에서 관찰할 수 있는 발아 효모 세포를 둘러싸는 특징적인 다당류 캡슐을 가지고 있다. 뇌척수액의 양성 캡슐 염색은 크립토코쿠스 수막염의 빠른 진단을 제공할 수 있지만 위음성이 일반적이다. 라텍스 응집 검사도 가능하다. 크립토코쿠스증의 가장 흔한 형태는 경증의 무증상 폐 감염이다. 면역저하 환자에서 감염은 종종 치명적인 결과와 함께 뇌와 수막에 퍼진다. 그러나 크립토코쿠스 수막염 환자의 약 20%는 명백한 면역학적 결함이 없다. 항레트로바이러스 치료에 대한 접근이 증가했음에도 불구하고 HIV 관련 크립토코쿠스증은 칸디다증 다음으로 두 번째로 흔한 진균 감염(칸디다증)이며 잠재적으로 가장 심각하다. 크립토코쿠스 수막염(cryptococcal meningitis)은 AIDS를 정의질환이다. 크립토코쿠스증 치료에 사용되는 항진균제는 암포테리신 B와 플루시토신이며, 감염 부위, 질병의 단계와 환자 면역상태에 따른 치료방법이다. CD4 세포 수가 μL당 100개 세포 미만으로 떨어지면 크립토코쿠스 감염의 가능성이 높아 예방적으로 플루코나졸을 사용한다.

C. 아스페르길루스증 Aspergillosis

아스페르길루스증(aspergillosis)은 아스페르길루스(*Aspergillus*)속의 여러 종에 의해 발생하지만 주로 아스페르길루스 푸미가투스(*Aspergillus fumigatus*)에 의해 발생한다. *Aspergillus*는 정상 숙주에서는 거의 병원성을 나타내지 않지만 면역이 억제된 개인과 광범위 항생제로 치료받은 환자에서는 질병을 일으킬 수 있다. 이 질병은 전 세계적으로 분포되어 있다. 아스페르길루스는 편재하며 사상형 곰팡이로만 자라며(**그림 21.16**) 엄청난 수의 분생포자를 생성한다. 그들은 먼지, 토양 및 분해되는 유기물에 있다. 사실, 호중구감소증 환자(즉, 혈중 호중구가 감소한 환자)에게 영향을 미치는 병원 발병은 이웃 건설 작업에서 발생한 먼지로 추적되었다. 아스페르길루스증은 부분적으로 환자의 면역 상태에 따라 여러 형태로 나타난다.

1. **급성 아스페르길루스 감염:** 가장 심각하고 종종 치명적인 형태의 아스페르길루스증은 폐의 급성 침습성 감염으로 감염이 뇌, 위장관 및 기타 기관으로 퍼질 수 있다. 덜 심각하고 비침습적인 폐 감염은 결핵과 같은 이전 질병에서 파생된 폐강에서 형성될 수 있는 균사 조직 덩어리인 진균 덩어리(누균종, aspergilloma)를 발생시킨다(그림 21.17). 폐가 가장 흔한 일차 감염 부위이지만 눈, 귀, 비강, 피부도 일차 감염 부위가 될 수 있다.

2. **진단 및 치료:** 아스페르길루스 감염의 결정적인 진단은 균사 종괴를 검출하고 임상 샘플에서 유기체를 분리함으로써 제공된다. *Aspergillus* 균사는 특징적으로 직각 가지를 형성하는 *Mucor* 종과 구별되는 V자 모양 가지(45도 각도로 가지를 뻗는 격막 균사; 그림 21.16 참조)를 형성한다. 또한 격벽은 *Aspergillus* 균사에 존재하지만 *Mucor* 균사에는 없다. 배양에서 아스페르길루스의 포자 함유 구조는 틀림없지만 이러한 유기체는 어디에나 있기 때문에 임상 샘플의 외부 오염으로 인해 위양성이 나타날 수 있다. 아스페르길루스 감염의 치료는 일반적으로 암포테리신 B와 진균 덩어리 또는 감염된 조직의 외과적 제거에 의해 이루어진다. 항진균제인 미코나졸, 케토콘아졸 및 플루코나졸은 유용한 것으로 입증되지 않았지만 이트라 코나졸은 아스페르길루스 골수염(*Aspergillus osteomyelitis*)에 어느 정도 효과가 있다.

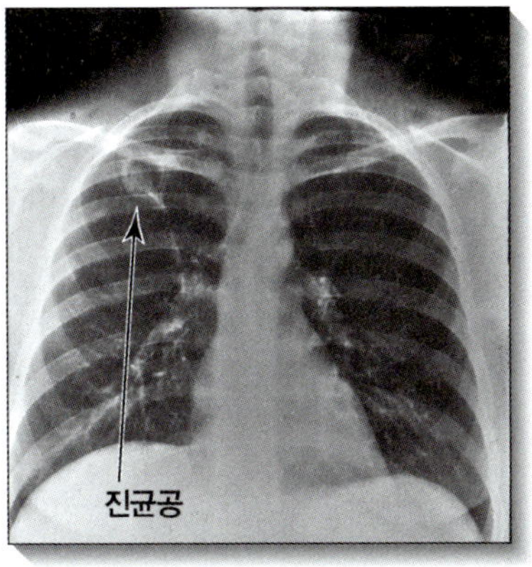

그림 21.17

폐포자충 폐렴(fungus bal)

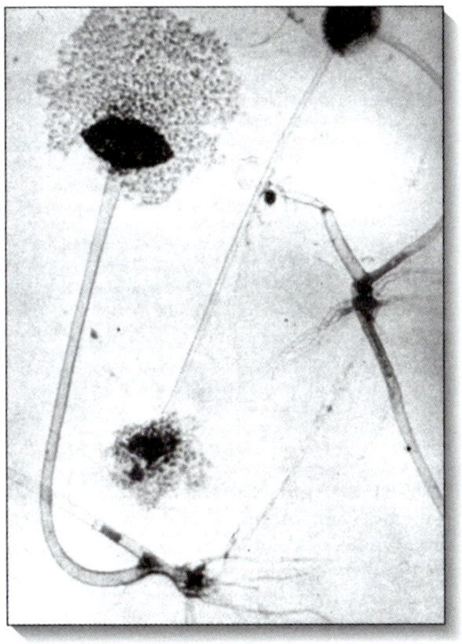

그림 21.18

리조푸스 오리재(*Rhizopus oryzae*)

D. 모균증 Mucormycosis

모균증(mucormycosis)은 그림 21.18과 같이 *Rhizopus oryzae*(*R. arrhizus*라고도 함)에 의해 가장 흔하게 발생하며 *Absidia corymbifera* 및 *Rhizomucor pusillus*와 같은 Mucorales 목의 다른 구성원에 의해 발생하는 경우는 적다. 아스페르길루스처럼 이 유기체는 자연계 어디에나 존재하며 그들의 포자는 썩은 과일과 오래된 빵에서 매우 풍부하게 발견된다. *Mucor* 감염은 전 세계적으로 발생하지만 거의 전적으로 어떤 근본적인 화상, 백혈병 또는 진성 당뇨병 같은 소인이 있는 개인에게만 제한된다. 1주일 이내에 치명적일 수 있는 가장 흔한 형태의 질병은 코점막 또는 부비동에서 감염이 시작되어 안와, 구개 및 뇌로 진행되는 비뇌 모균증이다. 질병이 매우 공격적이기 때문에 많은 경우가 사망할 때까지 진단되지 않는다. 치료는 고용량의 암포테리신 B를 기본으로 하지만 가능한 경우 괴사 조직의 외과적 괴사 조직 제거 및 근본적인 소인 상태의 교정을 동반해야 한다. 암포테리신 이외의 항진균제는 유용한 것으로 입증되지 않았다. 조기 진단과 최적의 치료로 당뇨병 환자의 약 절반이 비뇌 모균증에서 생존하지만 백혈병 환자의 예후는 매우 나쁘다.

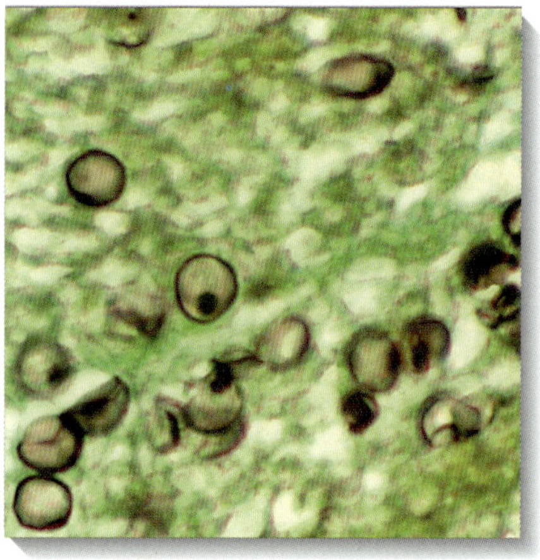

그림 21.19

*Pneumocystis jiroveci*의 은염색 AIDS 환자 조직의 낭종

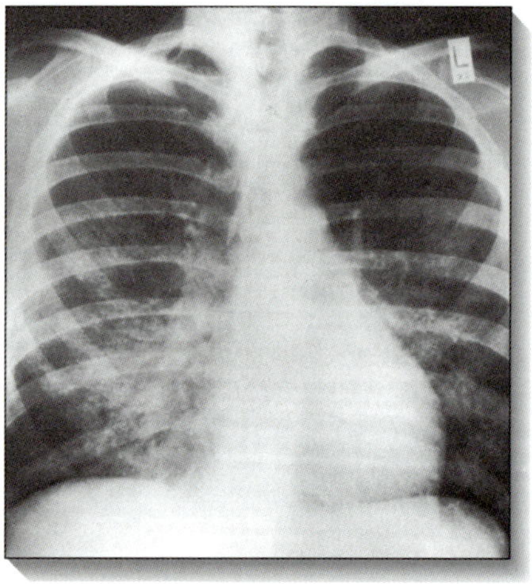

그림 21.20

폐포자충 폐렴(*Pneumocystis* pneumonia)

E. 폐포자충 *Pneumocystis jiroveci*

Pneumocystis jiroveci 폐렴은 그림 21.19에 표시된 것처럼 *P. jiroveci*(이전의 *P. carinii*)라는 효모 유사 진균에 의해 발생한다. 이 질병은 *P. carinii* 폐렴에 대해 여전히 종종 PCP라고 한다. 면역억제제를 사용하고 HIV 전염병이 발병하기 전에는 이 유기체에 의한 감염이 드물다. 그것은 한때 HIV-1에 감염된 개인에게 가장 흔한 기회 질병 중 하나였으며 치료하지 않으면 거의 100% 치사율을 보인다. 그러나 폐포자충 폐렴의 발병률은 항레트로바이러스 요법과 PCP 예방의 광범위한 사용으로 극적으로 감소했다(아래 "진단 및 치료" 참조). 현재 대부분의 사례는 자신의 HIV 상태를 알지 못하거나 HIV에 대한 지속적인 치료를 받지 않는 환자 및 진행된 면역억제 환자에서 발생한다.

1. **분류:** 이전에 *P. jiroveci*는 원생동물로 간주되었으나, 최근 단백질 및 핵산 염기서열에 대한 분자 연구에서 *P. jiroveci*가 자낭균류 효모와 관련된 진균이라는 것이 밝혀졌다. 그러나 대부분의 곰팡이 막의 필수 구성 요소인 에르고스테롤은 *P. jiroveci*에서 부족하다. 지금까지 *P. jiroveci*를 시험관 내에서 배양하는 것이 불가능하여 수명 주기에 대한 이해가 제한된다.

2. **병리학:** 이 유기체의 감염 형태와 자연 저장소는 확인되지 않았지만 전 세계 어린이의 거의 100%가 항폐포자충 항체를 가지고 있기 때문에 자연계 어디에나 존재해야 한다. 이 질병은 사람에게서 사람으로 전염되지 않는다. 대신, 면역결핍 환자에서 *P. jiroveci*의 발달은 폐에 이미 존재하는 휴면 세포의 재활성화에 의한 것으로 생각된다. 포낭 형태는 폐포의 염증을 유발하여 가스 교환을 차단하는 삼출물을 생성한다. 그림 21.20은 폐포자충 폐렴의 전형적인 방사선 소견을 보여준다.

3. **진단 및 치료:** *P. jiroveci*는 배양할 수 없기 때문에 생검된 폐 조직 또는 세척액의 현미경 검사를 기반으로 진단된다. 가장 효과적인 치료법은 설파메톡사졸과 트리메토프림을 병용하는 것으로 면역이 심하게 억제된 HIV 환자의 감염을 예방하기 위해 예방적으로도 사용된다. 암포테리신과 같은 많은 항진균제의 작용 기전은 에르고스테롤 합성 또는 기능을 방해하기 때문에 이러한 약물은 에르고스테롤이 부족한 진균에 대해서는 효과적이지 않다.

원생동물문

Protozoa

22

I. 개요 Overview

원생동물은 다양한 단세포 진핵 유기체 그룹이다. 많은 것들이 다세포 유기체의 기관과 유사한 구조적 특징(소기관)을 가지고 있다. 번식은 일반적으로 유사분열 이원분열에 의해 이루어지지만 일부 원생동물 종에서는 여러 변이가 있는 유성(감수분열) 번식도 발생한다. 수만 종의 원생동물 종 중 소수만이 인간에게 병원성을 나타낸다. 이 장에서 논의된 내용은 그림 22.1에 나열되어 있다. 이러한 병원체는 장과 비뇨생식관에 기생하는 것과 혈액 세포와 조직에 기생하는 두 가지 일반적인 종류가 있다. 원생동물 감염은 위생 상태와 전파 매개체 통제가 열악한 열대 및 아열대 개발도상국에서 흔히 발생한다. 그러나 세계 여행과 이민이 증가함에 따라 원생 동물 질병은 더 이상 특정 지리적 위치에 국한되지 않는다. 원생동물은 진핵생물이기 때문에 균류와 마찬가지로 원핵 세균성 병원균보다 인간 숙주의 대사 과정에 더 가깝다. 따라서 원생동물 질병은 박테리아 감염보다 치료가 쉽지 않다. 많은 항원충제가 인간 숙주에 독성이 있기 때문이다.

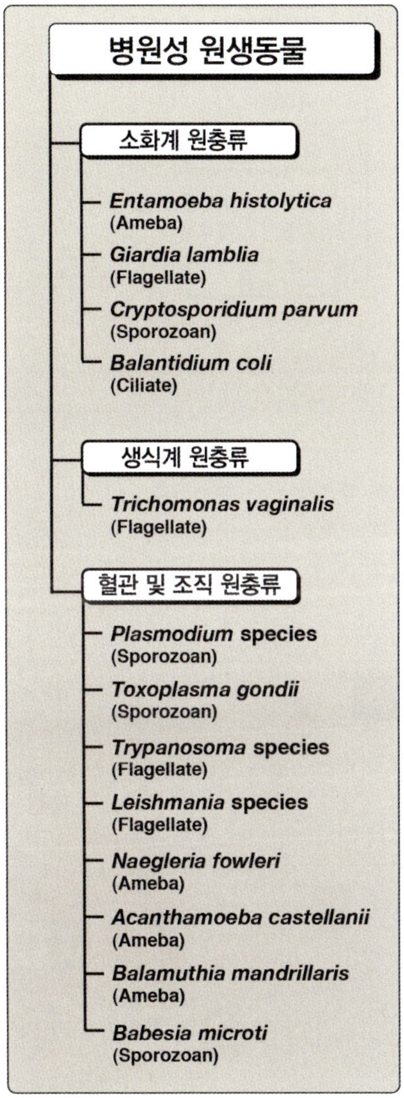

그림 22.1
감염 부위에 따라 분류되는 임상적으로 관련된 원생동물

II. 임상적으로 중요한 원생동물문 분류

Classification of Clinically Important Protozoa

병원성 원생동물 중에는 임상적으로 관련된 중요한 공통 특징이 있다. 예를 들어, 많은 원생동물은 환경 조건이 적대적일 때 생존을 허용하는 휴면, 비운동성 낭종 단계와 운동성이 있고 활발하게 먹이를 먹고 번식하는 영양(영양체) 단계를 모두 가지고 있다. 편의상 원생동물은 이동 방식에 따라 분류된다. 임상적으로 관련된 원생동물은 4개의 그룹으로 나뉜다(그림 22.2).

A. 아메바 Amoebas

아메바는 세포질 돌출부(pseudopodia)를 주 세포체에서 바깥쪽으로 확장하여 이동한다. 단일 세포는 동일한 일반적인 방향으로 돌출하는 여러 위족류를 가질 수 있으며 세포질의 나머지는 위족류로 흘러 들어간다. 아메바는 위족(pseudopodia)으로 음식 입자를 삼켜서 먹는다. 일부 아메바에는 편모도 있다.

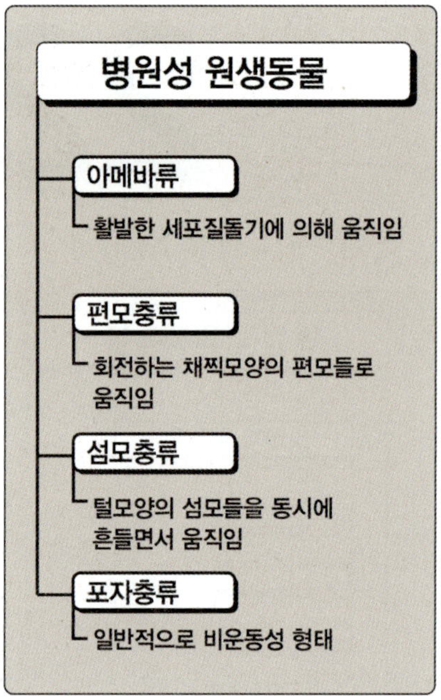

그림 22.2

이동 방식에 따라 분류되는 4개의 주요 원생동물 그룹

B. 편모류 Flagellates

편모는 액체 환경을 통해 세포를 회전하고 추진하는 두 개 이상의 채찍 모양의 돌출부(편모)를 통해 이동한다. 일부 편모류, 예를 들어 질편모충(*Trichomonas vaginalis*)도 수영을 돕는 기복이 있는 막을 가지고 있다. 편모는 세포절이라는 구강 홈을 통해 음식 입자를 섭취한다.

C. 섬모 Ciliates

섬모는 세포 표면을 덮는 줄로 배열된 많은 털 모양의 돌기(섬모)를 통해 움직이며 동시에 세포를 노 젓는 배처럼 추진한다. 대부분의 섬모는 세포인두를 통해 음식 입자를 통과시키고 마지막으로 소화가 일어나는 액포로 들어가는 세포구를 가지고 있다. 약 7,000종의 섬모가 있지만 *Balantidium coli*만이 인간에게 병원성이 있으며 balantidiasis라는 질병은 드물다.

D. 포자충 Sporozoa

Sporozoans(Apicomplexa라고도 함)는 절대세포내 기생체이다. 그들은 일반적으로 운동성이 없는 성체 형태를 가지고 있지만 일부 종에서는 수컷 배우자가 편모를 가지고 있다. 포자동물의 예로는 말라리

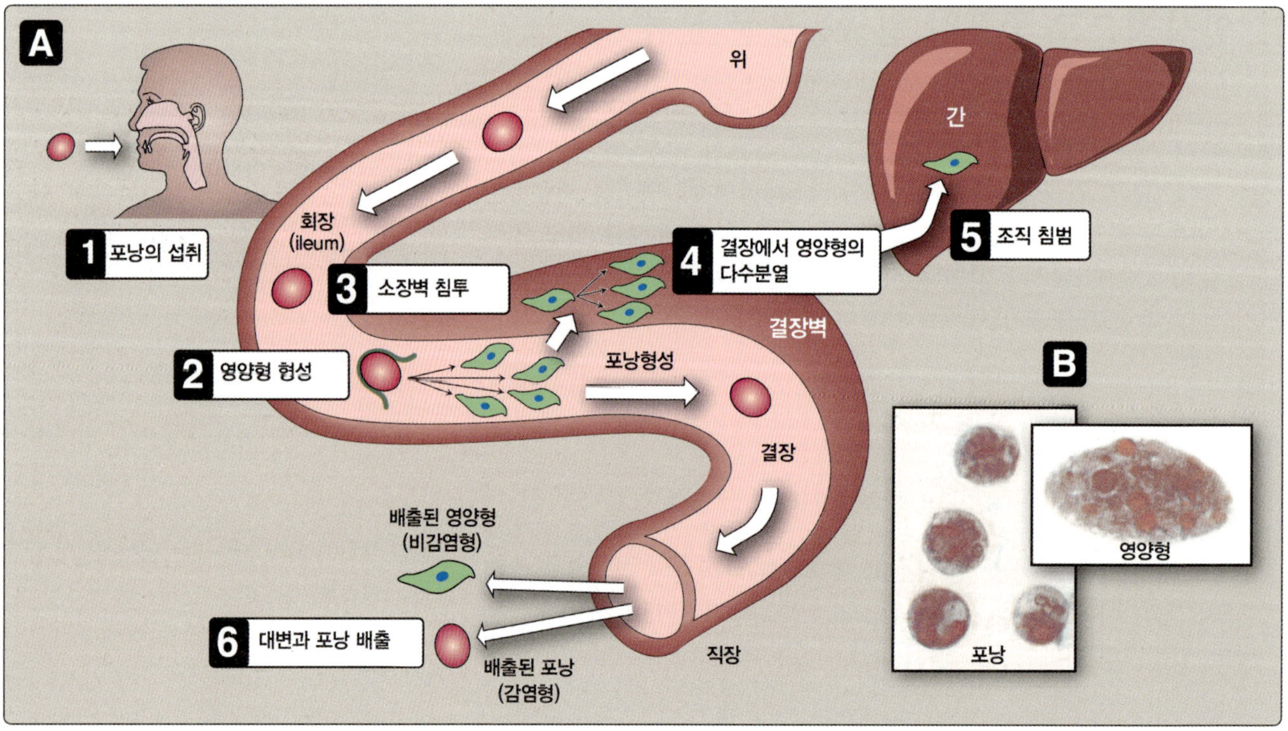

그림 22.3

A. *Entamoeba histolytica*의 생활사. B. 영양체(trophozoite) 및 포낭(cyst) 형태의 현미경 사진

아 기생충인 *Plasmodium vivax*, *P. falciparum* 및 기타 *Plasmodium* 종이 있다. 포자충은 하나 이상의 숙주와 함께 복잡한 수명 주기를 가질 수 있다. 최종 숙주는 유성생식 단계를 지원하는 숙주이고, 중간숙주는 무성생식을 할 수 있는 환경을 제공한다.

III. 장 원충 감염 Intestinal Protozoal Infections

네 가지 주요 원생동물 장내 기생충이 있다: 아메바, 엔타메바 히스톨리티카(*Entamoeba histolytica*); 편모, *Giardia lamblia*; 포자동물, 크립토스포리디움*Cryptosporidium*(여러 종); 및 *Balantidium coli*(인간 질병을 유발하는 유일한 섬모 원생동물). 각 병원체는 설사를 일으키지만 위장관 내의 감염 부위, 임상적 중증도 및 이차 결과가 다르다.

A. 아메바성 이질 Amebic dysentery (*Entamoeba histolytica*)

오염된 음식이나 물에서 섭취한 포낭은 소장에서 영양체를 형성한다(그림 22.3). 이들은 결장으로 이동하여 장내 세균을 먹고 상피를 침범하여 잠재적으로 궤양을 유발할 수 있다. 기생충은 간으로 더 퍼져 농양을 일으킬 수 있다. 결장에서 영양체는 대변을 통과하는 낭종을 형성하여 수명 주기를 완료한다. 아메바 포낭은 대부분의 수처리 시설에서 사용되는 염소 농도에 내성이 있다. 진단은 운동성 영양체 또는 포낭에 대한 분변 샘플 검사로 이루어진다(그림 22.4). 현미경 검사가 음성인 경우 혈청학적 검사가 유용할 수 있다. 간 농양은 활성 아메바가 축적되는 농양 가장자리에서 생검해야 한다. 내강 아메바성 이질의 경증 사례는 요오도퀴놀, 파로모마이신 또는 딜록사니드 푸로에이트로 치료한다. 간 감염을 포함해 보다 심각한 경우에는 클로로퀸 및/또는 딜록사니드 푸로에이트 또는 에메틴과 함께 메트로니다졸(항균 활성도 있음)로 치료한다. *E. histolytica*로 인한 감염의 최대 80%는 무증상이다. 무증상 감염자는 낭종을 흘리며 다른 사람들에게 감염원이 된다.

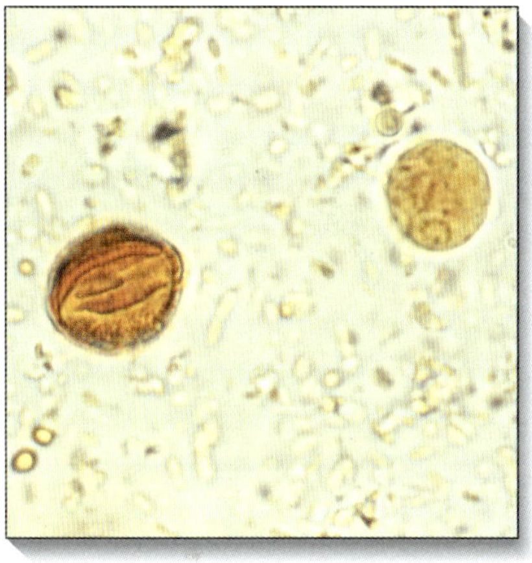

그림 22.4
아메바성 이질(*Entamoeba histolytica*) 낭종

B. 지아르디아증 Giardiasis (*Giardia lamblia*)

편모충증은 미국에서 가장 흔히 진단되는 기생충성 장 질환이다. *E. histolytica*와 유사하게 *G. lamblia*는 2개의 생활 주기 단계를 가지고 있다: 4개의 편모가 있는 이핵성 영양체와 약물 내성, 4개의 핵 낭종. 섭취된 낭종은 십이지장에서 영양체를 형성하며 벽에 부착되지만 침입하지는 않는다(그림 22.5). *Giardia* 감염은 종종 임상적으로 경미하지만 일부 개인의 경우 대규모 감염이 십이지장 점막을 손상시킬 수 있다. *Giardia* 기생충은 주로 십이지장에 서식하기 때문에 분변 검사는 음성일 수 있다. 배설물에서 *Giardia* 항원을 측정하기 위한 상업적 효소 연결 면역흡착 분석법이 유용한 것으로 입증되었다. Metronidazole은 효과적인 치료법이다. *G. lamblia* 포낭은 *E. histolytica*와 마찬가지로 대부분의 수처리 시설에서 사용되는 염소

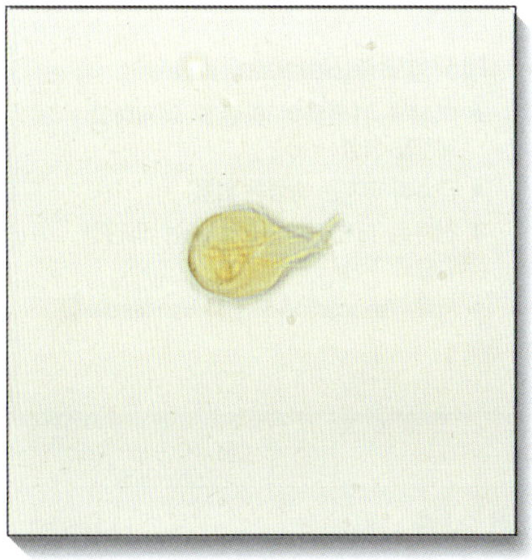

그림 22.5
대변 샘플의 람블편모충 영양체(*Giardia lamblia* trophozoite)

이질 아메바(*Entamoeba histolytica*)

- 결장에 기생 및 간장에 2차 감염을 함
- 감염 환자는 대변으로 포낭형뿐만 아니라 감염성이 없는 영양형도 배출
- 대변 내에서 특징적인 포낭(하나에서 네개의 핵이 보임)을 관찰함으로써 진단
- 치료: Iodoquinol, metronidazole

람블편모충(*Giardia lamblia*)

- 감염은 오염된 식수로부터 발생
- 십이지장에 기생하며, 잠복기는 대략 10일 정도
- 급성기 감염은 혈변과 구린내 나고 설사성 이질을 보임
- 진단은 대변내의 포낭 또는 영양형 검출로 가능
- 치료: Metronidazole

작은와포자충(*Cryptosporidium parvum*)

- 소장에 기생
- 소장 융모의 상피세포내에서 기생하는 세포사이기생 원충류임
- 진단은 대변시료를 변형된 acid-fast 염색법으로 검사
- 치료: Nitazoxanide

대장섬모충(*Balantidium coli*)

- 대장에 기생하여 이질을 야기하고 궤양을 형성
- 급속히 퍼지는 속성은 없음
- 진단은 대변 내의 포낭 또는 영양형 검출로 가능
- 치료: Tetracycline 또는 Metronidazole

그림 22.6
장내 원충 감염의 요약

농도에 내성이 있다.

C. 크립토스포리디움증(크립토스포리디움 종)

Cryptosporidiosis (*Cryptosporidium* species)

크립토스포리디움은 하부 소장의 융모의 상피세포에 서식하는 세포 내 기생충이다. 감염원은 종종 가축의 배설물이며, 농장 유출수는 음용수의 크립토스포리디움 오염원으로 관련되어 있다. 무증상에서 경미한 경우가 흔하며, 환자의 면역 체계가 정상인 경우, 환자의 시스템이 정상이면 질병은 대개 치료없이 해결된다. 그러나 면역력이 약화된 개인의 경우 감염이 심각하고 다루기 힘들 수 있지만 파로모마이신이 약간의 개선을 제공할 수 있다. 진단은 신선한 대변 샘플에서 작은(4~6 μm) 난포낭의 항산성 염색으로 이루어진다.

D. 발란티디아증(발란티디움 콜라이) Balantidiasis (*Balantidium coli*)

Balantidiasis는 대장을 감염시켜 이질을 일으키는 섬모 원충 *B. coli*에 의해 발생한다. *B. coli*는 국소 침습성으로 결장 궤양을 일으킨다. 이것들은 천공되어 복막염으로 이어질 수 있지만 먼 기관으로 퍼지는 것과 거의 관련이 없다는 점에서 *E. histolytica*와는 다르다. 증상은 무증상 감염에서 복부 불편감, 경미한 설사, 대변에 피와 고름이 있는 급성 이질에 이르기까지 다양하다. 생활 주기에는 영양체와 낭종 형태가 모두 포함되며 대변에서 둘 중 하나를 식별하는 것이 진단이 될 수 있다. 감염 단계인 포낭은 오염된 물에서 발견될 수 있으며 염소 처리에 의해 비활성화되지 않다. 돼지는 *B. coli*의 천연 저장소이다. 감염은 테트라사이클린 또는 메트로니다졸로 치료할 수 있다. 장내 원충 감염에 대한 요약이 그림 22.6에 나와 있다.

IV. 비뇨생식기 감염: 트리코모나스증

Urogenital Tract Infection: Trichomoniasis

트리코모나스증(trichomoniasis)은 질편모충(*Trichomonas vaginalis*)에 의해 발생한다(그림 22.7). 트리코모나스증은 인간의 가장 흔한 원충성 비뇨생식기 감염이며 전 세계적으로 가장 흔한 비바이러스성 성병 감염의 원인이다. 트리코모나스증은 파동 막이 있는 배 모양의 편모이다. 트리코모나스의 생활사에는 포낭 형태가 없다. 트리코모나스 테낙스(*Trichomonas tenax*) 및 트리코모나스 호미니스(*Trichomonas hominis*)를 포함한 몇몇 비병원성 종은 각각 인간의 입과 장에서 발견될 수 있다. 정상적인 식물상의 일부인 이 종은 병원성 종인 *T. vaginalis*와 형태학적으로 쉽게 구별되지 않는다. 여성의 경우 병원균은 질, 외음부 및 자궁경부의 점막 조직에 염증을 일으키고 다량의 황색을 띠는 악취가 나는 분비물을 동반한다. 남성의 경우 요도, 전립선 및 정낭이 감염되어 백색 분비물이 나타날 수 있다. 그러나 트리코모나스증은 특히 남성에서 무증상 감염을 자주 유발한다. 이 유기체의 성장을 위한 최적 pH는 약 6.0이

기 때문에 *T. vaginalis*는 pH가 약 4.0인 정상적인 산성 질에서는 번성하지 않는다. 따라서 증가된 질 pH는 질병의 획득에 유리하다. 진단은 종종 질 또는 요도 분비물에서 운동성 영양체를 현미경으로 검출하여 이루어진다. 기생충의 농도가 너무 낮아 직접 관찰할 수 없는 경우 관찰가능한 유기체를 얻기 위해 실험실 배양을 사용할 수 있다. 그러나 현미경 검사와 배양은 민감하지 않으며 이러한 기술을 사용하여 많은 감염을 놓친다. 이제 매우 민감하고 특정한 핵산 증폭 검사(NAAT)를 사용할 수 있으며 진단 검사에 권장된다. 상업적으로 이용 가능한 NAAT는 *T. vaginalis*와 다른 인간 트리코모나스 종을 구별한다. 효과적인 치료는 메트로니다졸에 의해 제공된다. 다른 성병과 마찬가지로 성 파트너도 치료를 받아야 한다. 그림 22.8은 *T. vaginalis*로 인한 비뇨생식기 감염을 요약한 것이다.

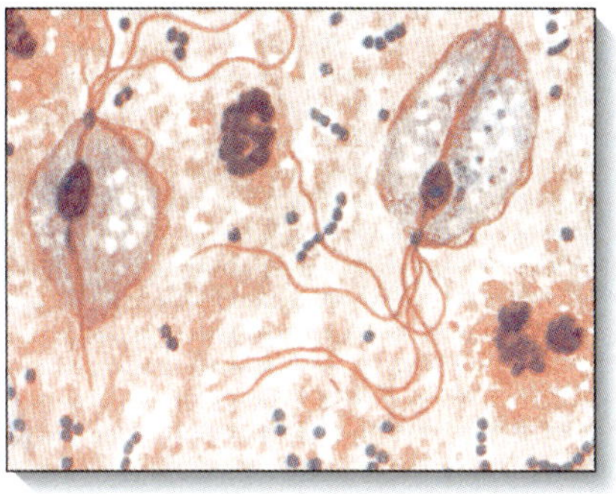

그림 22.7
질편모충(*Trichomonas vaginalis*).

V. 혈액 및 조직 원충 감염
Blood and Tissue Protozoal Infections

혈액과 내부 장기를 침범하는 주요 원생동물 질병은 말라리아(*Plasmodium* 종), 톡소플라스마증(*Toxoplasma* 종), 트리파노소마증(*Trypanosoma* 종), 리슈만편모충증(*Leishmania* 종)이다. *Plasmodium*과 *Toxoplasma*는 sporozoans(Apicomplexa)인 반면, *Trypanosoma*와 *Leishmania*는 편모류이며 때때로 혈편모충(hemoflagellates)라고도 한다. 3종의 독립 생활 아메바는 사람에게 아메바성 뇌염을 일으킨다. *Babesia microti*는 *Ixodes* 진드기에 물려 인간에게 전염되는 바베시아증을 유발하고 *Plasmodium* 종에 의해 발생하는 것과 유사한 적혈구(RBC) 감염을 유발한다.

A. 말라리아(*Plasmodium falciparum* 및 기타 종)
Malaria (*Plasmodium falciparum* and other species)

말라리아는 포자 동물인 *Plasmodium*이라는 원생동물 속 5종 중 하나에 의해 발생하는 혈액의 급성 전염병이다. *P. falciparum*은 열대 및 아열대 지역에서 전 세계적으로 발견되며 아프리카에서 우세한 종이다. *P. vivax*는 주로 아시아, 라틴 아메리카 및 아프리카의 일부 지역에서 발견되며 인간 말라리아의 대부분을 담당한다. 원형질 기생충은 주로 암컷 *Anopheles mosquito*의 물림을 통해 인간에게 전염된다. 포자충(Sporozoans)은 분열증(schizogony)라고 불리는 과정에 의해 인간세포에서 무성생식하며, 여기에서 다중 핵 분열 후에 세포벽에 의해 핵이 감싸져 merozoites를 생성한다. 이들은 차례로 영양체(trophozoites)가 된다. 유성생식은 새로운 포자(sporozoites)가 형성되는 모기에서 발생한다. *P. ovale*은 주로 서아프리카에서 발견되며 *P. malariae*는 전 세계적으로 발견되며 *P. knowlesi*는 동남아시아에서(주로 비인간 영장류의 병원균으로) 발견된다. 드물게 말라리아는 감염된 모기에 물리는 것 이외의 방법(예: 수혈, 장기 이식 또는 공유 바늘)을 통해 전염된다.

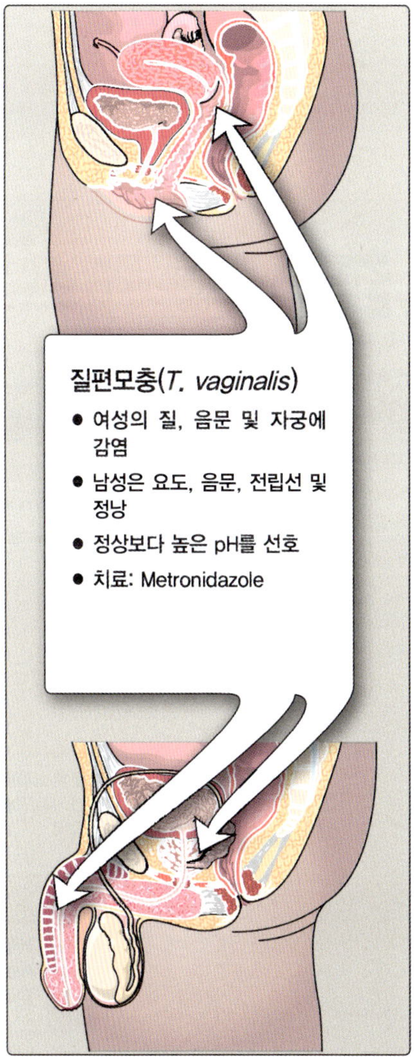

그림 22.8
비뇨 생식기 감염의 요약

1. **병리학 및 임상적 의미:** *Plasmodium* sporozoites는 혈류에 주입되어 간으로 빠르게 이동한다. 거기에서 그들은 수천 개의 merozoite를 포함하는 낭종과 같은 구조를 형성한다. 방출되면 merozoites는 헤모글로빈을 영양소로 사용하여 RBC를 침범한다. 결국 감염된 RBC가 파열되어 다른 적혈구를 침범할 수 있는 분열소체를 방출한다. 많은 수의 적혈구가 거의 동시에 파열되면 독성 물질의 대량 방출로 인해 발작(갑작스러운 발병) 열이 발생할 수 있다. RBC 용해의 예측 가능한 결과는 빈혈이며 이는 *Plasmodium* 감염의 전형이다. *P. falciparum*은 가장 위험한 변형체 종이다. 이는 지속적인 고열과 기립성 정태성 저혈압을 특징으로 하는 급격하게 진행되는 질병을 유발할 수 있다. 감염은 치료가 신속하지 않으면 모세혈관 폐쇄 및 사망으로 이어질 수 있습니다. *P. malariae*, *P. vivax* 및 *P. ovale*는 더 가벼운 형태의 질병을 유발한다. 아마도 어린 적혈구나 오래된 적혈구 중 하나를 침범하지만 둘 다 침범하지는 않기 때문일 것이다. 이것은 모든 연령대의 세포를 침범하는

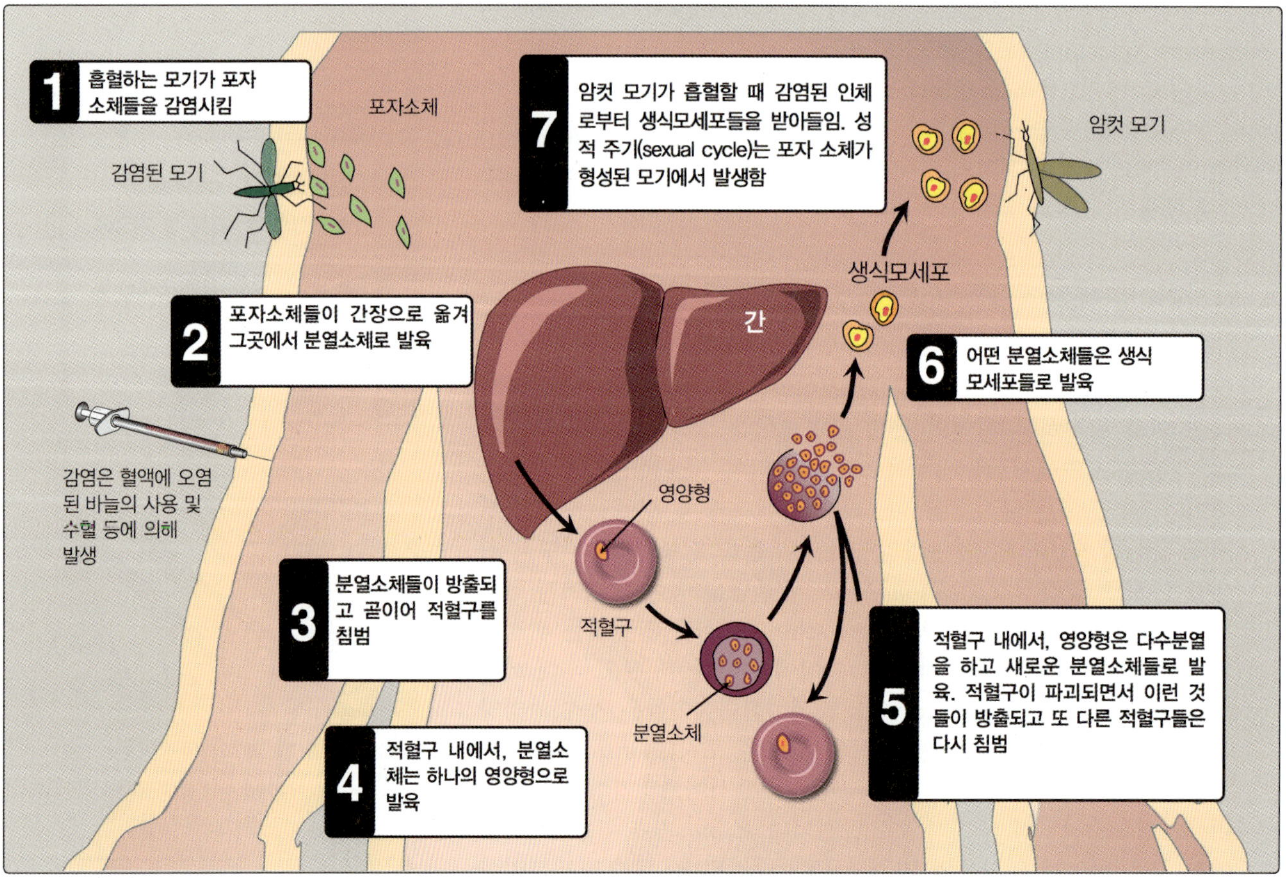

그림 22.9

말라리아 기생충인 말라리아원충(*Plasmodium falciparum*)의 수명 주기

*P. falciparum*과는 대조적이다. *Plasmodium*의 수명 주기에 대한 요약은 그림 22.9에 나와 있다. 말라리아는 여전히 흔하고 심각한 질병이며 2015년에는 전 세계적으로 약 429,000명이 사망한 것으로 추정된다. 증가된 예방 및 통제 조치로 인해 2010년 이후 전 세계적으로 말라리아 사망률이 29% 감소한다.

2. **진단 및 치료:** 진단은 적혈구 내 기생충의 검출에 달려 있다(그림 22.10). Giemsa 염색으로 염색한 두꺼운 혈액 도말은 가장 민감한 육안 검사를 제공한다. 자세한 내용을 식별할 수 있는 얇은 혈액 도말 검사를 사용하여 관련된 종을 결정하는데, 이 치료 과정을 계획하는 데 중요하다. 혈청학적 검사는 일반적으로 급성 질환을 진단하기에는 너무 느리다. 포도당-6-인산 탈수소효소 결핍증: 이 효소가 결핍된 개인은 프리마퀸으로 치료할 때 때때로 매우 심각한 용혈성 빈혈이 발생한다.

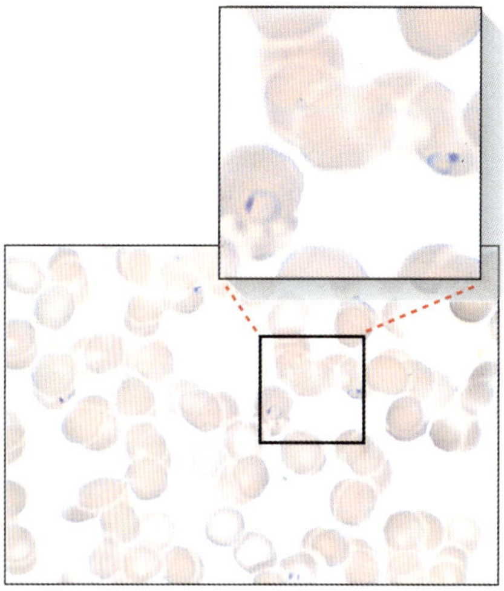

그림 22.10
적혈구에 있는 열대열원충(*Plasmodium falciparum*)의 고리형태(ring form)의 영양체

B. 톡소플라스마증 Toxoplasmosis (*Toxoplasma gondii*)

*Toxoplasma gondii*는 전 세계적으로 분포하는 세포내 포자동물로 모든 척추동물을 감염시키지만 최종 숙주는 고양이이다. 인간은 고양이 배설물에 있는 난포낭을 우발적으로 섭취하거나, 날고기나 덜 익힌 고기를 먹음으로써, 선천적으로 감염된 어머니로부터, 또는 수혈을 통해 감염될 수 있다.

1. **병리학 및 임상적 중요성:** 인간 감염에서 발견되는 *Toxoplasma trophozoite*에는 두 가지 종류가 있다. 초기 급성 감염에서 체액에서 볼 수 있는 빠르게 성장하는 tachyzoites("tachy-" = 급속) 및 천천히 성장하는 bradyzoites("brady- " = 느림) 근육과 뇌 조직 및 눈의 낭종에 포함되어 있다. Tachyzoites는 세포, 특히 실질(parenchymal) 및 망상세포(reticuloendothelial cell)를 직접 파괴하는 반면 파열된 조직 낭종에서 방출되는 bradyzoites는 혈관 막힘 및 괴사와 함께 국소 염증을 유발한다. 정상적인 인간 숙주의 감염은 일반적이며 일반적으로 무증상이다. 그러나 감염의 재발을 겪을 수도 있는 면역력이 약화된 개인에게는 매우 심각할 수 있다. 선천성 감염은 또한 심각하여 사산, 뇌 병변 및 수두증을 유발할 수 있으며 신생아 실명의 주요 원인이다.

2. **진단 및 치료:** 초기 진단 접근법은 조직 표본에서 기생충을 감지하는 것과 관련이 있지만 이것은 종종 결정적이지 않을 수 있다. 최근 상용 진단 키트가 출시되면서 톡소플라스마를 확인하기 위한 혈청 검사가 이제 일상적으로 사용된다. 여기에는 톡소플라스마 특이 면역글로불린 IgG 및 IgM에 대한 검사가 포함된다. 이 감염에 대한 선택 치료는 설파다이아진과 함께 제공되는 항포말 약물인 피리메타민이다. 설파제를 투여할 수 없는 환자의 경우 피리메타민에 클린다마이신을 추가할 수 있다.

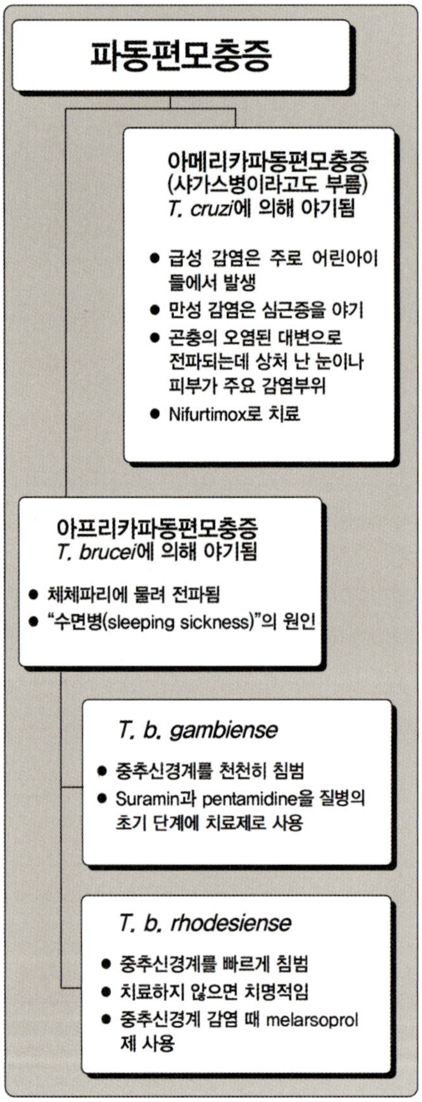

그림 22.11
파동편모충증(트리파노소마증) 요약.
CNS = 중추신경계

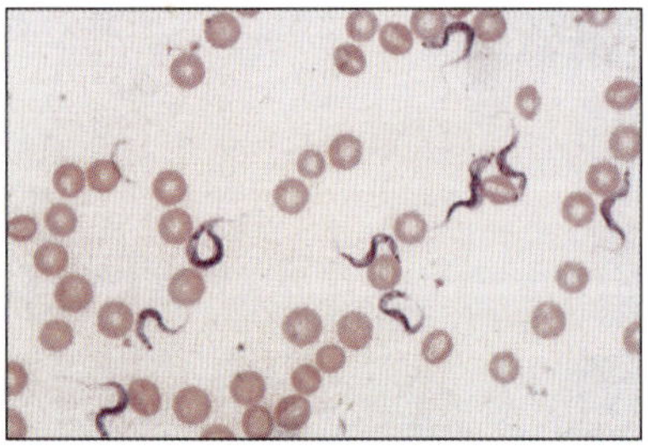

그림 22.12
브루스파동편모충(*Trypanosoma brucei*)

C. 트리파노소마증(다양한 트리파노좀 종)

Trypanosomiasis (various trypanosome species)

트리파노소마증(trypanosomiasis)은 여러 트리파노좀 종에 의해 발생하는 두 가지 만성, 결국 치명적인 질병(아프리카 수면병 및 미국 트리파노소마증, 샤가스병으로도 알려짐)을 말한다. 이러한 질병과 사용 가능한 화학요법제 사이의 일부 차이점은 그림 22.11에 요약되어 있다.

1. **병리학 및 임상적 중요성:** 아프리카 수면병은 밀접하게 관련된 편모류인 *Trypanosoma brucei gambiense* 또는 *Trypanosoma brucei rhodesiense*에 의해 발생한다(그림 22.12). 이 기생충은 감염된 체체파리에 물려 사람에게 주입되어 원발성 병변 또는 하감이 생긴다. 그런 다음 유기체는 림프 조직으로 퍼지고 혈액에서 세포외로 번식한다. 나중에 이 기생충은 중추신경계(CNS)를 침범하여 방출된 독소에 의해 매개되는 뇌와 척수의 염증을 일으킨다. 이 염증은 특징적인 무기력증을 일으키고 결국 지속적인 수면과 죽음을 초래한다. 트리파노소마로 인한 미국 트리파노소마증(샤가스병) *cruzi*는 중남미에서 발생한다. 아프리카 형태의 질병과 달리 감염은 벌레 물림이 아니라 결막을 오염시키는 곤충 배설물이나 피부의 상처에 의해 전염된다. 첫 번째 증상은 병원균이 침입한 부위의 육아종성 병변이며, 발열과 간비종대를 특징으로 하는 급성 질환이 뒤따른다. 결과적으로 질병이 완화될 수 있지만 소화 시스템 문제로 다시 나타날 수 있다. 잠재적인 장기 합병증에는 심근병증과 거대결장이 포함된다.

2. **진단 및 치료:** 아프리카 트리파노소마증의 진단은 주로 Giemsa로 염색된 체액 도말(예: 혈액, 뇌척수액 및 림프절 흡인액)에서 운동성 트리파노좀을 검출하여 이루어진다. 진단 확인을 위해 매우 구체적인 혈청학적 검사도 사용할 수 있다. 초기 단계의 아프리카 트리파노소미아시스는 수라민 또는 펜타미딘으로 치료한다. Melarsoprol은 CNS가 관련된 말기 질병에 사용된다. 미국 트리파노소마증은 니푸르티목스로 치료하지만 약물의 효과는 제한적이다.

D. 레슈마니아증(다양한 레슈마니아 종) Leishmaniasis (*Leishmania*)

Leishmaniasis는 *Leishmania* 속의 편모 원생동물에 의해 발생하는 감염 그룹을 나타낸다. 매년 약 50만 건의 새로운 사례가 보고되고 있으며 현재 1,200만 명이 이 기생충에 감염된 것으로 추정된다. 리슈만편모충증에는 피부, 점막피부 및 내장의 세 가지 임상 유형이 있다. 다양한 감염 유기체는 형태학적으로 구분할 수 없지만 생화학적으로 구분할 수 있다. 2개의 아속(*Leishmania leishmania* 및 *Leishmania viannia*)이 인식되며 각각 여러 종을 포함한다. 모든 종은 세 가지 임상 증상 중 하나를 일으킬 가능성이 있다. 기생충의 자연적 저장소는 지형과 종에 따라 다르지만 일반적으로 야생 설치류, 개 및 인간이다. 인간에게 전염되는 것은 *Phlebotomus* 또는 *Lutzomyia* 속의 암컷 모래파리에 물린 것이다. *Leishmania*의 생활 주기는 그림 22.13에 나와 있다.

1. **피부 레슈만편모충증(Cutaneous leishmaniasis)(현지명, "동양 궤양"):** 이 질병은 북아프리카와 서아프리카, 이란, 이라크에서 레슈만편모충 열대병에 의해 발생한다. 질병의 피부 형태는 궤양성 단일 또는 다중 피부 궤양을 특징으로 한다(그림 22.14). 대부분의 경우 자연 치유되지만 궤양은 보기 흉한 흉터를 남긴다. 멕시코와 과테말라에서 피부 형태는 빠르게 치유되는 단일 병변을 생성하는 *Leishmania mexicana*로 인한 것이다.

2. **피부점막 리슈만편모충증(Mucocutaneous leishmaniasis)(현지명, espundia):** 이 질병은 중남미, 특히 아마존 지역에서 발생하는 *Leishmania viannia brasiliensis*이다. 이 형태의 질병에서 기생충은 코와 입의 점막-진피 접합부에서 조직을 공격하여 여러 병변을 생성한다. 점막 조직으로의 광범위한 확산은 비강 중격과 협강을 제거하여 2차 감염으로 사망에 이를 수 있다.

3. **내장 레슈마니아증(Visceral leishmaniasis)(현지명, kala-azar):** 이 질병은 인도, 동아프리카, 중국에서 리슈마니아 도노바니에 의해 발생한다. 내장 질환에서 기생충은 처음에 대식세포를 감염시키고 기생충이 빠르게 번식하는 비장, 간, 골수 차례로 이동한다. 증상으로는 간헐적인 천막 열과 체중 감소가 있다. 비장과 간이 커지고 황달이 생길 수 있다. 질병을 치료하지 않으면 2년 이내에 치사율이 거의 100%이다. 어떤 경우에는 2차 감염과 쇠약으로 인한 합병증으로 사망에 이른다.

4. **진단 및 치료:** 진단은 인간과 다른 포유류에서 발생하는 유기체의 유일한 형태인 비편모형(amastigote)에 대한 김자염색 조직 및 체액 샘플을 검사하여 이루어진다. 피부 및 점막성 질환은 병변 가장자리 또는 림프절 흡인액에서 채취한 조직 샘플로 진단할 수 있다. 내장 질환은 진단하기가 더 어려우며 간, 비장 또는 골수 생검이 필요하다. *Leishmania* DNA가 임상 샘플에서 검출되는 분자 검사도 가능하다. 혈청 검사는 질병통제예방센터에서 사용한다. 레슈마니아증의 치료는 사용 가능한 약물이 상당한 독성과 높은 실패율을 가지고 있기 때문에 어렵다. 스티보글루콘산나트륨과 같은 5가 안티모니알은 2차 약제로 펜타미딘과 암포테리신 B를 사용하는 전통적인 치료법이다. 2014년에 FDA는 모든 형태의 레슈만편모충증 치료에 경구용 제제인 밀테포신을 승인했다.

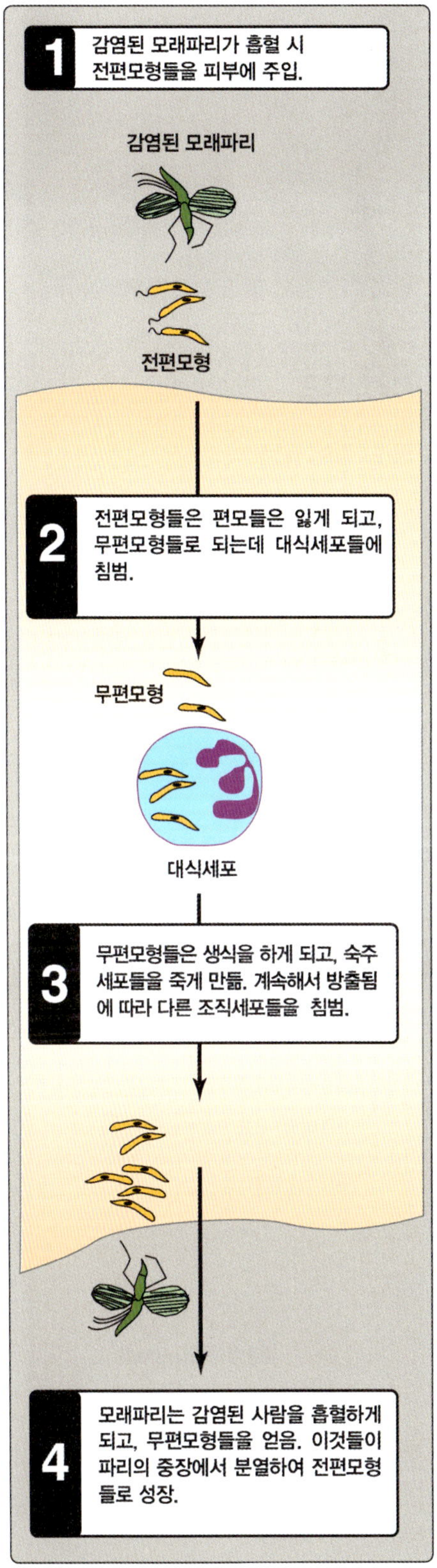

그림 22.13
레슈마니아(*Leishmania*)의 생활 주기

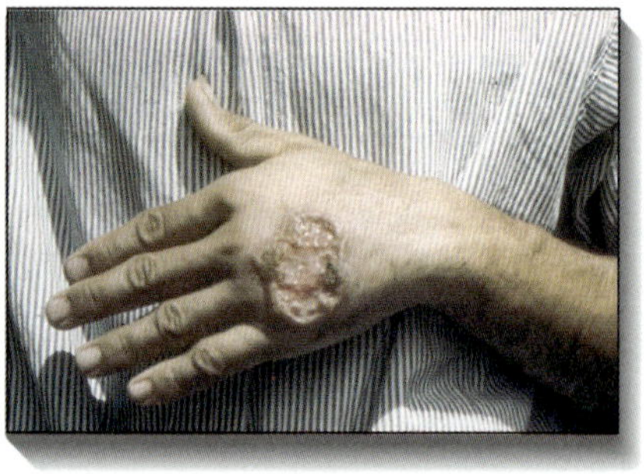

그림 22.14

중미 성인의 손에 발생한 레슈만편모충증으로 인한 피부 궤양

E. 아메바성 뇌염 Amebic encephalitis (*Naegleria fowleri, Acanthamoeba castellanii* and *Balamuthia mandrillaris*)

몇몇 환경 아메바는 인간에게 치명적인 CNS 감염을 일으킬 수 있다. *Naegleria fowleri*는 면역 능력이 있는 개인에서 원발성 아메바성 수막뇌염(PAM)을 유발할 수 있다. 아메바는 편모, trophozoite 또는 낭종의 세 가지 형태 중 하나로 존재한다. 영양체(담수에서 발견되는 감염성 형태)는 비강을 통해 들어가며 일반적으로 수영하는 어린이를 감염시킨다. 비강에서 아메바는 cribriform 판을 통해 뇌에 직접 침입한다. 병원체는 뇌에 괴사성 병변을 일으키고 감염은 증상 발현 후 며칠 이내에 사망한다. 증상은 초기에 두통, 발열, 메스꺼움을 포함한다. 사례의 95% 이상이 암포테리신 B를 사용한 적절한 치료에도 불구하고 치명적이다. CDC는 성공적인 레슈만편모충증 약물인 miltefosine을 사용한 공격적인 치료로 인해 환자가 PAM에서 살아남은 몇 가지 최근 사례를 보고한다. 아칸트아메바 종, 또한 자유 생활 아메바는 PAM만큼 빠르게 진행되지 않는 육아종성 아메바성 뇌염(GAE)을 유발한다. 그러나 PAM과 마찬가지로 GAE는 종종 치명적이다. 가시아메바(*Acanthamoeba*) 종은 특히 면역이 약화된 개체에서 피부 가시아메바증(acanthamoebiasis)을 유발한다. 아칸트아메바(*Acanthamoeba*) 각막염은 각막 감염으로 외상성 안구 손상을 입은 콘택트렌즈 착용자에게서 가장 자주 나타난다. 아메바의 근원은 콘택트렌즈 용액이지만 면역기능이 있는 사람의 경우 각막 손상이 감염의 전제조건이다. *Balamuthia mandrillaris*는 또한 뇌염(BAE)을 일으킬 수 있는 자유 생활 아메바이다. 병원균의 획득은 물이나 토양에서 발생하며 이후 뇌로 혈행성 확산이 일어나는 것으로 생각된다. 다른 아메바성 뇌염과 마찬가지로 면역 능력이 있는 사람과 면역이 약화된 사람 모두의 감염은 치명적일 수 있다. 2010년에 고형 장기이식 수혜자에게서 여러 BAE 사례가 보고되었다.

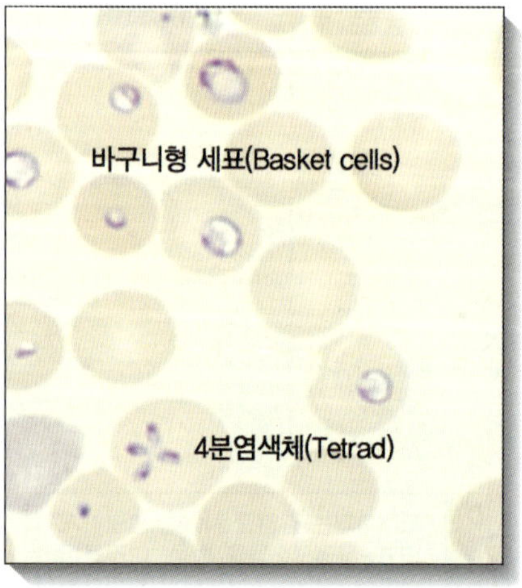

그림 22.15

선천성 바베스열원충(*Babesia microti*) 감염 가능성이 있는 신생아의 말초혈액을 Wright 염색한 도말 표본. 얼룩은 다양한 크기와 형태학적 모양의 기생충을 보여준다

F. 바베시아증 Babesiosis (*Babesia microti*)

*B. microti*는 라임병을 전염시키는 동일한 절지동물 벡터인 *Ixodes* 진드기에 물려 전염되는 원생동물이다. 두 병원균의 저장소는 작은 포유류와 사슴이다. 바베시아 *Babesia* 인간 우발적 숙주의 RBC를 감염시켜 이들 세포 내에서 증식하고 궁극적으로 RBC 용해를 유발한다. *Plasmodium* 종과 유사하게 *Babesia* 종은 적혈구 내에서 링 모양의 영양체를 생성하며(그림 22.15) 진단적이다. 감염은 적혈구 이상으로 확산되지 않지만 증상은 적혈구 손실(빈혈) 및 세포 잔해 제거(간비장 비대 및 황달)와 관련된다.

기생충

Helminths

23

I. 개요 Overview

기생충(Helminths)은 벌레이며 그 중 일부는 인간에게 기생한다. 이 기생충은 그림 23.1에 나와 있는 것처럼 조충류(cestodes), 흡충류(flukes) 또는 선충류(회충roundworms)의 세 그룹 중 하나에 속한다. 개별 종은 주요 감염 부위(종종 일반적으로 손상이 거의 없는 장)를 선호할 수 있지만 이러한 기관은 심각한 손상을 일으킬 수 있는 중요한 기관(예: 뇌, 폐 또는 간)으로 퍼질 수 있다. 세계 인구의 최소 70%가 기생성 연충에 감염된 것으로 추정된다. 인간에게 전파되는 방식은 종마다 다르지만 날것 또는 덜 익힌 돼지고기, 쇠고기 또는 생선에 있는 유충 섭취를 포함한다. 대변에 기생충 알 섭취; 벌레 물림에 의한 전염; 또는 직접적인 피부 침투에 의한 전파. 북미에서는 기생충 질병이 드물어지고 있는 반면, 지역 사회 위생 상태가 열악하고 사람의 배설물이 비료로 사용되는 세계 지역에서는 기생충 질병이 풍토병이다.

II. 촌충류 Cestodes

촌충류(촌충)는 주로 장내 기생충인 리본 모양의 분절형 벌레이다. 그들은 소화 시스템이 부족하고 입자상 물질을 섭취하지 않지만 대신 큐티클을 통해 수용성 영양소를 직접 흡수한다. 소장에서 일부 종(예: 촌충 *Diphyllobothrium latum*)은 최대 15 m의 엄청난 길이에 도달할 수 있다. 촌충류는 숙주의 영양분을 격리함으로써 임상적 손상을 일으킨다. 독성 폐기물을 배설함으로써; 그리고 대규모 감염의 경우 장의 기계적인 폐색을 유발한다. 회충의 앞쪽 끝은 회충을 창자 벽에 부착하는 기능을 하는 고리와 빨판이 있는 구근 구조인 스콜렉스(scolex)로 구성된다(그림 23.2). 몸(strobila)은 많은 분절(proglottids)로 구성되어 있으며, 이 분절은 스코렉스 바로 뒤에 있는 영역에서 지속적으로 형성된다. 각 편절(proglottid)에는 수정란을 생성하는 완전한 생식기 세트(암수 모두)가 있다. 성숙하고 알로 채워진 편절(proglottid)은 유기체의 후단에 있다. 이들은 체인을 끊고 대변을 통해 몸 밖으로 나갈 수 있다. 의학적으로 중요한 4개의 cestode에 의한 감염의 특성은 그림 23.3에 요약되어 있다. *Taenia solium*은 전염이 덜 익힌 돼지고기의 유충 섭취에 의한 것인지 계란의 섭취에 의한 것인지에 따라 두 가지 다른 질병 증상을 나타낸다. 전자의 경우 감염은 장으로 제한되는 반면, 후자의 경우 알은 뇌 및 기타 조직에서 낭포(cysticerci)를 형성하는 유충으로 발달한다.

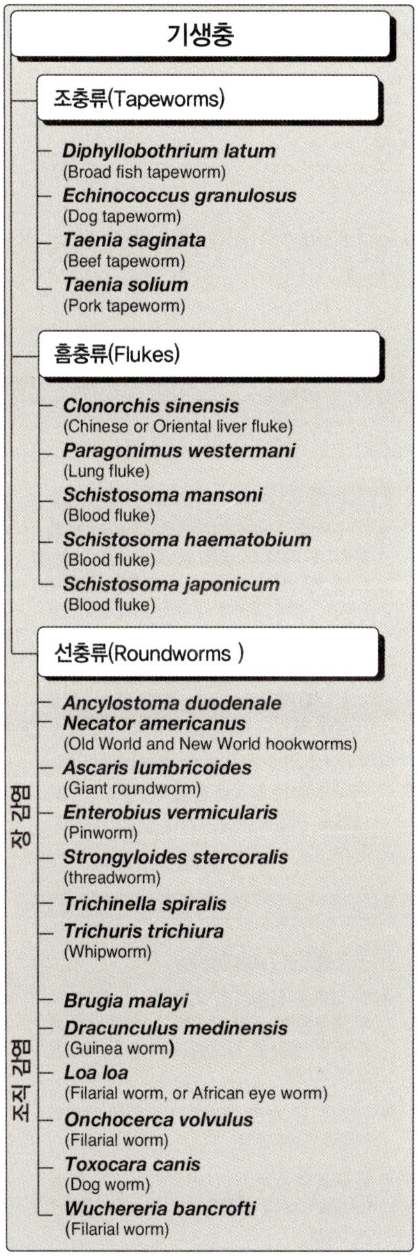

그림 23.1
임상적으로 중요한 기생충

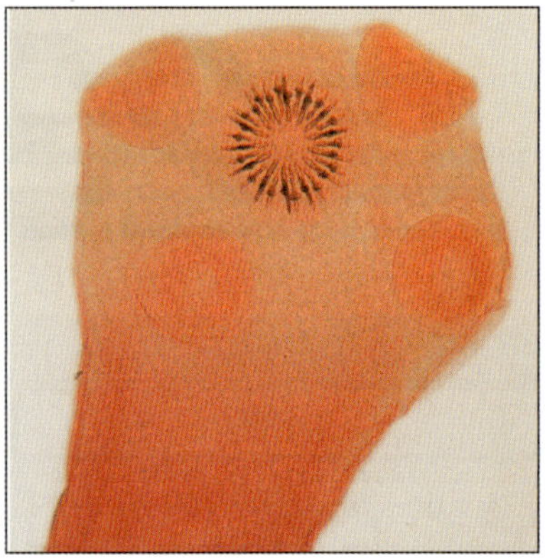

그림 23.2

*Taenia solium*의 꽃받침은 폭이 1 mm이고 4개의 흡반이 있다.

III. 흡충류 Trematodes

일반적으로 흡충이라고 불리는 흡충류는 종에 따라 인간 숙주의 다양한 기관(예: 장 정맥, 방광, 간 또는 폐)을 감염시키는 작고(약 1 cm) 납작한 잎 모양의 벌레이다. 모든 기생 흡충류는 담수 달팽이를 중간 숙주로 사용한다.

A. 자웅동체 흡충 Hermaphroditic flukes

전형적인 흡충의 생활 주기에서 발달 사건은 자웅동체인 성인 흡충이 인간(최종 숙주)에서 알을 생산할 때 시작된다. 그런 다음 알은 환경으로 배설된다. 첫 번째 애벌레 단계(miracidium)는 알 내부에서 발생한다. 이 유충은 첫 중간 숙주인 적합한 달팽이 종을 찾아 감염

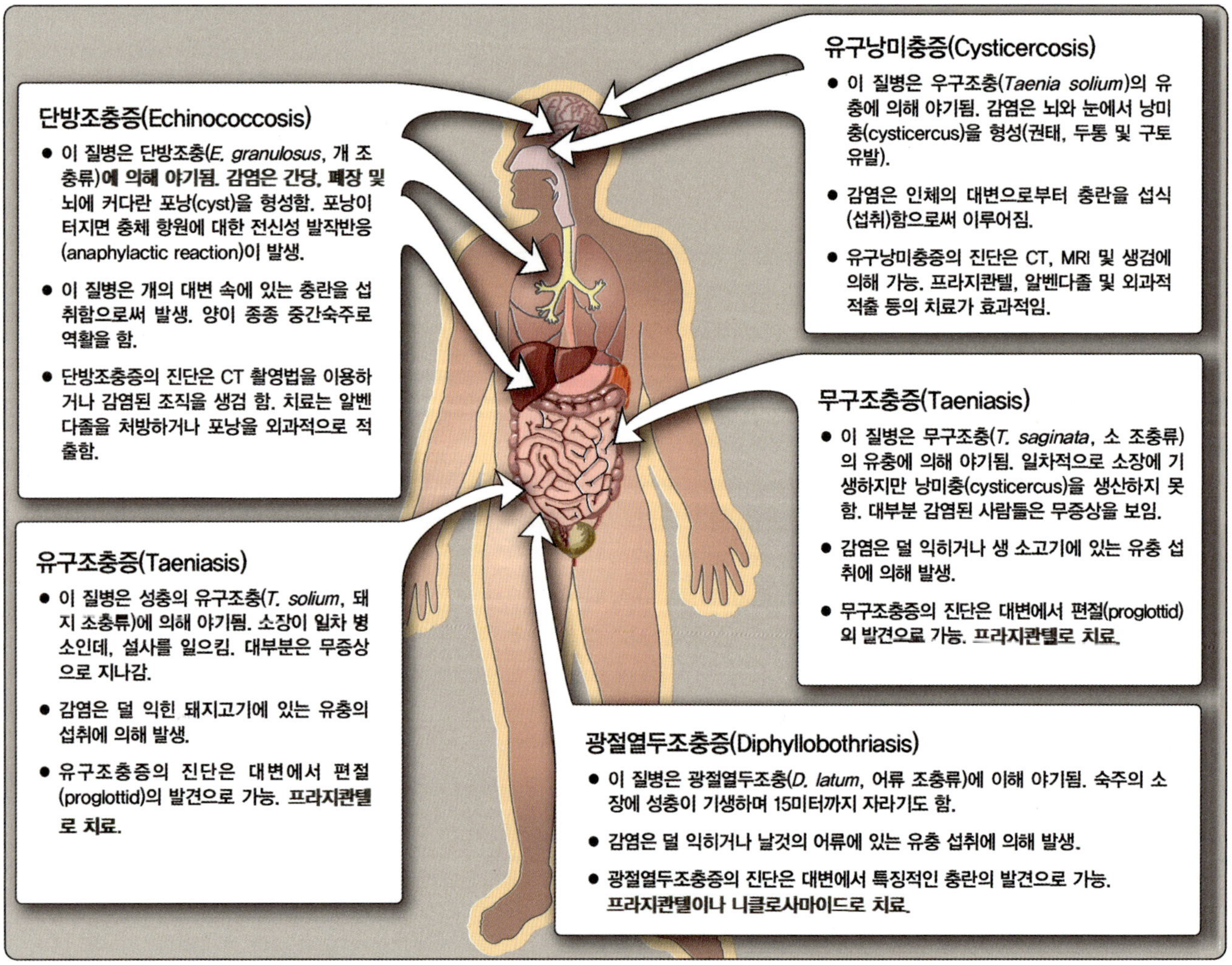

그림 23.3

흔히 접하는 촌충류 감염의 특성 및 치료법. CT = 컴퓨터 단층촬영; MRI = 자기 공명 영상

시킨다. 달팽이에서는 무성 생식이 발생하며, 그 동안 포자낭, redia (초기 애벌레 단계), 심지어는 달팽이와 두 번째 중간 숙주(물고기 또는 흡충의 종에 따라 갑각류)를 떠나는 세르카리아(cercariae)라고 하는 많은 수의 최종 애벌레 단계를 포함하여 여러 중간 발달 형태가 구별될 수 있다. 이 두 번째 중간 숙주에서 세르카리아는 무기한 생존할 수 있는 피낭유낭이라고 하는 낭종을 형성한다. 마지막으로, 감염된 날것 또는 덜 익힌 생선이나 갑각류를 사람이 먹으면 피낭유낭(포낭에서 나온다)이 발생하고 흡충은 폐나 간과 같은 조직에 침입하여 알을 낳기 시작하여 수명 주기를 완성한다.

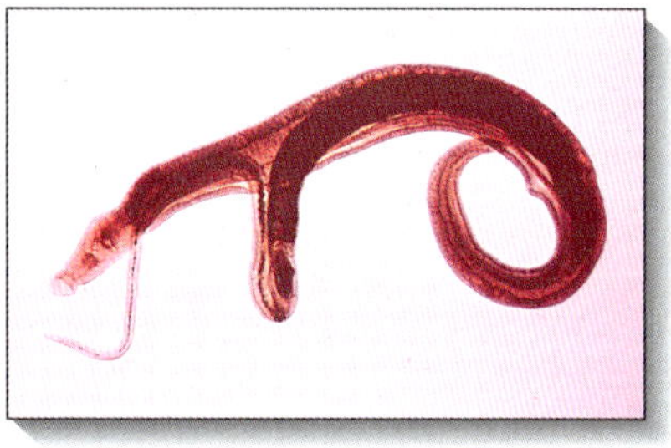

그림 23.4

수컷의 주혈흡충은 더 작은 암컷이 거주하고 계속해서 수컷과 교미하는 긴 홈을 가지고 있다.

B. 흡충(주혈흡충) Sexual flukes (schistosomes)

주혈흡충의 생활 주기는 자웅동체 흡충의 생활 주기와 유사하다. 한 가지 차이점은 주혈흡충은 단 하나의 중간 숙주인 달팽이를 갖는다는 것이다. 또 다른 차이점은 주혈흡충증은 오염된 음식 섭취로 인해 발생하는 것이 아니라 오염된 강과 호수에서 방수 바지나 수영하는 사람의 피부를 직접 관통하는 일부 세르카리아의 주혈충으로 부터 발생한다는 점이다. 인간 숙주에서 전파되고 발달한 후 성체 주혈흡충은 종에 따라 다양한 복부 정맥에 거주하므로 “흡충”이라고 한다. 또한 위에서 설명한 “전형적인” 자웅동체 흡충과 달리 주혈흡충은 성별이 구분되어 있다. 현저한 해부학적 특징은 큰 수컷의 복부 표면에 있는 긴 홈 또는 편암으로, 여기에 작은 암컷이 거주하며 계속해서 수컷과 교미한다(그림 23.4). 인간의 간에서 짝짓기가 이루어진다. 수정란은 인간 숙주의 혈관벽을 뚫고 장(*Schistosoma mansoni* 및 *S. japonicum*) 또는 방광(*S. haematobium*)으로 들어가 대변이나 소변으로 몸에서 나온다. 담수에서 유기체는 달팽이를 감염시켜 증식하여 세르카리아(자유 유영하는 마지막 유충 단계)를 생성하고 순환을 완료하기 위해 담수로 방출한다. 임상적으로 중요한 흡충류의 특징은 그림 23.5에 요약되어 있다.

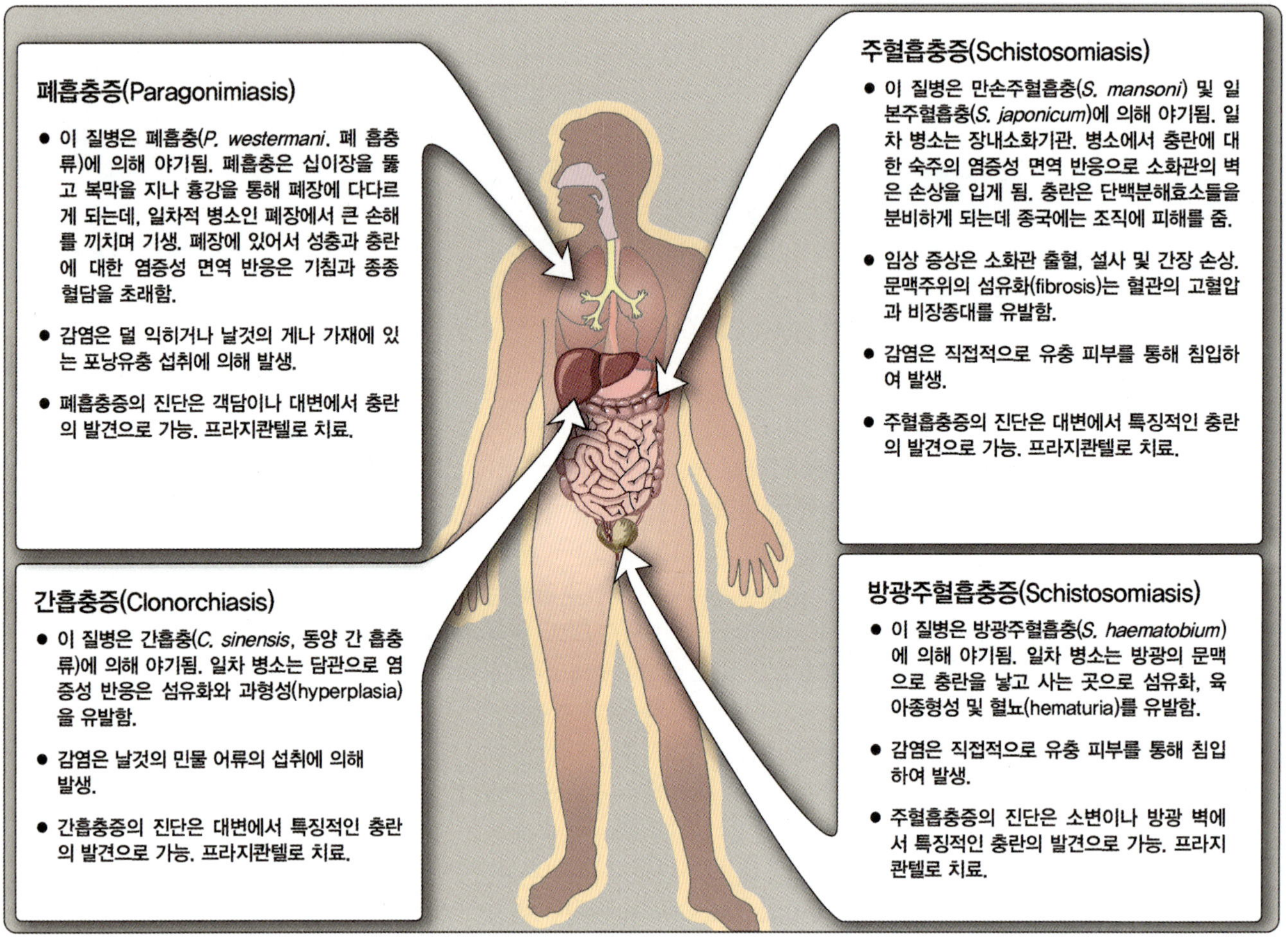

그림 23.5

흔히 접하는 흡충류 감염의 특성 및 치료법

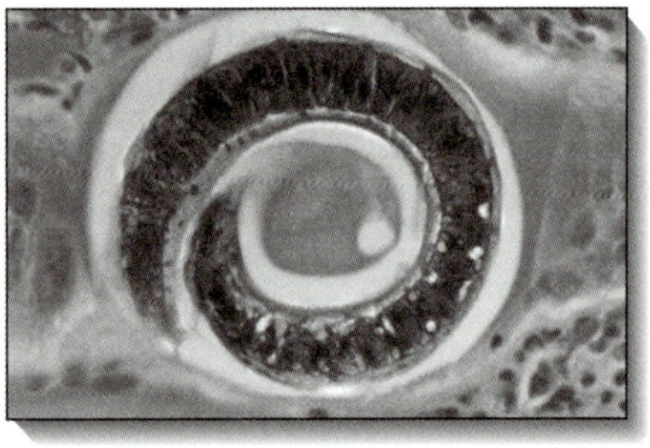

그림 23.6

골격근에 있는 *Trichinella spiralis*의 꼬인 유충

IV. 선충류 Nematodes

선충(회충)은 양쪽 끝이 가늘어지는 길쭉한 비분절 벌레이다(그림 23.6). 다른 기생충과 달리 선충류는 입, 몸 길이의 대부분을 차지하는 창자와 항문을 가지고 있다. 신체는 질긴 비세포 큐티클에 의해 보호한다. 대부분의 선충류는 해부학적으로 성별이 구분되어 있다. 전파 방식은 종에 따라 매우 다양하며 감염성 유충의 직접적인 피부 침투, 오염된 토양 섭취, 익힌 돼지고기를 덜 먹거나 벌레 물림 등이 포함된다. 기생충은 간, 신장, 창자, 피하 조직 및 눈과 같은 신체의 거의 모든 부분을 침범할 수 있다. 일반적으로 선충은 장이나 다른 조직을 감염시키는지에 따라 분류된다(그림 23.7 및 23.8). 또는 알이 감염되는 것과 유충이 감염되는 것으로 나눌 수 있다. 미국에서 가장 흔한 선충 감염은 항문 소양증(그림 23.9)을 유발하지만 다른 손상은 거의 없는 장내 세균(요충병)이다. 전 세계적으로 발생하는 더 심각한 질병은 *Ascarislum bricoides*에 의해 발

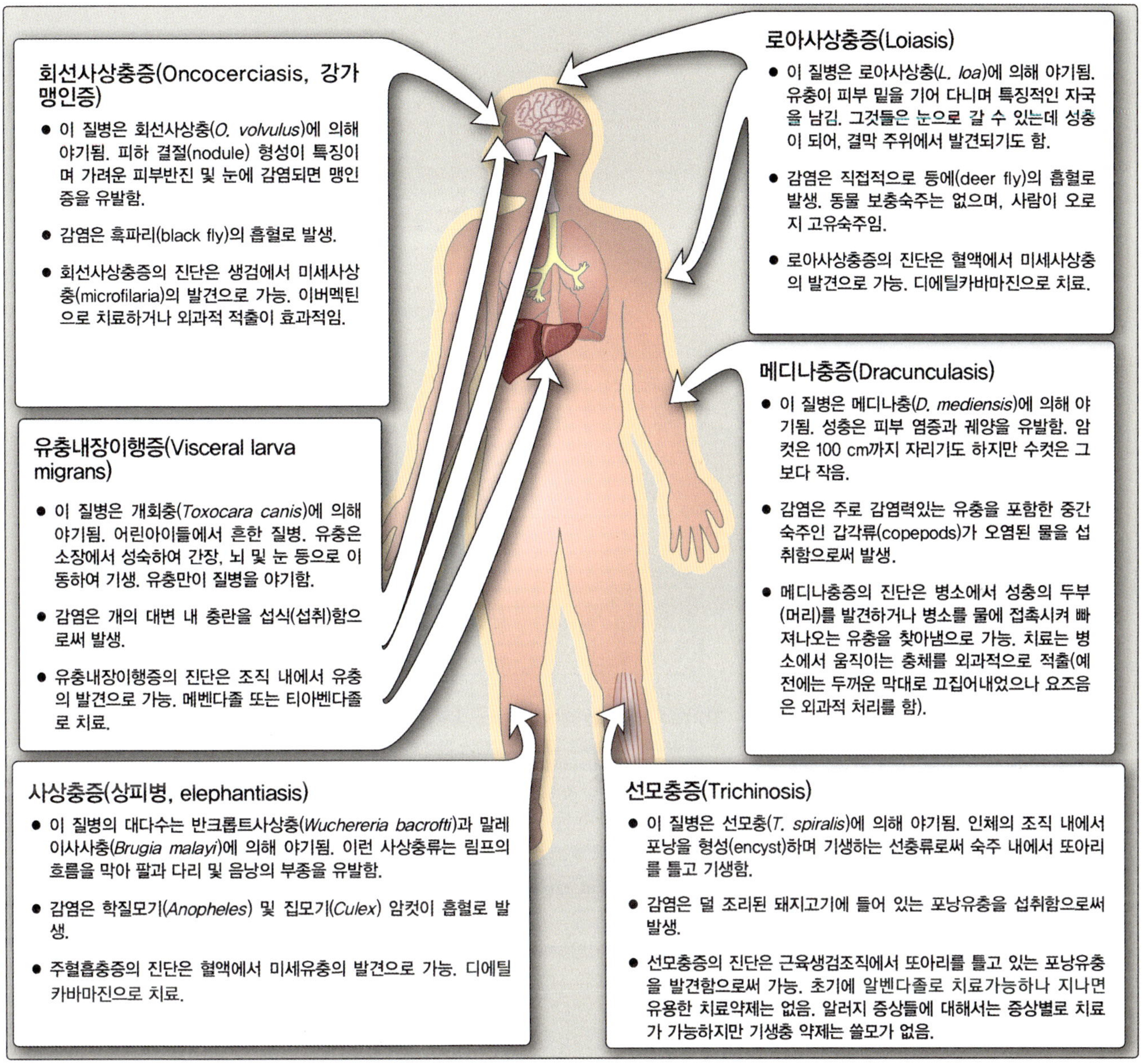

그림 23.7

장 이외의 조직에서 일반적으로 발생하는 선충류 감염에 대한 특성 및 치료법

생하는 회충증(ascariasis)이다(그림 23.8 참조).

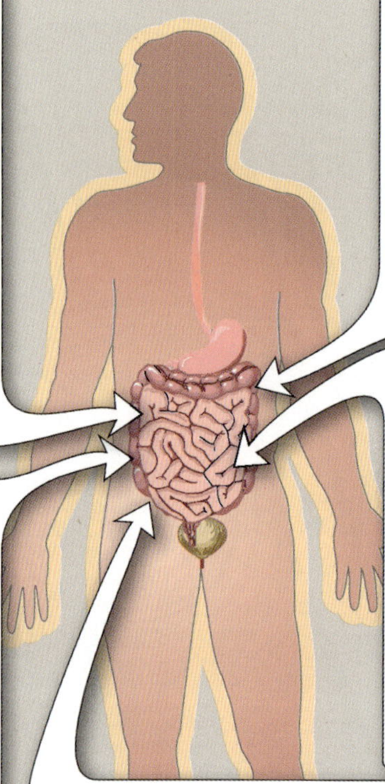

요충증(Enterobiasis, 요충병)

- 이 질병은 요충(*E. vermicularis*)에 의해 야기됨. 미국에서 흔히 발생하는 윤충성 질병임. 항문 소양증이 주 증상이며, 대변이나 항문 주위에 백색의 성충이 나타남.
- 감염은 충란의 섭취(흡입)에 의해 발생. 인간은 유일한 숙주.
- 요충증의 진단은 항문 주위에서 충란을 검출함으로써 가능. 메벤다졸 또는 피란텔 파모에이트로 치료.

편충증(Trichuriasis, 편충병)

- 이 질병은 편충(*T. trichiura*)에 의해 야기됨. 대체로 무증상으로 지나가지만, 때로는 복통, 설사, 헛배 및 직장 탈출증이 발생하기도 함.
- 감염은 충란이 오염된 토양의 섭취(섭득)에 의해 발생.
- 편충증의 진단은 대변에서 특징적인 충란의 발견으로 가능. 메벤다졸로 치료.

구충증(Hookworm disease)

- 이 질병은 십이지장충(*Ancylostoma duodenale*)와 아메리카구충(*Necator americanus*)에 의해 야기됨. 성충은 소장 점막에 부착하여 기생하며 식욕감퇴(anorexia)를 유발함. 궤양과 같은 증상을 유발하기도 하며, 만성적인 혈액 손실과 빈혈을 초래함.
- 감염은 토양에서 발견되는 유충이 직접적으로 피부를 통해 침입하여 발생.
- 구충증의 진단은 대변에서 특징적인 충란의 발견으로 가능. 알벤다졸 또는 메벤다졸로 치료.

회충증(Ascariasis, 선충병)

- 이 질병은 회충(*Ascaris lumbricoides*)에 의해 야기되며, 미국에서 요충 다음 두 번째로 감염이 많은 기생생물임. 전 세계 인구의 1/3이 이 기생충에 감염되어 있음.
- 감염은 충란이 오염된 토양의 섭취(섭득)에 의해 발생. 사람만이 오직 고유숙주임. 유충은 소장에서 자라서 소화관 폐쇄 같은 소화기 증상을 유발. 폐장을 통과하며 혈관을 타고 이동하기도 함.
- 회충증의 진단은 대변에서 특징적인 충란의 발견으로 가능. 알벤다졸 또는 메벤다졸로 치료.

분선충증(Strogyloidiasis, 분선충병)

- 이 질병은 분선충(*S. stercoralis*)에 의해 야기됨. 이런 분선충의 감염은 다른 장내 선충류의 감염과는 다소 다름. 건강한 사람에서는 무증상으로 지나가지만, 면역이 억제된 사람에서는 중추신경계까지의 파급 및 깊숙한 조직에의 침범(과다감염 증상)이 발생하기 때문에, 면역이 억제된 사람들에서는 치명적일 수 있음.
- 감염은 토양에서 발견되는 유충이 직접적으로 피부를 통해 침입하여 발생.
- 분선충증의 진단은 대변에서 유충의 발견으로 가능. 알벤다졸 및 이버멕틴으로 치료.

그림 23.8

흔히 접하는 장내 선충 감염의 특성 및 치료법

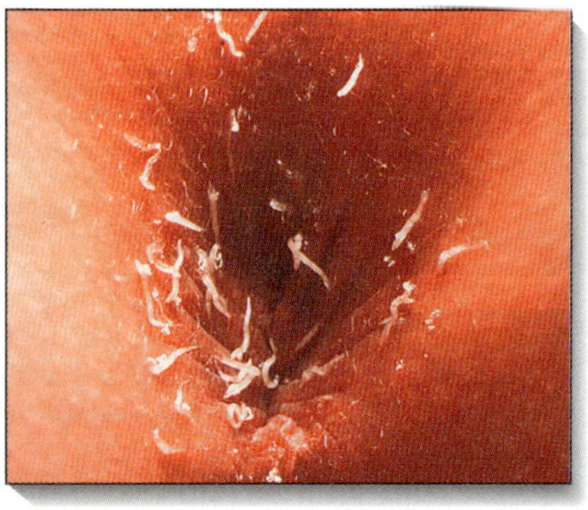

그림 23.9

5세 아이의 항문에서 나오는 요충

제 4 단원
바이러스

바이러스에 대한 소개

Introduction to the Viruses

24

I. 개요 Overview

바이러스는 최소한 두 가지 구성 요소인 (1) RNA 또는 DNA로 구성되는 유전체(genome), (2)유전체를 보호하도록 설계된 단백질 함유구조(캡시드, capsid)로 구성된 감염성 병원체이다(그림 24.1A). 많은 바이러스는 감염된 숙주세포에서 파생된 단백질을 함유한 지질 이중층으로 구성된 외피가 있으며, 이러한 구조적 특징과 외피의 존재 여부에 따라 다른 바이러스 그룹과 구별된다(그림 24.1B). 이러한 구조적 요소를 결합한 완전한 바이러스 입자를 비리온(virion)이라고 하며 기능적 측면에서 비리온은 핵산 탑재물을 둘러싸는 전달 시스템으로 생각할 수 있다. 전달 시스템은 유전체를 보호하고 바이러스가 숙주세포에 결합할 수 있도록 설계되었다. 탑재물은 바이러스 유전체와 세포 내에서 바이러스 복제의 초기 단계에 필요한 효소도 포함할 수 있다. 바이러스의 병원성은 매우 다양한 구조적 및 기능적 특성에 따라 달라진다. 따라서 밀접하게 관련된 바이러스 그룹 내에서도 서로 다른 종은 다양한 임상 병리증상을 나타낼 수 있다.

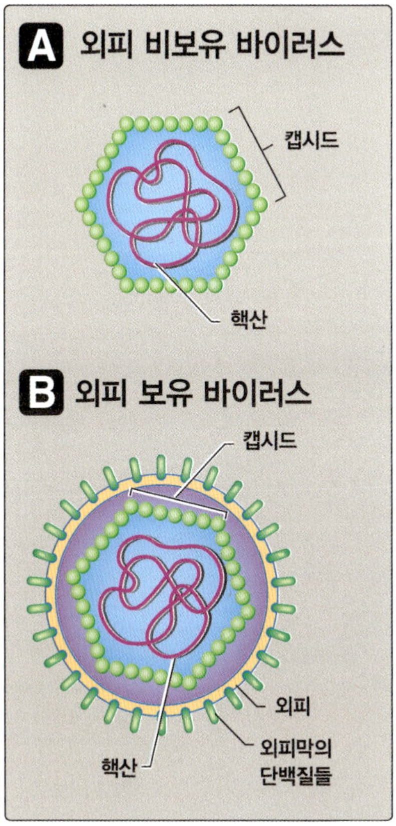

그림 24.1
일반 구조: (A) 외피가 없는 바이러스; (B) 외피가 있는 바이러스

II. 바이러스 과, 속 및 종을 정의하는 데 사용되는 특성

Characteristics Used to Define Virus Families, Genera, and Species

바이러스는 (1) 바이러스 핵산의 유형과 구조, (2) 복제에 사용되는 전략, (3) 바이러스 캡시드의 대칭 유형(나선형 또는 정이십면체), (4) 지질 외피의 존재 유무에 따라 연관된 군(groups), 과(families), 아과(subfamilies)로 나뉘어진다. 바이러스군 내에서 숙주 범위, 혈청학적 반응, 바이러스 단백질의 아미노산 서열, 핵산 상동성 정도와 같은 추가적인 특성의 차이가

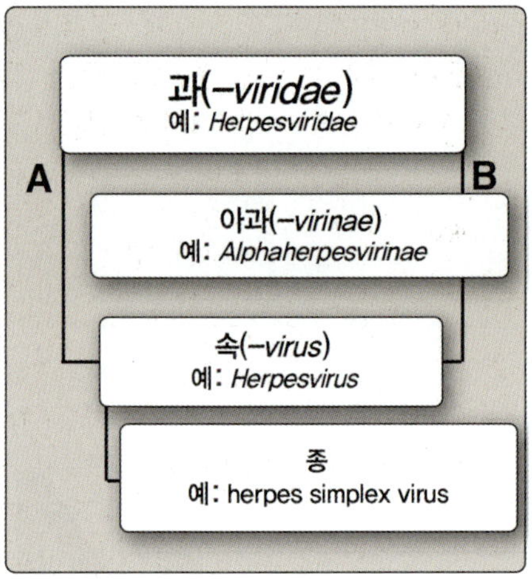

그림 24.2

바이러스의 분류: (A) 아과(subfamily)가 존재하지 않는 경우. (B) 아과(subfamily)가 존재하는 경우

종(singular, genus)과 속(species)을 구분하는 기준이 된다(그림 24.2). 서로 다른 지리적 위치에서 분리된 동일한 바이러스의 종은 뉴클레오티드 서열이 서로 다를 수 있다. 이 경우 같은 종의 변종이라고 한다.

A. 유전체 Genome

바이러스 입자에서 발견되는 핵산 유형은 RNA 또는 DNA일 수 있으며, 둘 중 하나는 단일가닥(ss) 또는 이중가닥(ds)일 수 있으며 아마도 가장 기본적이고 간단한 바이러스 특성일 것이다. 그것은 자연에서 발견되는 바이러스 유전체의 가장 일반적인 형태로 ssRNA와 dsDNA이다. 그러나 의학적으로 중요한 바이러스에서는 dsRNA와 ssDNA 유전체가 모두 발견된다(그림 24.3). 단일가닥 바이러스 RNA 유전체는 "양성"(즉, 단백질 합성을 위한 주형으로 사용될 수 있는 mRNA) 및 "음성" 또는 안티센스(즉, mRNA와 상보적이어서 단백질 합성을 위한 전사물로 직접 사용할 수 없는)로 구분된다. 이와 같이 두가지 유형의 RNA 유전체를 포함하는 바이러스는 일반적으로 각각 양성가닥 및 음성가닥 RNA 바이러스라고 한다.

B. 캡시드 대칭 Capsid symmetry

유전체를 둘러싸고 있는 단백질 껍질은 대부분의 바이러스 계열에서 두 가지 기하학적 구성, 즉 나선형(막대 모양 또는 코일 모양) 또

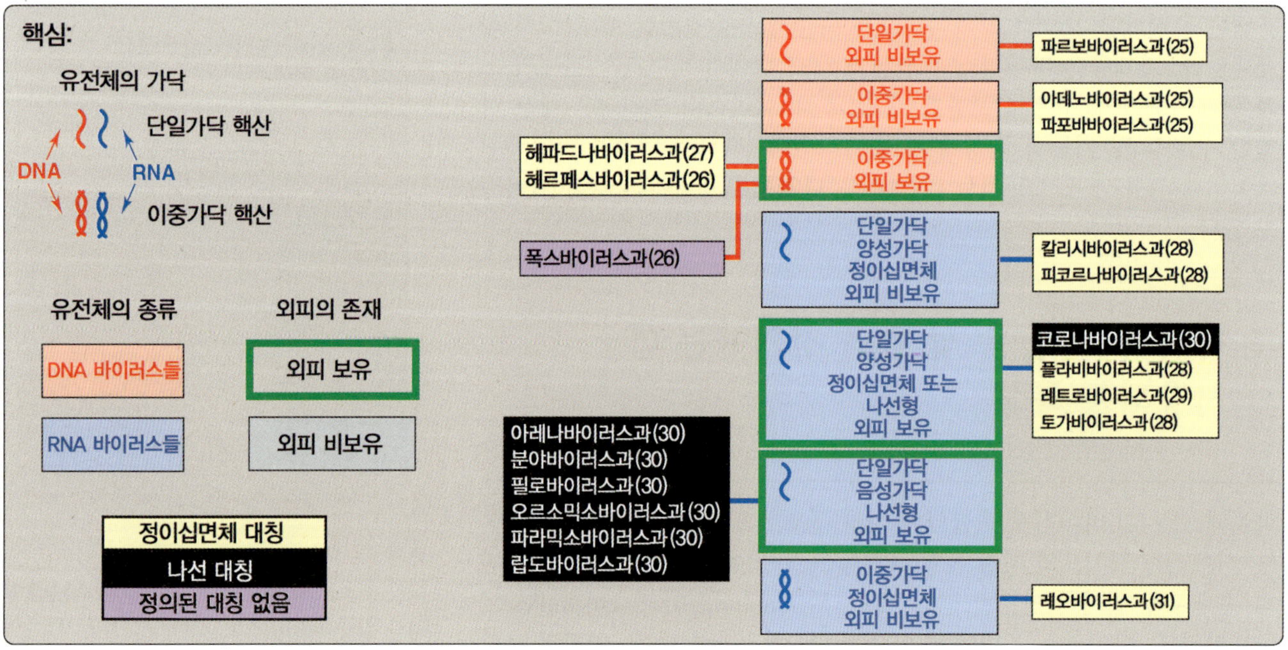

그림 24.3

유전체의 유형. 캡시드 대칭성 및 외피의 유무에 따라 분류된 바이러스과. RNA는 *파란색*, DNA는 *빨간색*, 바이러스 외피 보유는 *녹색*으로 표시. [주: 숫자는 자세한 정보가 제공되는 장을 나타냄.]

는 정이십면체(구형 또는 대칭) 중 하나에서 발견된다(그림 24.3 참조). 캡시드는 구조적 구성 요소를 암호화하는 데 제한된 양의 유전 정보만 필요로 하는 다수의 단일 폴리펩티드 유형(나선형 캡시드) 또는 소수의 다른 폴리펩티드(정이십면체 캡시드)로 구성된다.

C. 외피 Envelope

바이러스 계열을 정의하는 데 사용되는 중요한 구조적 특징은 외피라고 불리는, 뉴클레오캡시드(nucleocapsid)를 둘러싸는 지질 함유막의 존재 유무이다. 외피가 없는 바이러스를 외피가 없는(naked) 바이러스라고 하며 외피가 있는 바이러스에서 뉴클레오캡시드는 유연하게 외피 내에서 감겨 있어 대부분의 바이러스가 거의 구형으로 나타난다(그림 24.4). 외피는 숙주세포막에서 파생되나, 세포막 단백질은 바이러스의 특이한 단백질로 대체되어 바이러스 입자에 바이러스 특이 항원성을 부여한다. 의학적으로 중요한 바이러스 중에는 외피가 없는(naked) 바이러스와 외피가 있는 정이십면체 바이러스가 있지만 알려진 모든 동물의 나선형 바이러스는 외피가 있고 RNA를 포함한다.

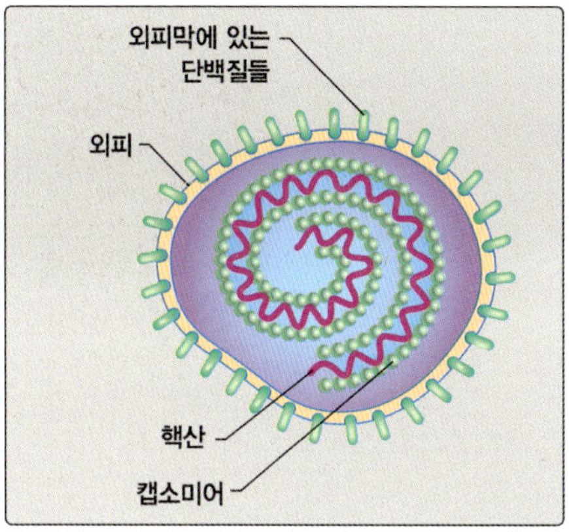

그림 24.4
외피가 있는 나선형 바이러스의 구조.

III. 바이러스 복제: 단계 성장 곡선
Viral Replication: The One-Step Growth Curve

단계 성장 곡선은 단일 바이러스 입자에 의해 감염된 단일 세포의 감염성 바이러스 양의 시간 경과에 따른 변화를 나타낸다. 실제로 이것은 많은 수의 감염세포에서 실험 조건을 조작하여 달성할 수 있을 정도로 감염과 거의 동시에 결정된다. 감염 후 자손 바이러스를 생성하는 데 걸리는 시간과 수율은 바이러스 과에 따라 크게 다르지만 감염 주기의 기본 특징은 모든 바이러스가 유사하다. 단계 성장 곡선은 암흑기에서 시작하여 기하급수적 성장 기간이 뒤따른다(그림 24.5).

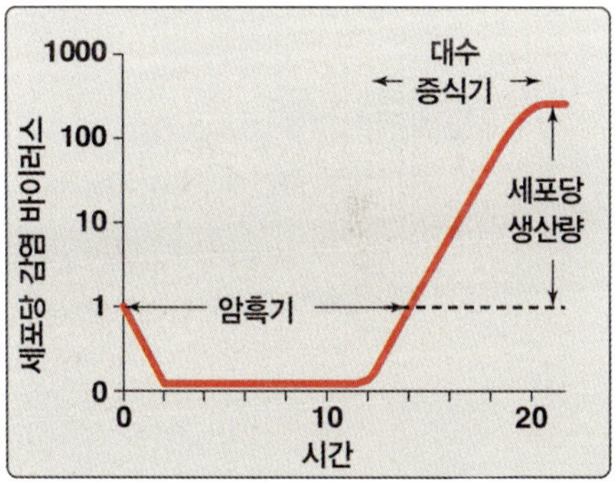

그림 24.5
단일 바이러스 입자에 감염된 단일 세포의 단계 성장 곡선. 감염의 시작은 제로(0)시간

A. 암흑기 Eclipse period

바이러스가 숙주세포에 처음 부착되면 다른 세포를 감염시키는 바이러스의 능력이 사라진다. 이것은 암흑기(eclipse)이며, 부모 바이러스의 초기 유입 및 분해에서 첫 번째 자손 비리온의 조립까지 경과된 시간을 나타낸다. 이 기간 동안 바이러스 구성 성분의 활발한 합성이 이루어진다. 대부분의 인간 바이러스의 암흑기는 1~20시간이 소요된다.

B. 기하급수적 성장 Exponential growth

감염된 세포 내에서 생성된 자손 바이러스의 수는 일정 기간 동안 기하급수적으로 증가한 다음 정체기에 도달하고 그 후에는 바이러스 수의 추가 증가는 없다. 세포당 최대 수율은 각 바이러스-세포 시스템의 특징이며 바이러스 성분이 계속해서 합성되고 바이러스로 조립되는 속도와 세포가 생산에 필요한 합성 능력과 구조적 보존을 잃는 속도 사이의 균형을 반영한다. 이는 8~72시간 또는 그 이상이 될 수 있으며 세포당 100~10,000개의 비리온을 생산할 수 있다.

IV. 바이러스 복제 주기의 단계

Steps in the Replication Cycles of Viruses

바이러스 복제 주기의 단계는 숙주세포에 대한 바이러스 부착에서 시작하여 바이러스 유전체의 침투 및 탈 외피, 유전자 발현 및 복제에 이어 바이러스 자손의 조립 및 방출로 이어지는 바이러스 복제 단계를 거치며 아래에 구체적으로 제시하였다.

A. 흡착 Adsorption

숙주세포에 대한 바이러스 입자의 초기 부착은 비리온 표면의 특정 분자 구조와 이러한 바이러스 구조를 인식하는 숙주세포막의 수용체 분자 사이의 상호 작용에 의해 나타난다(그림 24.6A).

1. **바이러스 표면의 부착 부위:** 일부 바이러스는 바이러스 외피에서 발견되는 당단백질 스파이크와 같은 특수한 부착 구조를 가지고 있거나 캡시드 단백질의 특이 접힌 구조로 흡착부위를 형성한다. 일부 경우에 항체가 바이러스 감염을 중화시키는 기전은 흡착에 필요한 바이러스 구조에 대한 항체 결합을 통해 이루어진다(그림 24.6B)

2. **숙주세포의 수용체 분자:** 숙주세포막의 수용체 분자는 각 바이러스 계열마다 다르다. 이러한 수용체는 일반적으로 정상적인 세포 기능을 수행하는 분자 구조이다.

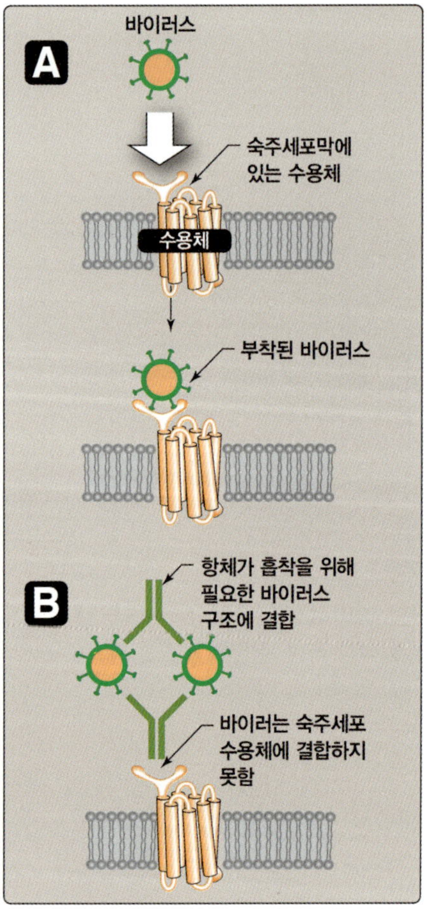

그림 24.6

A. 숙주세포막의 수용체에 대한 바이러스의 부착. **B.** 항체는 바이러스의 흡착을 방어

B. 침투 Penetration

침투는 세포 표면에서 세포막을 가로질러 세포질로 비리온이 통과하는 것이다. 바이러스가 동물 세포에 들어가는 두 가지 주요 메커니즘이 있다: 수용체 매개 엔도사이토시스 및 직접 막 융합.

1. **수용체 매개 엔도사이토시스:** 감염 바이러스 입자가 정상적인 리간드 부위에서 숙주세포 표면 수용체에 결합된다는 점을 제외하고는 기본적으로 세포가 성장 조절 분자 및 혈청 지단백질과 같은 화합물을 내부화하는 과정과 동일하다(그림 24.7). 세포막에 함입된 비리온을 엔도솜(endosome)으로 둘러싼다. 비리온의 세포질로의 방출은 바이러스에 따라 다양한 경로로 발생하지만 일반적으로 하나 이상의 바이러스 분자에 의해 촉진된다.

2. **직접 막 융합:** 일부 외피 보유 바이러스(예: 인간 면역결핍 바이러스)는 외피가 세포의 원형질막과 융합되어 숙주세포로 들어간다(그림 24.8).

C. 탈 외피 Uncoating

"탈 외피"는 복제를 수행하는 바이러스 유전자의 발현을 가능하게 하는 비리온의 단계적 분리 과정을 의미하며 외피 보유 바이러스의 경우 침투 과정 자체가 탈 외피의 첫 번째 단계이다. 일반적으로 탈 외피 과정의 대부분의 단계는 세포 내에서 발생하며 세포 효소에 의존한다. 그러나 더 복잡한 일부 바이러스에서는 과정을 완료하기 위해 새로 합성된 바이러스 단백질이 필요하다. 탈 외피 과정 동안 비리온의 구조적 구성 요소의 손실은 바이러스 입자가 다른 세포를 감염시키는 능력의 손실로 이어지며 암흑기의 기반이 된다(그림 24.5 참조). 복제 주기에서 바이러스 유전자 발현이 시작되는 단계이다.

D. DNA 바이러스 유전체 복제 메커니즘

Mechanisms of DNA virus genome replication

각 바이러스군은 복제 주기를 구성하는 거대한 분자로 세부적인 면에서 상당한 차이를 갖는다. 광범위한 바이러스 유전체 크기는 암호화된 단백질의 수에 큰 차이를 나타내고, 일반적으로 바이러스 유전체가 작을수록 바이러스는 바이러스 복제에 필요한 기능을 제공하기 위해 숙주세포에 더 많이 의존해야 한다. 예를 들어, 폴리오마바이러스와 같은 일부 작은 DNA 바이러스는 숙주세포 복제 과정을 바이러스 복제 과정으로 전환하는 기능을 하는 복제 관련 유전자 산물을 한두 개만 생산한다. 폭스바이러스와 같은 큰 DNA 바이러스는 복제 주기에 필요한 거의 모든 효소 및 조절 분자를 스스로 생산한다.

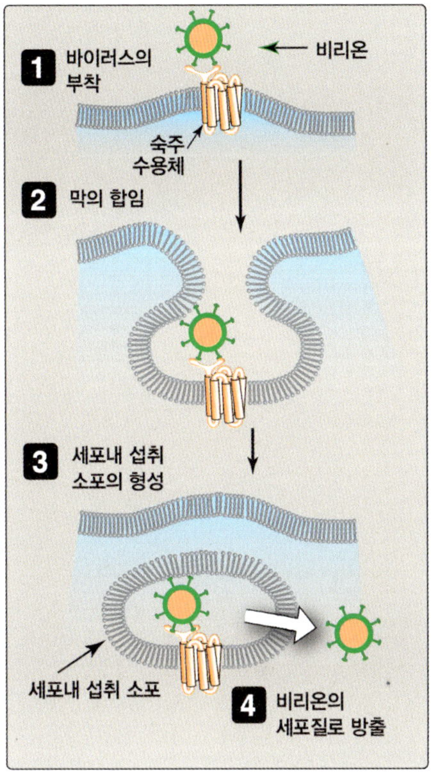

그림 24.7
바이러스 입자의 수용체 매개 엔도사이토시스

E. RNA 바이러스 유전체 복제 메커니즘

Mechanisms of RNA virus genome replication

RNA 유전체를 가진 바이러스는 바이러스 유전체를 복제하고 진핵숙주세포에서 많은 바이러스 단백질을 생산해야 하는 과정에서 발생하는 두 가지 특정 문제를 극복해야 한다. 첫째, 바이러스 양친 RNA가 가닥들을 합성하기 위한 숙주세포의 RNA 중합효소가 없다. 둘째, 진핵생물 mRNA의 번역은 단일 개시 부위에서만 시작되므로 단일 폴리펩티드로만 번역된다. 그러나 종종 단일 RNA 분자만 포함하는 RNA 바이러스는 적어도 두 가지 단백질, 즉 RNA 의존성 RNA 중합효소와 최소 한 가지 유형의 캡시드 단백질에 대한 유전정보를 표현해야 한다.

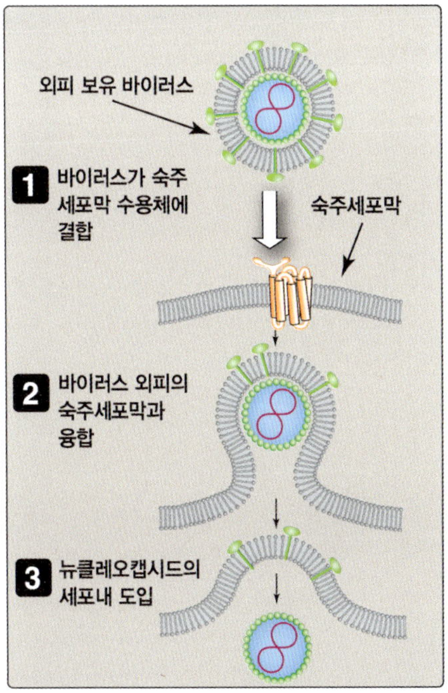

그림 24.8
바이러스 외피와 숙주세포막의 융합

F. 자손 바이러스의 조립 및 방출

Assembly and release of progeny viruses

뉴클레오캡시드의 조립은 일반적으로 바이러스 핵산 복제가 일어나는 숙주세포 구획에서 일어난다(즉, 대부분의 RNA 바이러스의 경우 세포질에서, 대부분의 DNA 바이러스의 경우 핵에서). DNA 바이러스의 경우 캡시드 단백질이 합성 부위(세포질)에서 핵으로 운반되어야 한다. 다양한 캡시드 구성 요소가 자가 조립을 시작하여 결국 핵산과 결합하여 뉴클레오캡시드를 완성한다.

G. 바이러스 감염이 숙주세포에 미치는 영향

Effects of viral infection on the host cell

바이러스에 의한 감염에 대한 숙주세포의 반응은 (1) 감지할 수 있는 효과가 거의 없거나 전혀 없는 것에서부터 (2) 바이러스 당단백질의 존재로 인한 세포 표면의 항원 특이성의 변경; (3) 경우에 따라 세포 변형을 유발하는 잠복성 감염; 또는 궁극적으로 (4) 필수 숙주세포 기능을 차단하는 바이러스 유전자의 발현으로 인한 세포 사멸 등이 나타날 수 있다.

요약하면 모든 바이러스는 다음과 같다

- 작은 무세포 입자이다.
- DNA 또는 RNA 중 한 종의 핵산만 포함한다.
- 특정 수용체 결합 단백질로 숙주세포에 부착한다.
- 바이러스 유전체(DNA 또는 RNA)는 감염된 숙주세포의 세포를 사용한다.

외피가 없는 DNA 바이러스

25

Nonenveloped DNA Viruses

I. 개요 Overview

이 장에서 논의된 DNA 바이러스인 파포바바이러스과(*Papovaviridae*), 아데노바이러스과(*Adenoviridae*) 및 파르보바이러스과(*Parvoviridae*)(그림 25.1)는 모두 외피가 없고 비교적 단순한 구조와 유전체를 가지고 있다. 그러나 일반적으로 이러한 바이러스와 관련된 질병 및 발병기전은 상기도 감염에서 종양에 이르기까지 상당히 다양하다.

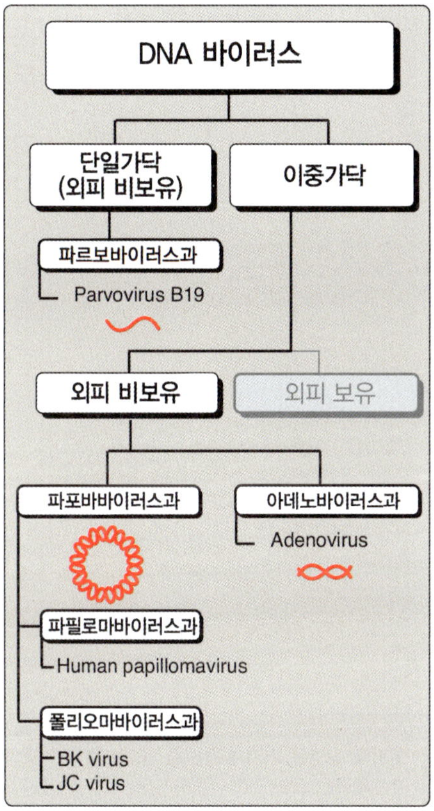

그림 25.1
외피가 없는 DNA 바이러스의 분류

= 단일가닥, 선형 DNA
= 이중가닥, 선형 DNA
= 이중가닥, 환형 DNA

II. 파포바바이러스과 소개 Introduction to the *Papovaviridae*

파포바바이러스(papovaviruses)는 외피가 없고, 정이십면체 뉴클레오캡시드를 가지고 있으며, 이중가닥의 원형 DNA를 가지고 있다. 유전체 복잡성과 유전자 발현 조절의 차이로 인해 이 과를 유두종바이러스과(*Papillomaviridae*)와 폴리오마바이러스과(*Polyomavirinae*)라는 두 개의 아과로 나누어진다. 파포바바이러스는 감염된 세포 유형에 따라 용해성 감염과 양성 또는 악성 종양을 유도한다.

III. 파포바바이러스과: 파필로마바이러스아과 *Papovaviridae*: Subfamily *Papillomaviridae*

모든 유두종 바이러스(papillomaviruses)는 숙주 종에서 과 형성 상피 병변을 유발한다. 현재는 150가지가 넘는 인간 유두종 바이러스(human papillomaviruses, HPVs) 유형은 잘 특성화된 특정 바이러스 유전자의 DNA 서열 차이에 따라 분류되고 있다. 인간 유두종 바이러스는 조직 및 세포 특이성이 뛰어나 피부와 점막의 표면 상피만을 감염시킨다. 이러한 각 조직의 특정 그룹에 속하는 인간 유두종 바이러스는 다양한 종양을 유발할 가능성이 높다. 예를 들어, (1) 자궁경부암과 같이 악성으로 진행될 위험이 높은 병변을 생성하는 소수의 바이러스 유형(16형 및 18형) (2) 좀 더 낮은 빈도로 악성으로 진행하는 점막 병변을 생성하는 바이러스 유형은 항문 생식기 사마귀[일반적인 성병인 뾰족 콘딜로마(condyloma acuminata)] 및 후두 유두종(후두의 가장 흔한 양성 상피 종양); (3) 양성 병변과 관련된 또 다른 바이러스 유형[일반 사마귀, 편평 사마귀 및 족저 사마귀(flat, and plantar warts)]이 있다.

A. 역학 Epidemiology

인간 유두종 바이러스 감염 전파에는 감염된 개인과의 직접적인 접촉(예: 성적 접촉) 또는 오염된 표면과의 접촉이 필요하다. 인간 유두종 바이러스는 또한 산모로부터 산도를 통하여 아기에게 전염될 수 있다. 감염 초기 단계와 감염 유지는 피부 기저층의 세포에서 발생하기 때문에 이러한 세포에 대한 접근은 찰과상과 같은 상피 표면 병변을 통해 이루어진다.

B. 병인 Pathogenesis

인간 유두종 바이러스 증식 및 병원체 발생의 가장 놀라운 특징은 상피세포에 대한 바이러스 특이성과 숙주세포의 상피 분화 상태에 대한 의존성이다.

1. **사마귀 형성:** 전형적인 사마귀의 발달은 특정 유두종 바이러스 초기 단백질에 의해 유도된 세포 증식 및 분화 지연으로 인해 발생한다. 예를 들어, 피부 조직에서 감염된 세포는 기저층에서 피부 표면으로 이동한다. 바이러스 복제 주기는 케라티노사이트 분화 단계와 병행하며 사마귀 형성은 최종적으로 분화된 각질세포막에서 진행된다(**그림 25.2**). 두 가지 초기 바이러스 단백질의 중요한 기능은 숙주세포를 활성화하여 분열시키는 것이다.

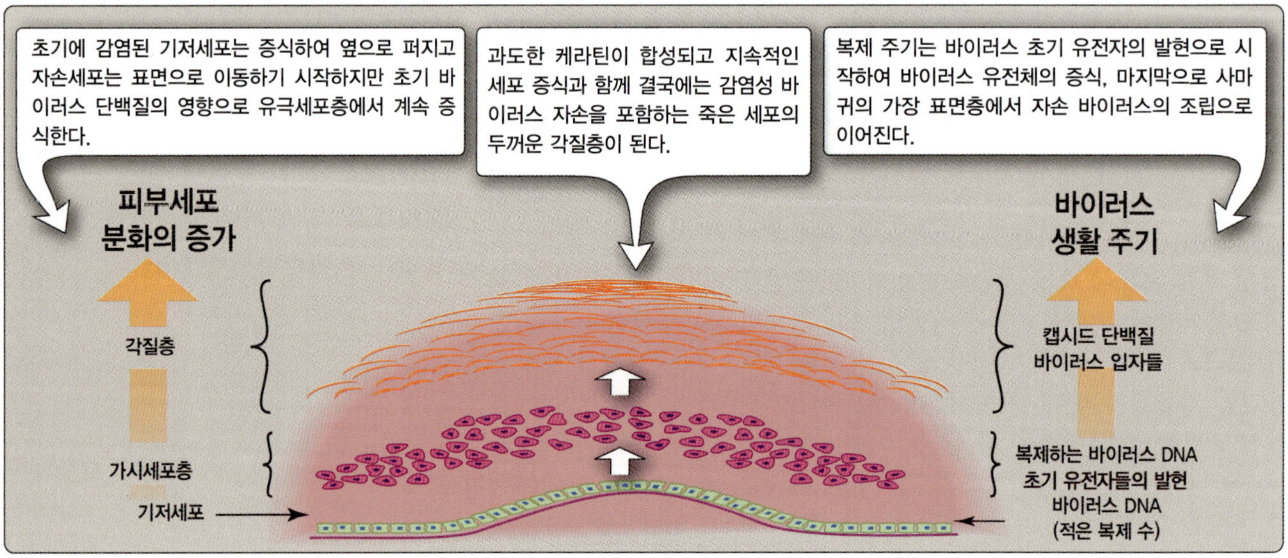

그림 25.2
피부 사마귀 발생 단계와 유두종 바이러스의 수명 주기 사이의 관계

2. **악성 종양의 발달:** 악성 종양으로의 진행은 주로 점막 표면, 특히 생식기의 사마귀에서 발생하며 제한된 수의 유두종 바이러스 유형과 관계가 있다.

C. 임상적 의의 Clinical significance

인간 유두종 바이러스는 단순 사마귀에서 악성 종양에 이르기까지 다양한 질병을 일으키며 사마귀는 피부와 점막 표면을 포함하여 신체의 모든 부분에서 발생할 수 있다(그림 25.3). 특정 인간 유두종 바이러스 유형은 특정 사마귀 형태와 연관되는 경향이 있지만 사마귀의 형태 유형은 위치와도 관련이 있다(그림 25.4).

1. **피부 사마귀(주로 1형~4형에 의해 발생):** 이 사마귀는 일반 사마귀(손가락 및 손), 발바닥 또는 편평사마귀(팔, 얼굴 및 무릎)로 분류될 수 있다. 피부 병변의 또 다른 범주는 유전적 소인으로 보이는 것으로 퇴행하지 않고 많은 신체 부위로 퍼지는 다발성 사마귀 환자에서 발생한다(상피이형성증, epidermodysplasia verruciformis). 특히 이러한 병변은 처음 사마귀가 나타나고 몇 년이 지나면 햇빛에 노출된 피부 부위에서 편평상피 세포암을 유발한다는 점이 흥미롭다.

2. **구강 감염(13형 및 32형에 의해 발생):** 구강 및 비인두 점막 표면은 일부 인간 유두종 바이러스 유형에 의해 감염될 수 있으며 대부분 양성 유두종으로 이어진다.

3. **생식기 감염:** 약 30가지 유형의 인간 유두종 바이러스가 생식기를 감염시킬 수 있지만 6형과 11형은 생식기 유두종의 90%를 차지한다. 인간 유두종 바이러스의 생식기 감염은 성적 접촉을 통해 획득되며 인간 유두종 바이러스 6형 및 11형은 성적 접촉을 통해 구강 점막으로 전파될 수도 있다. 이러한 바이러스 유형에 의해 유발되는 인간 유두종 바이러스 감염은 자발적으로 퇴행하는 (일반적으로 양성인) 병변인 항문 생식기 사마귀(첨형 콘딜로마, condyloma

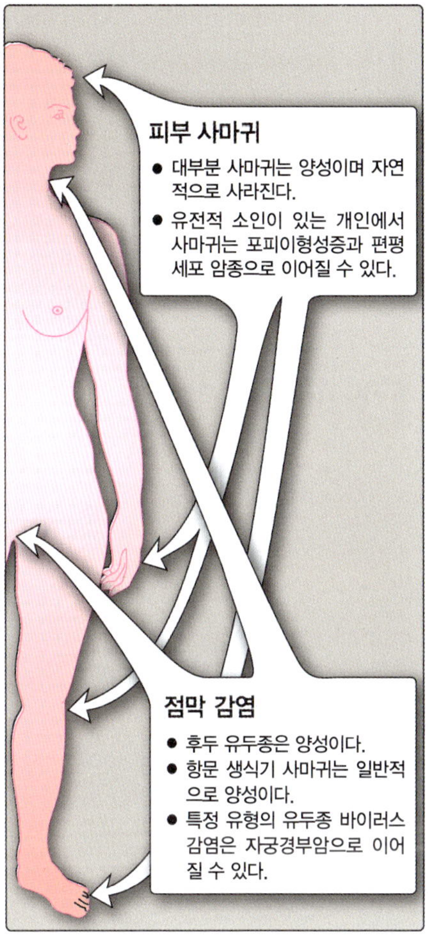

그림 25.3
유두종 감염의 위치와 특성

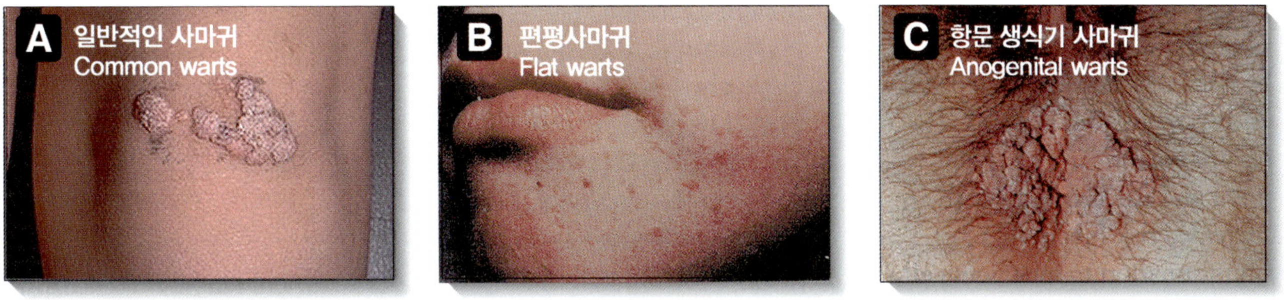

그림 25.4
유두종 바이러스로 인한 사마귀

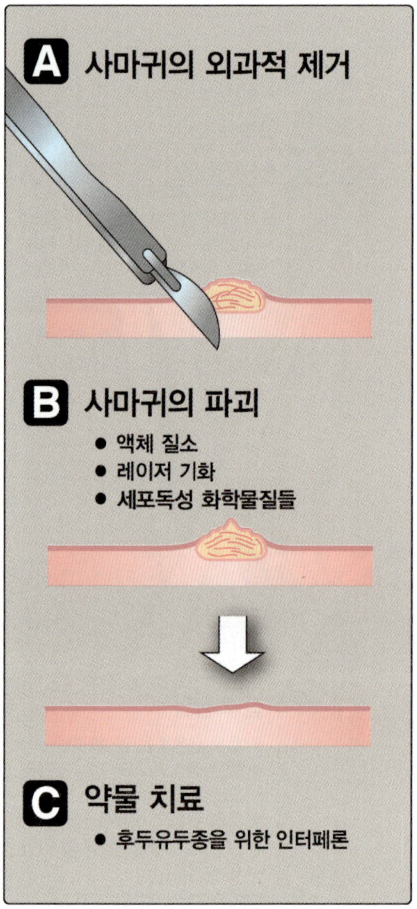

그림 25.5
유두종 치료

acuminata)를 생성할 수 있다. 다른 유형의 인간 유두종 바이러스 감염은 명백한 사마귀 형성으로 이어지지 않지만 악성으로 진행될 위험이 높다. 사실, 인간 유두종 바이러스는 자궁경부암의 주요 원인으로 밝혀졌으며 인간 유두종 바이러스 16형 및 18형은 모든 자궁경부암의 최대 70% 정도 관련이 있다. 드물게 발생하지만 암 발병과 관련이 있는 13가지 다른 인간 유두종 바이러스 유형이 있다.

D. 치료 및 예방 Treatment and prevention

사마귀 치료는 일반적으로 액체 질소, 레이저 기화 또는 포도필린(podophyllin)이나 트리클로로아세트산(trichloroacetic acid)과 같은 세포독성 화학물질을 사용하여 사마귀 조직을 외과적으로 제거하거나 파괴한다(그림 25.5). 이러한 치료는 사마귀가 제거되어도 인간 유두종 바이러스는 종종 주변 조직의 세포에 남아 50%의 재발률이 보고되고 있다. 일반적인 사마귀는 종종 자발적으로 퇴행하며 위치나 미용상의 이유로 인해 비정상적인 통증이 발생하지 않는 한 일반적으로 제거할 필요는 없다.

DNA 합성 억제제인 시도포비어(Cidofovir)는 국소 적용 시 효과적인 것으로 보이며, 경구 투여된 인터페론은 후두 유두종의 퇴행을 유도하는 것으로 나타났다. 생식기 사마귀에 직접 주사했을 때 약 절반의 환자에서 긍정적인 결과가 나타났으며, 감염 전파는 직접적인 접촉에 의해 이루어지기 때문에 사마귀 조직과의 접촉을 피하는 것이 최선의 예방이다. 2006년 미국 식품의약국(FDA)은 가장 흔한 4가지 인간 유두종 바이러스 유형에 대한 백신을 승인했다. 가다실(Gardasil)이라는 백신에는 인간 유두종 바이러스 유형 6, 11, 16 및 18의 바이러스 캡시드가 포함되어 있다. 6, 11 유형은 대부분의 생식기 사마귀를 유발하고 후자의 16, 18 유형은 대부분의 자궁경부암을 유발한다. 암을 유발하는 인간 유두종 바이러스 5종류의 바이러스 캡시드를 포함하는 가다실(Gardasil) 9가 2014년에 승인되었다. 이 백신은 원래 자궁경부암에 대한 보호 수단으로 젊은 여성에게 권장되었으나 생식기 사마귀와 특정 유형의 암으로부터 남성과 여성 모두를 보호하는 것으로 입증되었기 때문에 이 백신은 젊은 남성에게도 권장된다.

두 번째 백신인 시비릭스(Cervarix)에는 두 가지 캡시드 유형만 포함되어 있으며 고위험 인간 유두종 바이러스 유형 16 및 18의 감염을 예방한다.

IV. 파포바바이러스과: 폴리오마바이러스아과

Papovaviridae: Subfamily *Polyomavirinae*

폴리오마바이러스(polyomavirus) 아과의 모든 구성원은 세포배양에서 정상세포를 변형시킬 수 있으며 자연상태에서 발견되는 것보다 많은 종들에서 종양을 유발한다. "Polyoma"는 많은 다발성 종양을 의미한다. 인간에게는 BK(BKV), JC(JCV) 및 메르켈 세포(MCV)바이러스와 같은 세 개의 폴리오마바이러스가 있다. JCV는 면역 기능이 손상된 환자(예: AIDS 환자)에서만 발생하는 희귀하고 치명적인 탈수초성 질환인 진행성 다초점 백질뇌병증(progressive multifocal leukoencephalopathy, PML)과 관련이 있으며 BKV는 동일한 집단에서 방광염을 일으킬 수 있다. MCV는 분자 기술을 사용하여 2008년에 발견되었으며 MCV DNA는 희귀하고 공격적인 형태의 피부암인 메르켈 세포 암(Merkel cell carcinoma) 대부분의 경우에서 검출된다.

A. 역학 및 병인 Epidemiology and pathogenesis

인간 폴리오마바이러스 BKV 및 JCV는 감염된 사람의 상기도에서 나오는 비말과 소변 접촉에 의해 전염되며 일반적으로 어린 시절에 발생한다. 따라서 성인 인구의 70~80%에서 인간 폴리오마바이러스에 대한 특정 항체가 한두 개는 존재한다. BKV와 JCV가 상기도에서 신장으로 퍼져 건강한 개인의 세뇨관 상피에서 잠복 상태로 지속된다는 증거가 있다. 폴리오마바이러스는 핵에서 DNA 바이러스 유전체 복제 및 유전자 발현의 기본 패턴을 따르며 세포 DNA 합성을 위한 준비 과정에서 합성되는 효소와 전구체는 바이러스 DNA 합성을 위해 사용된다. 이 생산 주기는 바이러스 증식으로 이어지고 궁극적으로 숙주세포의 사멸로 이어진다.

B. 임상적 의의 Clinical significance

다양한 유형의 면역 저하가 진행성 다초점 백질뇌병증의 발현과 연관될 수 있으며, 병변이 백질로 제한되기 때문에 이름이 붙여졌다(그림 25.6). 혈액을 통해 중추신경계로 들어가 재활성화된 JCV에 의해 유발되는 것으로 생각되는 진행성 다초점 백질뇌병증은 AIDS를 포함하여 면역 능력에 영향을 미치는 여러 림프증식성 장애 및 만성 질환의 합병증으로 발생한다. 진행성 다초점 백질뇌병증에서 JCV는 뇌, 특히 희소돌기아교세포의 세포 용해 감염을 통해 탈수초화를 유발한다. 초기에는 언어 및 정신 능력의 손상이 나타나며 마비 및 감각 이상으로 급속히 이어지며 일반적으로 초기 증상이 시작된 후 3~6개월 이내에 사망한다. [주: BKV는 소변에서도 발견되지만(그림 25.7) 출혈성 방광염이 발생할 수 있는 면역 저하 환자를 제외하고는 병리학적 결과가 거의 없다.] 메르켈 세포 암종은 비교적 드물지만 공격적이며 노인에게 더 자주 발생하며 AIDS 또는 기타 면역결핍으로 인해 또는 장기 이식 후 면역이 약화된 사람에게서 더 자주 발생한다.

C. 치료 및 예방 Treatment and prevention

성공적이고 구체적인 항바이러스 요법은 없으며 폴리오마바이러스 감염은 거의 보편적이고 무증상이고 진행성 다초점 백질뇌병증은 잠복바이러스의 재활성화로 나타나며 현재 실행 가능한 예방 조치는 없다.

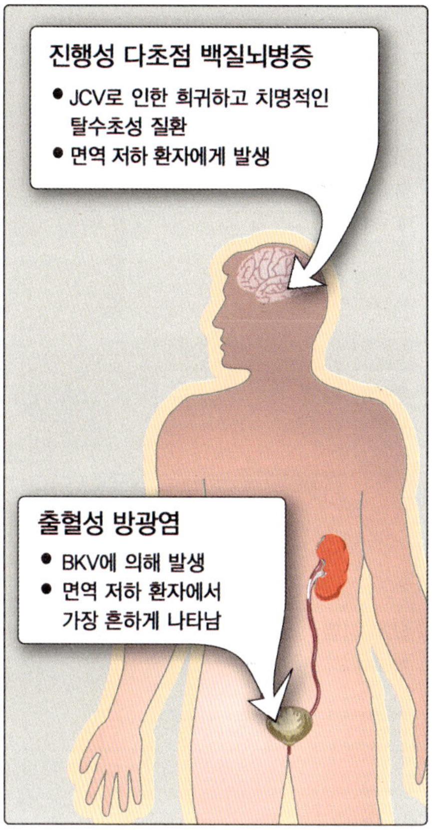

그림 25.6
폴리오마바이러스 감염의 위치와 특성. BKV = BK 폴리오마바이러스; JCV = JC 폴리오마바이러스

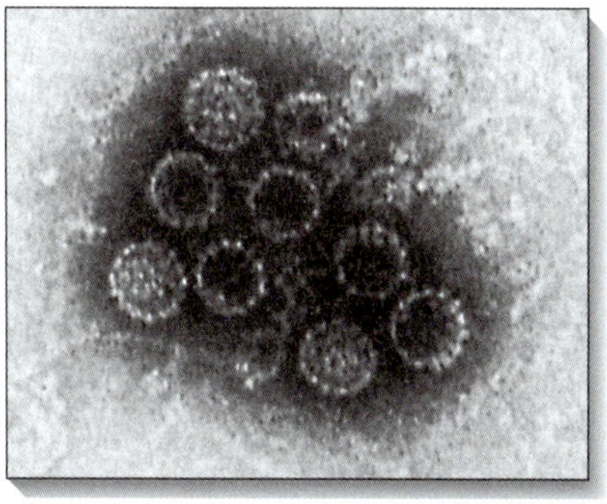

그림 25.7
감염된 환자의 소변에서 BK 비리온의 전자현미경 사진

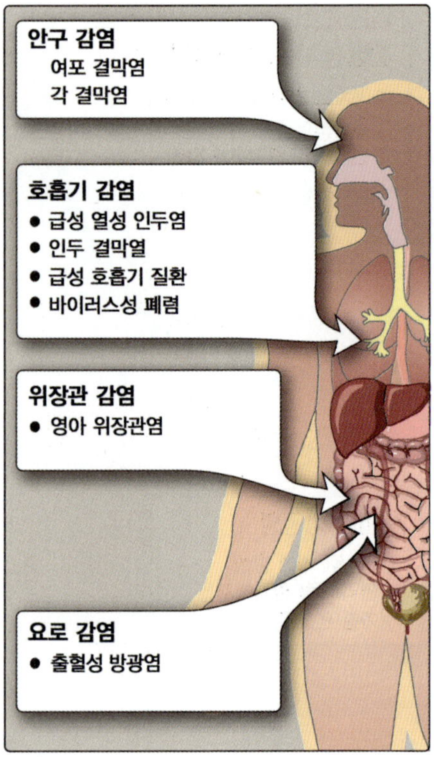

그림 25.8
아데노바이러스 감염

V. 아데노바이러스과 *Adenoviridae*

아데노바이러스(adenovirus)는 이중가닥 선형 DNA를 포함하는 외피가 없는 정이십면체 바이러스이며(그림 25.8), 일반적으로 호흡기 감염, 위장염 및 결막염과 같은 질병을 유발한다. 아데노바이러스는 일반 감기 바이러스를 찾기 위해 수행된 인후 세척 및 아데노이드 및 편도선 배양 검사 중에 처음 발견되었으며 현재는 인간과 다른 포유류 및 조류를 감염시키는 대규모 바이러스 그룹으로 인식되고 있다. 50개 이상의 인간 아데노바이러스 혈청형이 알려져 있으며, 항체 조사에 따르면 대부분의 개인은 성인이 될 때까지 여러 가지 유형에 감염된 것으로 나타났다. 일부 인간 혈청형은 실험 동물에서 발암성이 높지만 인간 악성 종양과 관련이 있는 것은 없다.

A. 역학 및 병인 Epidemiology and pathogenesis

아데노바이러스 감염에 의해 유발되는 임상 증후군의 발현 부위는 일반적으로 바이러스 전파 방식과 관련이 있다. 예를 들어, 대부분의 아데노바이러스는 주로 호흡 경로를 통해 전염되는 호흡기 질환의 병원체이지만 장에서도 효율적으로 복제되며 호흡기 질환 증상이 끝난 후 건강한 사람의 대변에서 분리될 수 있다. 마찬가지로, 안구 감염은 바이러스에 오염된 손, 안과 기구 또는 수영장에서 수영을 하면서 눈에 직접적인 접촉에 의해 전염된다.

B. 임상적 의의 Clinical significance

아데노바이러스는 모두 상피세포에서 잘 복제되나 관찰된 질병 증상은 주로 이러한 세포들의 사멸과 관련이 있으며 전신 감염은 드물다. 대부분의 아데노바이러스 감염은 무증상이지만 특정 바이러스 유형은 다른 유형보다 질병과 더 연관되어 있다. 아데노바이러스 질환은 (1) 호흡기, (2) 안구, (3) 위장(GI)관, 덜 일반적이지만 (4) 요로 및 심장을 포함한 기타 조직에 영향을 미치는 것으로 분류될 수 있다(그림 25.8).

1. **호흡기계 질환:** 영유아의 아데노바이러스 감염의 가장 흔한 증상은 기침, 인후염, 코막힘, 발열을 특징으로 하는 급성 열싱 인두염이다. 일반적인 증상은 다른 바이러스성 호흡기 감염과 구분할 수 없으며, 일부 아데노바이러스 유형은 결막염을 일으키는 경향이 있으며, 이 경우 인두 결막열(pharyngoconjunctival fever)이라고 한다. 이러한 증상은 학령기 아동에서 더 흔하며 산발적으로 발생하며 종종 가족 그룹 내에서 또는 동일한 수영장 시설을 사용하는 그룹에서 발생한다(수영장 결막염, swimming pool conjunctivitis). 급성 호흡기 질환(acute respiratory disease)이라고 불리는 이 증후군은 주로 군대 신병들 사이에서 전염병으로 발생하며, 새로운 변종, 피로, 붐비는 생활 환경에 노출되어 저항력이 낮아진 것을 반영하여 감염의 확산을 촉진하는 것으로 생각된다. 마지막으로 위

에서 설명한 호흡기 증후군은 영아의 사망률이 약 10%인 진성 바이러스성 폐렴(true viral pneumonia)으로 진행될 수 있다.

2. **안구 질환:** 위에서 언급한 상기도 증후군을 동반하는 결막염(conjunctivitis) 이외에 유사한 여포 결막염(follicular conjunctivitis)이 별개의 질환으로 나타날 수 있다. 그것은 영구적인 후유증은 없으나 더 심각한 감염은 유행성 각 결막염(epidemic keratoconjunctivitis)으로 각막 상피를 침범하고 수년 동안 각막 혼탁이 뒤따를 수 있다. 이 질병의 전염병 특성은 부분적으로 공동 수건이나 안과용액 공유, 사람 간 접촉, 부적절하게 소독된 안과 기구를 통해 전염될 수 있다.

3. **위장병:** 대부분의 인간 아데노바이러스는 위장관에서 증식하며 대변에서 발견될 수 있으며 일반적으로 무증상 감염이다. 2가지 혈청형이 영아 위장염과 연관되어 있으며 아데노바이러스 감염은 어린이 바이러스성 설사병의 5~15%를 차지하는 것으로 추정된다.

4. **흔하지 않은 질병:** 몇 가지 아데노바이러스 혈청형이 주로 남아에서 발생하는 급성 자가 제한성 출혈성 방광염과 연관되어 있다. 혈뇨(소변에 피가 섞인 것)가 특징이며 바이러스는 대개 소변에서 검출된다.

C. 치료 및 예방 Treatment and prevention

현재 아데노바이러스 감염 치료에 사용할 수 있는 항바이러스제는 없다. 예방 접종에 의한 유행성 호흡기 질환의 예방은 군인 보호를 위해서만 사용되었으며, 약독화된 생 아데노바이러스 백신은 우수한 중화 항체 반응을 생성하는 목적을 위해 사용되었다.

VI. 파르보바이러스과 *Parvoviridae*

파르보바이러스(parvovirus)는 DNA 바이러스 중 가장 작은 바이러스로 외피가 없고 정이십면체이며 단일가닥의 선형 DNA를 가지고 있다. 인간 파르보바이러스 B19는 겸상적혈구병 환자의 일시적 재생불량 위기의 원인으로 분리 및 확인되었으며 성인 급성 다발성 관절염과 관련이 있다. 또한 일반적인 아동기 질환인 감염성 홍반의 원인이며 일차 감염을 경험한 임산부의 태아 사망과 관련이 있다.

A. 역학 및 병인 Epidemiology and pathogenesis

파르보바이러스의 전파는 호흡기 경로를 통해 이루어지며 며칠간 지속되는 높은 역가의 바이러스 혈증은 감염 후 약 1주일이 지나면 인후 분비물에도 바이러스가 존재한다. 특정 항체 반응이 빠르게 발생하여 바이러스 혈증이 억제된다.

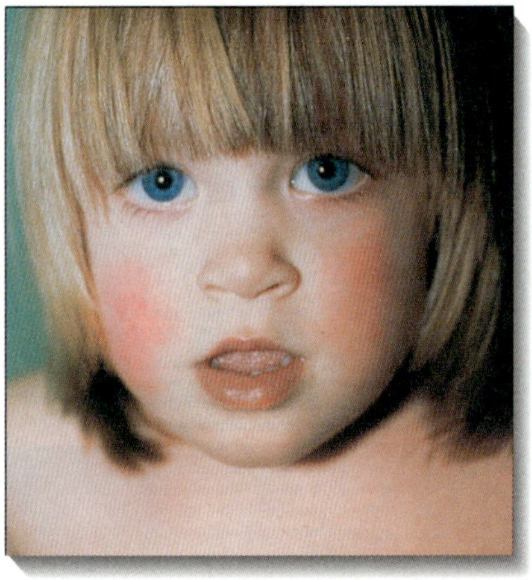

그림 25.9
파보바이러스 B19에 감염된 어린이의 전형적인 홍반 모습

B. 임상적 의의 Clinical significance

이 계열의 유일한 인간 병원체는 파르보바이러스 B19이며, 이 바이러스에 의해 유발되는 질병은 순환 적혈구 전구 세포에 대한 독특한 친화성과 관련이 있다. 하지만 B19는 처음에 일시적인 재생불량 위기를 겪고 있는 겸상적혈구병 환자로부터 분리되었으며, 이후 바이러스를 제거할 수 없는 면역 저하 환자의 B19 감염으로 만성적이고 진행성인 골수 억제가 나타나는 것으로 밝혀졌다.

1. **감염성 홍반(Erythema infectiosum):** 일부 인구의 30~60%가 B19에 대한 항체를 가지고 있으며 **그림 25.9**과 같이 이 바이러스가 일반적인 소아 발진인 감염성 홍반의 원인 인자로 확인되었다. 특징적인 발진("뺨을 때린" 모양)은 바이러스가 더 이상 감지되지 않는 초기 노출 후 약 2주 후에 발생하며 발진은 면역계가 매개하는 것으로 보인다. B19 감염에 수반되는 또 다른 합병증은 대칭적으로 관절을 침범하는 급성 관절염이며 이것은 어린이보다 성인에서 훨씬 더 자주 발생하며 일반적으로 몇 주 내에 해결된다.

2. **선천성 기형:** 임신 1기 동안 일차 감염이 있는 여성에서 자연 유산율이 높아지고, 임신 2기 또는 3기 동안의 일차 감염은 일부 태아 수종과 관련이 있다.

C. 치료 및 예방 Treatment and prevention

인간 B19 감염 치료에 사용할 수 있는 항바이러스제나 백신은 없다. 무증상 감염으로 발생하고 감염된 개인이 증상이 나타나기 전에 바이러스를 배출하기 때문에 파르보바이러스 질병의 징후가 있는 환자를 격리하는 것은 유용한 통제 방식이 아니다. 만성 감염으로 면역력이 저하된 환자에게 B19 바이러스에 특이적인 면역글로불린 G를 정맥 주사하면 도움이 될 수 있다.

외피를 가진 DNA 바이러스

26

Enveloped DNA Viruses

I. 개요 Overview

이 장에서는 외피를 보유한 DNA 바이러스 3종 중 2종인 헤르페스바이러스과(*Herpesviridae*)와 폭스바이러스과(*Poxviridae*)에 대해 설명한다. [주: 세 번째 외피 보유 DNA 바이러스과인 헤파드나바이러스과(*Hepadnaviridae*)는 27장에서 논의한다.] 헤르페스바이러스과와 폭스바이러스과는 25장에서 논의된 DNA 바이러스보다 구조적으로나 유전적으로 더 복잡하다. 예를 들어, 바이러스 복제에 관여하는 바이러스 암호화 단백질의 수가 더 많으며 숙주세포가 제공하는 기능에 대한 의존도가 낮다. 이 후자의 특성은 숙주세포 기능에 의존하는 바이러스와 달리 억제제의 표적이 될 수 있는 바이러스 특이적 효소가 더 많기 때문에 바이러스에 대한 항바이러스 약물 개발이 더 성공적으로 이루어질 수 있도록 기여한다. 헤르페스바이러스 및 폭스바이러스의 복제는 또한 숙주세포 주기와 무관하며 헤르페스바이러스과에는 중요한 인간병원체가 포함되어 있다(그림 26.1). 폭스바이러스과(*Poxviridae*)에 속하는 독성이 강한 바이러스 중에 하나인 두창바이러스(천연두의 원인균)는 성공적으로 박멸된 유일한 병원체로 다른 감염성 질환을 통제하고 제어하는 모델이 되고 있다.

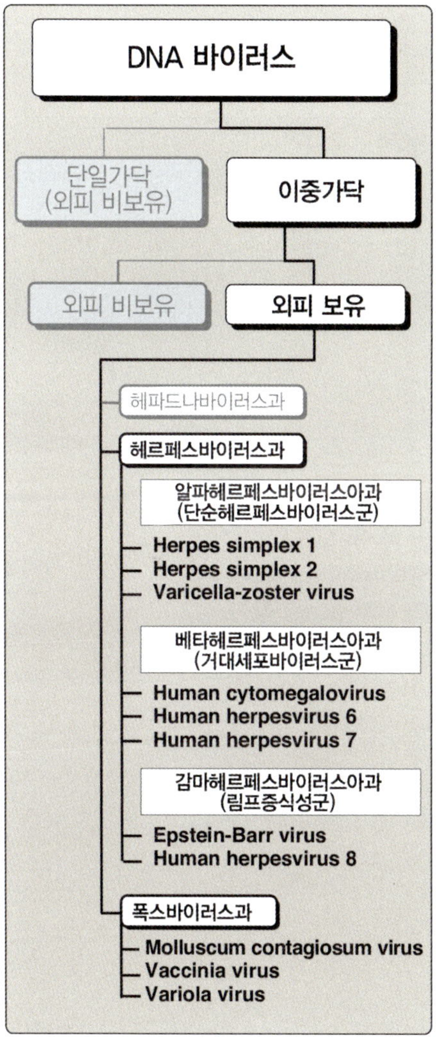

그림 26.1

외피를 가진 DNA 바이러스의 분류

II. 헤르페스바이러스과 *Herpesviridae*

8개의 인간 헤르페스바이러스 종이 알려져 있으며 모두 자연 숙주의 1차 감염 후 잠복 상태에 들어가 나중에 재활성화될 수 있는 능력이 있다. 그러나 잠복기의 정확한 분자 특성과 재활성화 빈도 및 발현은 헤르페스바이러스 유형에 따라 다양하다.

A. 헤르페스바이러스의 분류 Classification of herpesviruses

헤르페스바이러스과의 헤르페스바이러스 비리온은 숙주의 핵막에서 파생된 외피에 둘러싸인 정이십면체 캡시드로 구성되며(그림 26.2), 모두 비슷한 모양을 가지고 있기 때문에 형태로 쉽게 구분할 수 없으나 주로 생물학적 특성에 따라 세 개의 아과로 분류한다(그림 26.1 참조).

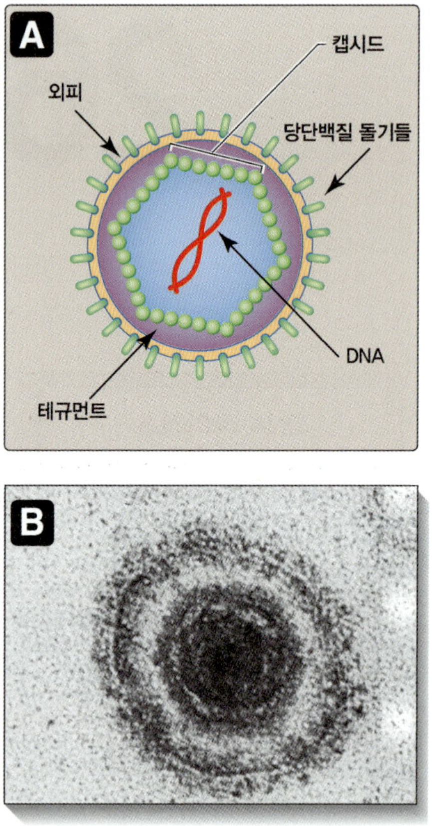

그림 26.2
헤르페스바이러스의 구조. A. 개략도. B. 투과 전자 현미경 사진

1. **알파헤르페스바이러스아과(Alphaherpesvirinae, 단순 헤르페스바이러스군; herpes simplex virus group, 단순 포진 바이러스 그룹)**: 이 바이러스는 일반적으로 상피세포에서 상대적으로 빠른 세포 파괴, 용해성 성장 주기를 가지며 신경절에 잠복 감염을 형성한다. 단순 헤르페스바이러스 1형 및 2형(herpes simplex virus types 1과 2, HSV-1 및 HSV-2)과 대상포진 바이러스(varicella-zoster virus, VZV)가 이 그룹에 속하며, 단순 헤르페스바이러스 1형 및 2형은 매우 높은 뉴클레오티드 상동성을 공유하므로 복제 및 발병 기전에서 많은 공통성을 갖는다. 대상포진 바이러스는 단순 헤르페스바이러스보다 유전체가 작지만 두 바이러스는 염기 상동성을 공유하는 많은 유전자를 가지고 있다.

2. **베타헤르페스바이러스아과(Betaherpesvirinae, 거대세포바이러스군; cytomegalovirus group)**: 이 바이러스는 비교적 느린 복제 주기를 가지고 있으며 특징적인 다핵 거대 숙주세포를 형성한다. 잠복기는 주로 림프망 세포 및 선 조직과 같은 비신경 조직에서 나타난다. 인간 사이토메갈로바이러스(human cytomegalovirus, HCMV) 및 인간 헤르페스바이러스 6형 및 7형(human herpesvirus type 6와 7, HHV-6 및 HHV-7)이 이 그룹에 속한다.

3. **감마헤르페스바이러스아과(Gammaherpesvirinae, 림프 증식성 바이러스군; lymphoproliferative group)**: 이 바이러스는 점막 상피에서 복제하고 주로 B 세포에서 잠복 감염을 일으킨다. 그들은 세포 증식을 유도하고 림프모세포를 불멸화시킨다. 엡스타인-바 바이러스(Epstein-Barr virus, EBV) 및 카포시 육종 관련 바이러스(Kaposi sarcoma-associated virus, KSHV 또는 인간 헤르페스바이러스 8형 [human herpesvirus type 8HHV-8])가 이 그룹에 속한다. 인간 헤르페스바이러스 8형은 내피 세포에 잠복하여 불멸화될 수 있다.

III. 단순 헤르페스바이러스 1형 및 2형

Herpes simplex virus types 1과 2, HSV-1 및 HSV-2

단순 헤르페스바이러스 1형 및 2형은 뉴클레오티드 서열 동일성(약 50%)이 높은 유일한 인간 헤르페스바이러스이다. 따라서 복제, 실병 발현 및 잠복기에서 많은 공통된 특성을 갖는다.

A. 역학 및 병인 Epidemiology and pathogenesis

두 단순 헤르페스바이러스 유형의 전파는 바이러스 함유 분비물 또는 점막이나 피부 표면의 병변과의 직접 접촉에 의해 이루어진다. 단순 헤르페스바이러스 1형에 의해 발생하는 인후두 부위의 원발성 또는 재발성 감염은 주로 타액으로 분비하는 바이러스에 의해 나타나므로 키스 및 타액에 오염된 손가락이 주요 전파 경로이다. 또한 단순 헤르페스바이러스 2형에 의해 유발되는 생식기 감염은 생식기 분비물에 바이러스가 존재한다. 결과적으로 성행위와 감염된 산모의 산도를 통한 신생아 감염이 주요 전파 경로이다. 단순 헤르페스바이러스 1형과 2형 모두 침입한 점막 표면의 상피세포에서 증식하여 감염성 바이러스를 포함하는 소포 또는 얕은 궤양을 생성한다. 면역 능력이 있는 개인의 경우 세포독성 T 림프구가 감염된 세포 표면의 단순 헤르페스바이러스 특이 항원을 인식하고 자손 바이러스가 생성되기 전에 감염세포를 죽이기 때문에 상피 감염이 국소화된다. 평생 지속되는 잠복 감염은 일반적으로 감염 부위에서 끝나는 감각 신경절에 감염성 비리온이 유입된 결과로 국소 신경절에서 형성된다.

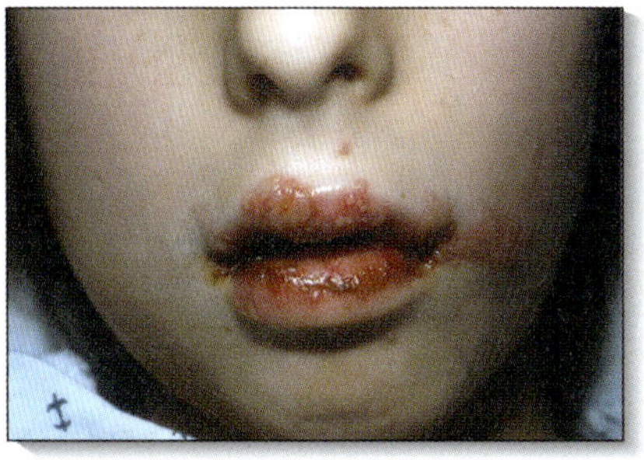

그림 26.3
단순 포진 치은구내염

B. 임상적 의의 Clinical significance

단순 헤르페스바이러스 1형은 구강 또는 안구 병변(허리 위)에서 흔히 발견되고, 단순 헤르페스바이러스 2형은 일반적으로 생식기 병변(허리 아래)의 원인이 되지만, 단순 헤르페스바이러스 1형이 생식기를 감염시켜 유사한 병변을 일으킬 수 있으며, 단순 헤르페스바이러스 2형 또한 구강에 병변을 일으킬 수 있다.

1. **상체의 일차 감염:** 대부분 단순 헤르페스바이러스 1형 감염은 무증상이지만 가장 흔한 증상은 유아의 치은구내염(gingivostomatitis)(그림 26.3)과 성인의 인두염 또는 편도선염이다. 통증성 병변은 전형적으로 수포 및 얕은 궤양으로 구성되며 발열, 불쾌감 및 근육통과 같은 전신 증상을 동반한다. 임상적으로 중요한 또 다른 감염 부위는 눈으로, 각 결막염이 각막 흉터 및 실명으로 이어질 수 있다. 단순 헤르페스바이러스 감염이 중추신경계(CNS)로 퍼지면 뇌염을 일으킬 수 있으며 치료하지 않으면 사망률이 70%로 추정되며 생존자는 일반적으로 신경학적 결손이 남는다.

2. **생식관의 일차 감염:** 생식관의 일차 감염은 인후두부의 병변과 유사하나 집단에서 단순 헤르페스바이러스 2형 특이 항체빈도는 이러한 감염의 대부분이 무증상임을 시사한다. 증상이 있는 경우(성기 헤르페스) 국소 증상에는 여성의 경우 외음부, 자궁경부, 질, 항문주위, 남성의 경우 음경 또는 항문에 통증이 있는 수포성 병변이 나타난다(그림 26.4). 또한 발열, 불쾌감 및 근육통과 같은 전신 증상은 일차 구강 감염에 수반되는 증상보다 더 심할 수 있다. 일차 생식기 단순 헤르페스바이러스 감염이 있는 임산부의 경우, 출생 중 신생아 감염(신생아 헤르페스)의 위험은 30~40%로 추정되며 신생아는 모체 이행 방어 항체가 없기 때문에 종종 중추신경계를 포함하는 파종성 감염이 발생할 수 있다. 치료받지 않은 신생아 헤르페스는 사망률이 높으며 생존자는 영구적인 신경학적 후유증을 가질 가능성이 높다.

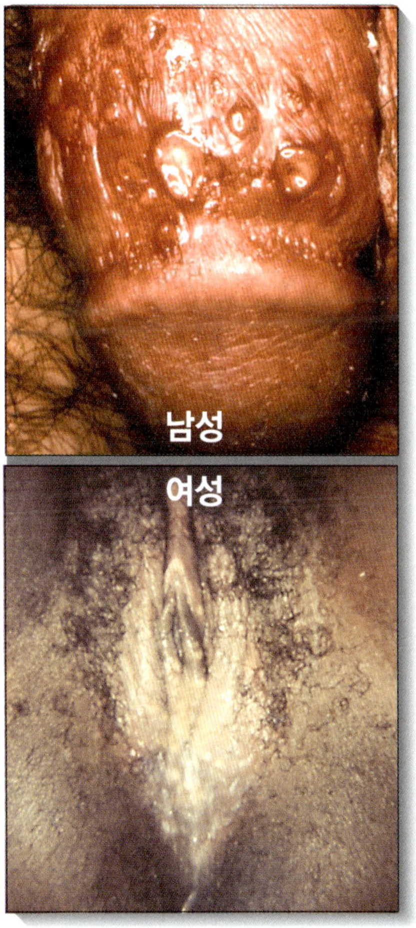

그림 26.4
생식기 단순 포진 감염

3. **잠복기:** 삼차신경절의 단순 헤르페스바이러스 1형과 천골 또는 요추신경절의 단순 헤르페스바이러스 2형으로 감염된 신경절 세포에는 1에서 수천 개의 바이러스 유전체 사본이 통합되지 않은 원

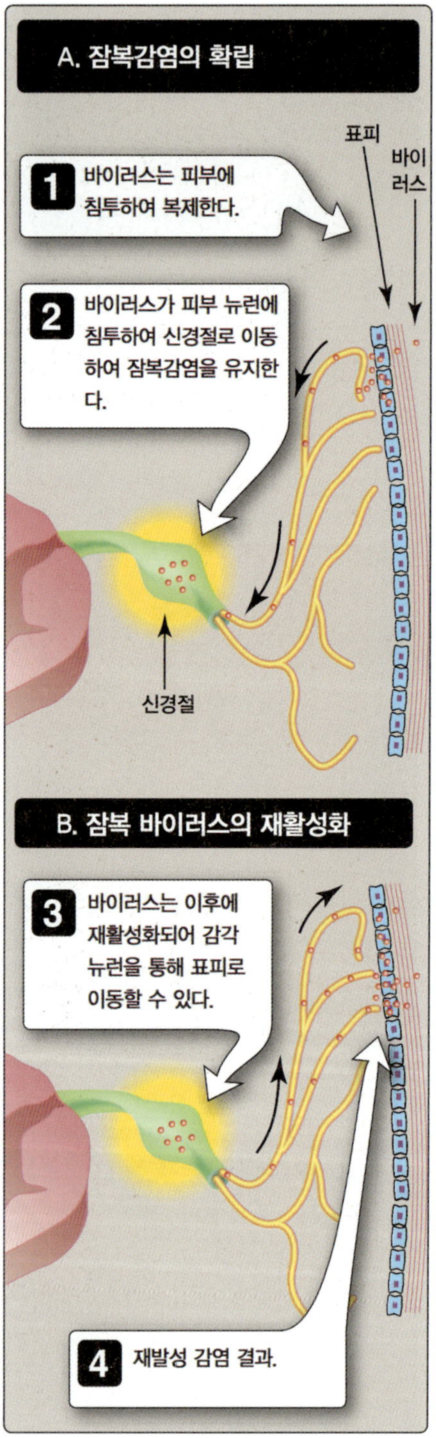

그림 26.5

일차성 및 재발성 단순 포진 감염. A. 일차 감염 후 잠복 감염. B. 재활성화로 인해 재발성 감염이 발생

형 DNA 분자로 존재한다. 잠복기 동안 제한된 수의 바이러스 유전자가 발현되며 이러한 전사체[잠복기 관련 전사체, latency-associated transcripts(LAT)]는 자손 바이러스의 생성을 억제한다.

4. **재활성화:** 호르몬 변화, 열, 잠재적으로 감염된 뉴런의 물리적 손상과 같은 여러 요인이 바이러스의 재활성화 및 복제를 유도하는 것으로 알려져 있다(그림 26.5 참조). 새로 합성된 비리온은 축삭을 따라 바이러스가 방출되는 신경 말단으로 운반되어 인접한 상피세포를 감염시키며 통증 및 따끔거림과 같은 감각 신경 증상이 종종 병변의 출현에 선행되고 동반된다. 일반적으로 전신 증상의 정도는 일차 감염에 비하여 경미하며, 눈에 보이는 병변이 없는 상태에서 감염성 바이러스의 배출이 많은 재발성 감염의 특징을 갖는다.

   a. **단순 헤르페스바이러스 1형:** 인후두부 증상 재발의 빈도는 1년간 없거나 여러 번에 이르기까지 다양하다. 병변은 입술 가장자리에 수포의 무리(구순포진 또는 "구순 포진" 또는 "열성 수포")로 발생하고 8~10일 내에 흉터 없이 치유된다.

   b. **단순 헤르페스바이러스 2형:** 생식기 감염의 재발은 비교적 높은 빈도(예: 매월)로 발생할 수 있으며 종종 무증상으로 바이러스를 배출한다. 결과적으로 성 행위나 신생아는 전염에 대한 예방 조치가 없을 경우 감염 위험이 증가할 수 있다.

C. 치료와 예방 Treatment and Prevention

아시클로버(acyclovir)는 단순 헤르페스바이러스의 DNA 합성 활성 억제제로 단순 헤르페스바이러스에 대해 선택적으로 효과적이다. 단순 헤르페스바이러스 1형 감염에 대한 선택 약물인 아시클로버는 헤르페스 뇌염, 신생아 헤르페스 및 면역 저하 환자의 파종성 감염을 치료하는 데 특히 중요하다. 단순 헤르페스 감염 치료에 효과적인 다른 약물로는 팜시클로버(famciclovir)와 국소 펜시클로버(penciclovir)가 있다. 팜시클로버는 활성 펜시클로버로 대사되는 전구약물이다. 경구용 아시클로버보다 더 편리한 투약과 더 큰 생체이용률을 제공한다. 펜시클로버는 단순 헤르페스비이러스 1형, 단순 헤르페스바이러스 2형 및 대상포진 바이러스에 대해 활성이 있다. 이러한 약물 중 어느 것도 잠복 감염을 치료할 수는 없으나 무증상 바이러스 배출 및 증상 재발을 줄일 수는 있다. 단순 헤르페스바이러스 전파 예방은 잠재적으로 바이러스를 배출하는 병변과의 접촉을 피하고 안전한 성행위를 통해 예방된다. 신생아 단순 헤르페스바이러스 감염도 예방이 중요하지만 산모의 생식기 감염은 종종 무증상이기 때문에 감지하기 어려울 수 있다. 분만 시 명백한 생식관 병변이 발견되면 일반적으로 제왕절개가 필요하며, 출생 후 신체적 전염을 예방하는 조치도 중요하며 백신은 현재 개발되지 않았다.

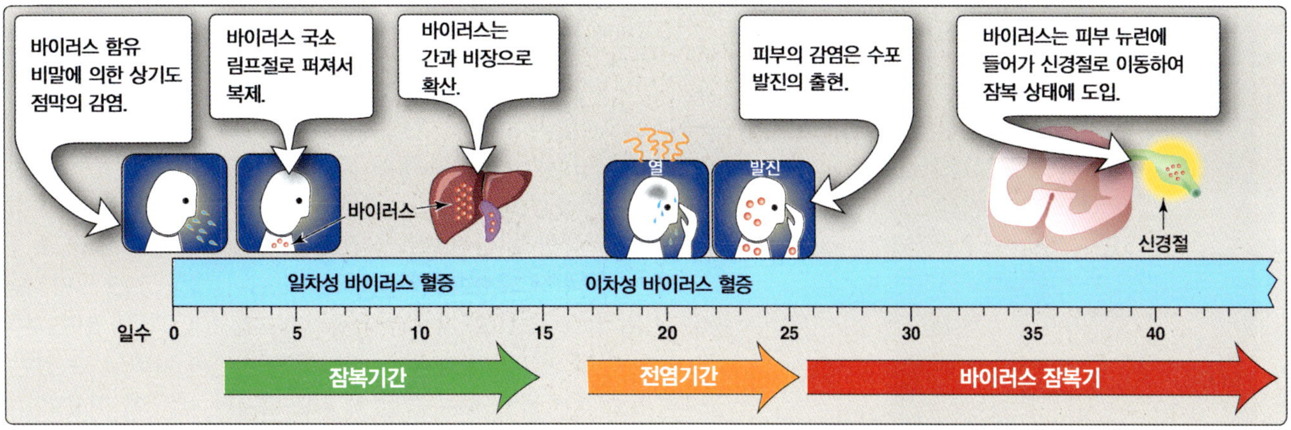

그림 26.6
어린이 수두의 시간 경과. 성인의 경우 더 긴 시간 경과를 보이며 더 심각하다.

IV. 수두-대상포진 바이러스 Varicella-Zoster Virus, VZV

수두-대상포진 바이러스(varicella-zoster virus)는 단순 헤르페스바이러스와 생물학적 및 유전적 유사성을 가지며 단순 헤르페스바이러스와 함께 알파헤르페스바이러스아과(*Alphaherpesvirinae*)에 속한다. 수두-대상포진 바이러스와 단순 헤르페스바이러스 사이의 생물학적 유사성은 감각 신경절에서 나타나는 잠복과 빠르게 세포를 용해하는 감염이다. 수두-대상포진 바이러스의 일차 감염은 수두(chickenpox)를 유발하는 반면 잠복 바이러스의 재활성화는 대상포진(shingles)을 유발한다.

A. 역학 및 병인 Epidemiology and pathogenesis

수두-대상포진 바이러스는 일상적인 접촉을 통해 사람 간에 쉽게 전파될 수 있는 유일한 헤르페스바이러스이며 수두-대상포진 바이러스의 전파는 일반적으로 호흡기 비말을 통해 이루어지며 호흡기 점막의 초기 감염을 초래한 다음 국소 림프절로 퍼진다(그림 26.6). 자손 바이러스는 혈류로 들어가 간과 비장의 세포에서 2차 복제를 거쳐 감염된 단핵 백혈구에 의해 전신으로 퍼진다. 모세혈관의 내피세포, 피부 상피세포가 감염된 후 14~21일 사이에 수두 바이러스를 함유한 수포가 나타난다. 감염된 개체는 잠복기 말기에 바이러스가 호흡기 점막의 세포를 재감염시키는 것을 의미하는 발진이 나타나기 1~2일 전부터 전염성이 있다. 수두 발진의 수포액은 전염성이 매우 높으며 공기 중으로 퍼지면 면역이 없는 사람에게 전염될 수 있다.

B. 임상적 의의 Clinical significance

단순 헤르페스바이러스 감염과 달리 수두-대상포진 바이러스에 의해 유발되는 일차성 및 재발 감염(수두 및 대상포진)은 상당히 다르다.

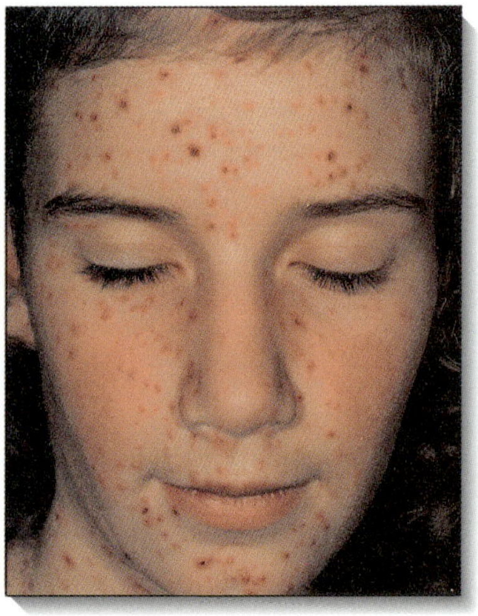

그림 26.7
병변 단계를 보여주는 수두

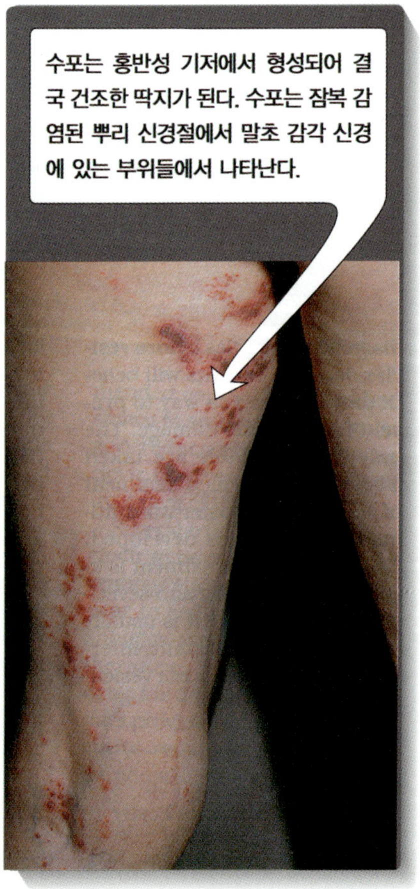

그림 26.8
급성 헤르페스성 대상포진의 피부 발현

두 질환 모두 정상적이고 건강한 개인에게는 생명을 위협하지 않지만 둘 다 면역 저하 환자에게는 심각한 합병증을 유발할 수 있다.

1. **수두**: 정상적이고 건강한 어린이의 잠복기는 일반적으로 14~16일이며 발진이 처음 나타나기 1~2일 전에 발열, 권태감, 두통, 복통 등의 전구 증상이 나타나는 경우가 많다. 발진은 두피, 얼굴 또는 몸통에서 홍반성 반점으로 시작하여 바이러스 함유 소포로 진행되며 약 48시간 후에 딱딱해지기 시작한다(**그림 26.7**). 가려움증은 소포 발생 초기 단계에서 가장 심하다. 노인과 면역력 저하자는 구강인두, 결막, 질과 같은 점막에도 병변이 나타날 수 있다. 일반적으로 장기적인 후유증 없이 치유되지만 병변이 치유된 후에도 분화구 같은 흉터가 남을 수 있다. 수두는 어린이보다 건강한 성인과 면역력이 약화된 성인 모두에게 더 심각한 질병이며, 수두 폐렴(varicella pneumonia)은 가장 흔하고 심각한 합병증이지만 전격성 간부전(fulminant hepatic failure)과 수두 뇌염(Varicellaa encephalitis)이 발생할 수도 있다.

2. **라이 증후군(Reye syndrome)**: 지방간을 동반한 급성 뇌병증인 라이 증후군은 때때로 어린이의 수두-대상포진 바이러스 또는 인플루엔자 감염 후에 발생할 수 있다. 역학적 조사에 따르면 어린이에게 바이러스성 질환 시 통증과 열을 치료하기 위해 아스피린 또는 기타 살리실레이트 함유 화합물을 사용하는 것은 라이 증후군의 발병과 관련이 있다. 수두 예방 접종 후 아스피린을 피하는 것도 중요하다.

3. **재발 감염(헤르페스 대상포진 또는 띠헤르페스)**: 일차 감염의 파종성 특성으로 인해 삼차신경절, 가슴신경절, 허리신경절에서 가장 흔하게 나타난다. 대상포진은 새로운 외인성 노출이 아니라 잠재된 바이러스의 재활성화로 인해 발생한다. 재활성화는 일생 동안 어느 시점에 감염된 적이 있는 개체의 약 30%에서 발생하며, 나이가 들면서 발현 가능성이 높아진다. 대상포진의 가장 눈에 띄는 특징은 **그림 26.8**와 같이 뭉쳐진 수포성 병변의 분포가 피부분절이라는 것이다. 대상포진 후 신경통(postherpetic neuralgia, PHN)은 대상포진의 가장 중요한 후유증이지만 항바이러스제와 진통제를 사용한 조기 치료로 완화할 수 있다.

C. 치료와 예방 Treatment and Prevention

면역 저하 환자, 성인 및 신생아의 원발성 수두 치료는 질병의 중증도에 따라 결정된다. 아시클로버는 이러한 환자에서 선택되는 약물이지만 효과적인 혈청 수준을 달성하려면 정맥 투여가 필요하고 경구용 아시클로버의 조기 투여는 대상포진의 발현기간과 급성 통증을 감소시킨다. 팜시클로버 및 발라시클로버(valacyclovir; 아시클로버)와 유사한 염기 유사체)는 수두-대상포진 바이러스에 대해 더 큰 활성을 보인다. 감수성이 있는 특정 개체(예: 분만 2일 전부터 분만 후

5일까지 활동성 수두를 앓은 산모에게서 태어난 신생아 및 중증 면역 저하 환자)는 수두-대상포진 면역글로불린(VariZIG)을 투여하여 보호할 수 있다. 1세 이상의 어린이에게 사용하도록 승인된 약독화 생백신이 현재 일상적인 소아 백신으로 권장된다. 이 백신은 전염성이 있는 개체에게 노출될 위험이 있는 면역이 없는 성인에게도 권장된다. 1회 접종하는 약독화 생바이러스를 함유하는 조스타박스(Zostavax)와 주로 2~6개월 간격으로 2회 접종하는 신그릭스(Shingrix)가 있다. 두 종류의 대상포진 백신도 일차 수두 감염(수두) 예방에는 적합하지 않다.

V. 인간 거대세포바이러스

Human Cytomegalovirus, HCMV

인간 거대세포바이러스(human cytomegalovirus)는 베타헤르페스바이러스(*Betaherpesvirinae*)아과의 구성원이며, 따라서 여러 면에서 단순 헤르페스바이러스나 수두-대상포진 바이러스와 다르다. 복제 주기는 훨씬 더 길고 감염된 세포는 일반적으로 그림 26.9에 표시된 것처럼 크게 확대되고 다핵화된다(거대세포, "cytomegalo-"). 인간 거대세포바이러스는 미국에서 자궁내 감염 및 선천성 기형의 가장 흔한 원인이며 면역결핍 및 면역 억제 환자에게 치명적이다.

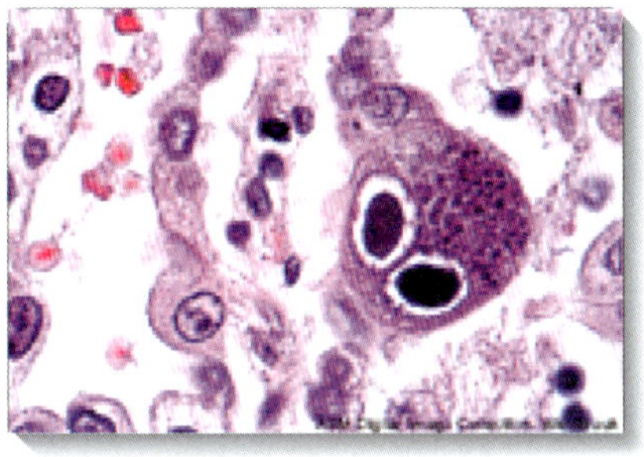

그림 26.9

거대세포바이러스 감염. 전형적인 부엉이 눈 봉입체(owl's eye inclusions)을 보여주는 폐 단면

A. 역학 및 병인 Epidemiology and pathogenesis

인간 거대세포바이러스의 초기 감염은 일반적으로 어린 시절에 발생하며, 지리적 위치와 사회경제적 집단에 따라 다르지만, 인구의 60~90%가 성인이 될 때까지 바이러스에 대한 항체를 보유한다.

1. **전염**: 어린이의 감염은 일반적으로 무증상이며 감염된 어린이는 눈물, 소변 및 타액을 포함한 거의 모든 체액에서 몇 달 동안 계속해서 바이러스를 배출한다. 타액이 가장 흔한 원인일 수 있으나 전염은 이러한 체액과 친밀한 접촉에 의해 이루어진다. 성인의 경우 바이러스는 정액과 질 분비물에 존재하기 때문에 성관계나 장기 이식 및 수혈을 통해서도 전염될 수 있다. 바이러스는 감염된 산모의 모유에도 존재하며 신생아는 이 경로를 통해 감염될 수 있다. 인간 거대세포바이러스는 태반을 통과하여 자궁 내 태아를 감염시킬 수 있다. 호흡기 및 위장(GI)관의 상피세포에서 바이러스의 초기 복제는 바이러스 혈증 및 신체의 모든 장기의 감염으로 이어진다. 증상이 있는 경우에는 호흡기 및 위장관 외에도 신장 세뇨관 상피, 간 및 중추신경계가 일반적으로 가장 영향을 받는다.

2. **잠복기 및 재활성화**: 인간 거대세포바이러스 잠복기의 독특한 특징은 장기간에 걸쳐 무증상을 유발하는 바이러스의 반복적인 배출이다. 잠복은 단핵구와 대식세포에서 형성되지만 신장세포와 같은 다른 세포도 관련이 있다.

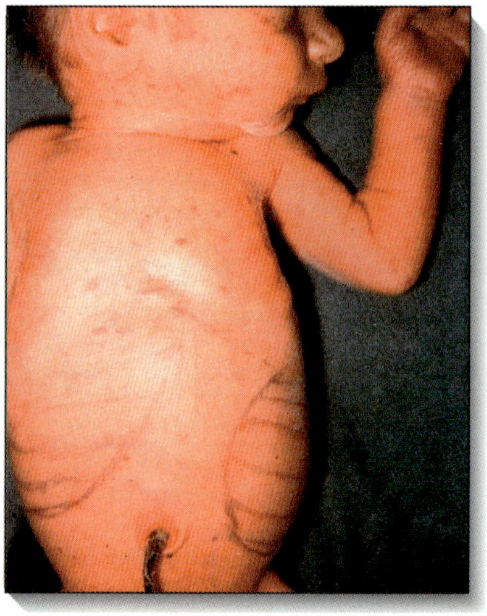

그림 26.10

간비장비대와 발진을 보이는 선천성 거대세포바이러스 질환이 있는 신생아

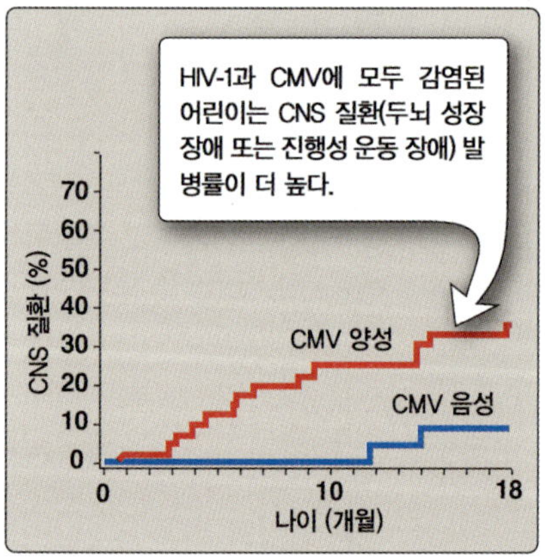

그림 26.11

거대세포바이러스(CMV) 감염 유무에 따른 HIV-1 감염 소아에서 중추신경계(CNS) 질환의 발병률

B. 임상적 의의 Clinical significance

건강한 개인에서 일차 인간 거대세포바이러스 감염은 일반적으로 무증상이다. 대부분의 감염은 어린 시절에 발생하지만 성인의 일차 감염은 엡스타인-바 바이러스(Epstein-Barr virus, EBV)에 의해 유발되는 것과 임상적으로 동일한 단핵구증 증후군(mononucleosis syndrome)을 유발할 수 있다. 전염성 단핵구증(infectious mononucleosis, IM) 사례의 약 8%가 인간 거대세포바이러스에 의해 발생하는 것으로 추정된다. 지속적인 발열, 근육통, 림프절 병증은 비정상 림프구 및 간 효소 수치의 상승과 마찬가지로 특징적인 전염성 단핵구증 증상이다. 인간 거대세포바이러스에 의한 전염성 단핵구증의 주요 특징은 엡스타인-바 바이러스에 의해 유발되는 전염성 단핵구증의 특징인 이종친화성 항체(heterophile antibodies)가 없다는 것이다. 선천성 감염과 면역 저하 환자의 감염이 임상적으로 더 중요하다.

1. **선천성 감염:** 인간 거대세포 바이러스는 가장 흔한 자궁 내 바이러스 감염이다. 그러나 산모가 일차 감염을 경험하는지 재발성 감염을 경험하는지에 따라 태아 감염 발생률과 결과의 중증도에는 큰 차이가 있다. 임신 중 첫 인간 거대세포 바이러스 감염을 경험한 여성(따라서 아직 인간 거대세포 바이러스에 대한 항체가 생성되지 않은 여성)의 경우 태아의 35~50%가 감염되고 이들 중 10%는 증상이 나타난다(그림 26.10). 거대세포 봉입병(cytomegalic inclusion disease)과 증상의 중증도는 임신 1기에 감염되었을 때 가장 두드러진다. 감염의 결과는 간, 비장, 조혈 기관, 신경계 구성 요소에 대한 다양한 정도의 손상에서 태아 사망에 이르기까지 다양하다.

2. **면역억제 및 면역결핍 환자의 감염:** 면역력이 저하된 장기 이식 수혜자는 (1) 이식되는 조직에 존재하는 인간 거대세포바이러스, (2) 관련 수혈 시 백혈구에 운반되는 바이러스, (3) 그들 자신의 내인성 바이러스의 재활성화로 인해 증식으로 위험이 증가될 수 있다. 위장관 조직의 파괴, 간염 및 폐렴이 일반적이며 후자는 골수 이식 수용자의 주요 사망 원인이다. 인간 면역결핍 바이러스 감염 환자의 인간 거대세포바이러스 동시 감염은 자주 발생하며, 아마도 유사한 전송 방식 때문일 것이다. 모든 기관계가 영향을 받을 수 있지만 폐렴과 인간 거대세포바이러스 망막염으로 인한 실명이 특히 일반적이며, 인간 거대세포바이러스와의 동시 감염은 에이즈(AIDS) 병리학적 진행을 가속화할 수 있다(그림 26.11).

C. 치료 및 예방 Treatment and Prevention

인간 거대세포바이러스 감염의 치료는 주로 면역 저하 환자에게 적용된다. 간시클로버(ganciclovir)는 장기 이식 수혜자와 AIDS 환자의 침습성 감염에 사용되지만 상당한 독성을 가지고 있다. AIDS 환자의 망막염의 경우 간시클로버 함유하는 물질을 안구에 직접 삽입하여 독성 부작용을 피할 수 있다

VI. 인간 헤르페스바이러스 6형 및 7형

Human Herpesvirus Type 6와 7, HHV-6 및 HHV-7

베타헤르페스바이러스아과(*Betaherpesvirinae*)의 구성원으로 분류되는 인간 헤르페스바이러스 6형 및 7형은 생물학적 및 유전체적 특성에서 인간 거대세포바이러스 HCMV와 유사한 점이 있다. 인간 헤르페스바이러스 6형 및 7형은 둘 다 장미진[roseola infantum, 돌발피진(exanthem subitum)]의 원인균이지만 인간 헤르페스바이러스 7형 감염은 무증상인 경우가 더 많다.

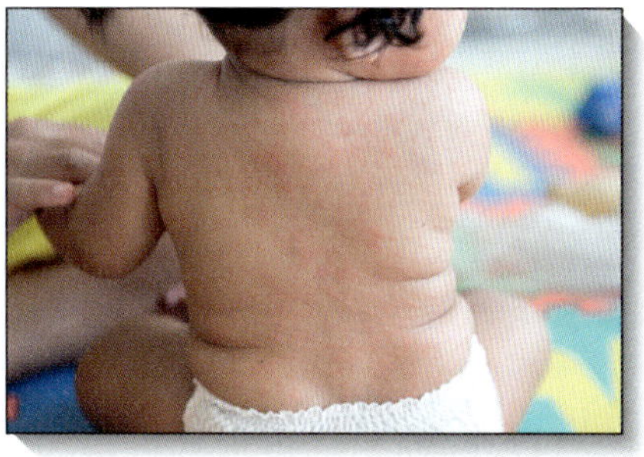

그림 26.12

장미진

A. 역학 및 병인 Epidemiology and pathogenesis

대부분의 인간 헤르페스바이러스 6형 및 7형 감염은 생후 첫 3년 동안 발생하며, 전체 항체 발생률은 3세까지 인구의 90%에 근접한다. 바이러스는 구강 인두에서 복제되기 때문에 구강 분비물을 통해 전파되며 B 림프구 및 T 림프구에서도 복제된다. 또한 인간 헤르페스바이러스 6A형은 인간 면역결핍 바이러스의 전사를 활성화하여 감염된 세포의 사멸 속도를 가속화하며 잠복 감염 세포는 말초 혈액 림프구 집단에서 발견된다. 인간 헤르페스바이러스 6A형은 동물 모델에서 AIDS 진행을 가속화하는 것으로 나타났다.

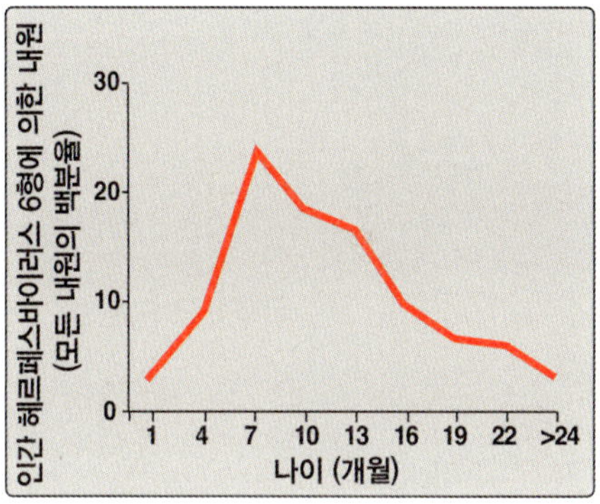

그림 26.13

인간 헤르페스바이러스 6형(HHV-6)과 관련된 열성 질환으로 응급실을 방문한 비율

B. 임상적 의의 Clinical significance

질병을 유발하는 인간 헤르페스바이러스 6형 감염은 영유아와 면역력이 저하된 개인에게 가장 흔하게 나타난다.

1. **일차 감염:** 증상이 있는 유아 장미진(exanthem subitum)은 1차 인간 헤르페스바이러스 6형 감염이 있는 유아의 약 1/3에서 1/2에서 발생한다. 3~5일 동안 지속되는 고열이 특징이며, 그 후 특징적인 홍반성 황반 발진이 목과 몸통에 나타나고 후유증 없이 며칠 더 지나면 회복된다(그림 26.12). 영아의 열성 질환으로 인한 응급실 방문의 20% 이상과 열성 발작의 1/3은 인간 헤르페스바이러스 6형 또는 인간 헤르페스바이러스 7형의 일차 감염으로 인해 발생한다(그림 26.13).

2. **재발성 감염:** 장기 이식을 위한 면역억제 또는 인간 면역결핍 바이러스 감염과 관련된 면역저하 후, 종종 인간 거대세포바이러스와 함께 잠복한 인간 헤르페스바이러스 6형의 재활성화는 때때로 치명적인 간질성 폐렴, 발열, 간염 및 뇌염과 관련이 있다. AIDS 환자에서 인간 헤르페스바이러스 6형과 관련된 가장 흔한 임상 증후군은 뇌염이다(그림 26.14).

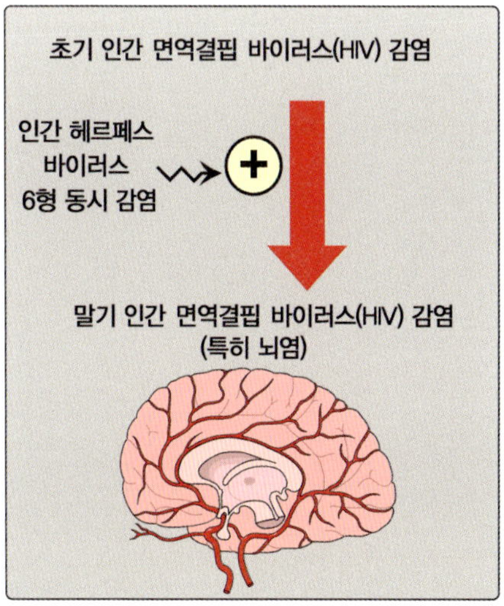

그림 26.14

인간 헤르페스바이러스 6형과의 동시 감염은 HIV 증상의 진행을 가속화한다.

D. 치료 및 예방 Treatment and Prevention

인간 거대세포바이러스와의 유전적 관계로 인해 인간 헤르페스바이러스 6형는 일반적으로 동일한 약물(ganciclovir, cidofovir 및 foscarnet)에 의해 억제되지만 광범위한 임상 시험은 아직 수행되지 않았

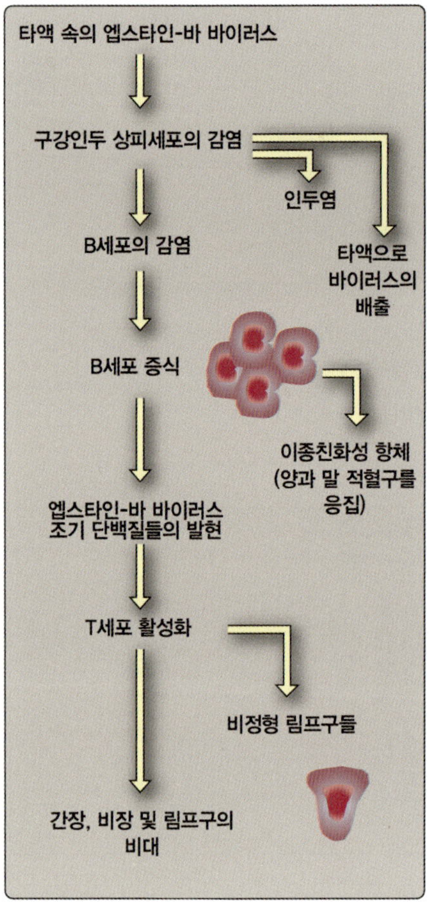

그림 26.15

엡스타인-바 바이러스(EBV)에 의한 전염성 단핵구증의 발병기전

다. AIDS 환자의 경우 인간 면역결핍 바이러스 감염을 치료하면 인간 헤르페스바이러스 6형의 양도 감소하는 것으로 보인다. 현재 이러한 바이러스에 사용할 수 있는 백신은 없다.

VII. 인간 헤르페스바이러스 8형

Human Herpesvirus Type 8, HHV-8

정상적이고 건강한 개체에서 인간 헤르페스바이러스 8형,HHV-8 감염은 다른 인간 헤르페스바이러스만큼 자주 발생하지 않는 것으로 보인다. 그러나 바이러스 유전체 또는 바이러스 단백질은 카포시 육종(Kaposi sarcoma, KS) 환자의 90% 이상에서 검출되었지만 비카포시육종 조직에서는 1% 미만에서 검출되었다.

VIII. 엡스타인-바 바이러스 Epstein-Barr virus, EBV

엡스타인-바 바이러스(Epstein-Barr virus)는 젊은 성인에서 전염성 단핵구증의 원인 인자로 가장 일반적으로 알려져 있다. 어린 시절 질병인 버킷 림프종(Burkitt lymphoma, BL)에서 발견되었으며, 악성 종양과 관련된 최초의 인간 바이러스로 인식되었다. 최근에는 엡스타인-바 바이러스가 추가적으로 인간 신생물 질병과 관련이 있는 것으로 나타났다.

A. 역학 및 병인 Epidemiology and pathogenesis

대부분의 엡스타인-바 바이러스 전파는 일차 감염과 반복되는 무증상 바이러스 배출기에 바이러스가 포함된 타액과의 친밀한 접촉에 의해 발생한다. 바이러스 복제의 초기 부위는 구강인두 상피인 것으로 보이며, 그 후 일부 자손 바이러스가 B 림프구를 감염시킨다(그림 26.15). 다른 헤르페스바이러스와 달리 엡스타인-바 바이러스의 초기 유전자는 세포 사멸보다는 세포 증식과 불멸화를 유도한다.

B. 임상적 의의 Clinical significance

유아기 또는 소아기의 일차 감염은 일반적으로 무증상이지만 나중에 감염된 사람의 50%가 전염성 단핵구증(IM)으로 발전한다. 엡스타인-바 바이러스 수용체 분자의 존재로 인해 B세포는 감염의 주요 표적이지만 최근에는 엡스타인-바 바이러스가 소수이기는 하나 T 세포 악성 종양과도 관련이 있는 것으로 밝혀졌다. 면역결핍 또는 면역억제 환자의 경우 세포 매개 면역 조절이 부족하면 다양한 종류의 림프구 증식 장애가 발생할 가능성이 높아진다.

1. **전염성 단핵구증(Infectious mononucleosis, IM):** 일차 엡스타인-바 바이러스(EBV) 감염의 증상 및 중증도는 매우 다양하지만 전형적인 IM 증후군은 4~7주의 잠복기 후에 나타나며 인두염, 림프절 종대, 발열, 비장 종대 및 혈중 간 효소 수치 증가를 포함한다.

2. **엡스타인-바 바이러스 및 악성 종양:** 엡스타인-바 바이러스가 버킷 림프종과 관련하여 처음 발견된 후, 여러 다른 인간 종양 질환과 관련이 있는 것으로 나타났다.

   a. **버킷 림프종(Burkitt lymphoma, BL):** 버킷 림프종은 1958년에 턱의 비정상적인 악성 종양으로 처음 발견되었으며, 특히 적도 아프리카 지역의 어린이에게서 높은 빈도로 발견된다. 엡스타인-바 바이러스 감염 외에도 말라리아 및 HIV 감염은 버킷 림프종(BL) 발병의 위험 요소로 알려져 있다.

   b. **엡스타인-바 바이러스 관련 비인두 암종(nasopharyngeal carcinoma, NPC):** 비인두 암종(NPC)은 동남아시아와 북아프리카, 에스키모 계에서 가장 흔한 암 중 하나이지만 다른 곳에서는 드물다.

   c. **면역 저하 및 면역 억제 환자의 엡스타인-바 바이러스 감염:** 버킷 림프종 및 비인두 암종에서 엡스타인-바 바이러스 감염은 다단계 질병 과정의 한 단계일 뿐이며 바이러스의 특정 역할은 아직 잘 정의되지 않았다

D. 치료 및 예방 Treatment and Prevention

아시클로버는 엡스타인-바 바이러스 복제를 억제하지만 항헤르페스 약물 중 어느 것도 엡스타인-바 바이러스로 인한 전염성 단핵구증의 경과 또는 중증도를 변화시키거나 엡스타인-바 바이러스 관련 B 세포 악성 종양의 발병을 예방하는 데 효과적이지는 못하다. 엡스타인-바 바이러스 감염 예방을 위한 백신은 현재 없다. 일반적인 헤르페스 바이러스 감염의 일부 특성은 그림 26.16에 요약되어 있다.

바이러스	바이러스 아과	일차 감염의 임상소견	재발 감염의 임상소견	초기 감염 부위	잠복 부위
단순 헤르페스 바이러스-1	α	각막결막염, 잇몸입안염, 인두염, 편도선염	입술헤르페스	점막상피	삼차신경절
단순 헤르페스 바이러스-2	α	성기 헤르페스, 출생전후기 파종성 질병	성기헤르페스	점막상피	요골 또는 천골 신경절
수두-대상포진 바이러스	α	수두	대상포진	점막상피	삼차 또는 후방 신경절근
거대세포바이러스	β	선천성 감염(자궁 내), 단핵구병 유사 증후군	무증상 바이러스 배출	단핵구, 림프구 및 상피세포	단핵구, 림프구
엡스타인-바 바이러스	γ	전염성 단핵구증, 버킷 림프종	무증상 바이러스 배출	점막 상피, B 림프구	B 림프구

그림 26.16

헤르페스바이러스 감염의 일반적인 특성

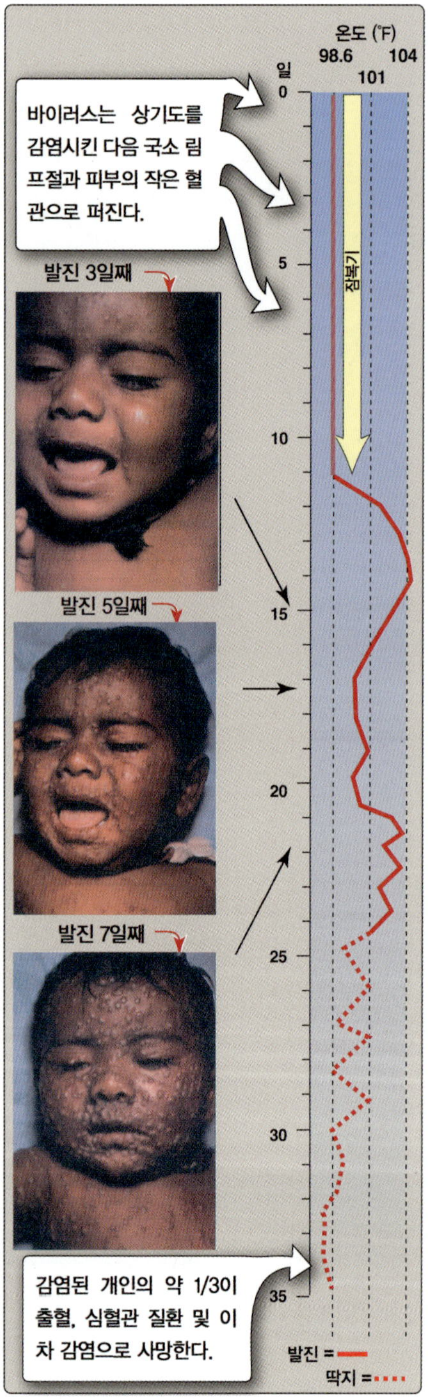

그림 26.17
천연두의 시간 경과

IX. 폭스바이러스과 *Poxviridae*

폭스바이러스(poxviruses)는 대칭성이 뚜렷하지 않으며 크고 유전적으로 복잡한 바이러스 계열에 속한다. 이 바이러스의 구성원들은 자연계에 널리 분포되어 있다. 과거에 인간에게 의학적으로 중요한 병원체인 두창바이러스(variola virus)는 지구에서 근절되었다고 선언된 최초의 전염병인 천연두의 원인이었다. 이러한 성공을 이끈 요인 중에는 (1) 효과적인 백신의 가용성, (2) 천연두의 항원 안정성(즉, 단일 항원 유형만 존재함), (3) 무증상 사례 또는 지속성 보균자의 부재, (4) 동물 병원성의 부재, (5) 치명적이고 외모를 손상시키는 이 질병의 감정적 영향은 박멸 노력에 대한 대중의 지지와 협력을 불러일으키는 데 도움이 되었다. 매우 효과적인 폭스바이러스 백신은 [우두(cowpox)를 유발하는] 살아 있는 백시니아 바이러스(vaccinia virus)를 포함하고 있으며, 바이러스 유전체는 현재 다른 감염원으로부터 면역 유전자를 운반하는 벡터를 구성하는 시도에 사용되고 있다. 마지막으로 폭스바이러스인 전염성 물렁종 바이러스(molluscum contagiosum virus, MCV)는 작고 사마귀 같은 종양을 일으킨다.

A. 역학 및 임상적 의의 Epidemiology and Clinical significance

천연두의 시간경과에 따른 변화는 **그림 26.17**에 설명되어 있다. 자연적으로 발생하는 천연두는 더 이상 위협이 되지 않지만, 동물 폭스바이러스 중 하나가 인간에게 더 치명적인 형태로 변이하는 것은 계속해서 우려의 대상이 되고 있다. 원숭이두창에 의한 인간의 감염은 임상적으로 천연두와 유사하고 증상은 다소 덜 심각하지만 치사율은 약 11%이다. 이러한 감염은 인구가 감염된 동물과 밀접하게 접촉하는 경우에만 관찰되었다. 자연 상태에서 원숭이두창은 인간 간에 쉽게 전염되지는 않으나 전염성물렁종바이러스(MCV) 감염은 인간에게만 발생하며 다양한 신체 표면에 양성 사마귀와 같은 종양을 일으킨다. 일반적으로 직접적인 접촉을 통해 전파되는 이 바이러스는 성적 접촉을 통해 성인에게 전파될 수 있다.

B. 치료 및 예방 Treatment and Prevention

백시니아 예방 접종은 더 이상 일상적으로 실시되지 않지만 군인 및 실험실 작업자와 같은 특정 그룹에서는 여전히 실시된다. 면역 저하 환자는 사망률이 높은 진행성 백시니아(progressive vaccinia)로 발전할 가능성이 높다.

C. 생물학적 무기로서의 천연두 Smallpox as a biological weapon

천연두는 전염성이 강하고 높은 치사율(백신을 접종하지 않은 사람의 경우 30% 이상)을 가지고 있기 때문에 잠재적으로 파괴적인 생물학적 무기이다. 1972년 미국은 천연두에 대한 민간인의 일상적인 백신 접종을 중단했다. 그 결과 현재 인구의 40% 이상이 천연두에 감염되기 쉽고 그 비율은 매년 증가하고 있다. 미국은 생물테러 공격이 발생할 경우 투여될 차세대 천연두 백신 개발을 지원하고 있다. 새로운 백신(modified vaccinia Ankara, MVA)에는 인간에서 복제할 수 없는 돌연변이 형태의 백시니아 바이러스가 포함되어 있다.

B형 간염 및 D형 간염(델타) 바이러스 27

Hepatitis B and Hepatitis D (Delta) Viruses

I. 개요 Overview

간염은 다양한 장기질환과 독소에 의해 유발될 수 있으며 엡스타인-바 바이러스로 인한 전염성 단핵구증처럼 어느 정도 간 손상을 수반하는 많은 바이러스성 질병이 있다. 그러나 간염 바이러스라고 하는 바이러스는 병원체가 특히 간세포의 복제 및 파괴와 관련된 바이러스이며 이 장에서는 그림 27.1과 같이 DNA 유전체를 가진 유일한 사람 간염 바이러스인 B형 간염 바이러스(HBV)에 대해 설명한다. 또한 감염 중에 때때로 B형 간염 바이러스와 동반하는 결함이 있는 인자인 "델타 인자" 또는 D형 간염 바이러스(HDV)에 대해서도 설명한다. B형 간염 바이러스를 제외하고 지금까지 확인된 간염 바이러스(A형, C형, D형 및 E형 간염 바이러스)는 RNA를 포함하고 여러 다른 과에 속하지만(그림 27.1 참조), 각각에 의해 생성되는 급성 병변은 유사하다. 그러나 감염 결과와 전파 방식은 바이러스마다 상당히 다르다(그림 27.2). 전 세계적으로 만성 B형 간염 바이러스 감염은 거의 2억 5천만 명에게 영향을 미치며, 만성 간염, 간경변 및 간세포 암종(hepatocellular carcinoma, HCC)의 주요 원인이며 매년 거의 백만 명이 사망한다.

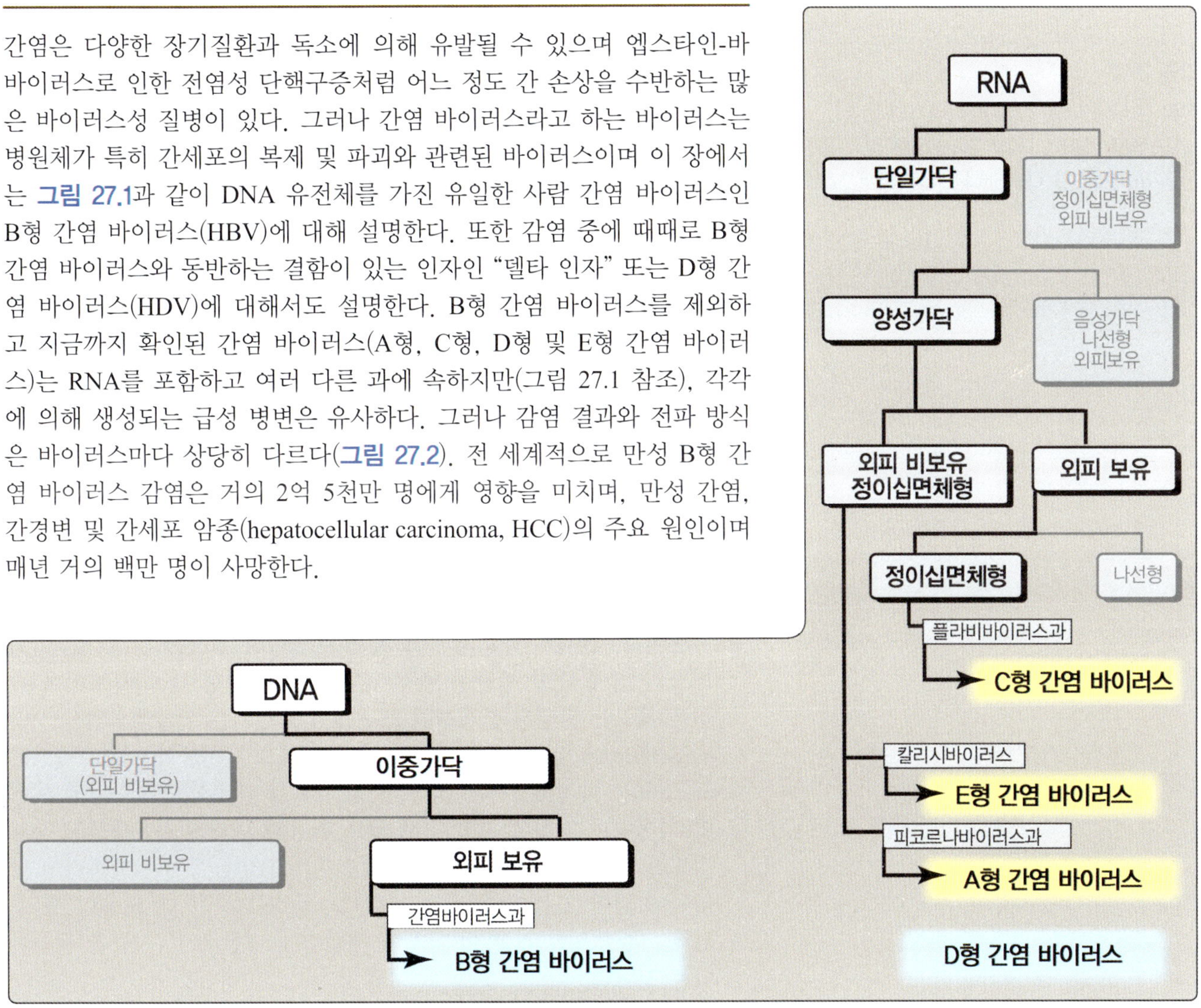

그림 27.1

간염을 일으키는 주요 바이러스 인자의 분류

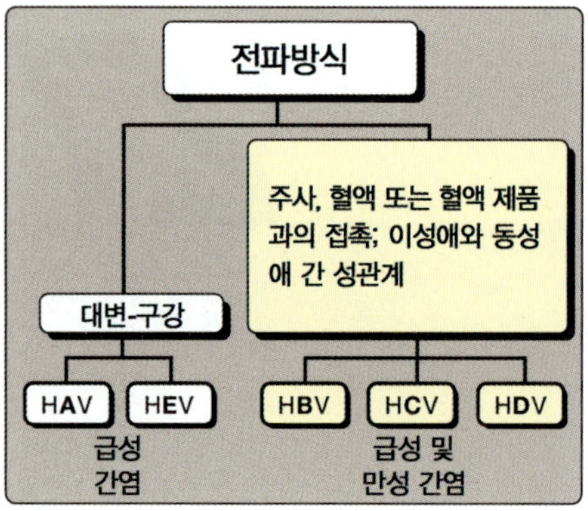

그림 27.2

전파 방식에 따른 간염 바이러스의 분류. HAV, HEV, HBV, HCV 및 HDV는 각각 특정 간염 바이러스를 나타낸다.

II. 헤파드나바이러스과 *Hepadnaviridae*

헤파드나바이러스과는 DNA 유전체를 가진 간염 유발 바이러스로 구성된다. 각 헤파드나바이러스(hepadnavirus)는 좁은 숙주 범위로 급성 및 만성 지속감염을 유발하지만, B형 간염 바이러스(Hepatitis B virus, HBV)는 인간을 감염시키는 유일한 바이러스다. 전염성이 높은 바이러스는 증상이 있는 환자와 무증상 환자 모두의 혈액에 존재하기 때문에 만성적으로 감염된 개인은 모든 의료 종사자에게 심각한 위협이 되며 일반적으로 예방 접종이 필요하다.

A. 전파 Transmission

감염된 개인의 모든 체액에 감염성 B형 간염 바이러스가 존재한다. 따라서 혈액, 정액, 타액, 모유 등이 감염원이 될 수 있다. 급성 감염된 환자의 혈액 내 감염성 바이러스의 농도는 mL당 10^8개의 바이러스 입자가 있지만 일반적으로 다른 체액에서는 더 낮다. 발병률이 높은 지역인 동남아시아, 아프리카 및 중동에서는 대다수의 인구가 출생 시 또는 출생 직후 만성적으로 감염된 어머니 또는 감염된 형제자매로부터 감염된다. 어린 나이에 감염된 감염자들은 상당한 위험이 있고 나중에 간세포 암종(HCC)이 발생할 위험이 증가한다. B형 간염은 주로 개발도상국의 영유아 질병이지만 서구 국가에서는 성관계 또는 마약과 같은 약물 사용 시 주사 바늘을 공유하여 혈액에 노출된 경우 B형 간염 바이러스에 감염되는 것으로 보고되고 있다.

B. 병인 Pathogenesis

완전히 분화된 간세포가 B형 간염 바이러스에 감염되는 일차 세포 유형이다. 간세포 파괴의 주요 원인은 염증과 괴사를 일으키는 바이러스 감염에 대한 세포성 매개 면역 반응에 의한 것으로 보이며 관련된 세포는 감염된 간세포의 표면에서 발현되는 뉴클레오캡시드 단백질(HBcAg 및 HBeAg)의 단편과 특이적으로 반응하는 세포독성 T 세포이다. 이 반응은 바이러스 생성 세포를 제거함으로써 감염 제어에 기여하며 강화된 자연 살해 세포 활동과 인터페론-γ 생산도 감염 정도를 조절할 수 있다. 중화 항체인 항-HBsAg 항체는 회복기에 나타나며 남아 있는 순환 유리 바이러스를 제거하는 데 도움이 될 수 있다. 더 중요한 것은 이 항체가 재감염에 대한 보호 기능을 제공한다는 것이다.

C. 임상적 의의: 급성 질환 Clinical significance: acute disease

B형 간염 바이러스는 급성 간 질환의 원인일 뿐만 아니라 만성적이고 지속적인 감염의 원인으로서 간경화 및 간암으로 감염자의 사망을 초래할 수 있어서 의학적으로나 공중 보건에서 중요하다. 만성적으로 감염된 사람들은 전염성 바이러스의 저장소 역할을 하며 대부분의 개인에서 일차 감염 시 무증상이며 효과적인 세포 매개 면역 반응의 결과로 조절된다(그림 27.3).

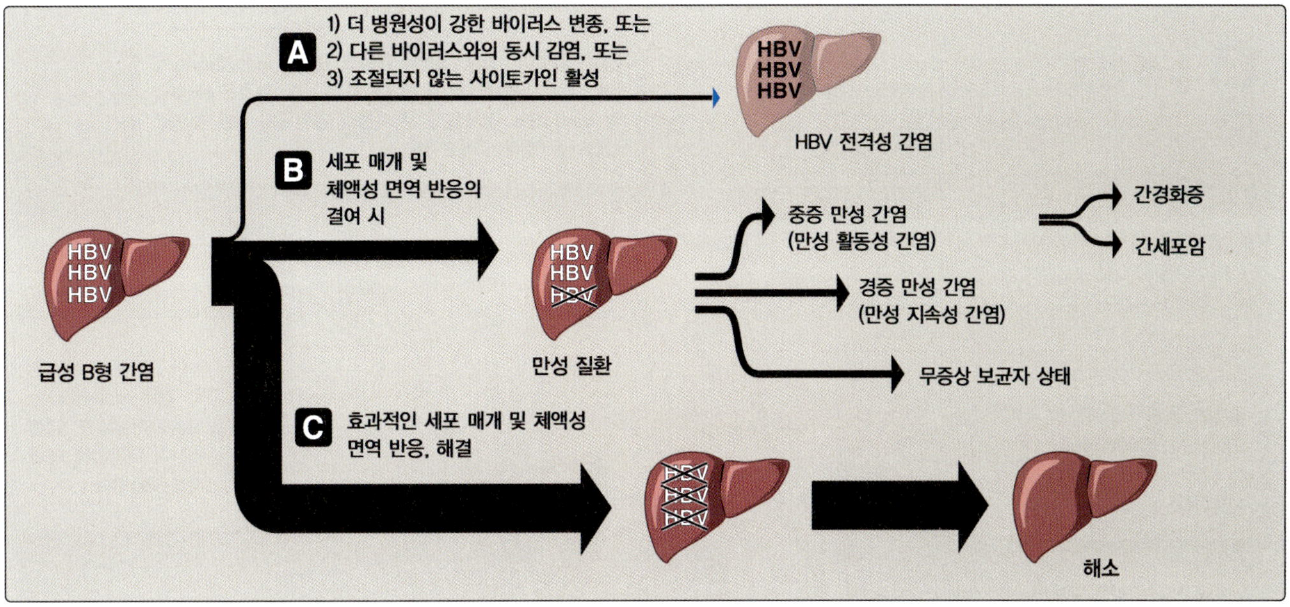

그림 27.3
급성 B형 간염 바이러스(HBV) 감염의 임상 결과에는 **(A)** 심각하고 갑작스럽게 발병하는 전격성 간염, **(B)** 만성 간염 및 **(C)** 감염 소실이 포함된다.

1. **급성 B형 간염 바이러스 감염의 단계:** 감염 후 B형 간염 바이러스는 45일에서 120일 사이의 긴 잠복기를 갖는다. 이 기간이 지나면 수일에서 일주일까지 지속되는 조기(전 황달) 단계가 발생하며 미열, 불쾌감, 식욕 부진, 근육통 및 메스꺼움이 나타난다. 이후 급성 황달기가 이어지며 1~2개월 동안 지속되며 이 단계에서는 빌리루빈뇨로 인한 어두운 소변과 황달(점막, 결막 및 피부의 황색 착색)이 보이나, 성인의 80~90%에서 수개월의 회복기를 거친 후 회복된다.

2. **바이러스항원의 출현:** 잠복기 동안 HBsAg 및 B형 간염 e-항원(HBeAg)은 혈액에 가장 먼저 나타나는 B형 간염 바이러스 감염의 지표이다(그림 27.4). 이들의 존재는 활동성 감염을 나타내지만 급성 및 만성 감염을 구별하지 않는다.

3. **바이러스 항체의 출현:** HBcAg에 대한 항체는 급성 질환 동안 혈청에서 간 효소와 동시에 증가하는 반면, anti-HBeAg 및 anti-HBsAg는 각 항원이 혈액에서 사라지고 회복기가 시작될 때까지 나타나지 않는다(그림 27.4 참조). 감염이 완전히 해결된 환자의 경우 anti-HBcAg 및 anti-HBsAg가 평생 존재하여 재감염을 막는다. 6개월 이상 HBsAg의 지속적으로 존재하고 anti-HBsAg의 부재는 감염이 만성화되었음을 나타낸다(그림 27.5). 만성 B형 간염 바이러스 감염을 앓고 있는 환자는 HBsAg에 대한 면역 반응을 유도할 수 있지만 anti-HBsAg의 수준이 너무 낮아 검출할 수 없다.

혈청마커	소실	만성[1]	백신투여 시
HBeAg	−	+	−
HBsAg	−	+	−
Anti-HBcAg	+	+	−
Anti-HBsAg	+	−	+

anti-HBsAg가 없으면 감염이 만성.

현재 사용되고 있는 백신은 재조합 간염 HBsAg으로 중화항체인 HBsAg 항체만을 유도한다.

[1] 최초 감염 후 1년

그림 27.5
B형 간염바이러스 감염의 혈청학적 표지자의 해석. HBeAg = B형 간염 e항원; HBsAg = B형 간염 표면항원; anti-HBcAg와 anti-HBsAg는 각각 상응하는 항원에 대한 항체

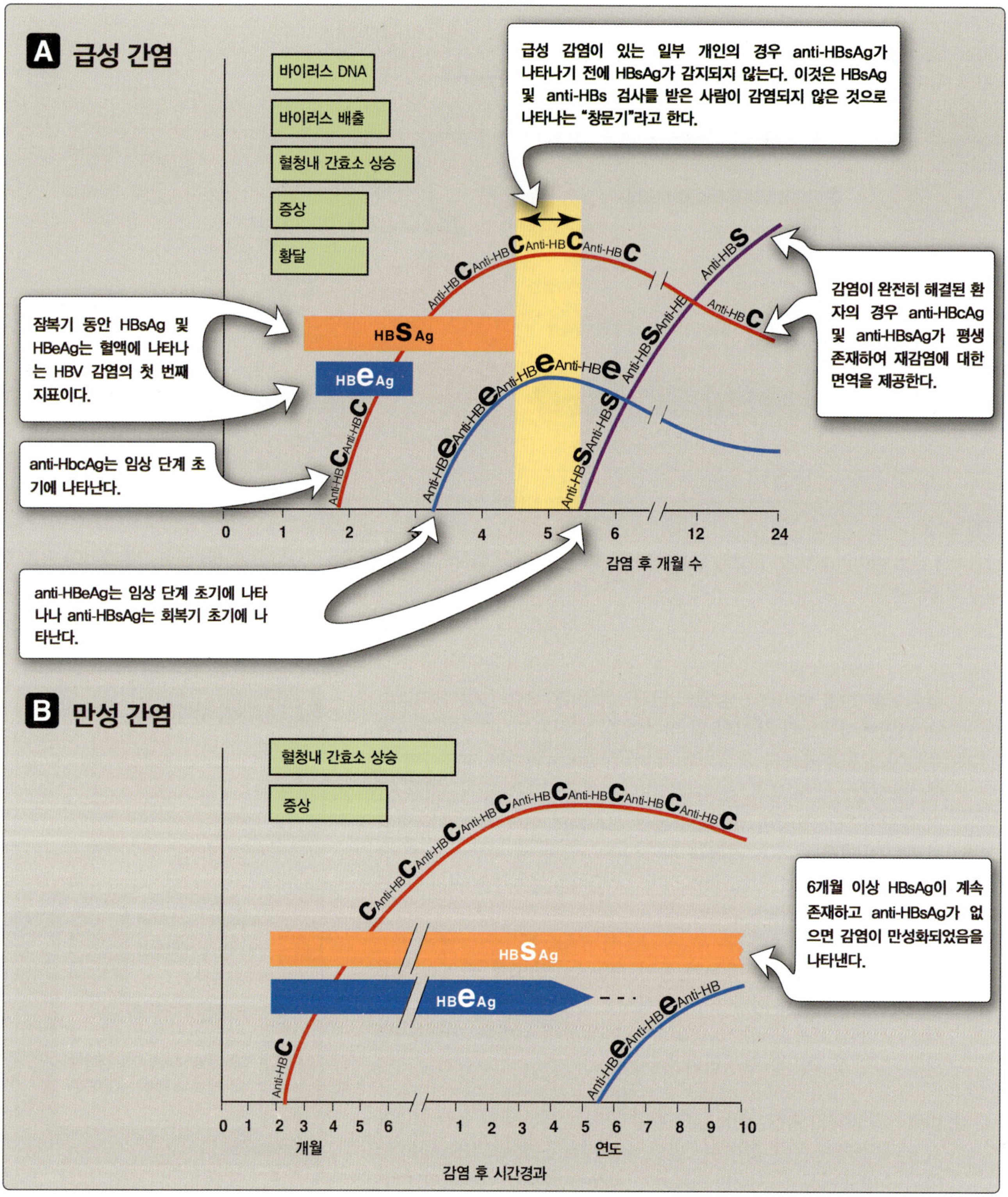

그림 27.4

B형 간염 바이러스 감염의 전형적인 과정. **A.** 급성 감염. **B.** 만성 감염. HBcAg = B형 간염 뉴클레오캡시드 코어 항원, HBeAg = B형 간염 e-항원, HBsAg = B형 간염 표면 항원, anti-HBsAg, anti-HBeAg 및 anti-HBcAg는 각각 해당 항원에 대한 항체

4. **전격성 간염:** 급성 증상이 있는 경우의 1~2%에서 급성 질환의 첫 8주 동안 훨씬 더 광범위하고 심각한 간의 괴사가 발생한다. 이것은 고열, 복통, 궁극적인 신장 기능 장애, 혼수 및 발작을 동반한다. 전격성 간염이라고 하는 이 상태는 약 8%에서 치명적이다. 급성 질환이 왜 이런 과정을 거치는지는 분명하지 않지만, B형 간염 바이러스의 보다 독성이 강한 변종, HDV 또는 다른 간염 바이러스(예: HCV)와의 동시 감염, 그리고 환자의 면역 반응이 제어되지 않아 나타나는 것으로 본다.

D. 임상적 의의: 만성 질환 Clinical significance: chronic disease

개인의 약 2/3에서 일차 감염은 무증상이지만 나중에 바이러스의 지속성으로 증상이 있는 만성 간질환으로 발전할 수 있다. 급성 질환(또는 무증상 감염)이 해결된 후 성인의 약 2~10%와 어린이의 25% 이상이 만성 감염 상태를 유지한다. B형 간염 바이러스에 감염된 산모에게서 태어난 영아에서 나타나는 만성 간질환은 신생아의 미숙한 면역 상태와 관련이 있는 것으로 생각되며 면역결핍이 있는 성인은 정상적인 면역 체계를 가진 개인보다 만성 감염이 발생할 확률이 더 높다.

E. 치료 Treatment

1. **급성 간염:** 성인의 약 95%에서 면역 체계가 약 6개월 이내에 감염을 제어하고 바이러스를 제거하기 때문에 급성 B형 간염에 대한 특별한 치료는 일반적으로 필요하지 않다. 약물 요법은 일반적으로 만성 간염에서만 필요하지만, 전격성 간염을 수반하는 급성 중증 간 손상에도 필요할 수 있다.

2. **만성 간염:** 만성 간염 환자의 치료 목표는 진행성 만성 간 질환 및 간경화 및 간세포 암종(HCC)과 같은 만성 B형 간염 바이러스로 인한 기타 장기 합병증을 줄이는 것이다. 가장 일반적으로 사용되는 약물에는 인터페론-α 또는 수많은 뉴클레오시드/뉴클레오티드 항바이러스제 중 하나이다. 선택 약물은 환자의 항체 및 항원 상태를 포함한 여러 요인에 따라 달라진다. 환자가 간경변증이 없는 경우는 페그인터페론-알파(pegylated interferon-α), 엔테카비어(entecavir) 및 테노포비어(tenofovir)가 종종 초기 치료에 사용된다.

F. 예방 Prevention

B형 간염 바이러스 감염 전파를 통제하는 목적은 급성 간염을 예방하고 감염성 바이러스의 저장소 역할을 하고 간경화 및 간암 발병 위험이 큰 만성 감염을 억제하기 위해서다. 매우 효과적인 백신사용으로 생활방식이나 직업에 의해 위험한 성인보호, B형 간염 바이러스 양성산모에서 신생아 보호, 만성 감염된 가족구성원의 감염에 의한 형제 자매, 어린이 보호와 같은 다각적인 접근이 가능해졌다.

정기 예방 접종

- 모든 유아 및 11세 이전에 예방 접종을 받지 않은 어린이

B형 간염의 위험 증가

- 성 파트너가 여러 명인 사람
- 성 파트너 또는 가족이 HBsAg 양성자와 접촉한 경우
- 남성동성애자
- 불법 주사 약물 사용자
- 풍토병 지역을 여행하는 사람
- 직업상 혈액 또는 체액에 노출되는 사람
- 혈액 투석 환자
- 혈액응고 인자 농축액을 투여받는 환자

그림 27.6
B형 간염 바이러스 예방 접종 대상자

1. **능동면역(예방법종):** 비리온 성분인 HBsAg에 대한 항체가 감염성을 중화시키기 때문에 HBsAg는 백신에 사용된다. B형 간염 바이러스 백신 접종은 일상적인 유아 예방 접종으로 권장된다. B형 간염 바이러스 백신 투여가 필요한 후보자는 그림 27.6에 나와 있다.

2. **수동면역:** B형 간염 면역글로불린(HBIG)은 HBsAg 항체 역가가 높은 공여자의 혈액에서 얻을 수 있다. 실수로 주사바늘이나 B형 간염 바이러스 오염된 혈액에 노출된 개인 및 B형 간염 바이러스 양성자와의 성적 접촉에 의한 감염을 예방하기 위한 HBIG의 즉각적인 투여는 초기 단계에 권장된다. 이러한 경우 B형 간염 백신을 사용하는 능동적 예방 접종 과정을 동반해야 한다. 또한 임산부는 HBsAg 검사를 받는 것이 좋다. B형 간염 바이러스 양성인 산모에게서 태어난 영아는 출생 시 HBIG와 B형 간염 백신을 동시에 접종한 후 1개월 및 6개월에 백신을 추가로 접종한다.

III. D형 간염 바이러스(델타 항원)

Hepatitis D Virus, HDV (Delta Agent)

D형 간염 바이러스는 자연에서 B형 간염 바이러스와의 동시 감염 시 발견된다. D형 간염 바이러스 존재는 심각한 급성 질환을 초래하고 만성적으로 감염된 환자에서 전격성 간염과 간경화 및 간암으로 진행할 수 있다.

A. 전파 및 병인 Transmission and pathogenesis

D형 간염 바이러스는 B형 간염 바이러스와 연관해서만 존재하기 때문에 동일한 경로로 감염된다. 그러나 B형 간염 바이러스나 HIV(인간 면역결핍 바이러스)만큼 성관계로 전염되지는 않는다. 병리학적으로 간 손상은 다른 바이러스 간염과 동일하지만 D형 간염 바이러스의 존재는 일반적으로 더 광범위하고 심각한 간 손상을 초래한다.

B. 임상적 중요성 Clinical significance

D형 간염 바이러스(HDV) 질환은 세 가지 변형 중 하나로 나타난다(그림 27.7). 첫째, HBV와 HDV가 동시에 일차적, 동시 감염 시 급성 질환이 생기며, 이는 HBV 단독감염 때와 비슷하다. HDV 질환의 둘째 변형은 HBV와 만성 동시 감염이며, 위의 경우처럼 두 번째 변형으로 더 잘 가게 된다. 이 경우에 또한 HBV 단독감염보다 간경화와 간암 또는 간부전으로 인한 사망이 훨씬 빈번히 생긴다. 셋째 변형은 만성 B형간염환자에 HDV의 일차감염이며, 짧은 잠복기 후 중증의 급성 간염이 오고, 환자의 70% 이상이 만성 HDV 간염이 생긴다.

C. 치료 및 예방 Treatment and prevention

D형 간염 바이러스 감염에 특화된 치료법은 없다. D형 간염 바이러스는 B형 간염 바이러스와의 동시 감염에 의존하기 때문에 B형 간염 바이러스 감염을 예방하는 접근 방식은 D형 간염 바이러스 감염 예방에도 효과적이다.

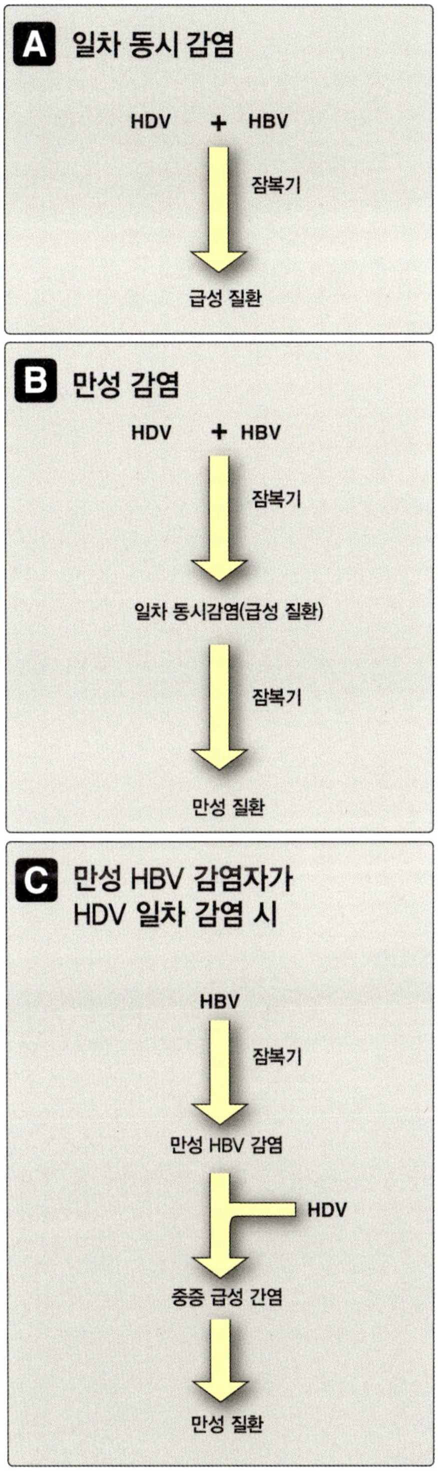

그림 27.7

D형 간염 바이러스(HDV) 감염의 결과. A. 급성 동시 감염. B. 만성 동시 감염. C. 만성 HBV 감염 환자의 일차성 HDV 감염. HBV = B형 간염 바이러스

양성가닥 RNA 바이러스

28

Positive-Strand RNA Viruses

I. 개요 Overview

양성가닥 RNA 유전체를 가진 바이러스[즉, 감염된 세포에서 메신저 RNA(messenger RNA)로 작용할 수 있는 것]에는 피코르나바이러스과(*Picornaviridae*), 토가바이러스과(*Togaviridae*), 플라비바이러스과(*Flaviviridae*), 칼리시바이러스과(*Caliciviridae*), 코로나바이러스과(*Coronaviridae*) 등이 포함된다. 이러한 계열의 바이러스는 다양한 질병을 유발하지만 다음과 같은 특징을 갖는다. (1) 세포질에서 복제와 증식을 한다. (2) 유전체 RNA는 메신저 RNA 역할을 하며 감염성이 있다. (3) 유전체 RNA는 분절되지 않는다. (4) 비리온에는 어떠한 효소도 포함되어 있지 않다. (5) 바이러스 특정 단백질은 중합단백질로 합성된 후 바이러스 및 세포의 단백 분해효소에 의해 처리되어 각각의 바이러스 단백질을 생성한다. 일부 양성가닥 RNA 바이러스는 외피를 가지고 있는 반면 다른 바이러스는 외피가 없다. 그림 28.1은 이 장에서 논의될 양성가닥 RNA 바이러스를 요약한 것이다.

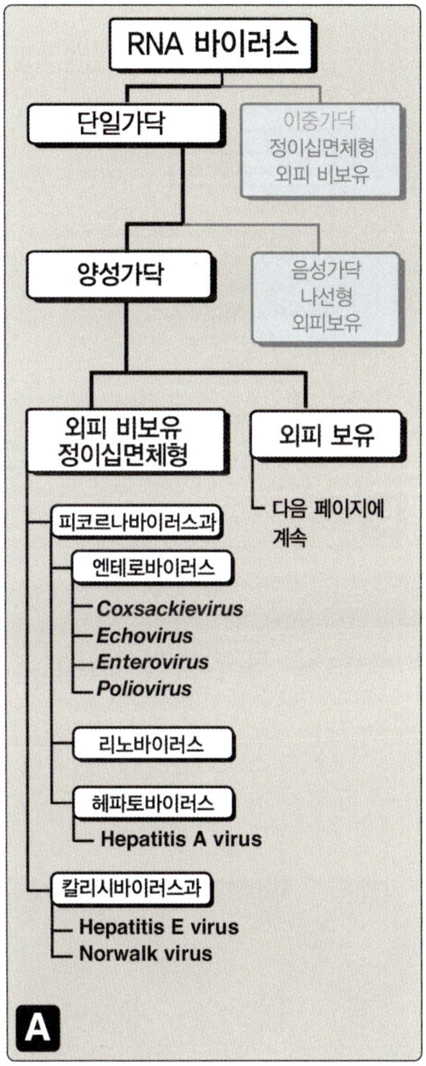

그림 28.1

양성가닥 RNA 바이러스의 분류. **A.** 외피가 없는 양성가닥 RNA 바이러스(다음 페이지로 이어짐). **A.** 외피가 없는 바이러스

II. 피코르나바이러스과 *Picornaviridae*

피코르나바이러스(picornavirus)는 작고, 외피가 없는 정이십면체 바이러스이며(그림 28.2), 피코르나바이러스과(*Picornaviridae*)는 5가지 속으로 나뉘며 엔테로바이러스(Enterovirus), 라이노바이러스(Rhinovirus), 카디오바이러스(Cardiovirus), 아프토바이러스(Aphthovirus), 헤파토바이러스(Hepatovirus)가 있다. 카디오바이러스 종은 생쥐에 뇌염과 심근염을 일으키는 반면 아프토바이러스 종은 소를 감염시키는 구제역바이러스가 대표적이다. 엔테로바이러스, 리노바이러스, 헤파토바이러스 종은 인간에게 다양한 질병을 유발한다. 가장 집중적으로 연구된 피코르나바이러스는 폴리오바이러스(소아마비바이러스, 엔테로바이러스 속)이지만, 폴리오바이러스의 구조와 복제에 대한 연구 내용은 이 계열의 대부분 바이러스에도 적용된다.

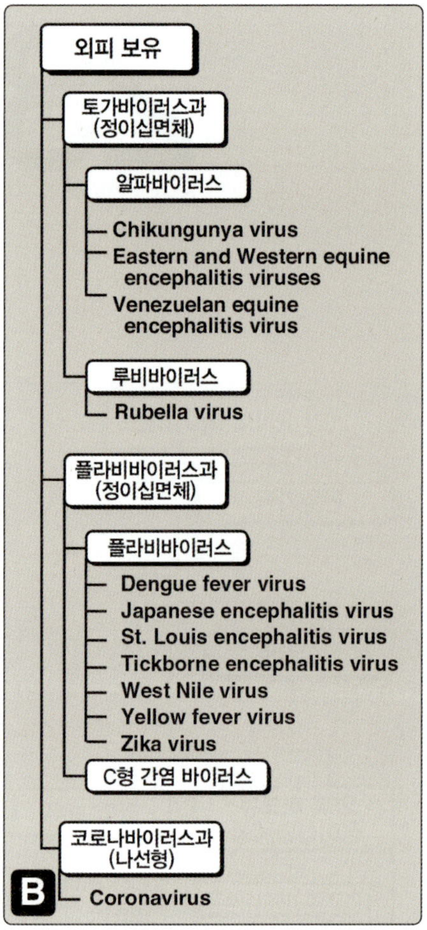

그림 28.1 (계속)

B. 외피가 있는 양성가닥 RNA 바이러스

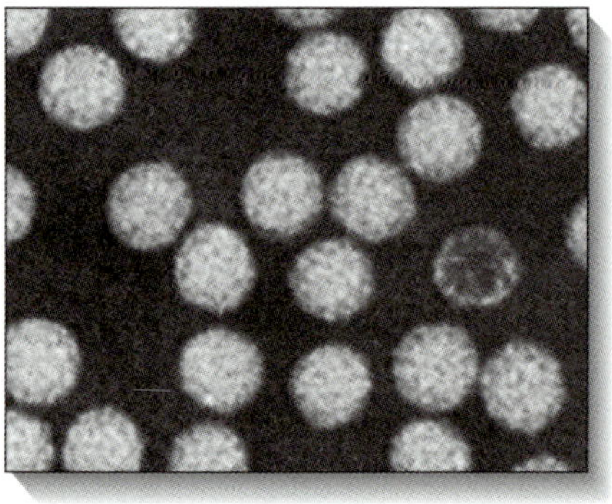

그림 28.2

*Picornavirus*의 일종인 플리오바이러스는 가장 단순하고 작은 바이러스 중 하나이다.

A. 엔테로바이러스 *Enterovirus*

현재, 70개 이상의 엔테로바이러스가 확인되었으며 새로운 엔테로바이러스가 확인되면 이들 그룹 중 하나에 할당되지 않고 단순히 숫자로 지정된다(예: 엔테로바이러스 68, 엔테로바이러스 69 등).

1. **역학:** 엔테로바이러스 감염은 오염된 음식이나 물을 섭취하여 감염된다. 바이러스는 위의 낮은 pH에서 안정되고 위장관에서 복제되며 대변으로 배설된다. 따라서 이러한 바이러스는 대변-구강 경로로 전염된다. 대부분의 감염은 무증상이며 임상적이든 준 임상적이든 일반적으로 방어 면역을 초래한다.

2. **바이러스 복제:** 엔테로바이러스는 숙주세포 표면의 특정 수용체에 결합한다.

3. **엔테로바이러스 감염의 임상적 중요성:** 모든 엔테로바이러스는 중추신경계 질환을 일으킬 수 있다. 바이러스성 수막염은 미국에서 흔한 감염으로 보통 세균성 수막염과 구별할 수 있는데, 그 이유는 (1) 바이러스성 수막염이 더 경미하고 (2) 뇌척수액(cerebrospinal fluid, CSF)에서 세균성 수막염에서 볼 수 있는 호중구의 증가 대신 림프구의 증가가 있다. (3) 뇌척수액의 포도당 농도는 감소하지 않는다. 바이러스성 수막염은 주로 여름과 가을에 발생하며 어린이와 성인 모두에게 영향을 미친다. 치료는 증상에 따라 이루어지며 질병 경과는 일반적으로 양호하다. 바이러스는 대변 또는 다양한 표적 기관(수막염의 경우 중추신경계, 결막염의 경우 결막액)에서 분리될 수 있다. 엔테로바이러스 종으로 인한 감염 치료에 사용할 수 있는 항바이러스 약물은 없다.

4. **폴리오바이러스 감염의 임상적 의의:** 회백수염(poliomyelitis, 소아마비)은 폴리오바이러스가 척수와 뇌간의 하부 운동 뉴런을 선택적으로 파괴하여 이완되고 비대칭적인 약화 또는 마비를 초래하는 급성 질환이다. 1979년 이후 야생형 폴리오바이러스로 인한 마비성 회백수염 사례는 미국에서 발생하지 않았다. 예방 접종률이 낮은 아프가니스탄, 파키스탄, 나이제리아는 폴리오가 여전히 풍토병이다. 특히 인도는 2011년에 처음으로 소아마비가 사라졌다. 이는 전 세계에서 소아마비 박멸이라는 목표를 향한 상당한 진전을 의미하지만, 2009~2010년에는 과거에 소아마비가 박멸된 23개국이 바이러스 재유입으로 창궐하였다.

   a. **전파 및 발병기전:** 폴리오바이러스 감염은 여러 과정 중 하나를 따를 수 있다. (1) 무증상감염으로 환자의 90~95%에서 발생하며 증상과 후유증은 없다. (2) 부전형(불현성) 감염증, (3) 비마비성 감염 또는 (4) 마비성 회백수염(**그림 28.3**). 마비성 소아마비의 일반적인 양상은 이완성 마비로 대부분 하지에 영향을 미친다. 이것은 척수의 앞쪽 뿔에 있는 하부 운동 뉴런에서 바이러스가 복제되고 파괴된 결과이다(**그림 28.4**). 뇌간 감

염 후 호흡 마비가 발생할 수도 있다. 예방 접종을 하지 않은 자가 발열, 두통이 있고 목과 허리 통증, 감각 상실이 없는 비대칭 이완성 마비, 림프구 백혈구증(pleocytosis; 척수액 내 림프구 수의 증가)이 동반되면 회백수염을 고려해야 한다.

b. **예후:** 마비성 회백수염 환자의 약 2/3에서 영구적인 근무력이 관찰된다. 급성 마비가 중증인 경우 완전 회복 가능성이 낮고, 호흡 마비로 인해 기계적 환기가 필요한 환자는 회복되더라도 일부 영구적인 장애가 남는다.

c. **회백수염 증후군(Postpoliomyelitis syndrome):** 마비성 회백수염에서 부분적으로 또는 완전히 회복된 환자의 약 20~30%는 급성 질환 후 25~35년 후에 근육 약화, 통증, 위축 및 피로 등을 경험할 수 있다.

d. **치료 및 예방:** 회백수염 치료를 위한 특정 항바이러스제는 없다. 따라서 치료는 보조적이고 대증적이며, 예방 접종은 회백수염을 예방하는 유일하고 효과적인 방법이다. 회백수염은 약독화 생백신(Sabin) 또는 사멸(Salk) 소아마비 백신으로 예방할 수 있다.

5. **콕사키바이러스 및 에코바이러스 감염의 임상적 중요성:** 이 엔테로바이러스 종은 수막염, 상기도 감염, 위장염, 헤르판기나(포진성 구내염, 수포성 병변을 동반한 심한 인후염), 흉막염, 심낭염, 심근염, 근염을 포함하는 매우 다양한 임상적 증후군을 유발한다.

6. **엔테로바이러스 70 및 71 감염의 임상적 중요성:** 이들은 심각한 중추신경계 질환과 관련이 있다. 특히, 극도로 전염성이 강한 출혈성 결막염은 엔테로바이러스 70과 관련이 있다.

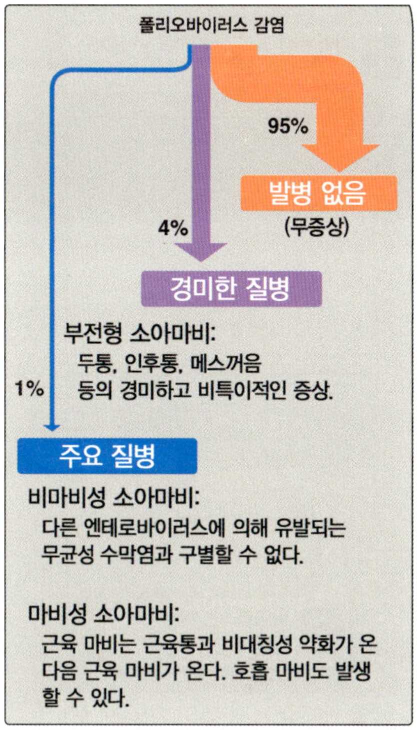

그림 28.3
폴리오바이러스 감염의 임상 결과

B. 라이노바이러스 *Rhinovirus*

라이노바이러스는 감기 증후군을 유발한다(그림 28.5). 이들은 두 가지 중요한 측면에서 엔테로바이러스와 다르다. 첫째, 엔테로바이러스는 산에 안정한 반면(위의 산성 환경에서 생존해야 함) 라이노바이러스는 산에 불안정하다. 둘째, 비강에서 복제하는 라이노바이러스는 엔테로바이러스보다 낮은 복제 온도를 갖는다. 이는 라이노바이러스가 체온보다 낮은 온도의 상기도에서 효율적으로 복제할 수 있게 한다. 연구에 따르면 라이노바이러스는 호흡기 비말에 의해 전파되는 것 외에도 손의 직접 접촉으로도 전파될 수 있다. 따라서 손을 자주 씻는 것은 유용한 예방 조치가 될 수 있다.

C. 헤파토바이러스 *Hepatovirus*

이 속의 유일한 구성원은 A형 간염 바이러스(hepatitis A virus, HAV)이다. 한때 A형 간염 바이러스는 엔테로바이러스 72로도 알려져 있

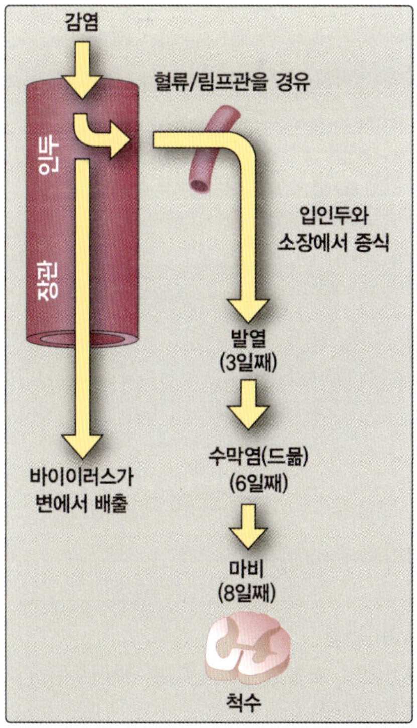

그림 28.4
폴리오바이러스에 의한 중추신경계 침입

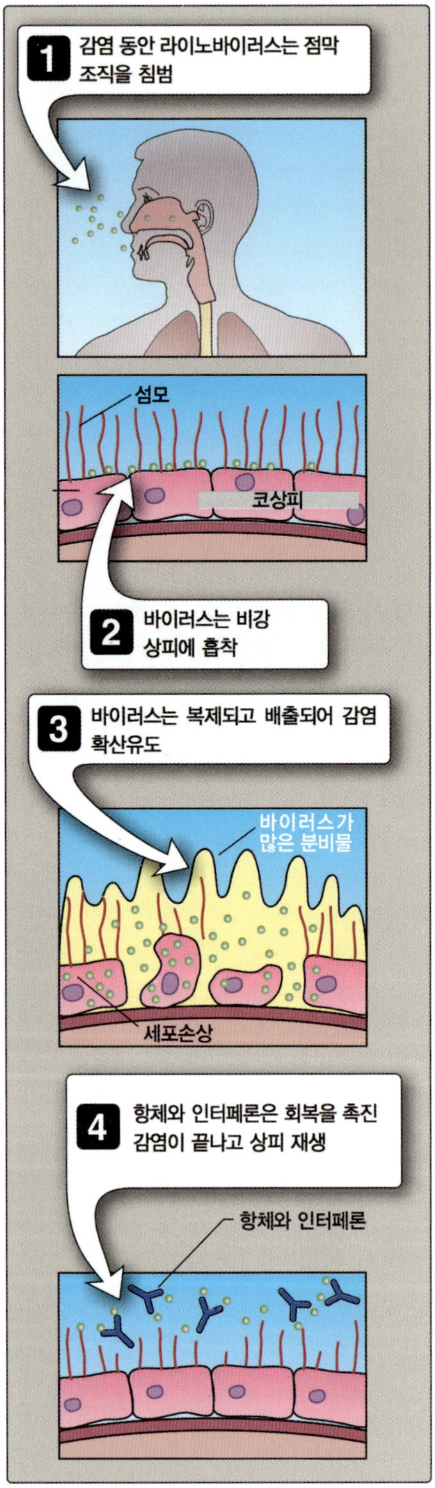

그림 28.5
감염에서 회복까지의 단계를 보여주는 감기의 발병기전

었지만 A형 간염 바이러스와 엔테로바이러스 간에 다양한 차이가 발견되어 A형 간염 바이러스를 단독의 속으로 두었다. 단 하나의 혈청형만 있는 A형 간염 바이러스는 바이러스성 간염을 일으키고 엔테로바이러스처럼 대변-구강경로로 전파되며 감염된 개인의 대변으로 배출된다. 이 바이러스의 일반적인 전염 방식은 하수의 오염된 물에서 수확한 익히지 않은 조개류를 먹는 것이다. 복제의 주요 부위는 간세포이며 A형 간염 바이러스 감염은 위생 상태가 좋지 않은 개발도상국에서 가장 일반적이다. 예방을 위해 음식과 물이 배설물에 오염되지 않도록 조치를 취해야 한다. A형 간염 백신 예방접종은 1세 이상의 어린이와 개발도상국을 여행하는 사람에게 권장된다.

III. 칼리시바이러스과 *Caliciviridae*

칼리시바이러스는 작고 외피가 없는 구형 입자이다. 각각은 단일가닥의 비분절 RNA 게놈과 단일 종의 캡시드 단백질을 포함한다. 사람의 칼리시바이러스는 노로바이러스(norovirus)이다.

A. 칼리시바이러스 Calicivirus

노로바이러스(이전에는 Norwalk-like virus로 알려짐)는 위장관에서 복제되어 대변으로 배출된다. 노로바이러스 전파는 분변 경구 경로를 통해 이루어지며 바이러스는 오염된 음식이나 물 섭취, 개인 간 접촉 또는 오염된 표면과의 접촉을 통해 감염될 수 있다. 노로바이러스는 특히 학교, 캠프, 군사 기지, 감옥 및 유람선과 같은 폐쇄된 환경에서 유행성 급성 위장염의 주요 원인이다. 임상 증상은 메스꺼움, 구토, 설사가 특징이다. 증상은 24~48시간 지속되며 질병은 저절로 사라지고 특별한 항바이러스제는 없다. 손 씻기에 세심한 주의를 기울이고 음식과 물 공급 시 오염되지 않도록 조치를 취하면 이러한 감염을 줄일 수 있다.

B. E형 간염 바이러스 hepatitis E virus, HEV

E형 간염 바이러스는 이전에 *Caliciviridae*과로 분류되었던 외피가 없는 단일가닥 RNA 바이러스이었으나 지금은 *Hepeviridae*과의 *Orthohepevirus*속으로 분류된다. E형 간염 바이러스는 A형 간염 바이러스처럼 대변-구강경로로 전파되며 비위생적인 물 공급과 환경 시설을 갖춘 개발도상국에서 유발되는 수인성 간염의 주요 원인이다. 젊은 성인에게 주로 나타나며, 감염이 치명적일 수 있는 임산부는 사망할 수 있다. 징후와 증상은 다른 형태의 급성 바이러스성 간염과 유사하지만 A형 간염과 마찬가지로 만성간염으로 진행은 하지 않으며 항바이러스제나 백신은 없다.

IV. 토가바이러스과 *Togaviridae*

토가바이러스(togavirus)는 양성, 단일가닥 RNA 유전체 및 일반적으로 3개의 구조 단백질을 포함하는 외피가 있는 정이십면체 바이러스이다. 토가바이러스과(*Togaviridae*)는 알파바이러스(*Alphavirus*)와 루비바이러스(*Rubivirus*)의 두 개의 속으로 나뉜다.

A. 알파바이러스 *Alphavirus*

대략 26개가 있는 알파바이러스는 절지동물 매개 바이러스(arthropod-borne virus; 아보바이러스[arbovirus])로, 모기에 의해 인간과 동물에게 전파된다.

1. **역학 및 병인:** 알파바이러스는 광범위한 숙주 범위를 가지며, 모기 및 인간과 같이 계통발생학적으로 멀리 떨어진 숙주에서도 복제할 수 있다. 모기에 의해 알파바이러스가 감염된 환자는 바이러스혈증(viremia)이 발생하고 그 후 바이러스가 다양한 표적 기관(예: 뇌염바이러스의 표적은 중추신경계)에 퍼질 수 있다.

2. **임상적 중요성:** 여러 다른 임상적 증후군이 인간의 알파바이러스 감염과 관련되어 있다. 여기에는 (1) 급성 뇌염[acute encephalitis, 동서부 말 뇌염 바이러스(Eastern and Western equine encephalitis viruses)], (2) 급성 관절병증[acute arthropathy, 치쿤구니야 바이러스(chikungunya virus)], (3) 독감 유사 증후군을 동반한 열병[febrile illness with a flu-like syndrome, 베네수엘라 말 뇌염 바이러스(Venezuelan equine encephalitis virus)]이 포함된다.

3. **예방:** 알파바이러스로 인한 감염을 예방하기 위한 가장 중요한 조치는 모기 매개 개체군을 통제하는 것이다. 베네수엘라 말 뇌염 바이러스 백신은 있다.

B. 루비바이러스 *Rubivirus*

루비바이러스속의 유일한 구성원은 풍진 바이러스이다. 풍진 바이러스의 구조와 복제는 기본적으로 알파바이러스에 대해 설명한 것과 같다. 감염된 사람의 호흡기 분비물은 풍진 바이러스 전파의 주요 매개체이다. 풍진은 전신적인 반점 구진성 발진(maculopapular rash)과 후두부 림프절병증(occipital lymphadenopathy)을 특징으로 하는 임상 증후군을 일으킨다. [주: 이것은 "독일 홍역(German measles)"으로 알려져 있으며, 홍역 바이러스에 의해 발생하는 "홍역(measles)"(rubeola)과 혼동하지 말 것]. 풍진의 임상적 의미는 위에서 설명한 일차 감염일 뿐 아니라 여성이 임신 중, 특히 임신 초기에 감염되었을 때 발달 중인 태아(선천성 풍진)발생에 심각한 손상이 있을 수 있다. 이 손상에는 선천성 심장병, 백내장, 간염 및 정신 지체, 운동 기능 장애 및 난청과 같은 중추신경계와 관련된 이상이 포함될 수 있다

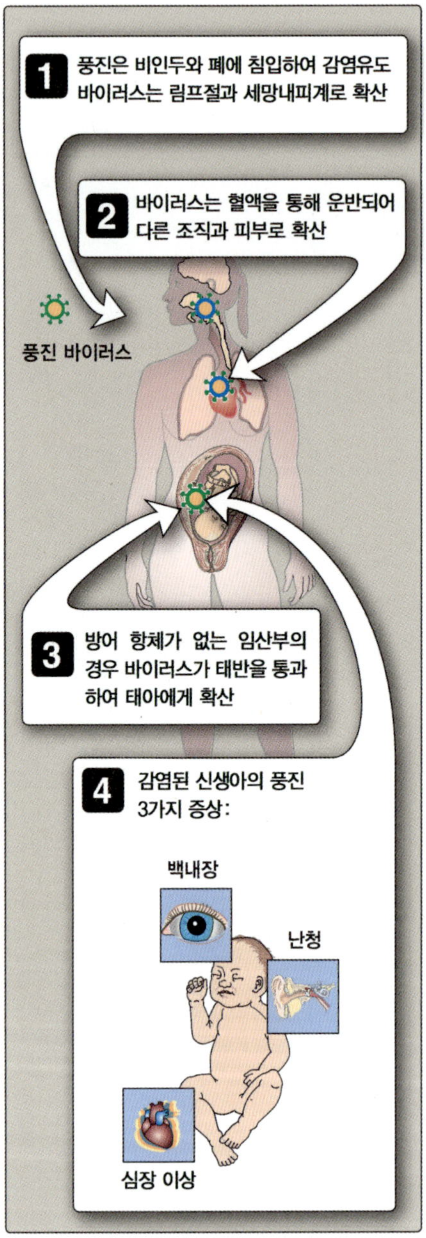

그림 28.6
풍진 바이러스 병리

(그림 28.6). 약독화 생백신을 사용하여 풍진 바이러스 감염에 의한 태아 손상을 예방할 수 있다.

V. 플라비바이러스과 *Flaviviridae*

플라비바이러스과의 바이러스는 단일가닥 RNA 유전체와 3개의 구조 단백질을 포함하는 외피 바이러스이다. 캡시드(C) 단백질과 바이러스 RNA는 정이십면체 뉴클레오캡시드를 형성하고 다른 두 단백질은 외피를 형성한다. 현재 플라비바이러스과는 플라비바이러스(Flavivirus), C형 간염 바이러스가 있다.

A. 플라비바이러스 *Flavivirus*

플라비바이러스속은 60개 이상의 바이러스로 구성되며 여기에는 황열병 바이러스(yellow fever virus), 세인트루이스 뇌염바이러스(St. Louis encephalitis), 일본뇌염바이러스(Japanese encephalitis virus), 뎅기열 바이러스(dengue fever virus), 웨스트나일바이러스(West Nile virus)및 지카 바이러스(Zika virus)와 같이 의학적으로 중요한 많은 바이러스가 포함되며 모두 모기에 의해 전염된다. 진드기 매개 뇌염 바이러스(tickborne encephalitis virus)는 이름에서 알 수 있듯이 진드기에 의해 전염된다. [주: 토가바이러스과의 알파바이러스속의 바이러스와 같이 플라비바이러스속의 대부분은 아르보바이러스(arboviruses)이다.] 플라비바이러스속의 모든 바이러스는 공통된 항원이 있다.

1. **역학 및 병인:** 아르보바이러스로서 의학적으로 중요하며 감염된 모기나 진드기에 물려 사람에게 전염된다. 이 바이러스는 절지동물 매개체와 척추동물 숙주에서 번갈아 복제함으로써 자연계에서 유지된다.

2. **임상적 의의:** 플라비바이러스속의 바이러스는 몇 가지 다른 임상적 증후군과 관련이 있다. 여기에는 뇌염(세인트루이스 뇌염, 일본 뇌염, 진드기 매개 뇌염 바이러스); 출혈열(황열병 바이러스); 소두증(지카 바이러스); 발열, 근육통, 발진(뎅기열 바이러스)이 있다. 고전적인 뎅기열과 관련된 사망률은 거의 없지만 동남아시아와 같은 세계의 특정 지역에서는 심각한 형태의 뎅기열 감염이 영유아에게 발생한다. 뎅기 출혈열 또는 뎅기 쇼크 증후군이라고 불리는 이 질병은 치료하지 않을 경우 상당한 사망률(10% 이상)과 관련이 있다. 뎅기열처럼 웨스트 나일열은 모기에 의해 전염되는 급성 질환으로 주로 열, 불쾌감, 림프절 종대 및 발진을 동반하나 자연 치유되는 급성 질환이다. 특히 노인 감염의 경우 무균성 수막염 또는 뇌수막염을 유발할 수도 있다. 지카 바이러스 감염은 새롭게 부상하는 전염병으로 1947년 아프리카에서 처음 확인되었지만 2007년 이전에는 인간 감염이 거의 없었다. 지카 바이러스는 2007년 초 미크로네시아, 폴리네시아 등 태평양 섬에서 발생했

고, 2014년에는 브라질에서 창궐하여 아메리카 대륙으로 확산됐다. 모기 매개 전염 외에도 지카 바이러스는 성관계나 임산부에게서 태아에게 전염될 수 있다. 대부분의 지카 감염은 열, 발진, 두통 또는 관절통과 같은 경미한 증상만 나타내거나 무증상이지만, 임신 시 감염된 산모에게서 태어난 영아에게 소두증과 같은 치명적인 영향을 주는 것으로 나타났다.

3. **예방:** 황열병에 대한 안전하고 매우 효과적인 약독화 생백신은 수년 동안 사용되었고 중국과 일본에서는 포르말린으로 불활성화시킨 일본 뇌염 바이러스 백신이 사용되고 있으며, 중부 유럽에서는 포르말린 불활성화 백신이 진드기매개뇌염 예방에 널리 사용되고 있다. 뎅기열과 지카 바이러스에 대한 백신 개발을 목표로 지속적인 노력을 기울이고 있지만 현재 사용할 수 있는 것은 없다. 모기 매개 바이러스 감염을 예방하는 가장 중요한 방법은 보호복, 방충제 및 모기장 사용으로 모기나 진드기 같은 매개체에 대한 노출을 최대한 줄이는 것이다.

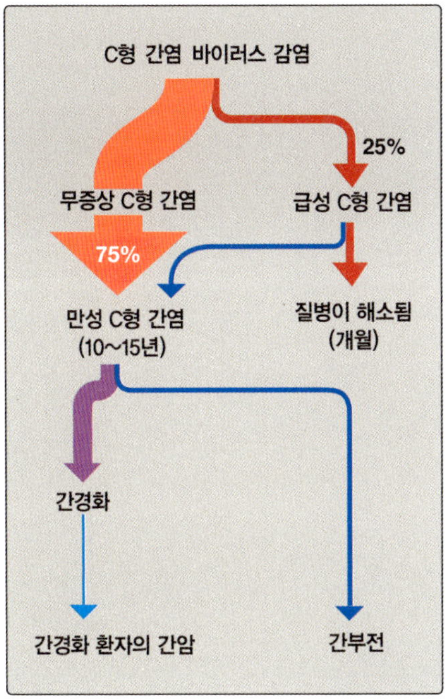

그림 28.7

C형 간염 바이러스 감염의 자연적인 경과

B. C형 간염 바이러스 Hepatitis C virus, HCV

C형 간염 바이러스는 수혈 관련 non-A, non-B 간염의 원인을 찾는 과정에서 1988년에 발견되었다. 당시 C형 간염 바이러스는 non-A, non-B 간염 사례의 90%를 차지했다.

1. **전파 및 발병기전:** 처음에는 C형 간염 바이러스가 수혈 후 간염의 주요 원인으로 확인되었지만 마약 사용 시 정맥주사를 사용하거나 혈액 투석 환자도 C형 간염 바이러스 감염 위험이 높으며 문신도 C형 간염 바이러스 감염의 중요한 원인으로 밝혀졌다. 또한 C형 간염 바이러스는 성관계 및 산모에서 태아로 전파할 수 있다. 감염된 개체에서 바이러스 복제는 간세포에서 발생하며 단핵 세포(림프구 및 대식세포)에서도 발생한다.

2. **임상적 중요성:** 대부분의 C형 간염 바이러스 감염은 불현성이지만 감염된 개인의 약 25%는 황달을 포함한 급성 간염을 나타낸다(그림 28.7). 더 중요한 것은 감염의 상당 부분이 만성 간염 및 간경화로 진행된다. 이들 중 일부는 일차 감염 후 수년 후에 간세포 암으로 발전한다.

3. **치료 및 예방:** 수년간 수혈할 혈액에 C형 간염 바이러스가 있는지 혈액 선별 검사를 진행했지만 수혈 관련 간염의 원인으로 C형 간염 바이러스는 드물다. 만성 C형 간염 환자의 치료는 2011년 C형 간염 바이러스 프로테아제를 억제하는 매우 효과적인 항바이러스 약물이 도입된 이후 발전해 왔다. 심각한 간 손상을 초래하는 만성 간염은 간 이식이 필요하다.

VI. 코로나바이러스 *Coronaviridae*

코로나바이러스(coronavirus)는 표면에 튀어나온 스파이크(spikes, peplomers)의 독특한 배열을 가진 크고 외피가 있는 다형성 입자이다. [주: 이러한 스파이크는 태양 코로나 모양으로 바이러스에 이름을 부여한다.] 인간 코로나바이러스는 장기간 지속되며 일반적으로 상부 호흡기 감염과 관련되어 감기의 10~30%를 유발한다. 두 가지 신종 코로나바이러스는 중증 급성 호흡기 증후군(severe acute respiratory syndrome, SARS)과 중동 호흡기 증후군(Middle East respiratory syndrome, MERS)을 유발했다. SARS 코로나바이러스는 2002년 중국에서 처음 확인되었으며 2003년 전 세계적인 발병을 일으켰으며 2019년 새로운 사례가 확인되었다. 코로나바이러스감염증-19를 일으키는 코로나바이러스(CoV) 계통의 바이러스로, SARS-CoV의 변종인 제2형 중증급성호흡기증후군 코로나바이러스가 팬데믹을 유발하였다. SARS-CoV-2(코로나19) 바이러스는 호흡기 상피세포에 침투하여 발열, 인후통, 피로감등의 증상을 일으킨다. MERS 코로나바이러스는 2012년 사우디아라비아에서 처음 확인되었으며 이후 미국을 포함한 다른 국가로 퍼졌다. 이 코로나바이러스는 사망률이 높은 심각한 호흡기 질환을 일으킬 수 있다. CDC는 SARS 및 MERS와 같은 신종 감염에 대해 환자를 평가하기 위해 의료 서비스 제공자에게 지침 및 임시 권장 사항을 제공하고 있다.

레트로바이러스

Retroviruses

29

I. 개요 Overview

레트로바이러스과(*Retroviridae*)에는 질병을 일으키는 많은 수의 동물 바이러스가 포함되어 있으며 그 중 몇 가지는 인간에게 임상적으로 중요하다(그림 29.1). 레트로바이러스과는 단일가닥 RNA 바이러스 유전체를 이중가닥 DNA 바이러스 유전체로 변환하는 특이한 역전사효소의 존재로 인해 다른 모든 RNA 바이러스와 구별된다. 이러한 바이러스는 세포 정보 전달(DNA가 거의 보편적으로 RNA 합성의 주형 역할을 하는 것이 아니라 RNA가 DNA 합성의 주형 역할을 함)의 순서를 역전시키기 때문에 레트로바이러스라고 한다. [주: "Retro"는 라틴어로 역방향을 의미한다.] 레트로바이러스에는 인간의 관심의 대상이 되는 두 가지 속이 있다. (1) 인간 면역결핍 바이러스 1과 2(human immunodeficiency viruses, HIV-1, HIV-2)를 포함하는 렌티바이러스(Lentivirus), (2) 인간의 T 세포 림프친화 바이러스 1 및 2(HTLV-1 및 HTLV-2)를 포함하는 T 세포 림프친화 바이러스-소 백혈병 바이러스군(human T-cell lymphotropic virus-bovine leukemia virus group, HTLV-BLV 군). 렌티바이러스는 신경학적 및 면역학적 질병을 유발하지만 인간 T 세포 림프친화 바이러스-소 백혈병 바이러스군이 갖는 발암 특성은 가지고 있지 않다. 이 장에서는 모든 레트로바이러스에 공통적인 특징에 대해 제시하고 인간 면역결핍 바이러스와 인간 T 세포 림프친화 바이러스-소 백혈병 바이러스에 대해 자세히 설명한다.

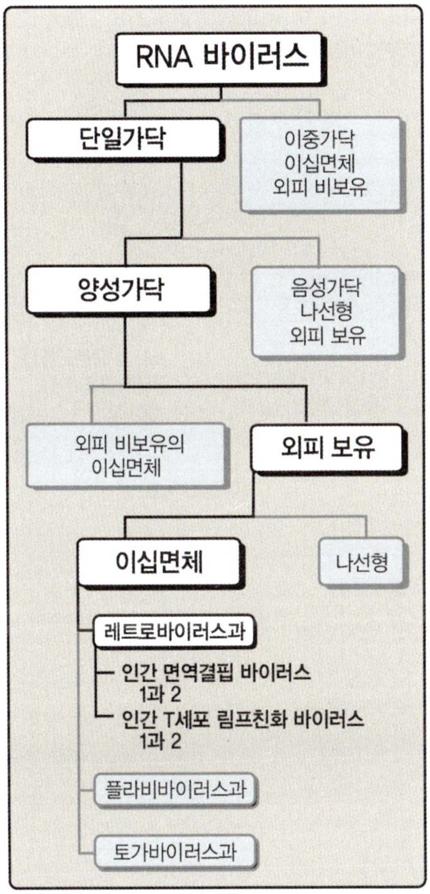

그림 29.1
인간에게 질병을 일으키는 레트로바이러스의 분류

II. 레트로바이러스 구조 Retrovirus Structure

다양한 질병 증상에도 불구하고 모든 레트로바이러스는 구조, 유전체의 구성 및 복제 방식이 유사하다. 레트로바이러스는 외피가 있는 입자이며(그림 29.2), 숙주세포막에서 형성된 바이러스 외피는 바이러스 입자의 표면을 통해 튀어나와 전자 현미경 사진에서 뾰족한 손잡이로 보이는 복잡한 인간 면역결핍 바이러스 단백질을 포함하고 있다.

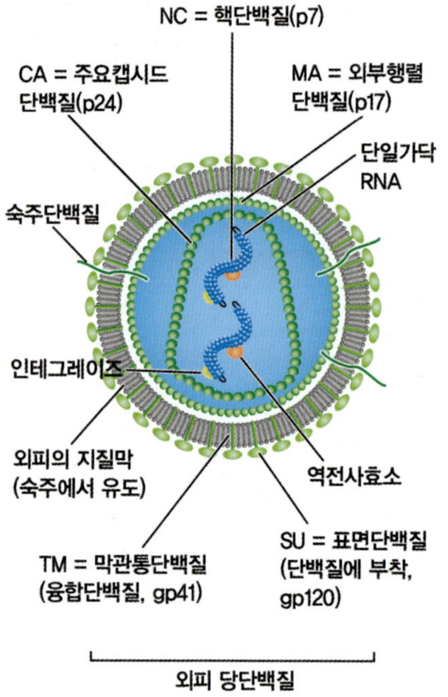

그림 29.2
인간 면역결핍 바이러스의 구조

III. 인간 면역결핍 바이러스
Human Immunodeficiency Viruses, HIV

후천성 면역결핍증(Acquired immune deficiency syndrome, AIDS, 에이즈)은 1981년 미국에서 처음 보고되었다. AIDS의 초기 사례는 로스앤젤레스, 샌프란시스코, 뉴욕시와 같은 대도시에서 나타났다. 남성과 섹스를 하는 젊은 남성 집단은 뉴모시스티스 지로베시(*Pneumocystis jiroveci*; 일반적으로 무해한 진핵생물)로 인한 중증 폐렴, 카포시 육종(Kaposi sarcoma; 일반적으로 극히 드문 형태의 암), 급격한 체중 감소, 림프절부종, 면역 기능의 전반적인 억제 등 다양한 증상을 나타냈으며, 질병과 관련된 징후와 증상을 수합하여 후천선 면역결핍증(AIDS)으로 알려지게 되었다. 질병을 이해하기 위한 초기 시도는 만성 주사 약물 사용(injection drug use, IDU) 또는 감염으로 인한 면역 억제현상에 초점을 맞췄다. 수혈을 통해 혈액 또는 혈액 제품을 받은 동성애자 및 주사제를 상용하지 않은 환자에서 사례가 곧 보고되었다. 1984년까지 AIDS는 바이러스에 의해 발생하는 전염병으로 인식되었으며 결국 인간 면역결핍 바이러스는 AIDS 환자로부터 분리되었다. 전염병이 시작된 이래로 7,000만 명 이상이 HIV에 감염되었고 약 3,500만 명이 사망했다. 세계보건기구(WHO) 추산에 따르면 2016년 말 현재 3,600만 명 이상이 HIV에 감염되어 살고 있다.

A. 인간 면역결핍 바이러스 복제 HIV replication

바이러스 부착, 진입, 역전사 및 바이러스의 숙주 게놈으로의 통합을 포함하는 인간 면역결핍 바이러스 복제의 첫 번째 단계는 바이러스가 제공하는 단백질에 의해 수행되며, 바이러스 유전체, mRNA 및 구조 단백질의 합성 및 처리를 포함하는 복제의 두 번째 단계는 전사 및 단백질 합성을 위해 숙주세포 메커니즘을 사용한다. 대부분의 세포 유형에서 HIV 복제의 최종 결과는 세포 사멸이다(그림 29.3).

B. 전파 Transmission of HIV

인간 면역결핍 바이러스-1 감염의 최초 사례는 1959년 서부 중앙아프리카에 거주하는 성인 남성에게서 발생했다. 초기 감염은 아마도 산발적으로 고립되어 있다가 돌연변이로 인해 인간에서 인간으로 쉽게 전염되는 치명적인 바이러스로 변이된 것으로 추정된다. 오늘날 인간 면역결핍 바이러스의 전파는 일반적으로 성적인 접촉, 수혈, 오염된 주사바늘과 인간 면역결핍 바이러스에 감염된 여성이 아기가 산도를 통과하는 동안 태반을 통해 또는 모유 수유를 통해 신생아에게 감염을 전파하는 주산기 전염 등의 경로를 통해 발생한다(그림 29.4). 타액, 소변, 혈액 교환이 없는 비 성적 접촉 또는 벌레 물림을 통한 전염에 대한 증거는 없다.

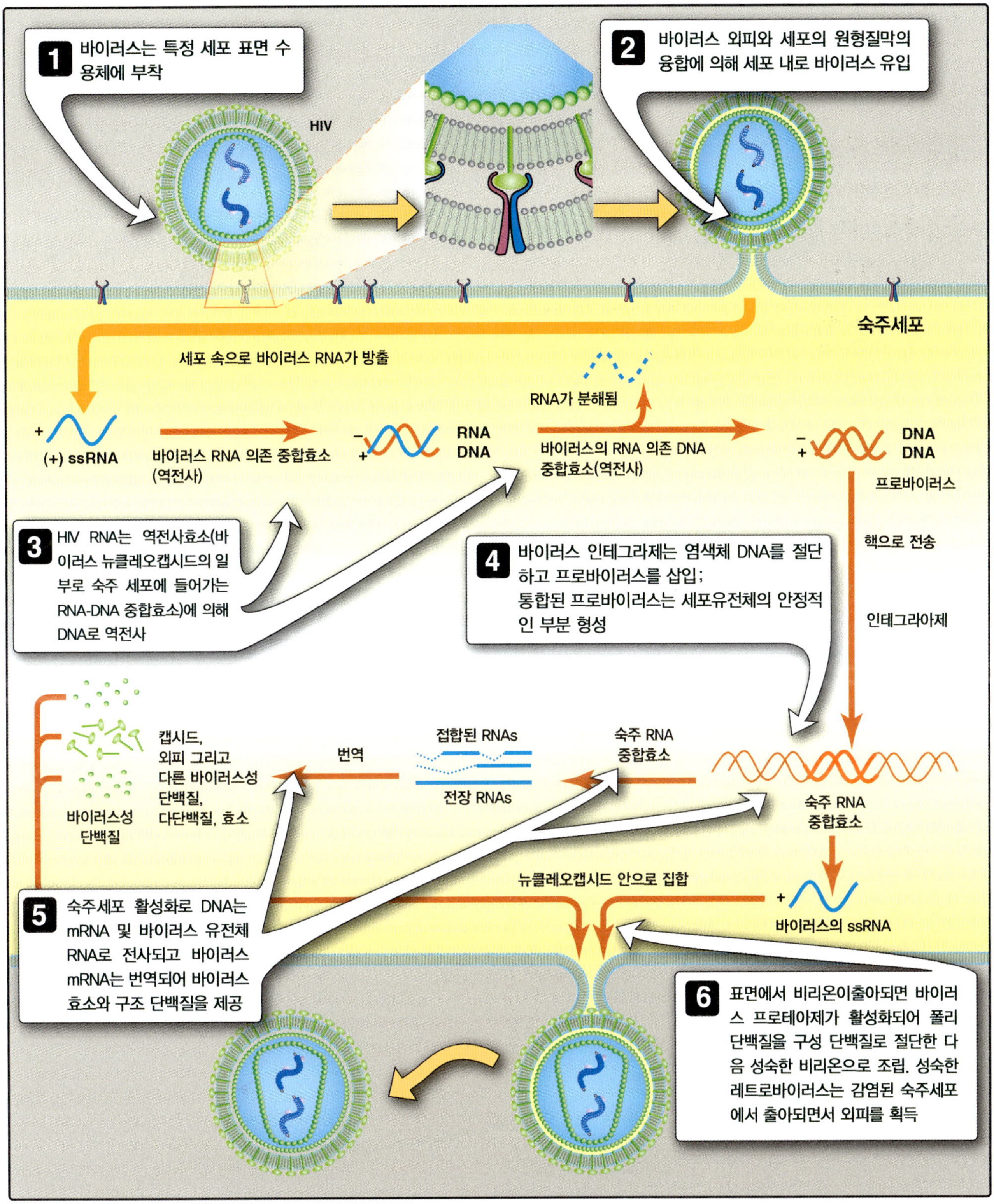

그림 29.3

HIV 복제 주기. ssRNA = 단일가닥 RNA

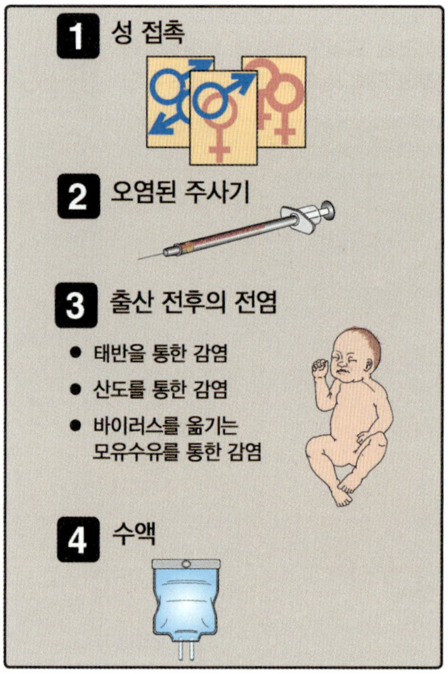

그림 29.4

인간 면역결핍 바이러스 전파 방식

C. 병인 및 임상적 의의 Pathogenesis and Clinical significance

인간 면역결핍 바이러스에 의한 질병의 병리는 바이러스 자체에 의한 조직 파괴 또는 바이러스 감염 세포에 대한 숙주의 반응으로 인해 발생한다. 인간 면역결핍 바이러스 감염은 면역결핍 상태를 초래하여 면역 능력이 있는 숙주에서는 드문 기회 감염을 유발한다. 인간 면역결핍 바이러스 감염의 자연 경과는 개인마다 매우 다양하다. 대부분의 사람들에서 감염은 지속적인 바이러스 복제에서 진행성 CD4 세포 고갈로 진행되어 AIDS 발병 및 사망으로 이어진다. 인간 면역결핍 바이러스 감염자 중 소수는 가벼운 감염을 경험하고 오랜 기간 동안 AIDS에 감염 되지 않는 상태를 유지한다. 치료되지 않은 인간 면역결핍 바이러스 감염에서 말기 AIDS까지의 전형적인 자연사는 여러 단계를 거쳐 진행된다(그림 29.5).

D. 치료 Treatment

인간 면역결핍 바이러스 감염은 질병의 진행성 특성으로 인해 말기 단계의 AIDS에만 초점을 맞추지 않고 임상적 문제와 감염자체에 관심을 두고 있다. 인간 면역결핍 바이러스 복제 주기의 거의 모든 단계는 항바이러스 약물의 잠재적 표적이지만 역전사효소, 바이러스 프로테아제, 바이러스 진입, 바이러스 융합 및 통합에 대한 약물이 성공적으로 사용되고 있다.

E. 예방 Prevention

인간 면역결핍 바이러스 감염 또는 전파 위험을 줄이기 위해 혈액 및 체액의 바이러스 양를 줄이기 위한 항레트로바이러스 치료, 콘돔 사

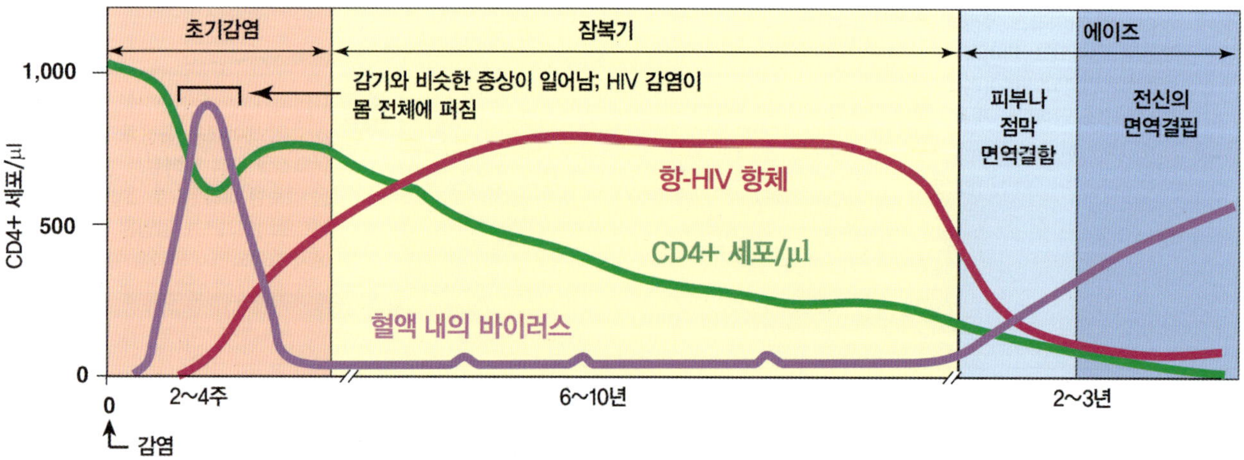

그림 29.5

인간 면역결핍 바이러스 감염의 전형적인 과정

용, 고위험 성행위 회피, 성인 남성의 포경수술 및 금욕이 있다. 백신 생산을 시도하고 있으나 인간 면역결핍 바이러스의 변이율이 높아서 개발에 어려움이 있다.

IV. 인간 T-세포 림프친화성 바이러스

Human T-Cell Lymphotropic Viruses, HTLV

인간 T-세포 림프친화성 바이러스는 최초로 발견된 인간 레트로바이러스이다. 네 가지 유형이 현재 알려져 있으며 전 세계적으로 분포되어 있다. 오직 인간 T-세포 림프친화성 바이러스-1만이 인간 질병과 연관되어 있으며, 성인 T 세포 백혈병(ATL)과 흔하지 않은 신경학적 질환인 인간 T-세포 림프친화성 바이러스 관련 골수병증/열대성 경련성 마비(HAM/TSP)를 유발한다.

A. 전파 Transmission

인간 T-세포 림프친화성 바이러스 감염의 분포는 지역 및 사회경제적 집단에 따라 크게 다르다. 인간 T-세포 림프친화성 바이러스 전파는 주로 세포 관련 바이러스에 의해 발생하며 세 가지 경로 중 하나를 통해 나타난다. 첫째, 풍토병이 심한 지역에서는 산모에서 태아 또는 신생아로의 전파가 가장 흔한 전파 방식이다. 이것은 태반이나 모유에 있는 감염된 림프구를 통해 일어난다. 둘째, 정액에 포함된 감염된 림프구에 의해 성적으로 전파될 수 있다. 셋째, 온전한 세포를 포함하는 모든 혈액 제품도 감염의 잠재적인 원인이 되며 세포가 없는 체액에 의한 전염의 증거는 없다.

B. 성인 T 세포 백혈병의 병인 및 임상적 의의

Pathogenesis and clinical significance of adult T-cell leukemia

인간 T-세포 림프친화성 바이러스-1은 CD4 림프구에 대한 친화성(tropism)을 가지고 있다. 인간 T-세포 림프친화성 바이러스-2는 CD8 림프구에 우선적으로 감염된다. 감염은 유사분열을 자극하고 "항원 활성화" 표현형을 획득하는 T 림프구를 불멸화시킨다. 감염 후, 바이러스는 프로바이러스로서 숙주세포에 통합되고 T 세포의 다클론 집단을 변형시킨다. 감염된 개인의 대다수는 평생 동안 성인 T 세포 백혈병이 발생할 확률이 2~4%로 추정되며, 일반적으로 초기 감염 후 20~30년 후에 나타난다.

C. 골수병증/열대성 경련성 마비 병인 및 임상적 의의

Pathogenesis and clinical significance of HTLV-associated myelopathy/tropical spastic paraparesis

인간 T-세포 림프친화성 바이러스-1에 감염된 개인의 약 1~2%는 골수병증/열대성 경련성 마비로 발전한다. 골수병증/열대성 경련성 마비는 일반적으로 감염 후 수년 안에 나타난다는 점에서 성인 T 세포 백혈병과 분명히 다르다. 사지의 진행성 경직 및 말단쇠약증, 요실금 및 변실금, 과반사, 일부 말초 감각 상실이 특징이다.

D. 치료 및 예방 Treatment and prevention

일반적으로 암 화학 요법에 사용되는 약제는 성인 T 세포 백혈병 치료에 효과가 없는 것으로 입증되었으며 대부분의 경우 골수병증/열대성 경련성 마비를 치료하려는 시도도 마찬가지로 성공하지 못했다. 두 질환의 치료는 증상에 따라 대증요법을 사용한다.

음성가닥 RNA 바이러스

30

Negative-Strand RNA Viruses

I. 개요 Overview

의학적으로 중요한 음성가닥 RNA 바이러스는 그림 30.1에 나와 있으며 몇 가지 공통점이 있다. (1) 그것들은 모두 외피로 둘러싸여 있다. (2) 그들의 비리온은 음성가닥 RNA 유전체를 주형으로 사용하여 mRNA를 합성하는 RNA 의존성 RNA 중합효소를 포함한다. (3) 양성가닥 RNA 바이러스와 달리 음성가닥 RNA 바이러스는 감염성이 없다. (4) 진입 및 침투 후, 음성가닥 RNA 바이러스 복제의 첫 번째 단계는 mRNA의 합성인 반면, 양성가닥 RNA 바이러스의 경우 복제의 첫 번째 단계는 들어오는 유전체 RNA의 번역이다. 일부 음성가닥 RNA 바이러스에는 분절된 유전체가 있는 반면 다른 바이러스에는 분절되지 않은 유전체를 가지고 있다. 이러한 바이러스의 대부분은 세포질에서 복제되지만 인플루엔자 바이러스 RNA(orthomyxovirus)의 복제는 핵에서 발생한다.

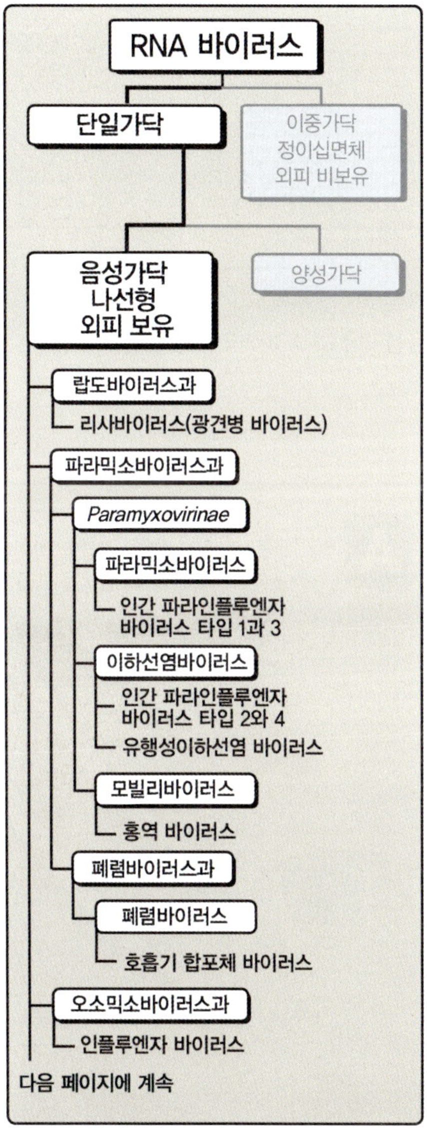

그림 30.1
음성가닥 RNA 바이러스의 분류(다음 페이지로 이어짐)

II. 랍도바이러스과 *Rhabdoviridae*

랍도바이러스(Rhabdovirus)는 외피가 있는 총알 모양의 바이러스이며 나선형 뉴클레오캡시드를 갖는다. 포유류를 감염시키는 것으로 알려진 *Rhabdoviridae* 계통의 바이러스는 두 개의 속으로 나뉜다. 릿사바이러스[*Lyssavirus*; 인간에게 의학적으로 중요한 랍도바이러스인 광견병바이러스(rabies virus)]와 베시클로바이러스[Vesiculovirus, 이 과(family)에서 연구가 많이 된 바이러스로 말이나 소의 바이러스인 수포성 구내염바이러스(vesicular stomatitis virus, VSV)]로 나뉘며 다른 랍도바이러스는 무척추동물, 식물 또는 기타 척추동물을 감염시킨다.

A. 역학 Epidemiology

너구리, 스컹크, 다람쥐, 여우, 박쥐와 같은 다양한 야생 동물은 광견병 바이러스(rabies virus)의 저장소이며 병원체를 제공한다(그림 30.2). 개발도상국에서 키우는 개와 고양이도 광견병의 중요한 감염원이 된다. 미국에서 인간 광견병 사례는 드물게 나타나나 아프리카와 아시아의 시골 지역과 같은 개발도상국에서는 광견병으로 인해 연간 55,000명이 사망한다. 일반적으로 인간은 동물에 물려 감염되지만 경우에 따라 흡입(예: 감염된 박쥐의 배설물)을 통해 감염된다.

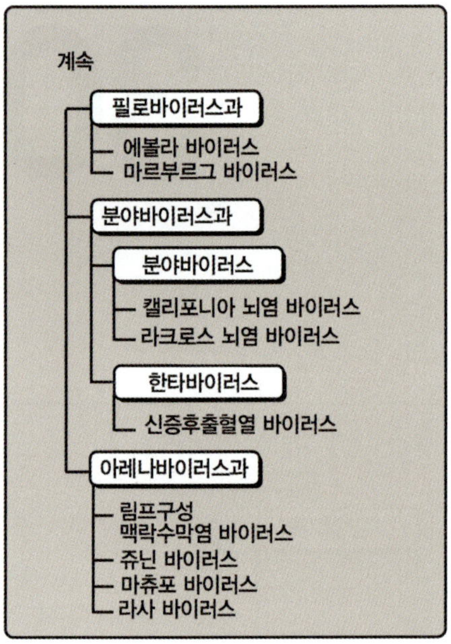

그림 30.1 (계속)
음성가닥 RNA 바이러스의 분류

B. 병리 Pathology

광견병 바이러스에 감염된 후 국소적으로 복제될 수 있지만 말초 뉴런 내 후방 수송(retrograde transport)을 통해 뇌로 이동하여 주로 회백질에서 복제된다(**그림 30.2**). 광견병 바이러스는 뇌에서 자율신경을 따라 이동하여 폐, 신장, 부신 및 침샘을 감염시킬 수 있다. 잠복기는 일반적으로 1~8주 동안 지속되지만 노출 후 최대 몇 달 또는 드문 경우 몇 년까지 걸릴 수 있다. 임상 증상은 물린 부위에서 비정상적인 감각을 느끼며 뇌와 척수의 신경 변성을 동반하는 치명적인 뇌염으로 진행할 수 있다. 나타나는 증상으로는 환각, 발작, 쇠약, 정신 기능 장애, 마비, 혼수 상태이며 결국에는 사망한다. 전부는 아니지만 많은 환자들이 공수병이라는 고전적인 광견병 증상을 보인다. 이 경우 "공수병"은 감염된 환자가 액체를 삼킬 수 없는 상태(인두 경련으로 인해)로 결국에는 액체를 회피하게 된다. 일단 증상이 시작되면 사망은 거의 불가피하다.

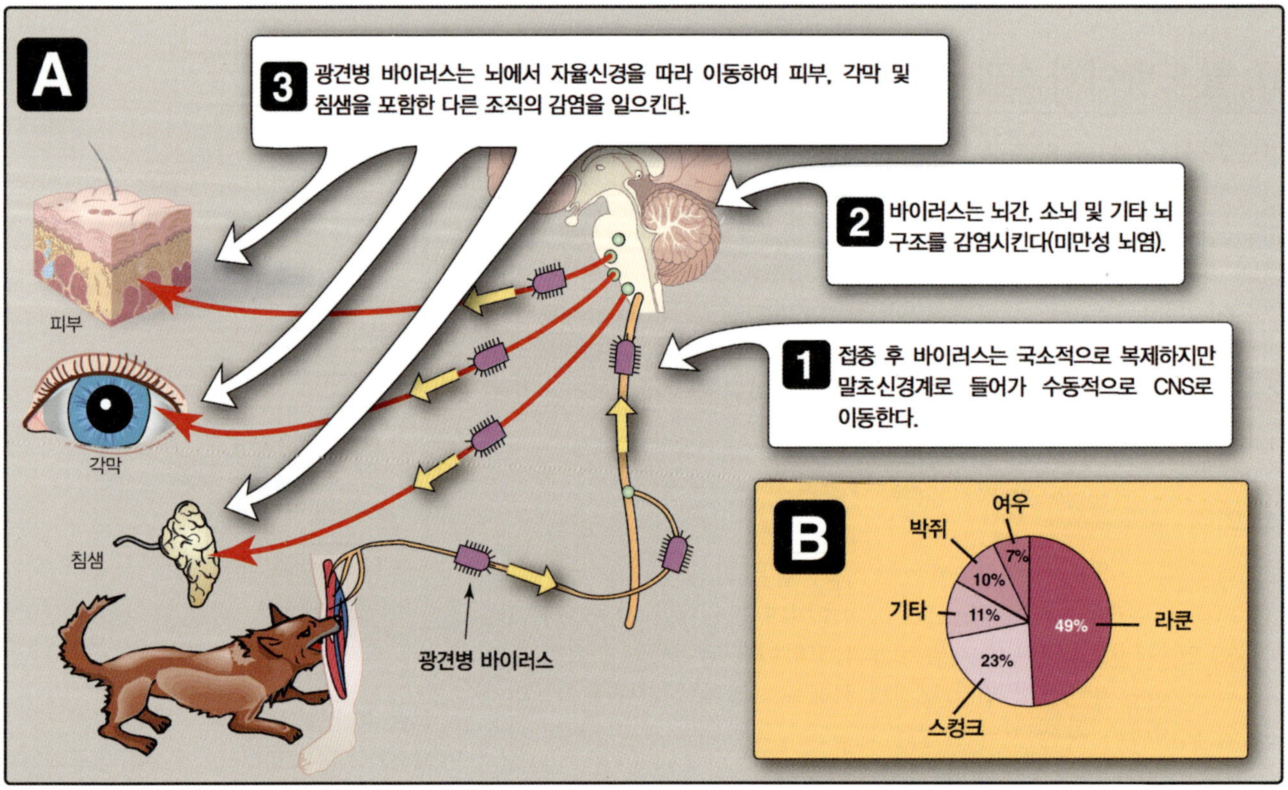

그림 30.2
A. 광견병 감염의 병인에 대한 도식. **B.** 미국의 야생 광견병

C. 치료 및 예방 Treatment and prevention

사람이 광견병의 임상 증상을 보이면 효과적인 치료 방법은 없다. 그러나 광견병 사백신은 예방에 사용할 수 있다. 미국에서는 두 가지 백신 제제가 식품의약국(Food and Drug Administration)의 승인을 받았다. 둘 다 배양된 세포에서 불활성화 된 바이러스를 포함한다. 사전 노출 예방은 수의사처럼 직업상 광견병에 노출위험이 높은 경우에 적용된다. 바이러스에 노출 후 예방은 광견병에 걸린 것으로 의심되는 동물(또는 인간)에게 물렸거나 노출된 후에 시행하는 치료를 말하며 상처의 철저한 세척, 항광견병 면역글로불린을 사용하는 수동면역, 광견병 백신 중 하나를 사용하는 능동 면역으로 구성된다. 그러나 초기 노출 예방은 인간 광견병을 통제하는 가장 중요한 메커니즘이다.

III. 파라믹소바이러스과 *Paramyxoviridae*

파라믹소바이러스(*Paramyxoviridae*)과의 바이러스는 2개의 아과로 세분화된다(그림 30.1 참조). 첫째, 파라믹소바이러스과에는 (1) 파라믹소바이러스(Paramyxovirus; 상기도 감염을 유발하는 파라인플루엔자 바이러스(parainfluenza virus), (2) 루블라바이러스[Rubulavirus, 볼거리 바이러스(mumps virus)] 및 (3) 모르빌리바이러스[Morbillivirus, 홍역 바이러스(measles virus)]. 두 번째 아과는 뉴모바이러스과(*Pneumovirinae*)로, 소아 집단의 주요 호흡기 병원균인 호흡기 세포융합 바이러스(respiratory syncytial virus, RSV) 및 인간 메타뉴모 바이러스(human metapneumovirus, hMPV)를 포함한다. 파라믹소바이러스는 비분절된 음성가닥 RNA 유전체를 포함하는 구형의 외피가 있는 입자이다. 파라믹소바이러스과는 일반적으로 두 가지 유형의 통합 막 또는 외피 단백질을 포함하는 외피로 둘러싸인 나선형 뉴클레오시드로 구성된다(그림 30.3). 첫 번째, HN 단백질[H는 혈구응집소(hemagglutinin), N은 뉴라민분해효소(neuraminidase)]은 바이러스가 세포에 결합하는 데 관여한다. [주: 홍역 바이러스에는 뉴라미니다제 활성이 없다.] 두 번째 F 단백질[F는 융합(fusion)]은 바이러스와 세포막을 융합하며 바이러스 복제가 일어나는 세포질로의 바이러스 진입을 촉진한다. 파라믹소바이러스의 mRNA 전사, 유전체 복제, 바이러스 조립 및 방출은 모두 랍도바이러스와 유사하다.

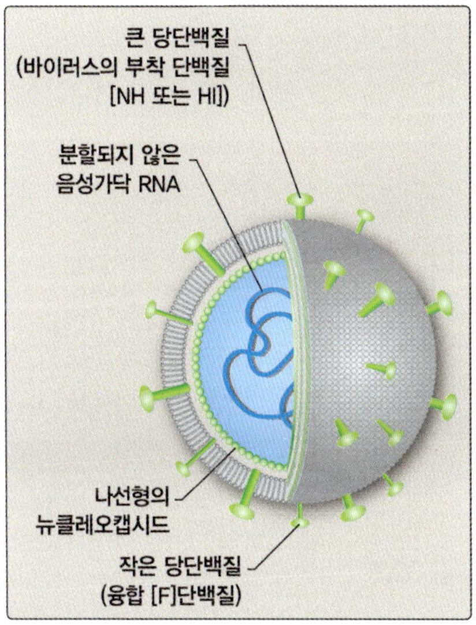

그림 30.3
파라믹소바이러스의 모델

A. 파라믹소바이러스 *Paramyxovirus*

이 속에서 임상적으로 중요한 바이러스는 인간 파라인플루엔자 바이러스(human parainfluenza viruses, hPIV) 1형 및 3형이다. 이들은 주로 영유아에서 크룹(croup), 폐렴 및 세기관지염을 일으킨다. "파라인플루엔자"라는 용어는 감염된 환자가 인플루엔자 유사 증상을 나타내고 인플루엔자 바이러스와 마찬가지로 이 바이러스가 혈구 응집소 활성 및 뉴라민 분해효소 활성을 가지고 있기 때문에 처음 만들어졌다.

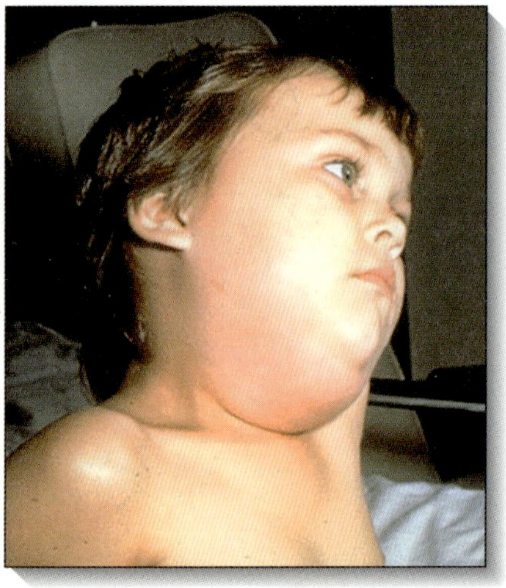

그림 30.4
귀밑샘이 부어 있는 어린이

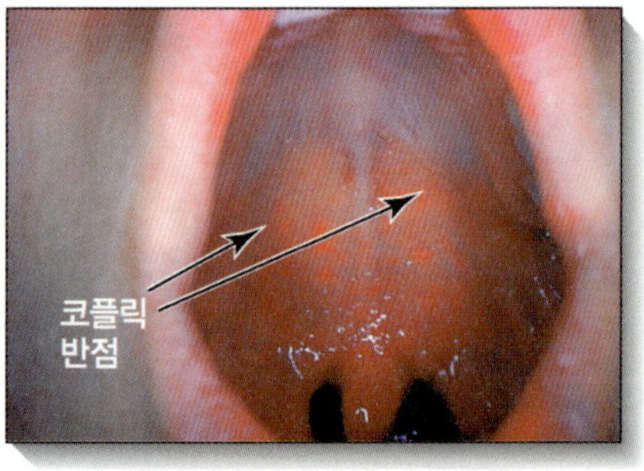

그림 30.5
홍역 바이러스로 인한 구강 내 코플릭 반점

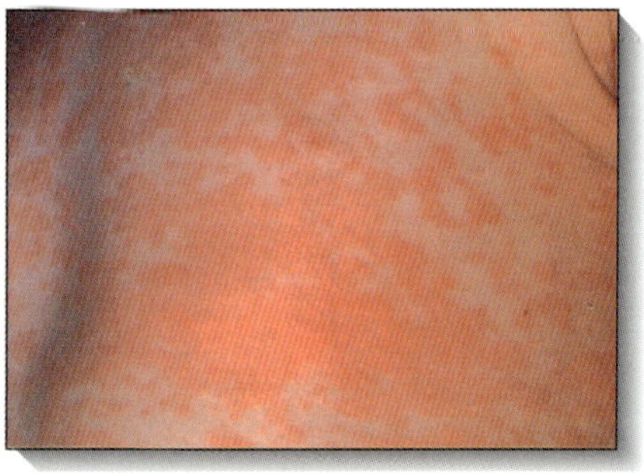

그림 30.6
반구진이라고 하는 크고 약간 융기된 홍역 발진. 서로 부딪혀 불규칙한 얼룩을 형성

B. 풍진바이러스 *Rubulavirus*

이 속에는 인간 파라인플루엔자 바이러스 2형 및 4형과 볼거리 바이러스가 포함되어 있다.

1. **인간 파라인플루엔자 바이러스 2형 및 4형(Types 2 and 4 human parainfluenza viruses):** 인간 파라인플루엔자 바이러스 2형 감염의 임상적 특징은 1형 및 3형 바이러스와 유사하다. 인간 파라인플루엔자 바이러스 4형은 어린이와 성인 모두에게 영향을 미치지만 가벼운 상기도 질환을 유발한다.

2. **유행성 이하선염 바이러스(Mumps virus):** 유행성 이하선염은 일반적으로 어린 시절에 감염되는 감염 질환이나 어린 시절에 질병에 노출되지 않은 성인도 감염될 수 있다. 백신이 사용되기 전에는 유행성 이하선염이 바이러스성 뇌염의 가장 흔한 원인이었으며 대부분 완전히 회복이 되었다. 바이러스는 호흡기 비말에 의해 퍼지며 감염의 약 1/3은 증상이 없지만 전형적인 임상 양상은 침샘, 주로 귀밑샘의 감염과 부종에 초점을 맞춘다(그림 30.4). 그러나 감염은 전신에 퍼져 있으며 침샘뿐만 아니라 췌장, CNS 및 고환을 침범할 수도 있다. 유행성 이하선염 바이러스로 인한 고환염(고환의 염증)은 불임을 유발할 수 있다. 약독화 생백신은 수년 동안 사용 가능했으며 그 결과 유행성 이하선염 사례 수가 급격히 감소했다. [주: 질병에 걸린 개인은 평생 면역이 생긴다.]

C. 모르빌리바이러스 *Morbillivirus*

이 속에서 사람에게 질병을 일으키는 유일한 바이러스는 홍역 바이러스(measles virus)이다. 모르빌리바이러스속의 다른 바이러스는 동물에게 질병을 일으킨다(예: 개 홍역 바이러스). 홍역 바이러스는 파라믹소바이러스 계통의 다른 바이러스와 여러 면에서 차이가 있다.

1. **병리:** 홍역 바이러스는 재채기 또는 기침으로 생성된 호흡기 비말에 의해 전염된다. 이 바이러스는 매우 전염성이 강하며 감염된 거의 모든 개인이 임상적 질환을 앓게 된다. 홍역 바이러스는 초기에 호흡기 상피에서 복제한 다음 다양한 림프 기관에서 복제된다. 일반적으로 홍역(rubeola)은 열, 기침(cough), 코감기(콧물, coryza) 및 결막염(conjunctivitis; 종종 "3C"라고 함) 같은 전구 증상으로 시작된다. 2~3일 후 특징적인 진단 징후가 나타나는데 먼저 코플릭 반점(Koplik 반점; 입과 목의 선홍색 점막 위에 작은 흰색 반점)이 나타나고(그림 30.5), 머리에서 시작하여 하지까지 천천히 이동하는 전신 황반 발진이 뒤따른다(그림 30.6). 발진이 나타난 직후 환자는 더 이상 전염성이 없다. 홍역에 의한 주요 사망률은 호흡기와 중추신경계에 미치는 합병증과 관련이 있다. 이들 중 가장 중요한 것은 홍역의 1,000건 중 1건에 영향을 미치는 것으로 추정되는 감염 후 뇌 척수염이며, 일반적으로 발진이 시작되고 2주 이내에 발생한다(그림 30.7). 이것은 미엘린 염기성

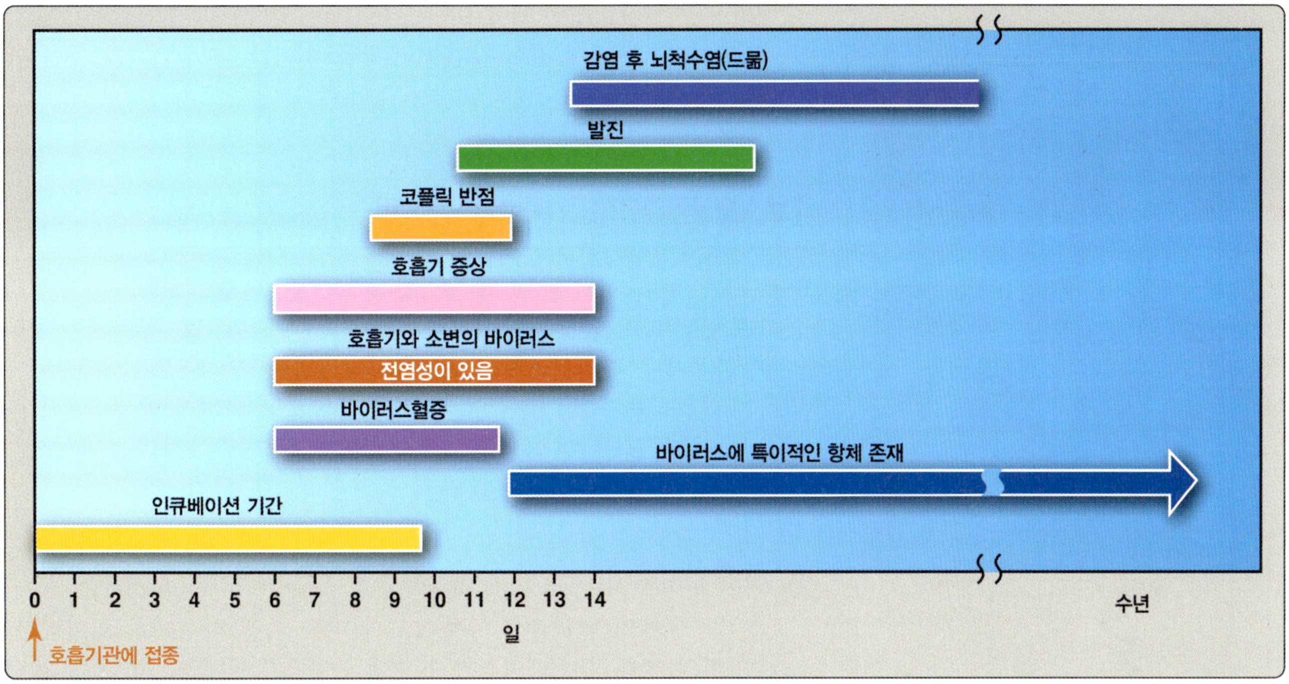

그림 30.7

홍역 바이러스 감염의 시간적 경과

단백질에 대한 면역 반응과 관련된 자가면역질환이다. 소아는 이 바이러스에 감염되기 쉬우며 특히 다른 질병이나 영양실조로 약해진 어린이는 특히 취약하다. 따라서 홍역은 개발도상국에서 소아나 아동 사망의 중요한 원인이 된다.

2. **예방:** 홍역은 일반적으로 어린 시절의 질병이며 일단 감염 시 생긴 면역력은 평생 면역을 갖게 된다. 수년 동안 사용되어 온 약독화된 홍역 생백신은 이 질병의 발병률을 크게 줄였다. 그럼에도 불구하고 때때로 홍역 발병이 계속 발생하고 있으며, 특히 면역력이 약해진 유년기 후반의 어린이와 청소년들에게 발생한다.

D. 뉴모바이러스 *Pneumovirus*

이 속에는 의학적으로 중요한 두 가지 바이러스인 호흡기세포융합바이러스와 메타뉴모바이러스가 있다. 호흡기세포융합바이러스는 소아 인구의 주요 바이러스 호흡기 병원체이며 영아의 세기관지염의 가장 중요한 원인이다. 메타뉴모바이러스는 유아의 세기관지염의 두 번째 주요 원인이지만 어린이의 경우 폐렴 및 크룹을 유발할 수도 있다. 호흡기세포융합바이러스는 어린아이들에게는 폐렴, 성인에게는 인플루엔자 유사 증후군, 노인 및 장기 이식 수혜자에게는 폐렴을 동반한 중증 기관지염을 유발할 수 있다. 호흡기세포융합바이러스는 호흡기 비말 또는 오염된 손을 통해 바이러스가 코나 입으로 전염되

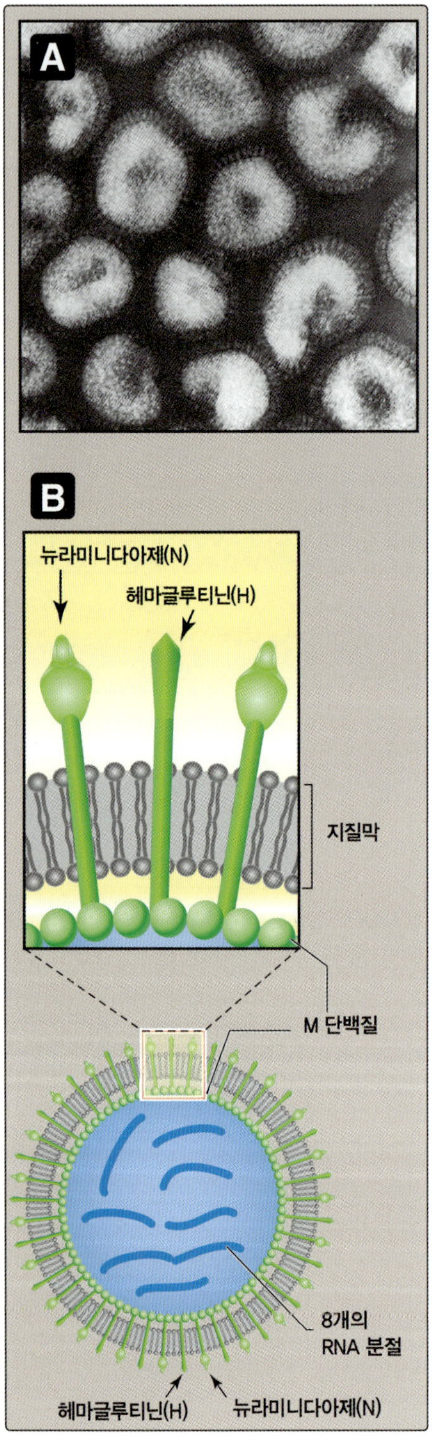

그림 30.8

인플루엔자 바이러스. **A.** 전자 현미경 사진. **B.** 표면에서 튀어나온 외피 단백질(H 및 N 스파이크라고 함)을 보여주는 개략도

며 유일한 치료제는 에어로졸로 투여되는 리바비린이며 효과는 중간 정도이다. 두 바이러스 감염을 예방할 수 있는 백신이 없기 때문에 손 씻기와 감염된 사람을 피하는 것이 주요 예방 조치이다.

IV. 오르소믹소바이러스과 *Orthomyxoviridae*

오르소믹소바이러스는 분절된 음성가닥 RNA 유전체를 포함하는 구형의 외피가 있는 바이러스이다. 이 과의 바이러스는 사람, 말, 돼지뿐만 아니라 야생 물새를 감염시키며 인플루엔자의 원인이 된다. 오르소믹소바이러스는 인플루엔자 A, B, C의 세 가지 유형으로 나뉘며 인플루엔자 바이러스 A형과 B형만이 의학적으로 중요하며 두 가지 유형의 스파이크가 표면에 돌출되어 있다(**그림 30.8**).

A. 구조 Structure

인플루엔자의 비리온은 구형이고 외피를 가진 다형태성 입자이다. 2가지의 형태의 스파이크가 표면에 돌출되어 있으며, 하나는 H 단백질로 구성되고 다른 하나는 N 단백질로 구성된다. [주: 이것은 H와 N 활성이 동일한 스파이크 단백질에 존재하는 파라믹소바이러스와 대조적이다.] H와 N 인플루엔자 단백질은 둘 다 삽입 막 단백질이다.

B. 바이러스 복제 Viral replication

인플루엔자 바이러스를 RNA의 합성 및 복제와 관련된 두 가지 특이한 특징이 있다. 첫째, 인플루엔자 바이러스의 mRNA의 합성과 바이러스 유전체의 복제는 핵에서 일어난다. 이것은 다른 RNA 바이러스의 복제가 세포질에서 일어나는 것과 대조적이다. 둘째, 진핵생물 RNA 중합효소 II(Pol II)에 의한 mRNA 전사를 억제하는 악티노마이신 D 및 α-아마니틴과 같은 화합물도 인플루엔자 바이러스의 복제를 억제한다. 복제 단계는 바이러스의 세포내 유입, 바이러스의 mRNA의 합성 및 번역, 인플루엔자 바이러스 입자의 조립 및 방출로 이루어진다.

C. 병리 및 임상적 의의 Pathology and clinical significance

인간의 경우 인플루엔자는 호흡기 비말에 의해 전파되며 호흡기에만 감염된다(**그림 30.9**). 드물게 바이러스 혈증이나 다른 장기 시스템으로의 전파가 있다. 호흡기 상피세포의 파괴는 숙주 면역 반응, 특히 세포독성 T 세포에 기인한다. 일반적으로 인플루엔자는 기침과 오한을 포함한 증상으로 고열, 근육통(순환 사이토카인에 의해 유발됨), 극심한 졸음이 뒤따른다. 콧물증세가 없는 것으로 인플루엔자 바이러스 감염과 일반 감기를 구별한다. 이 질병은 4~5일 동안 진행되며 그 후 점진적으로 회복된다. 폐렴 발병과 같은 가장 심각한 문제는 아주 어린아이, 노인, 만성 심장 또는 폐 질환이 있는 사람 또는 면역

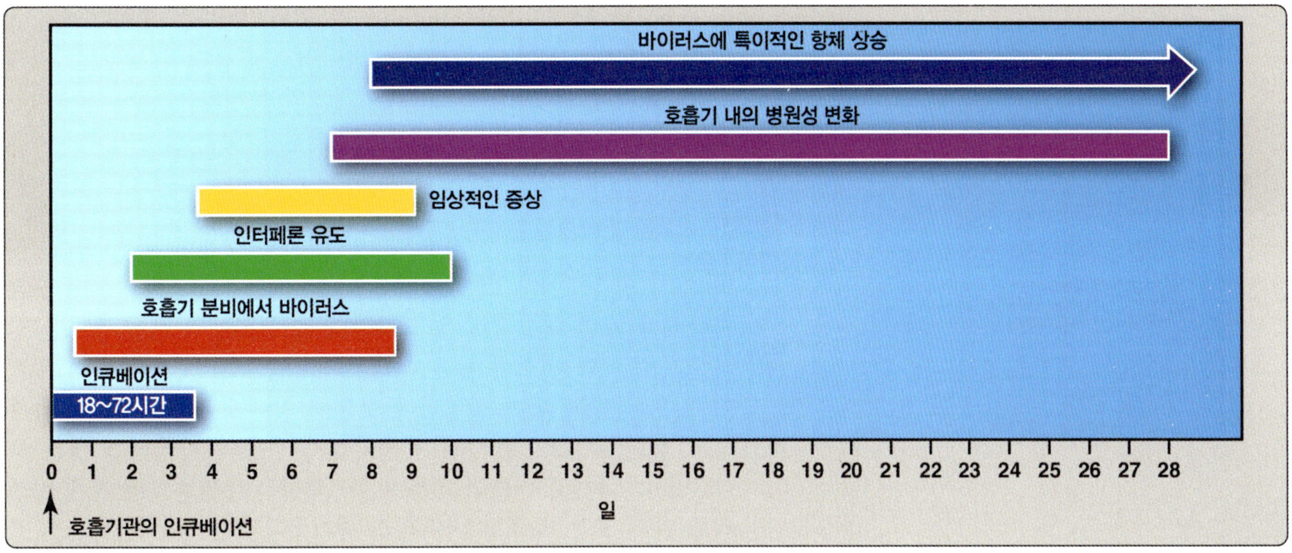

그림 30.9

인플루엔자 A 바이러스 감염의 시간적 경과. 고전적인 독감 증후군은 초기에 발생하나 후기에는 2차 세균 감염으로 인해 폐렴이 발생할 수 있다.

결핍인 사람에게서 발생한다. 라이 증후군(Reye syndrome)은 소아, 특히 수두나 B형 인플루엔자에 걸린 적이 있는 어린이에게 나타나는 심각한 바이러스 감염의 합병증이다. 바이러스에 의한 발열을 낮추는 데 사용되는 아스피린이 이 증후군을 유발한다. 따라서 일반적으로 어린이의 원인 불명의 발열에는 아세트 아미노펜을 권장한다.

D. 역학 Epidemiology

인플루엔자 바이러스 감염은 계절적이며 일반적으로 10월에서 5월 사이에 발병률이 가장 높다.

E. 치료 및 예방 Treatment and prevention

1. **아만타딘(Adamantanes):** 인플루엔자 A에 효과적인 1세대 항바이러스제에는 두 가지 관련 약물인 아만타딘(amantadine)과 라만타딘(rimantadine)이 포함된다. 두 약물은 모두 바이러스 탈외피를 중지시킨다. 그러나 아만타딘과 리만타딘의 유용성은 (1) 인플루엔자 B 바이러스에 대한 효능 부족, (2) 약물 내성을 갖는 바이러스의 변종의 급속한 출현, (3) 신경학적 부작용(특히 아만타딘)으로 미국에서는 현재 아만타딘과 리만타딘은 유행하는 인플루엔자 A형 바이러스에 대한 약물의 감수성이 다시 확립될 때까지 인플루엔자의 치료 또는 예방에 권장되지 않는다.

2. **뉴라미니다아제 억제제:** 인플루엔자 A형 및 B형에 효과적인 2세대 항바이러스제로는 자나미비르(zanamivir), 오셀타미비르(osel-

tamivir) 및 페라미비르(peramivir)가 있다. 이들은 인플루엔자 A 및 B 바이러스 모두에 존재하는 바이러스성 뉴라미니다제를 억제한다. 뉴라미니다아제는 자손바이러스의 복제와 방출시 필수적인 효소이다. 뉴라미니다제 억제제는 합병증이 없는 급성 질환자에게 투여 할 수 있다.

3. **백신:** 새로운 치료법은 유용하지만 백신을 대체할 수는 없다. 여러 가지 인플루엔자 백신을 사용할 수 있으며 6개월 이상의 모든 사람에게 매년 백신 접종을 권장한다. 인플루엔자 예방 접종은 심각한 합병증의 위험이 높은 사람, 의료 종사자 및 합병증의 위험이 높은 사람과 함께 살거나 돌보는 사람에게 특히 중요하다. 주사 가능한 3가(3가지 다른 인플루엔자 변종의 바이러스 성분 포함) 및 4가(4가지 변종의 성분 포함) 백신은 비활성화된 전체 바이러스 제제 또는 재조합 바이러스 헤마글루티닌 단백질 제제로 사용할 수 있다. 전 세계적으로 유행하는 변종은 계절마다 모니터링되며 다음 해의 백신에는 전년도에 회수된 주요 변종(일반적으로 B형 인플루엔자 1종과 A형 인플루엔자 2종)이 포함된다. 바이러스는 온도에 민감하여 온도가 낮은 곳에서만 복제가 가능하다.

V. 필로바이러스과 *Filoviridae*

필로바이러스(filoviruses)는 드물게 인수공통 감염을 일으키는 특이한 형태(그림 30.10)를 가진 다형성 바이러스이다. 이들은 일반적으로 가지를 뻗을 수 있는 길고 필라멘트 모양의 외피가 있는 입자로 보인다 마르부르크 바이러스(Marburgvirus)는 아프리카 녹색 원숭이로부터 1차 세포 배양을 준비하는 동안 극심한 질병 증상을 보인 독일과 유고슬라비아(지금의 세르비아)의 실험실 직원들에서 처음 분리되었다. 에볼라바이러스(Ebolavirus)는 자이르와 수단의 출혈열 환자에게서 처음 분리되었다. 에볼라 바이러스와 마르부르크 바이러스는 항원적으로 관련이 없지만 둘 다 피부, 점막, 내장 기관 및 위장관으로 광범위한 출혈을 특징으로 하는 중증 출혈 열을 유발하며 사망률은 종종 50% 이상으로 높다. 사망은 내장 장기 괴사로 인한 것으로 생각되며 이러한 바이러스로 인한 감염에 대한 특별한 치료법은 없다. 감염된 개인을 돌보거나 감염된 검체를 취급할 때 엄격한 격리가 필수적이며 필로바이러스에 대한 위험성 때문에 전 세계적으로 소수의 실험실에서만 연구가 되고 있다.

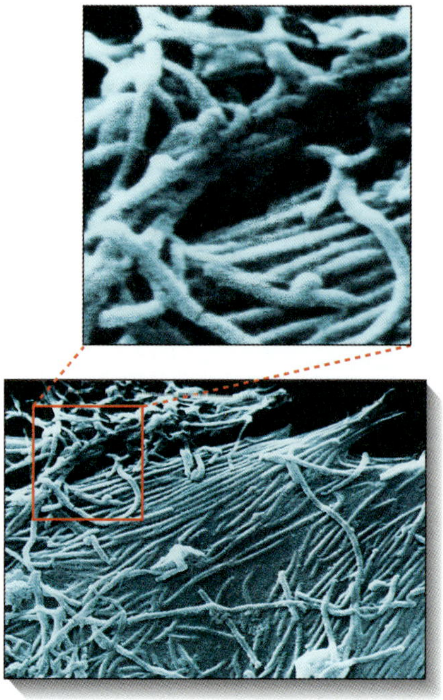

그림 30.10
에볼라바이러스의 전자 현미경 사진

VI. 분야바이러스과 *Bunyaviridae*

이 과에서 임상적으로 가장 중요한 바이러스는 뇌수막염(meningitis)과 뇌염(encephalitis)을 일으키는 La Crosse 바이러스(속, *Bunyavirus*)와 높은 사망률을 보이는 출혈열(hemorrhagic fever) 및 한타바이러스폐증후군(hantavirus pulmonary syndrome)을 일으키는 Hantaan 바이러스(속,

Hantavirus)이다. 이 계열의 바이러스는 비리온의 표면에서 스파이크가 튀어나온 구형의 외피 입자를 갖는다. 절지동물은 인간에게 전염되는 분야바이러스과의 대부분 바이러스에 대해 벡터 역할을 하나(그림 30.11), 한타바이러스속의 바이러스는 절지동물 벡터를 가지고 있지 않기 때문에 설치류의 건조한 배설물에서 생성된 에어로졸을 통해 사람에게 전염된다. 효과적인 항바이러스제는 현재 없다.

VII. 아레나바이러스과 *Arenaviridae*

아레나바이러스(arenaviruses)는 외피가 있는 구형 입자이며 이 과의 바이러스는 설치류의 만성 감염과 관련이 있으며 인간은 오염된 에어로졸을 흡입하거나 바이러스 입자가 포함된 음식을 먹거나 감염된 토양에 상처를 노출시켜 감염된다. 예방을 위한 가장 중요한 조치는 설치류 통제이다.

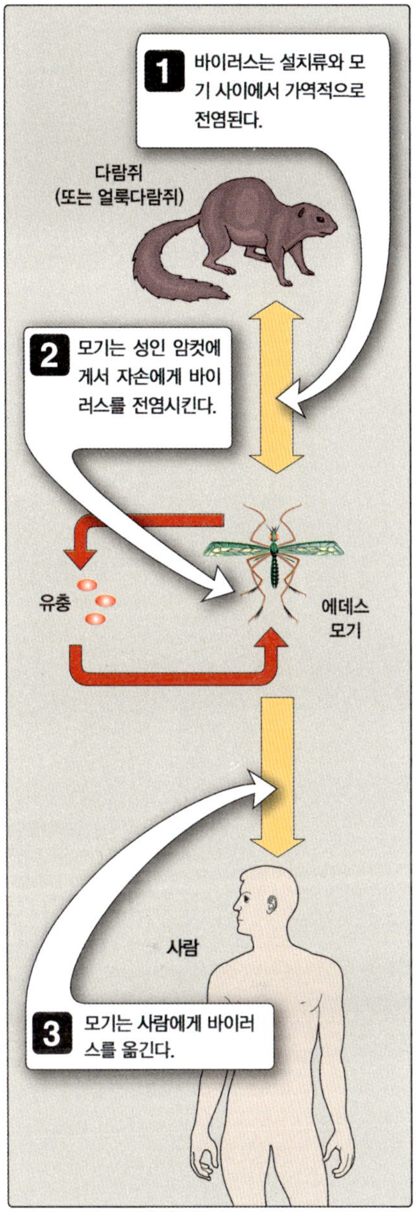

그림 30.11
캘리포니아 뇌염 바이러스의 전염

이중가닥 RNA 바이러스 : 레오바이러스과

31

Double-Stranded RNA Viruses: *Reoviridae*

I. 개요 Overview

이 과에서 의학적으로 중요한 단일 속은 로타바이러스로, 주로 영유아에게 심각한 바이러스성 위장염을 일으킨다(그림 31.1). 레오바이러스(*Reoviridae*) 계통의 바이러스는 이십면체 구조를 가진 구형의 외피가 없는 입자로 바이러스 유전체는 이중가닥(ds) RNA의 10~12개 세그먼트로 구성된다. 레오바이러스는 세포질에서 완전히 복제되며 "레오바이러스(reovirus)"라는 이름은 호흡기 및 장내 고아 바이러스(respiratory and enteric orphan virus)의 약자이다. 고아 바이러스는 일반적으로 질병을 유발하지 않는 바이러스이지만 레오바이러스의 경우에는 더 이상 그렇지 않다. 에코바이러스도 처음에는 고아 바이러스로 간주되었으나 곧 수많은 임상적 증후군을 일으키는 것으로 밝혀졌다. 따라서 바이러스의 경우 고아가 되는 것은 일시적인 상태일 수 있다.

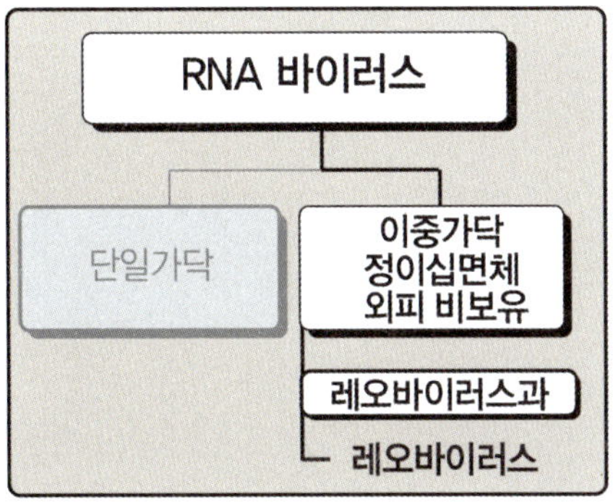

그림 31.1

이중가닥, 외피가 없는 RNA 바이러스 분류

II. 로타바이러스 Rotavirus

많은 포유류 종에서 발견되는 로타바이러스(rotaviruses)는 상당히 넓은 숙주 범위를 가지고 있다. 로타바이러스는 다른 레오바이러스와 구별되는 특징적인 형태를 가지고 있다. 즉, 중앙에서 방사형으로 뻗어나가는 살이 있는 바퀴 모양과 매끄러운 바깥쪽 테두리가 있다(그림 31.2).

A. 역학 Epidemiology

로타바이러스는 7개의 혈청군(A~G)으로 나뉘며, 그 중 A군은 인간에서 질병을 일으키는 중요한 원인이다. 로타바이러스의 전파는 분변-구강 경로를 통해 이루어지며 계절에 따라 발생률이 다양하다. 감염성 입자는 상대적으로 안정적이기 때문에 다양한 표면에서 장기간 생존할 수 있다. 로타바이러스 감염은 영유아(2세 이하)에게 심한 설사를 유발하는 바이러스이다.

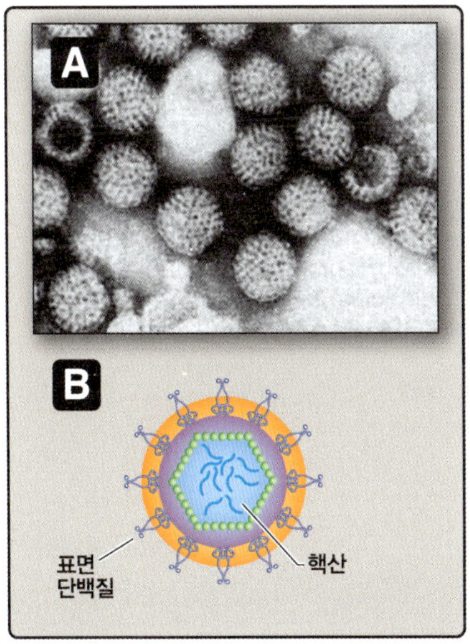

그림 31.2

로타바이러스의 구조. **A.** 전자 현미경 사진. **B.** 개략도

B. 임상적 의의 Clinical significance

로타바이러스 침입 시 소장, 주로 공장의 상피세포를 감염시킨다(그림 31.3). 로타바이러스는 위의 산성 pH에 내성이 있기 때문에 소장에 도달할 수 있으며 잠복기는 보통 48시간 이하이다. 감염은

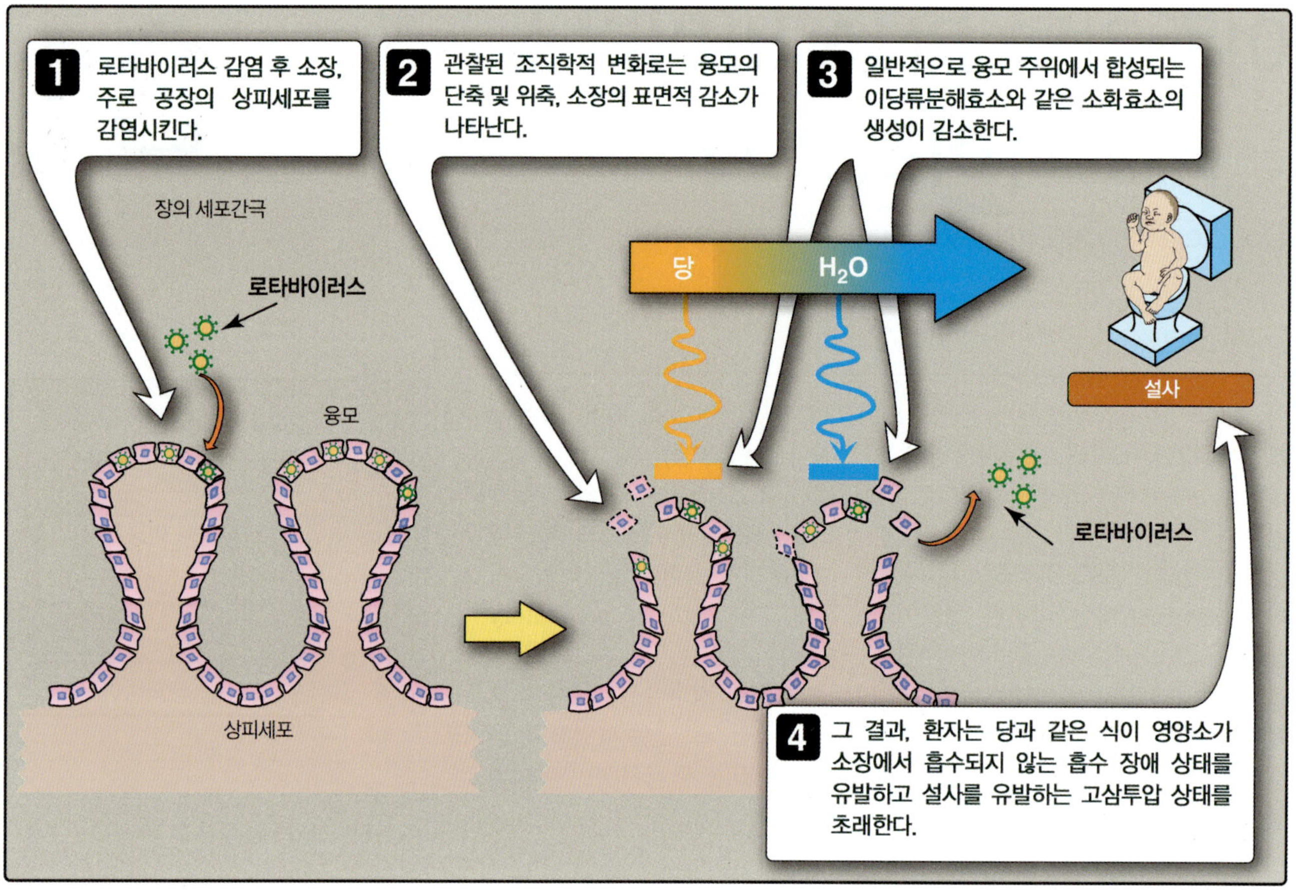

그림 31.3
로타바이러스에 의한 설사 기전

무증상이거나 경미한 설사 및 구토에서 탈수 및 전해질 손실을 동반한 심각한 무혈성 장액성 설사에 이르기까지 다양한 증상을 유발할 수 있다. 감염 시 어느 정도의 평생 면역을 초래하며 재감염된 성인은 가벼운 질환을 앓게 된다. 모유 수유를 하는 유아도 가벼운 질병 증상을 겪을 수 있다. 그러나 의료 시설이나 인력이 부족한 개발도상국과 지역에서는 사망률이 상당히 높고, 전 세계적으로 연간 약 100만 명이 로타바이러스 감염으로 사망한다.

C. 치료 및 예방 Treatment and prevention

로타 바이러스 감염 치료에 적합한 특정 항바이러스제는 없다. 가장 중요한 임상 개입은 일반적으로 정맥 주사로 체액과 전해질을 신속하고 효율적으로 교체하는 것이다. 개발도상국에서 수액과 전해질을 대체할 수 있는 제제도 생산되고 있다. 약독화 생백신을 포함하는 경구용 백신은 중증 로타바이러스 위장염으로부터 유아를 보호하는 데 안전하고 매우 효과적인 것으로 나타났다. 현재 백신은 이전 로타바이러스 백신과 관련이 있었던 장중첩증(intussusception; 장의 한 부분이 다른 부분으로 겹쳐지는 증상)의 위험 증가와 관련이 없는 것으로 나타났다. 로타바이러스 감염을 예방하려면 위생 관리의 개선이 필요하다.

비전통적 감염원

Unconventional Infectious Agents

32

I. 개요 Overview

"비전통적 감염원"이라는 명칭은 바이러스와 공통된 일부 특성은 가지고 있지만 바이러스의 일반적인 정의에 맞지 않는 독특하고 전염성이 있는 감염원을 의미한다(그림 32.1). 이러한 감염원 중 하나인 프리온은 전염성 해면상 뇌병증(transmissible spongiform encephalopathies, TSE)의 원인 물질로 지목되고 있다. 이러한 감염은 감염되지 않은 동물과 인간에게 전염될 수 있으며 주요 질병 징후인 뇌병증은 뇌염과 구별된다. 전염성 해면상 뇌병증는 염증 징후가 없는 것이 특징인 반면, 뇌염은 염증과 백혈구 침윤으로 구별된다. 인간에서 발생하는 전염성 해면상 뇌병증는 쿠루(kuru), 크로이츠펠트-야콥병(Creutzfeldt-Jakob disease, CJD), 게르스트만-슈트라이슬러 증후군(Gerstmann-Sträussler syndrome, GSS) 및 치명적인 가족 불면증(fatal familial insomnia, FFI)으로 지정되고 있으며, 동물의 중요한 전염성 해면상 뇌병증에는 양의 스크래피(scrapie), 소의 소해면상뇌증(bovine spongiform encephalopathy, BSE)[일반적으로 "광우병(mad cow disease)"이라고 함] 및 사슴과 엘크에서 발견되는 만성 소모성 질환이 포함된다. 조직학적으로, 이들 질병은 신경 돌기 및 회백질의 해면상 공포(spongiform vacuolation) 형성을 특징으로 한다; 특이한 단백질[그림 32.2에 표시된 프리온 단백질(prion protein, PrP)]의 축적; 어떤 경우에는 프리온 단백질(PrP)로 구성된 세포와 아밀로이드 플라크가 뇌에 침착된다. 이러한 질병은 때때로 전염성 아밀로이드증(transmissible amyloidoses)이라고 한다.

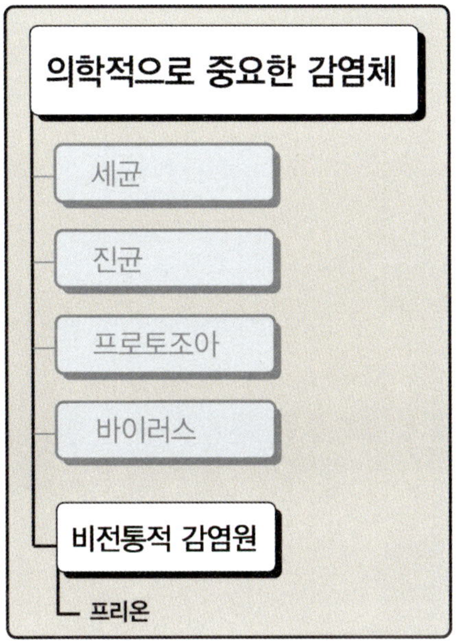

그림 32.1
비전통적 감염원의 분류

II. 프리온 Prions

과학자들은 양에서 스크래피를 유발하는 감염원에 대해 광범위한 정제 과정을 거친 후, 감염성이 단일 단백질 종과 관련이 있으며 관련 핵산이 검출되지 않는다는 사실을 발견했다. 이 감염성 단백질은 프리온 단백질(PrP)로 지정되었으며 이것은 단백질 분해에 상대적으로 저항력이 있으며, 감염시 뇌의 다른 질병에서 발견되는 아밀로이드와 유사한 원섬유의 불용성 응집체를 형성하는 경향이 있다.

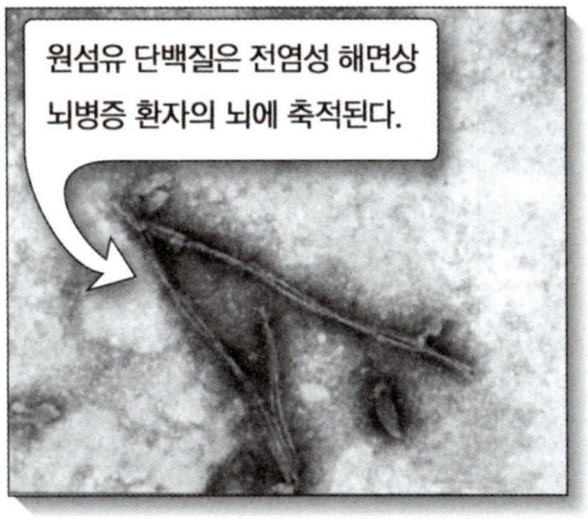

그림 32.2
원섬유 프리온 단백질의 전자 현미경 사진

A. 정상 포유류 뇌에서 존재하는 프리온 단백질(PrP)

Presence of prion protein in normal mammalian brain

감염원과 동일한 아미노산 및 유전자 서열을 갖는 비감염성 형태의 PrP는 정상적인 포유류의 뇌 뉴런 및 신경아교세포 표면에 존재하며, PrP^{C}(세포 프리온 단백질)라고 한다. 비감염성 PrP^{C}의 기능은 알려지지 않았지만 자연계에서 고도로 존재하고 있으며 다양한 포유류의 종 들 사이에서 아미노산과 유전자 서열이 거의 다르지 않다.

B. 역학 Epidemiology

동물들 사이의 정상적인 전파 방식(예: 스크래피에 감염된 무리의 양 사이)은 밝혀지지 않았으나, 가축의 여러 질병은 그 질병에 걸린 동물로부터 만들어진 사료를 통해 전염된다는 것은 분명하다.

1. **소해면상뇌증(Bovine spongiform encephalopathy, BSE)**: 일반적으로 광우병이라고 불리는 소해면상뇌증은 병에 걸린 양과 소로 만든 가공된 사료로 인해 영국 소에서 발생한 것으로 추정된다. 이번 사건으로 제기되는 분명한 질문은 감염된 소의 소해면상뇌증이 인간에게 전염될 수 있는지 여부이다. 그러한 위험은 원래 무시할 수 있는 것으로 간주되었지만, 영국의 크로이츠펠트-야콥병(현재 "변종" 또는 vCJD라고 함)를 앓는 젊은 환자에서 조직학적으로 구별되는 감염성 물질에 대한 연구는 동물에서 사람으로의 전파가 일어날 수 있는 가능성을 보여주고 있다. 증상이 나타나는 잠복기는 4년에서 40년까지 다양하기 때문에 소해면상뇌증으로 인한 잠재적 유행병의 가능성은 아직 알려져 있지 않다.

2. **쿠루(Kuru)**: 전염성 해면상 뇌병증이 인간 대 인간으로 전파되는 예는 쿠루에서 나타난다. 쿠루는 뉴기니의 부족들의 구성원 사이에서 식인 의식을 행하는 과정에서 병에 걸린 뇌 조직 섭취 시 감염원이 획득되는 질병이다. 감염은 오염된 뇌 조직을 섭취하거나 병든 조직을 다루다 상처가 난 피부에 감염되어 나타날 수 있다. 1950년대 후반 식인 풍습이 중단되면서 이 질병은 사라지고 있다

3. **크로이츠펠트-야콥병(CJD)**: 더 중요한 것은 크로이츠펠트-야콥병으로 사망한 사람의 프리온에 오염된 인간 뇌하수체 유래 성장 호르몬을 사용하여 크로이츠펠트-야콥병의 의원성(의료 절차에 의해 의도치 않게 도입됨) 전염의 사례가 기록되어 있다는 것이다. 또한 각막 이식, 오염된 뇌 전극 이식 및 수혈로 인해 질병 전파 사례가 기록되었다. 지금까지 사람 간 접촉에 의한 전파 또는 태반을 통한 전파의 증거는 없다. 크로이츠펠트-야콥병 사례의 약 15%에서는 프리온 단백질(PrP) 돌연변이로 유전되나 대부분의 크로이츠펠트-야콥병 사례는 산발적이고 원인을 알 수 없다

C. 치료와 예방 Treatment and prevention

전염성 해면상 뇌병증은 항상 치명적이며 현재 치료법은 없다. 대부분의 소독제에 대한 비정상적으로 높은 저항성은 일반적인 감염 통제 절차에 의한 전파 예방을 비효율적으로 만든다. 현재 크로이츠펠트-야콥병의 뇌 표본의 오염 제거를 위한 권장 사항은 132°C에서 고압 멸균하고 희석되지 않은 차아염소산나트륨 또는 1N 수산화나트

륨에 담그는 것이다. 소해면상뇌증이 사람에게 전염될 가능성을 방지하기 위해 질병의 징후를 보이는 모든 동물을 폐기하고 잠재적으로 감염 가능성이 있는 동물의 내부 장기로 동물 사료를 준비하는 것을 중단해야 한다.

기출문제

1. 급성A형간염을 의심할 수 있는 사정내용은? 성인

① 수혈경험
② 피부와 점막 손상
③ 오염된 음식 섭취
④ 보균자의 혈청 접촉
⑤ 감염된 주삿바늘에 찔림

정답 ③
A형간염바이러스는 대변-구강 경로로 전파된다.

2. 폐결핵의 활동성 여부를 확인하기 위한 검사는? 성인

① 폐생검
② 폐기능검사
③ 객담배양검사
④ 동맥혈가스분석
⑤ 투베르클린반응검사

정답 ③
결핵균은 활동성 여부는 객담배양으로 확인한다. 세포벽 미콜산 때문에 산에 저항하는 항산성 염색을 한다.

3. 피라진아미드(pyrazinamide), 리팜핀(rifampin), 이소니아지드(isoniazid)를 처방받은 활동성폐결핵 환자의 교육내용은? 성인

① 제산제와 같이 복용한다.
② 주기적으로 시력검사를 받는다.
③ 약물의 총 복용기간은 1개월이다.
④ 소변이 오렌지색으로 변할 수 있다.
⑤ 청력장애가 있으면 약물을 중단하고 1주일 후 다시 복용한다.

정답 ④
리팜핀(rifampin)은 복용 중에 소변, 눈물 등이 적황빛 갈색으로 변하므로 콘택트렌즈 착용은 피한다.

4. 영아의 디프테리아, 파상풍, 백일해 혼합백신(DTaP) 예방접종에 대해 부모에 교육할 내용은? 아동

① "1회라도 설사를 했다면 예방접종을 삼가세요."
② "접종 후 휴식을 위해 가급적 오후 늦게 접종하세요."
③ "2개월 간격으로 3회 접종하면 영구면역이 생깁니다."
④ "접종 후 경련이 나타나면 즉시 진찰을 받도록 하세요."
⑤ "구토나 설사를 예방하기 위해 예방접종 후에는 금식시키세요."

정답 ④
접종 후 경련이 나타나면 즉시 진찰을 받는다.

5. 8세 아동이 심한 부종, 고혈압, 혈뇨 증상으로 입원하여 급성사구체신염이 의심될 때 중재는? **아동**

① 활동을 제한한다.
② 정상식이를 제공한다.
③ 수분섭취를 증가시킨다.
④ 항바이러스제를 투여한다.
⑤ 프레드니손을 6주간 투여한다.

정답 ①
초기 사슬알균감염으로부터 항원-항체 복합체를 형성하여 염증반응을 일으킨다.

6. 경결이 5mm 이상일 때 결핵반응검사 결과가 양성이라고 판단하는 경우는? **아동**

① 5세 이상의 아동
② 림프종으로 진단받은 아동
③ 결핵유병률이 높은 지역을 여행한 아동
④ 결핵유병률이 높은 지역에서 태어난 아동
⑤ 결핵으로 진단된 가족과 함께 거주하는 아동

정답 ⑤
투베르쿨린 피부검사는 48~72시간에 경결의 크기를 판독한다.

7. 홍역의 발진 양상은? **아동**

① 심한 소양증을 동반한다.
② 코플릭반점이 혀끝에 생긴다.
③ 궤양이 구강점막에 발생한다.
④ 홍반성 구진으로 시작하여 소수포로 진행한다.
⑤ 발진이 얼굴에서 시작하여 몸통과 사지로 전신으로 퍼진다.

정답 ⑤
얼굴에서 시작하여 몸통과 사지로 전신으로 퍼진다.

8. 신종인플루엔자의 전파를 차단하기 위한 방법은? **지역사회**

① 마스크 착용
② 매개동물 박멸
③ 깨끗한 식수 공급
④ 위생적인 음식 제공
⑤ 기피제 처리를 한 의복 착용

정답 ①
마스크 착용으로 신종인플루엔자바이러스의 전파를 차단할 수 있다.

9. 환자에게 사용한 주삿바늘에 의한 자상으로 감염될 수 있는 질병은? **기본간호**

① 풍진
② 결핵
③ B형 간염
④ 인플루엔자
⑤ 디프테리아

정답 ③
B형 간염 바이러스는 혈액, 체액을 통해 감염된다.

10. 환자에게 사용한 소화기 내시경의 소독멸균재는? 기본간호

① 페놀
② 알콜
③ 포비돈
④ 클로르헥시딘
⑤ 글루타르알데히드

정답 ⑤
Acetyl화 제제로 수술기구, cather, tube 등의 오염물을 소독한다.

11. 항결핵제를 복용하는 약제감수성 결핵환자의 전염성이 거의 소실되기 시작하는 시기는? 성인

① 첫 복용직후
② 복용 2~3주 후
③ 복용 3~4개월 후
④ 복용 5~6개월 후
⑤ 복용 7~8개월 후

정답 ②
아동은 학교장이 등교 여부를 결정할 수 있는 시기이다.

12. 활동성 폐결핵 환자의 항결핵제 복용에 대한 교육내용은? 성인

① 증상이 호전되면 약물을 중단한다.
② 약물을 1일 3회 이상 나누어 복용한다.
③ 약물을 2가지 이상 병용하는 것이 효과적이다.
④ 리팜핀(rifampin) 투여 전 시력검사가 필요하다.
⑤ 이소니아지드(isoniazid)의 주요 부작용은 청각저하이다.

정답 ③
약물의 내성을 막기 위해서 2가지 이상 병용하여 복용한다.

13. 세균성 뇌수막염 환자의 뇌막자극이 예상되는 신체사정 결과는? 성인

① 심부건 반사양성
② 커니그(kernig) 징후 양성
③ 호만스(Homans) 징후 양성
④ 롬베르그(Romberg) 검사 양성
⑤ 바빈스키(Babinskis) 반사양성

정답 ②
수막염은 세균, 바이러스, 진균감염으로 나눌 수 있고, 세균성은 면역력이 감소한 사람, 소아 상기도 감염 후, 뇌나 척수 수술로 직접 감염된다.

14. 사람유두종바이러스(HPV)가 원인이 되어 발생하는 감염성 질환은? 여성

① 매독
② 음부포진
③ 연성하감
④ 첨형 콘딜로마
⑤ 트리코모나스 질염

정답 ④
사람유두종바이러스(HPV)가 원인으로 사마귀, 유두종, 자궁경부암, 콘딜로마 등이 발생한다.

정답 ③
상기도 감염으로 항생제 투여 후 중단하지 않도록 부모교육을 한다.

15. 세균성 후두개염으로 입원한 3세 아동에 대한 우선적인 중재는? 아동

① 수분을 제한한다.
② 비위관을 삽입한다.
③ 항생제를 투여한다.
④ 복위를 취하게 한다.
⑤ 항경련제를 투여한다.

정답 ⑤
부드러운 음식을 제공한다.

16. 볼거리 아동에 대한 간호중재는? 아동

① 항생제 투여
② 환부 마사지
③ 신 음식 제공
④ 씹는 음식 제공
⑤ 부드러운 음식 제공

정답 ③
소양증을 완하하는데 칼라민로션을 도포한다.

17. 수두아동의 소양증 완화를 위한 간호중재는? 아동

① 아스피린을 투여한다.
② 항생제요법을 실시한다.
③ 칼라민로션을 도포한다.
④ 실내온도를 높게 유지한다.
⑤ 모직이나 합성섬유옷을 입힌다.

정답 ⑤
비말을 통해 감염되는 바이러스는 외피보유 RNA 바이러스이다. 호흡기를 통해 감염되므로 사람이 많이 모이는 곳에 가지 않도록 한다.

18. 치명률이 높거나 집단 발생의 우려가 커서 발생 또는 유행 즉시 신고하여야 하고 음압격리와 같은 높은 수준의 격리가 필요한 감염병은? 지역

① 결핵
② 폴리오
③ 콜레라
④ A형 간염
⑤ 중증급성호흡기증후군(SARS)

정답 ⑤
진드기 유충에 물려 감염된다. 주로 야외활동하는 농부 등에서 발병하기 쉽다.

19. 쓰쯔가무시증의 병원체가 인체로 침투하는 것을 막는데 도움이 되는 방법은? 지역

① 깨끗한 식수를 사용한다.
② 5년마다 예방접종을 한다.
③ 자외선 차단제를 도포한다.
④ 작업시 보안경을 도포한다.
⑤ 작업 중 입었던 모든 옷을 세탁한다.

20. 병원체가 토물, 분변을 통해 배출되므로 음식물의 위생을 철저히 관리하여 확산을 막을 수 있는 감염병은? **지역**

① 홍역
② 뇌염
③ 백일해
④ 장티푸스
⑤ 디프테리아

정답 ④
주요 질병은 장티푸스, 장열, 패혈증, 위장관염으로, 주로 경구 감염에 의해 발생한다.

21. 물체의 표면에 있는 세균의 아포를 제외한 미생물을 사멸하는 방법은? **기본**

① 무균(asepsis)
② 세척(cleansing)
③ 방부(antiseptic)
④ 소독(diainfection)
⑤ 멸균(sterilization)

정답 ④
소독은 병원성미생물은 사멸시키지만, 비병원미생물은 살아남아 있을 가능성이 있고 아포까지 제거는 멸균법이 있다.

22. 멸균상태가 유지되는 물품은? **기본61회**

① 포장이 찢어진 멸균 물품
② 개봉 후 물이 튄 멸균 물품
③ 개봉 후 사용하지 않고 재포장한 물품
④ 서자통에 끝이 위로 향하게 보관된 섭자
⑤ 포장 용기가 견고하고 유효기간 이내의 물품

정답 ⑤
멸균은 모든 미생물을 살균, 제거시키는 것으로 멸균 영역과 유효기간을 확인한다.

23. 고압증기 멸균법을 적용할 수 있는 물품은? **기본**

① 고무제품
② 드레싱 제거
③ 플라스틱제품
④ 포장되지 않은 파우더류
⑤ 렌즈가 부착된 내시경 기구

정답 ④
2기압 121°C, 15~20분 가열 증기 멸균법으로 배지, 각종 검체, 의류 등의 멸균에 쓰인다.

24. 감염병의 예방 및 관리에 관한 법률상 식품접객업에 근무하는 종사자가 감염력이 소멸될 때까지 일시적으로 업무 종사에 제한을 받는 감염병은? **법규**

① 파상품
② 백일해
③ 일본뇌염
④ A형간염
⑤ 발진티푸스

정답 ④
A형간염바이러스는 대변-구강 경로로 전파된다.

25. 검역법상 검역감염병에 해당되는 것은? **법규**

① 결핵
② 홍역
③ 풍진
④ 콜레라
⑤ 장티푸스

정답 ④
콜레라는 검역감염병이다.

26. 알레르기성 천식이나 기생충 감염이 있을 때 특징적으로 증가하는 항체는? **성인**

① IgA
② IgD
③ IgE
④ IgG
⑤ IgM

정답 ③
IgE는 기생충 감염, 천식 등 알레르기 반응에 관여한다.

27. 반코마이신내성장알균(VRE)양성 환자가 발생했을 때 적절한 감염관리 지침은? **성인**

① 음압실 격리
② 양압실 격리
③ N95 마스크 착용
④ 가운과 장갑 착용
⑤ 모자와 고글 착용

정답 ④
접촉감염시 사용 지침을 따른다.

28. B형간염 항체가 음성인 간호사가 B형간염 환자의 주사침에 찔렸을 때 감염관리실에 보고한 후 적절한 조치는? **성인**

① 2주간 침상안정
② 스테로이드 투여
③ 정맥수액공급
④ 항바이러스제 주사
⑤ 면역글로불린 수사

정답 ⑤
B형간염은 혈액, 마약남용, 성접촉, 수직감염을 통해 일어난다. 상부에 보고 후 면역글로불린을 주사한다.

28. 류마티스심장염 환자의 과거력 중 원인 질환으로 의심할 수 있는 것은? **성인**

① 부비동염
② 인플루엔자
③ 세균성 인후염
④ 바이러스성 비염
⑤ 바이러스성 인두염

정답 ③
A형 베타 사슬알균에 의해 감염되고 인후염 치료가 되지 않으면, 류마티스 심질환의 합병증으로 나타난다.

29. 결핵 환자의 초기 치료에 사용되는 약물로만 묶은 것은? 성인

① 리팜핀(rifampin), 피라진아미드(pyrazinamide)
② 리팜핀(rifampin), 레보플록사신(levofloxacin)
③ 이소니아지드(isoniazid), 아미카신(amikacin)
④ 이소니아지드(isoniazid),카프레오마이신(capreomycin)
⑤ 에탐부톨(ethambutol), 카나마이신(kanamycin)

정답 ①
항생제 침투에 저항력이 있기 때문에 최소한 두 가지 이상을 동시에 투여한다.

30. 만 4세 아동의 표준 예방접종만으로 나열한 것은? 아동

① Tdap, PCV
② DTaP, HPV
③ DTaP, HepA
④ DTaP, IPV, VAR
⑤ DTaP, IPV, MMR

정답 ⑤
DTaP, IPV, MMR

31. 백일해의 주요 감염경로는? 아동62회

① 오염된 못에 찔림
② 감염된 소에게서 짜낸 우유의 섭취
③ 오염된 물이나 음식에 섭취
④ 환자와의 직접적인 접촉이나 비말로 감염
⑤ 감염된 모기에게 물림

정답 ④
백일해는 직접적인 접촉이나 비말로 감염이 된다.

32. 6세 아동이 홍역 예방접종을 받은 후 항체가 생성되었다. 이에 해당하는 면역의 종류는? 지역

① 선천성 면역
② 자연능동면역
③ 인공능동면역
④ 자연수동면역
⑤ 인공수동면역

정답 ③
인공능동면역은 의사처방에 예방접종을 통해서 얻어진다.

33. 아포를 포함한 병원성 미생물을 파괴하는 방법은? 기본

① 온수세척
② 끓이기
③ 알코올 소독
④ 자외선 소독
⑤ 고압증기 멸균

정답 ⑤
아포까지 제거하는 멸균법은 고압증기 멸균이다.

정답 ⑤
면역력이 저하시 감수성 있는 숙주에 감염이 이루어진다.

34. 감염회로 중 면역이 저하된 환자는 어느 요소에 해당하는가? 기본

① 감염원
② 저장소
③ 탈출구
④ 전파경로
⑤ 감수성 있는 숙주

정답 ①
접촉감염 관리 지침을 따른다.

35. 다제내성균 감염으로 격리 중인 환자의 방에 들어갈 때 가장 마지막에 착용해야 할 보호장구는? 기본

① 장갑
② 가운
③ 고글
④ 마스크
⑤ 안면보호대

정답 ④
중동 호흡기 증후군 감시기간－14일

36. 검역법상 검역감염병 위험요인에 노출된 자에 대한 최대 감시기간은? 법규

① 황열－5일
② 콜레라－6일
③ 페스트－10일
④ 중동 호흡기 증후군－14일
⑤ 동물인플루엔자 인체감염증－21일

정답 ⑤
캔디다알비칸스(*Candida albicans*) 감염은 임신, 비만, 당뇨병, 면역억제제, 항생제 사용 등이다.

37. 구강칸디다증 환자가 증상의 발생 원인을 물었을 때 답변으로 옳은 것은? 성인

① 조절되지 않는 고혈압이 원인입니다.
② 타액의 과도한 분비가 원인이 됩니다.
③ 헬리코박터필로리 감염에 의한 것입니다.
④ 급성 바이러스성 비염에 의해 나타납니다.
⑤ 장기간 고용량의 항생제를 복용하면 발생위험이 높습니다.

정답 ②
처음 처방받는 활동성 결핵 환자는 이소니아지드(isoni-azid)를 복용한다.

38. 리팜핀, 이소니아지드(isoniazid), 에탐부톨(ethambutol), 피라진아미드(pyrazinamide)를 처음 처방받는 활동성 결핵 환자와 같이 사는 배우자의 결핵예방법으로 옳은 것은? 성인

① 약물없이 추적관찰
② 이소니아지드(isoniazid) 복용
③ 에탐부톨(ethambutol) 복용
④ 환자와 동일한 약물을 복용
⑤ 피라진아미드(pyrazinamide) 복용

39. 볼거리를 앓는 아동에게 제공할 수 있는 음식은? **아동**

① 닭강정
② 야채스프
③ 얼음을 넣은 오렌지 주스
④ 약간 매운맛의 카레라이스
⑤ 아몬드를 넣은 아이스크림

정답 ②
야채스프를 제공한다.

40. 결핵에 대한 설명으로 옳은 것은? **지역**

① 공기를 통하여 전파된다.
② 발병부위는 폐에 국한된다.
③ 바이러스 감염으로 발생한다.
④ 중년층에서 유병률이 가장 높다.
⑤ 항결핵제 약물 치료기간은 1개월이다.

정답 ①
결핵, 홍역, 수두는 공기를 통하여 전파된다.

41. 감염인의 수포성 병변에 직접 접촉하거나 호흡기 분비물을 통해 공기 전파되는 감염병은? **지역**

① 수두
② 한센병
③ 장티푸스
④ 장티푸스
⑤ 말라리아

정답 ①
수두는 호흡기 분비물을 통해 공기 전파된다.

42. 바이러스에 대한 숙주의 저항력을 높이는 방법은? **기본**

① 격리
② 예방접종
③ 마스크 착용
④ 항생제 투여
⑤ 멸균물품 사용

정답 ②
예방접종을 통해 면역력을 높인다.

43. 메티실린 내성 황색포도알균(MRSA) 감염환자에게 적용해야 할 의료관련감염 예방법은? **기본**

① 역격리
② 비말주의
③ 접촉주의
④ 매개주의
⑤ 공기주의

정답 ③
메타실린 내성 황색포도알균(MRSA)의 감염경로는 접촉으로 이루어진다.

정답 ②
폴리오

44. A시의 공무원이 감염병환자가 있다고 인정되는 주거시설에 들어가 조사와 진찰을 시행하려 하는데 이를 거부한다. 「감염병의 예방 및 관리에 관한 법률」상 필요한 조사와 진찰을 강제할 수 있는 감염병은? **법규**

① 수두
② 폴리오
③ B형간염
④ 레지오넬라증
⑤ 유행성이하선염

정답 ①
5일

45. 콜레라 환자와 접촉한 자가 입국하였다 「검역법」상 접촉자가 체류할 지역의 시장이 접촉자를 격리할 수 있는 최대기간은? **법규**

① 5일
② 6일
③ 10일
④ 14일
⑤ 21일

정답 ①
약물을 1일 1회 복용한다.

46. 활동성폐결핵 환자의 1차 항결핵제 투약에 관한 교육내용으로 옳은 것은? **성인**

① 약물을 1일 1회 복용한다.
② 약물의 총 복용기간은 1개월이다.
③ 소변이 파란색으로 변할 수 있다.
④ 증상이 호전되면 약물 복용을 중단한다.
⑤ 약물 보용을 시작하면 바로 전염성이 사라진다.

정답 ②
사람유두종바이러스(HPV)가 원인으로 사마귀, 유두종, 자궁경부암, 콘딜로마 발생한다.

47. 사람유두종바이러스(HPV)가 반복적으로 노출된 여자에게 추후 발생할 위험이 높은 생식기 질환은? **여성**

① 유피낭종
② 자궁경부암
③ 브레너종양
④ 장액성난소암
⑤ 다낭성난소낭종

정답 ⑤
b형헤모플루스인플루엔자

48. 4개월 영아에게 실시해야 할 필수 예방접종은? **아동**

① 수두
② A형간염
③ 일본뇌염
④ 홍역, 볼거리, 풍진
⑤ b형헤모플루스인플루엔자

49. 출생 직후 신생아의 임균성 안염을 예방하기 위한 간호중재는? 아동

① 안대를 대 준다.
② 어머니와 격리한다.
③ 항생제 안약을 점안한다.
④ 면역글로불린을 투여한다.
⑤ 신생아실 조명을 어둡게 한다.

정답 ③
임균(*Neisseria gonorrhoeae*) 치료는 항생제 안약을 점안한다.

50. 백일해의 설명으로 옳은 것은? 아동

① 항바이러스제를 투여한다.
② 소량씩 자주 식사를 제공한다.
③ 약물 투여 후 최소 4주간 격리한다.
④ 1회 백신접종으로 영구면역이 획득된다.
⑤ 회복기가 전염력이 가장 강한 시기이다.

정답 ②
소량씩 자주 식사를 제공한다.

51. 보건진료소에 방문한 40세 남자는 추석을 맞아 벌초를 하다가 털진드기 유충에 물린 후 고열, 두통, 피부발진 증상을 호소하였다. 대상자에게 의심되는 감염병은? 지역

① 말라리아
② 렙토스피라증
③ 신증후군출혈열
④ 쯔쯔가무시증
⑤ 중동호흡기증후군

정답 ④
쯔쯔가무시증은 진드기 유충에 물려 감염된다. 주로 야외활동하는 농부 등에서 발병하기 쉽다.

52. 열과 습기에 약한 고무와 플라스틱 제품의 멸균 방법은? 기본

① 끓이기
② 식염수 세척
③ 50%알코올 소독
④ 가압(고압)증기멸균
⑤ 에틸렌옥시드(ethylene oxide) 가스멸균

정답 ⑤
가열에 변성되는 것, 고무제품, 플라스틱제품, 일회용제품 등은 에틸렌옥시드(ethylene oxide) 가스멸균 처리한다.

찾아보기

한글 찾아보기

ㅈ

ㅊ

ㅋ

ㅌ

ㅍ

ㅎ

기타

영문 찾아보기

A

B

C

M

N

O

P

R

S

T

U

V

Z